国家卫生健康委员会"十四五"规划教材
全国中医药高职高专教育教材

供中医学、中药学、针灸推拿、中医骨伤、康复治疗技术等专业用

中 药 学

U0292538

第5版

主 编 张 宏 秦建设
副主编 陈昭玲 刘 青 宋永刚 龚道锋
编 委 （按姓氏笔画排序）
万 军（江西中医药高等专科学校）
田红兵（重庆三峡医药高等专科学校）
刘 青（四川中医药高等专科学校）
安玉霞（安徽中医药高等专科学校）
邱 佳（遵义医药高等专科学校）
宋永刚（山东中医药高等专科学校）
张 宏（安徽中医药高等专科学校）
陈昭玲（广东江门中医药职业学院）
秦建设（重庆三峡医药高等专科学校）
袁继伟（黑龙江护理高等专科学校）
龚道锋（亳州职业技术学院）
曾姣飞（湖南中医药高等专科学校）

人民卫生出版社
·北 京·

图书在版编目（CIP）数据

中药学 / 张宏，秦建设主编 . —5 版 . —北京：
人民卫生出版社，2023.7（2025.4重印）
ISBN 978−7−117−34977−2

Ⅰ.①中⋯　Ⅱ.①张⋯②秦⋯　Ⅲ.①中药学 – 高等
职业教育 – 教材　Ⅳ.①R28

中国国家版本馆 CIP 数据核字 (2023) 第 143421 号

| 人卫智网 | www.ipmph.com | 医学教育、学术、考试、健康，购书智慧智能综合服务平台 |
| 人卫官网 | www.pmph.com | 人卫官方资讯发布平台 |

中 药 学
Zhongyaoxue
第 5 版

主　　编：张　宏　秦建设
出版发行：人民卫生出版社（中继线 010-59780011）
地　　址：北京市朝阳区潘家园南里 19 号
邮　　编：100021
E - mail：pmph @ pmph.com
购书热线：010-59787592　010-59787584　010-65264830
印　　刷：人卫印务（北京）有限公司
经　　销：新华书店
开　　本：850×1168　1/16　印张：24
字　　数：677 千字
版　　次：2005 年 6 月第 1 版　　2023 年 7 月第 5 版
印　　次：2025 年 4 月第 5 次印刷
标准书号：ISBN 978-7-117-34977-2
定　　价：79.00 元
打击盗版举报电话：010-59787491　E-mail：WQ @ pmph.com
质量问题联系电话：010-59787234　E-mail：zhiliang @ pmph.com
数字融合服务电话：4001118166　E-mail：zengzhi @ pmph.com

《中药学》
数字增值服务编委会

主　编　张　宏　秦建设
副主编　陈昭玲　刘　青　宋永刚　龚道锋

编　委（按姓氏笔画排序）

万　军（江西中医药高等专科学校）

田红兵（重庆三峡医药高等专科学校）

刘　青（四川中医药高等专科学校）

安玉霞（安徽中医药高等专科学校）

邱　佳（遵义医药高等专科学校）

宋永刚（山东中医药高等专科学校）

张　宏（安徽中医药高等专科学校）

陈昭玲（广东江门中医药职业学院）

秦建设（重庆三峡医药高等专科学校）

袁继伟（黑龙江护理高等专科学校）

龚道锋（亳州职业技术学院）

曾姣飞（湖南中医药高等专科学校）

修订说明

为了做好新一轮中医药职业教育教材建设工作，贯彻落实党的二十大精神和《中医药发展战略规划纲要（2016—2030年）》《教育部 国家卫生健康委 国家中医药管理局关于深化医教协同进一步推动中医药教育改革与高质量发展的实施意见》《教育部等八部门关于加快构建高校思想政治工作体系的意见》《职业教育提质培优行动计划（2020—2023年）》《职业院校教材管理办法》的要求，适应当前我国中医药职业教育教学改革发展的形势与中医药健康服务技术技能人才培养的需要，人民卫生出版社在教育部、国家卫生健康委员会、国家中医药管理局的领导下，组织和规划了第五轮全国中医药高职高专教育教材、国家卫生健康委员会"十四五"规划教材的编写和修订工作。

为做好第五轮教材的出版工作，我们成立了第五届全国中医药高职高专教育教材建设指导委员会和各专业教材评审委员会，以指导和组织教材的编写与评审工作；按照公开、公平、公正的原则，在全国1 800余位专家和学者申报的基础上，经中医药高职高专教育教材建设指导委员会审定批准，聘任了教材主编、副主编和编委；确立了本轮教材的指导思想和编写要求，全面修订全国中医药高职高专教育第四轮规划教材，即中医学、中药学、针灸推拿、护理、医疗美容技术、康复治疗技术6个专业共89种教材。

党的二十大报告指出，统筹职业教育、高等教育、继续教育协同创新，推进职普融通、产教融合、科教融汇，优化职业教育类型定位，再次明确了职业教育的发展方向。在二十大精神指引下，我们明确了教材修订编写的指导思想和基本原则，并及时推出了本轮教材。

第五轮全国中医药高职高专教育教材具有以下特色：

1. 立德树人，课程思政 教材以习近平新时代中国特色社会主义思想为引领，坚守"为党育人、为国育才"的初心和使命，培根铸魂、启智增慧，深化"三全育人"综合改革，落实"五育并举"的要求，充分发挥思想政治理论课立德树人的关键作用。根据不同专业人才培养特点和专业能力素质要求，科学合理地设计思政教育内容。教材中有机融入中医药文化元素和思想政治教育元素，形成专业课教学与思政理论教育、课程思政与专业思政紧密结合的教材建设格局。

2. 传承创新，突出特色 教材建设遵循中医药发展规律，传承精华，守正创新。本套教材是在中西医结合、中西药并用抗击新型冠状病毒感染疫情取得决定性胜利的时候，党的二十大报告指出促进中医药传承创新发展要求的背景下启动编写的，所以本套教材充分体现了中医药特色，将中医药领域成熟的新理论、新知识、新技术、新成果根据需要吸收到教材中来，在传承的基础上发展，在守正的基础上创新。

3. 目标明确，注重三基 教材的深度和广度符合各专业培养目标的要求和特定学制、特定对象、特定层次的培养目标，力求体现"专科特色、技能特点、时代特征"，强调各教材编写大纲一定要符合高职高专相关专业的培养目标与要求,注重基本理论、基本知识和基本技能的培养和全面素质的提高。

4. 能力为先,需求为本　教材编写以学生为中心,一方面提高学生的岗位适应能力,培养发展型、复合型、创新型技术技能人才;另一方面,培养支撑学生发展、适应时代需求的认知能力、合作能力、创新能力和职业能力,使学生得到全面、可持续发展。同时,以职业技能的培养为根本,满足岗位需要、学教需要、社会需要。

5. 规划科学,详略得当　全套教材严格界定职业教育教材与本科教育教材、毕业后教育教材的知识范畴,严格把握教材内容的深度、广度和侧重点,既体现职业性,又体现其高等教育性,突出应用型、技能型教育内容。基础课教材内容服务于专业课教材,以"必需、够用"为原则,强调基本技能的培养;专业课教材紧密围绕专业培养目标的需要进行选材。

6. 强调实用,避免脱节　教材贯彻现代职业教育理念,体现"以就业为导向,以能力为本位,以职业素养为核心"的职业教育理念。突出技能培养,提倡"做中学、学中做"的"理实一体化"思想,突出应用型、技能型教育内容。避免理论与实际脱节、教育与实践脱节、人才培养与社会需求脱节的倾向。

7. 针对岗位,学考结合　本套教材编写按照职业教育培养目标,将国家职业技能的相关标准和要求融入教材中,充分考虑学生考取相关职业资格证书、岗位证书的需要。与职业岗位证书相关的教材,其内容和实训项目的选取涵盖相关的考试内容,做到学考结合、教考融合,体现了职业教育的特点。

8. 纸数融合,坚持创新　新版教材进一步丰富了纸质教材和数字增值服务融合的教材服务体系。书中设有自主学习二维码,通过扫码,学生可对本套教材的数字增值服务内容进行自主学习,实现与教学要求匹配、与岗位需求对接、与执业考试接轨,打造优质、生动、立体的学习内容。教材编写充分体现与时代融合、与现代科技融合、与西医学融合的特色和理念,适度增加新进展、新技术、新方法,充分培养学生的探索精神、创新精神、人文素养;同时,将移动互联、网络增值、慕课、翻转课堂等新的教学理念、教学技术和学习方式融入教材建设之中,开发多媒体教材、数字教材等新媒体形式教材。

人民卫生出版社成立70年来,构建了中国特色的教材建设机制和模式,其规范的出版流程,成熟的出版经验和优良传统在本轮修订中得到了很好的传承。我们在中医药高职高专教育教材建设指导委员会和各专业教材评审委员会指导下,通过召开调研会议、论证会议、主编人会议、编写会议、审定稿会议等,确保了教材的科学性、先进性和适用性。参编本套教材的1 000余位专家来自全国50余所院校,希望在大家的共同努力下,本套教材能够担当全面推进中医药高职高专教育教材建设,切实服务于提升中医药教育质量、服务于中医药卫生人才培养的使命。谨此,向有关单位和个人表示衷心的感谢!为了保持教材内容的先进性,在本版教材使用过程中,我们力争做到教材纸质版内容不断勘误,数字内容与时俱进,实时更新。希望各院校在教材使用中及时提出宝贵意见或建议,以便不断修订和完善,为下一轮教材的修订工作奠定坚实的基础。

人民卫生出版社有限公司

2023 年 4 月

前　言

为了更好地贯彻落实《国家职业教育改革实施方案》《职业教育提质培优行动计划（2020—2023年）》和新时代全国中医药高职高专教育工作会议精神，办好公平有质量、类型特色突出的职业教育，加快推进职业教育现代化，培养中医药类高素质技术技能型人才，在全国中医药高职高专教材建设指导委员会的组织指导下，在总结汲取前4版教材成功经验的基础上，按照全国中医药高职高专院校各专业的培养目标，确立本课程的教学内容并编写了本教材。

本教材坚持立德树人根本任务，遵循"育人为本，能力为重"的理念，保持中医特色的原则，体现实用性、创新性、时代性、先进性。其知识点、面的广度和深度，低于本科，高于中专，使之符合高职高专"基础理论够用、适度，技术应用能力强，知识面较宽，综合素质较高"的培养目标，使学生掌握基层临床岗位必需的中药基本理论和常用中药的性能、应用理论知识及技能，为学习方剂学和中医临床各科奠定基础。

本教材分总论、各论、附录三部分。总论部分系统介绍中药学的基本理论，包括中药的起源和中药学的发展，中药的产地、采集与贮存，中药的炮制，中药的性能及中药的应用。各论共收载全国各地区常用中药497味（其中掌握药173味，熟悉药120味，了解药151味，附药53味），按主要功效分列22章介绍。每章先列概说，介绍该章药物的概念、药性特点、功效、适用范围、分类、配伍原则、使用注意等内容。每味药先介绍来源，后分设【处方用名】【性味归经】【功效】【临床应用】【用法用量】【现代研究】等项论述，有的药还有【饮片应用】【使用注意】【附药】等项。书后附有主要参考书目、中药药名笔画索引。

本教材具有以下特点：①按教学大纲中掌握、熟悉、了解三个层次的目标，对掌握内容写深、写透，对要求熟悉的内容次要详写，对要求了解的内容略写。②突出课程思政教学。部分章节设有中药"思政元素"内容，以构建具有中医药文化特色的思政课程教育模式，提升学生医者仁心的素养和德能兼修的能力。③药物名称及其拉丁名、剂量均以2020年版《中华人民共和国药典》为准。每章后均设复习思考题，便于学生复习。此外，还编写了与教材紧密配套的数字增值服务内容，通过扫描"PPT课件""知识导览""扫一扫，测一测"等二维码，即可获得更多的学习资料[内容包括：PPT课件（可直接看药物饮片或植物），每章知识重点、难点、考点，教材中复习思考题答题要点，期中、期末模拟试卷，教学大纲等]，以加深对教材内容的学习理解、记忆，从而加强本门课程的学习效果。

本教材教学大纲及期中、期末试卷的命题、参考答案由张宏编写；总论第一至第四章由秦建设编写；总论第五章及利水渗湿药由陈昭玲编写；解表药、泻下药由宋永刚编写；清热药第一至第三节由安玉霞编写；清热药第四、第五节，补虚药第四节，抗癌药由田红兵编写；祛风湿药、平肝息风药、开窍药由邱佳编写；化湿药、温里药、理气药由龚道锋编写；消食药、驱虫药、止血药、安神药由曾姣飞编写；活血化瘀药、化痰止咳平喘药由袁继伟编写；补虚药第一至第三节由刘青编写；收涩药、涌吐药、攻毒杀虫止痒药、拔毒化腐生肌药由万军编写。此外，融合教材数字资源内容的编写分工跟纸质教材一样。

本教材在编写过程中，参考和吸取了第4版《中药学》及其他最新本科、专科《中药学》教材的精华内容和2020年版《中华人民共和国药典》（一部）的有关内容，同时也得到了有关专家、同仁的指点和帮助，在此一并表示衷心感谢！

本教材供中医药高职高专院校中医学、中药学、针灸推拿、中医骨伤、康复治疗技术等专业使用。欢迎各校在使用过程中，对教材中的不足之处提出宝贵意见，以便进一步修订提高。

《中药学》编委会
2023年1月

目 录

总 论

各　论

总　论

第一章　中药的起源和中药学的发展

1. 掌握中药及中药学的含义,《神农本草经》《新修本草》《证类本草》《本草纲目》的作者及学术价值。

2. 熟悉各个历史时期重要的其他本草著作及其作者与学术价值。

3. 了解中药的发展历史和现代中药学的发展。

中药的发现和使用,在我国有着几千年的历史,从远古时期的"神农尝百草"到现代中药青蒿素的发现,中药在防治疾病、养生保健等方面为中华民族的繁衍、昌盛做出了卓越贡献。所谓中药,有广义和狭义之分。广义中药是我国传统药物的总称,包括狭义中药、民族药、民间药(草药)。狭义中药就是指在中医药理论指导下认识和使用的,用于预防、治疗、诊断疾病,并具有保健与康复作用的药用物质。

药物主要来源于天然的植物、动物、矿物及其加工品,但是只有在中医药理论指导下采集、炮制、制剂和使用,才能称为中药,否则只能叫天然药物。除了狭义中药之外,我国还有一些民族药,如藏药、蒙药、维药、苗药、彝药、傣药等,它们与中药都是中国传统医药的重要组成部分。

由于中药的来源以植物类药材居多,使用也最为普遍,所以古人把中药称为"本草",把这一学科的理论研究称为"本草学"。及至近代,随着西方医药学传入我国并广泛传播,为了区分中医中药与西医西药,"本草学"逐渐改称为"中药学"。中药学就是指专门研究中药的基本理论和各中药的来源、产地、采集、炮制、性能、功效、临床应用、用量用法等知识的一门学科。

第一节　中药的起源

中药起源于先天本能、物竞天择和古代劳动人民长期的生活实践、医疗实践。"医食同源",医史学家研究表明,人类对药物的认识最初是与觅食活动紧密相连的。原始社会时期,生产力水平低下,我们的祖先在采食植物以维持生存的过程中,逐渐了解到这些植物有的可以充饥果腹,有的可以减缓病痛,有的则引起中毒,甚至死亡。经过无数次的口尝身受,逐渐积累起一些辨别食物和药物的经验,也逐渐积累了一些有关植物药的用药知识。这就是早期植物药的发现和使用。古籍《淮南子·修务训》中有"神农……尝百草之滋味,水泉之甘苦,令民知所避就,当此之时,一日而遇七十毒"的记载,生动地反映了我国劳动人民发现药物、累积经验的艰难过程。随着人们进入渔猎时代,人们更多地接触到了动物的肉、脂肪、内脏、血液、骨骼等,渐渐发现有些动物身体的全部或局部可以用来治疗一些疾病,这就是早期动物药的发现。由于采矿、冶炼等社会工业生产的发展,又相继发现了矿物药。经过反复的实践和认识,用药知识与经验日渐丰富,逐渐形成了早期的药物疗法。随着文字的发明和使用,药物知识也由原始的口耳相传,发展到文字记载并形成理论。随着生产力的不断发展和社会的进步,人类对药物的需求与日俱增,其来源也由野生药材发展到人工种植和驯养,并由植物药、动物药、矿物药扩展到人工制品,中药的种类与范围逐步扩大,使用也越来越广泛。

第二节　中药学的发展

一、先秦时期(远古一公元前221年)

这一时期,已有了汤剂和酒剂,对医药学的发展起到巨大的促进作用。汤液的创始者相传为伊尹。晋代皇甫谧在《针灸甲乙经》序中谓:"伊尹以亚圣之才,撰用神农本草以为汤液。"汤液的发明,降低了药物的毒副作用,提高了药效,还促进了复方药剂的发展。因此汤剂作为中药最常用的剂型之一得以流传至今。甲骨文中即有"鬯其酒"的记载,即制造芳香的药酒。我国最早的诗歌总集《诗经》中有"八月剥枣,十月获稻,为此春酒,以介眉寿"的记载,以枣和稻为原料,冬天酿酒,次春饮用,故名"春酒",以达到养生长寿的目的。除此之外,《诗经》还记录了100多种药物,如芍药、枸杞、苍耳、车前子等。先秦时期的地理著作《山海经》收录有120余种植物、动物、矿物药,并指出了药物的产地、性能和功效。

西周时期宫廷已设"医师"一职,《周礼·天官冢宰下》记载"掌医之政令,聚毒药以供医事"。

春秋战国时期,我国现存最早的医学巨著《黄帝内经》已具雏形,奠定了中医学发展的理论基础,对中药学的发展产生了巨大的影响。如《素问·脏气法时论》提出"辛散""酸收""甘缓""苦坚""咸软"的思想,奠定了四气五味学说的理论基础;《素问·宣明五气》提出"五味所入,酸入肝,辛入肺,苦入心,咸入肾,甘入脾,是为五入",是中药归经学说的先导;《素问·六微旨大论》"升降出入,无器不有",是中药升降浮沉的理论依据。1973年出土的长沙马王堆汉代帛书《五十二病方》是与《黄帝内经》同时代的医药学文献,其载方283首,涉及药物247种。由此可见,在先秦时期,中药学的发展已经开始从零散记载到专门化整理过渡,中药学已初见雏形。

二、秦汉魏晋南北朝时期(公元前221一公元581年)

秦汉之际,中药学已初具规模,已出现专门的药物学书籍。这一时期的代表作《神农本草经》(下文简称《本经》)是我国现存最早的本草学专著。该书作者不详,成书年代不晚于东汉末年(2世纪)。《本经》提出了药物的四气五味、有毒无毒、配伍法度、服药方法、剂型选择等基本理论,初步奠定了中药学理论基础。记载药物365种,其中植物药252种、动物药67种、矿物药46种,按毒性大小、养生延年与祛邪治病强弱,将药物分为上、中、下三品,即"三品分类法",其中上品120种,中品120种,下品125种。所载药物大多习用至今,如黄连治痢、阿胶止血、人参补虚、麻黄定喘等。《本经》系统总结了汉以前的药学成就,是我国古代药物知识的第一次大总结,具有划时代的意义。该书是我国现存最早的药学专著,被尊为"四大经典"之一,对后世本草学的发展具有深远影响。

魏晋南北朝时期,医药学有了进一步的发展,本草学的内容逐渐丰富,本草学著作层出不穷,较著名的有《李当之药录》(约220年)、《吴普本草》(约239年)、《名医别录》(约500年)等。最著名的本草著作当属南朝梁代陶弘景(456—536年)所辑《本草经集注》。该书系统全面地整理了《神农本草经》的内容,增加了汉魏以来著名医家的用药经验,大量补充了采收、鉴别、炮制、制剂、剂量等方面的理论和操作原则,增列了"诸病通用药""解百药及金石等毒例""服药食忌例"等,丰富了药学总论的内容。各论中首创按药物自然属性分类方法,将所载730种药物分为玉石、草木、虫兽、果、菜、米食、有名未用七类。该书全面总结了魏晋南北朝300余年中药学的主要成就,标志着综合本草模式的初步确立,奠定了我国大型综合本草编写的雏形。

南朝刘宋时期(420—479年),雷敩著《雷公炮炙论》,收录了300种药物的炮制方法,提出药物通过适宜炮制可提高药效,减轻毒性,便于贮存、调剂、制剂等。该书是我国第一部炮制学专著,标志着本草学分支学科中药炮制学的产生。

三、隋唐宋金元时期(公元581—1368年)

隋唐时期,由于生产力不断发展,政权统一,经济发达,航海、贸易事业日益繁荣,促进了中外文化交流,自海外输入的药材品种也日益增多,进一步丰富了我国药学宝库,进一步促进了中药学的发展。唐显庆四年(659年)朝廷颁行了由长孙无忌、李勣领衔,苏敬编修的《新修本草》(又称《唐本草》)。该书是第一次依靠国家行政力量编写、颁布、发行,是我国第一部官修本草,也是世界上最早公开颁布的药典性著作,比公元1542年欧洲《纽伦堡药典》早883年。全书共54卷,收载药物844种,新增药物114种,由药图、图经、本草三部分组成,分为玉石、草、木、兽禽、虫鱼、果、菜、米谷、有名未用等九类。书中增添了药物图谱,并附以文字说明,这种图文对照的方法,开创了世界药学著作的先例。《新修本草》取材广泛,内容丰富,保留了唐以前中药学的成果,反映了唐代药学的成就高度,奠定了我国大型综合本草编写的格局,对后世药学的发展有深远的影响。

唐开元年间(713—741年),陈藏器编写了《本草拾遗》。该书增补了大量民间药物,且在辨识品类方面也极为审慎,并根据药物功效概括为十类,即宣、通、补、泻、轻、重、滑、涩、燥、湿,为后世中药按临床功效分类奠定了基础。此外,唐代已开始使用动物组织、器官及激素制剂,如《备急千金要方》记载用羊靥(羊的甲状腺)和鹿靥治甲状腺病。酵母制剂已普遍用于医药,如《备急千金要方》和甄权的《药性论》都明确地叙述了神曲的性味功效。由孟诜著,张鼎改编增补的《食疗本草》,是这一时期最有代表性的食疗专著,全面总结了唐以前的营养学和食治经验。李珣的《海药本草》,主要介绍海外输入药物,丰富了本草学的内容。

五代十国时期,南唐《食性本草》、吴越《日华子本草》、后蜀《蜀本草》等都是有影响的本草著作。特别是韩保昇所著《蜀本草》,是研究地方本草的代表性著作。

宋朝政府利用国家权力,进行了本草文献的全面征集和整理,在药物来源调查和品种考订基础上,相继编撰刊行了《开宝本草》(974年)、《嘉祐本草》(1060年)和《本草图经》(1061年)。《本草图经》所附900多幅药图,是现存最早的刻版本草图谱,至今仍是本草考证的重要依据。

北宋于1076年,在京城开封创办了专卖成药和饮片的"熟药所",其后发展为出售药物的"惠民局"和修合药物的"和剂局"。这些机构的出现促进了药材检验、处方优选、成药生产及药政管理的发展,成为我国药学发展史上的重大事件,带动了炮制、制剂技术的提高,并制定了制剂规范,《太平惠民和剂局方》即是这方面的重要文献。

宋代民间校刊本草的成绩斐然,其中以唐慎微所著《经史证类备急本草》(简称《证类本草》)贡献最大。全书31卷,载药约1 746种,附方3 000余首,每药都有附图、附方以及药物炮制方法。这种图文并茂、方药兼收的体例,较前代的本草著作又进了一步。书中不仅收载了许多单方、验方,而且搜集采纳了大量有关药学的文献资料,内容丰富,具有很高的学术价值和文献价值,是现在完整保存下来的综合本草中年代最早的一部。

金元时期,各派医家发展了医学经典中有关药物的升降浮沉、归经等理论,注重对常用药物奏效原理的探讨,并运用阴阳、五行、运气等中医学基本理论加以论述,从而使中药学成为具有系统理论的学科。其代表作有刘完素的《素问药注》《素问病机气宜保命集·本草论》,张元素的《珍珠囊》,李杲的《药类法象》《用药心法》,朱震亨的《本草衍义补遗》,王好古的《汤液本草》等。

元代忽思慧所著《饮膳正要》是饮食疗法的专门著作，记录了回、蒙等少数民族的食疗方药，至今仍有较高的参考价值。

四、明清时期（公元1368—1911年）

明代，随着社会经济发展和科学技术进步，医药学知识不断丰富，推动了本草学在封建社会的发展高潮。明弘治年间（1488—1505年）刘文泰奉敕编修的《本草品汇精要》（简称《品汇精要》）是我国封建社会最后一部大型官修本草。全书42卷，载药1 815种，绘有1 358幅彩色药图和制药图，是中国古代彩绘本草的珍品，也是第一部官修彩绘本草。

《本草纲目》是明代最著名的本草学著作，是由医药学家李时珍（1518—1593年）以《证类本草》为蓝本，历时27年，三易其稿，于1578年编成的科学巨著。全书52卷，载药1 892种（新增374种），绘图1 109种，附方11 000多首。全书按药物的自然属性分为16部60类，各药之下，分正名、释名、集解、正误、修治、气味、主治、发明、附方诸项，逐一介绍。该书集我国16世纪以前的药学成就之大成，在文献整理、品种考辨、药性理论、功效应用及临床医学理论方面都取得了巨大的成就。广泛介绍了植物学、动物学、矿物学、冶金学等多学科的知识，其影响远远超出了本草学的范畴，是我国历史上极其辉煌的成果。本书17世纪即传播海外，先后有多种文字的译本，对世界自然科学也有举世公认的卓越贡献。

明代著名的专题本草还有朱橚的《救荒本草》（1406年）、兰茂的《滇南本草》（1449年）、李立中的《本草原始》（1612年）、缪希雍的《炮炙大法》（1622年）等。明代本草学的发展，无论在药物基源考订、品种鉴别、品种数量，还是药物分类、炮制、药理探究等方面，都有较大提高。

清代在综合本草的编撰方面，未能留下传世之作，但本草研究仍方兴未艾。清代本草学代表作首推医药学家赵学敏于1765年编写的《本草纲目拾遗》，是继《本草纲目》后我国封建社会最后一部综合本草。全书共10卷，载药921种，其中有716种为《本草纲目》所未载。该书的资料主要来源于实践所得，关于药物的形态描述和功效用法等记载，都较详实可靠，补充了如金钱草、鸦胆子、鸡血藤、胖大海、冬虫夏草等临床常用药，对《本草纲目》进行了重要的补充和订正，具有重要的文献价值。

此外，清代专题类本草甚多，如吴其濬的植物学专著《植物名实图考》，张叡（仲岩）的炮制专著《修事指南》，郑奋扬（肖岩）的辨药专书《伪药条辨》，唐宗海（容川）的药理专著《本草问答》，章穆的食疗专著《调疾饮食辨》，王士雄（孟英）的《随息居饮食谱》等。此外，还涌现了一批适应临床医家需要的临床简约本草，如汪昂的《本草备要》、吴仪洛的《本草从新》、刘若金的《本草述》、黄宫绣的《本草求真》等。

五、近现代（公元1912年至今）

辛亥革命以后，西方医药学逐渐传入我国，对中国社会及医药事业的发展产生了重大影响，中医药学以其卓著的临床疗效和科学底蕴，在继承和发扬方面均有新的发展。

中药辞书类的编纂，是民国时期中药学发展的重要成就，其中首推陈存仁主编的《中国药学大辞典》（1935年），全书约200万字，收录词目约4 300条，既广罗古籍，又博采新说，资料丰富，查阅方便，至今在中药学界仍然具有重要的影响。这一时期，本草学的现代研究开始起步，植物学、生物学工作者在确定中药品种及资源调查等方面做了大量工作。同时，中药化学及药理学研究等新兴学科开始兴起，对促进中药学的现代化进程具有推动作用。

中华人民共和国成立后，党和国家高度重视中医药事业的继承和发扬，并制定了一系列政策和措施。随着现代自然科学技术和国家经济的发展，本草学得到了前所未有的蓬勃发展，不但陆续影印、重刊和校点评注了《神农本草经》《新修本草》《证类本草》《滇南本草》《本草品汇精要》《本草纲目》等几十种重要古代本草专著,还出版了数量众多、门类齐全的中药新书。1977 年出版的《中药大辞典》,载药 5 767 种,对此前的中药学成就进行了综合与整理,是一部实用的中药学工具书。

国家中医药管理局《中华本草》编委会于 1999 年出版的《中华本草》,载药 8 980 种,总结了我国两千多年来的中药学成就,几乎涵盖了中药学的全部内容,在全面继承传统本草学成就的基础上,增加了化学成分、药理、制剂、药材鉴定和临床报道等内容,是一部反映 20 世纪中药学发展水平的综合性中药学巨著。《中华人民共和国药典(2020 年版)》(简称《中国药典》)是国家以法典的形式确立药物使用规范的重要法律文件,其中《中国药典·一部》是指导中药在生产、使用、检验、鉴定等方面的标准。此外影响较大的还有《中药志》《全国中草药汇编》《原色中国本草图鉴》等。

除本草书籍的继承、整理外,中药人才的培养也取得长足进步,目前设置有中药专业的高等医药院校近百所,1978 年开始招收中药学硕士研究生和博士研究生,至 20 世纪末,我国的中药教育形成了从中专、大专、本科到硕士、博士研究生及博士后不同层次的完整培养体系。当代中药教育事业的快速发展,极大促进了中药学现代化研究与中药事业的发展,取得了一些举世瞩目的成就。借助现代自然科技和医药学的高速发展,中药从生产加工到成分化学、从药理实验到临床应用、从剂型创新到新药开发,中药正在向世界展现中国文化、中国智慧的力量。中国科学家屠呦呦利用现代技术从中药青蒿中发现用于治疗疟疾的青蒿素,荣获 2015 年度诺贝尔生理学或医学奖,再次向世界展示了中医药的强大生命力。

中国医药学源远流长,浩瀚如海,我们相信,随着现代信息科学技术的迅速发展,古朴的中医中药必然会再焕荣光,为全世界人民的健康做出更大的贡献。

知识链接

我国第一部中医药综合性法律

我国第一部全面系统体现中医药特点的综合性法律《中华人民共和国中医药法》于 2016 年 12 月 25 日由第十二届全国人民代表大会常务委员会通过并发布,自 2017 年 7 月 1 日起开始施行。《中医药法》全文共 9 章,63 条,确立了中医药在中国医疗体系中的重要作用,明确了中药保护与发展及相关人才培养的要求,为继承和弘扬中医药、保障和促进中医药事业发展、保护人民健康奠定了法律基础。

课堂互动

你能说出哪些具有代表性的本草著作?

思政元素

青蒿素的萃取

抗疟疾药物青蒿素的发现,获得了诺贝尔生理学或医学奖,也使中国科学家屠呦呦成为家喻户晓的名人,但很少人知道获奖背后的故事。青蒿素的发现也经历了漫长的过程,经历过千万次的失败。在 20 世纪 60 年代,屠呦呦带领团队开始研究治疗疟疾的药物,经过上万次的实验与筛选,最后才确定了中药青蒿,但是一直未能提取出有效成分。在研究文献的过程中,屠呦呦从晋朝的葛洪写的《肘后备急方》"青蒿一握,以水二升渍,绞取汁,尽服之"中获得灵感,改变研究思路,创新性提出低温萃取的方法,成功获得了青蒿素晶体,为世界抗疟疾治疗做出了巨大贡献。成功是给有准备的人。屠呦呦的成功,一是建立在丰富的中医药文献知识积累之上,二是依靠不断的探索创新。中医药学是中国古代科学的瑰宝,也是打开中华文明宝库的钥匙,只要我们不断传承精华、守正创新,一定还会取得更大的成就。

（秦建设）

？　复习思考题

1. 简述中药及中药学的含义。
2. 简述《神农本草经》的学术价值。
3. 简述《本草纲目》的学术价值。

ER-1-3

扫一扫,测一测

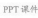

第二章 中药的产地、采集与贮存

学习目标

1. 掌握道地药材的定义。
2. 熟悉中药的产地与药效的关系,不同药用部分的一般采收原则。
3. 了解中药的主要贮存养护方法。

中药绝大部分源自天然的植物、动物和矿物。同一品种的中药,由于生长环境不同、产地不同,其质量会存在着明显的差异。同一产地的中药,由于采收时间和加工方法不同,其有效成分也会出现显著差异,从而明显影响临床疗效。因此,中药的产地、采集和贮存方法是否适宜,是影响药材质量的关键因素,也是保护药材资源和保证药物疗效的重要因素。

第一节 中药的产地

我国幅员辽阔,复杂的自然条件孕育出很多独具特色的生态环境,为各种各样天然药物的生长提供了得天独厚的条件。不同的生态环境,带来不同的生长条件,形成了天然药物生长的聚集性和地域性。在长期的生产与用药实践中,人们发现中药的产地与质量有着密切的关系,即使是分布较广的药材,也由于产地不同而有明显的质量优劣。基于这种认识,久而久之,逐渐形成了"道地药材"的概念。道地药材,也称为"地道药材",是优质药材的专用名词,专指来源于原产地、质量优良、产量宏丰、疗效卓著的药材。其临床疗效突出、货真质优、炮制考究、带有地域性特点,是中药领域中控制药材质量的一项独具特色的综合判别标准。道地药材的确定,与药材的产地、品种、质量等多种因素有关,而临床疗效则是其关键因素。

在我国历史上,有很多著名的道地药材,如宁夏的枸杞,四川的黄连、川芎、附子,东北的人参、五味子、细辛,河南的地黄、山药、牛膝、菊花,山东的阿胶,甘肃的当归,江苏的薄荷、苍术,云南的茯苓,广东的藿香、砂仁等,都是著名的道地药材。在古代处方时,习惯在这些药名前冠以产地,如川芎、云苓、潞党参等。"道地药材"的地域性界定是在长期的生产和用药实践中形成的,但并不是一成不变的。如三七原产于广西,称为广三七、田七,云南后来居上,所产三七称为滇三七,成为三七的新道地产区。

长期的医疗实践证明,重视道地药材的生产和使用,对于保证药材质量,起着十分重要的作用。然而,由于道地药材的产量有限,加上有的药材生产周期长,所以道地药材显然不能满足临床需求。特别是近年来,随着中医药在世界范围内快速传播,道地药材已供不应求。在这种情况下,进行植物药的引种栽培以及药用动物的驯养,成为解决道地药材不足的重要途径,但引种和驯养都必须注重科学性,避免盲目性,以确保药材的性能和疗效。我国很早就进行了这方面的工作,在现代技术条件下,对名贵或短缺药材进行异地引种和动物驯养,取得了一定的成绩。如原依靠进口的西洋参在我国东北、华北、华东等地大量引种成功;天麻原产于贵州、四川,而今在山东、陕西等地也大面积种植；人工培育牛黄、人工养鹿取茸、人工养麝及活麝取香等，都已获得成功的经验。目前，我国许多地区正在实施按国际科学规范管理标准（GAP）建立的新的药材生产基地，大力推进中药种植示范的建设，这对促进中药资源的开发利用，提高道地药材的产量和质量，以及生态环境的保护都有重要意义。

第二节　中药的采集

中药材多是直接来源于自然界的植物、动物或矿物，在中药临床使用中为了保证其药用疗效，对药物的采集具有严格的要求，包括采收季节、时间、部位、方法等。自古以来，历代医家都非常重视中药的采收。孙思邈在《千金翼方》中云："夫药采取不知时节，不以阴干曝干，虽有药名，终无药实，故不依时采取，与朽木不殊，虚废人工，卒无裨益。"特别是植物药，药用部位或根、或茎、或叶、或花、或果实、或种子，各有不同的成熟季节和时间，其所含有效成分的含量也不尽相同。因此，这就要求在中药采收时，必须掌握药材各药用部位的采收标准、适收标志、采收期、收获年限和采收方法。

正确规范的采集，是药材质量的重要保证。药材的采集，应在有效成分含量最高、产量最大的时候进行，以保证药材质量，确保临床疗效。一般来说，矿物类药材可随时采集，而植物类和动物类药材都有最佳的采集时节。植物的根、茎、叶、花、果实、种子或全草等都有特定的成熟时期，动物亦有一定的捕捉与加工时期，根据不同的药用部分有计划地进行采制和贮藏，这样才能得到较高的产量和较好的品质。

一、植物类药材的采集

植物类药材的入药部位各不相同，且植物的根、茎、叶、花、果实等各器官的生长成熟有明显的季节性，其采收时节和方法应该以入药部位的生长特性为依据，在有效成分含量最高时采集最佳。相关研究表明，人参皂苷的含量，以6～7年采收为最高；甘草中的有效成分甘草酸，生长3～4年的含量较生长1年的含量几乎高出1倍；青蒿中的青蒿素含量以7～8月花蕾出现前为高峰；丹参在7月采收有效成分含量最高。有些药材的有效成分含量一天之中也有不同，如金银花以上午9时采摘最好，否则会因花蕾开放而降低质量。

根据实践经验，植物类药材的采集按药用部位的不同，可归纳为以下几个方面：

1. 全草类　多数在植物枝叶茂盛的花前期，或刚开花时采集。地上部分入药的，只需割取根以上的地上部分，如益母草、荆芥、薄荷、青蒿等；全草入药的，则连根拔起全株，如蒲公英、车前草、紫花地丁、小蓟等。

2. 叶类　通常在花蕾将开放或正盛开的时候进行采集。此时植物生长茂盛，叶片宽大肥厚，药力雄壮，最适于采集，如大青叶、艾叶、枇杷叶、荷叶等。有些特定的药材须在特定的时节采集，如桑叶须在深秋或初冬经霜后采集。以茎、叶同时入药的藤本植物也应在生长旺盛时采收，如忍冬藤、夜交藤等。

3. 花类　根据药物特性不同，一般可分花含苞欲放、刚开放或开放正艳三种时候采收。如槐花、辛夷花、金银花、月季花等应在含苞欲放时采收，以免盛开时花瓣脱落和变色，气味散失，影响质量；洋金花应在花初开时采收；菊花、旋覆花、西红花等在花盛开时采收，而红花要求花冠由黄变红时采收。对于花朵次第开放者，要分次适时采摘。至于蒲黄之类以花粉入药的，则应在花朵盛开时采集。

4. 果实和种子类　多数果实类药材，应在果实成熟或即将成熟时采集，如瓜蒌、枸杞子、马兜铃、山楂等。少数药材应在果实未成熟时采收果实或果皮，如枳实、青皮、覆盆子等。容易变质的浆果，如枸杞子、女贞子等，应在略熟时于清晨或傍晚采收为佳。以种子入药的，通常在果实成熟后采集，如银杏、菟丝子、莲子等。如果同一果序的果实成熟期相近，可以割取整个果序，悬挂在干燥通风处，以待果实全部成熟，然后进行脱粒。若同一果序的果实次第成熟，则应分次摘取成熟果实。有些种子成熟后很快脱落，或果壳易裂开而造成种子散失，如茴香、豆蔻、牵牛子等，最好应在刚成熟时适时采取。

5．根和根茎类　一般在早春或深秋时节（农历二月或九月）采集，春初"津润始萌，未充枝叶，势力淳浓"，至秋"枝叶干枯，津润归流于下"，且"春宁宜早，秋宁宜晚"。现代药理研究证明，早春或深秋时节，多数植物的根或根茎中有效成分含量最高，此时采收质量好、产量高，如天麻、苍术、葛根、桔梗、大黄、玉竹等。天麻在冬季至翌年清明前茎苗未出时采收者名"冬麻"，体坚色亮，质量较佳；春季茎苗出土再采者名"春麻"，体轻色黯，质量较差。但也有少数例外，如延胡索等以夏季采收为宜。

6．树皮和根皮类　通常在春、夏时节剥取树皮。此时植物生长旺盛，不仅质量较佳，而且树木枝干内浆汁丰富，形成层细胞分裂迅速，树皮易于剥离，如黄柏、厚朴、杜仲等。但肉桂多在十月采收，因此时油多容易剥离。木本植物生长周期长，应尽量避免伐树取皮、环剥树皮等简单方法，以保护药源。至于根皮，则应于秋后采集，如牡丹皮、地骨皮、苦楝皮等。

二、动物类和矿物类药材的采集

动物类药材因品种不同，采收各异。具体时间，应根据它们各自的生活习性以保证药效及容易获得为原则。一般而言，潜藏在地下的小动物，如全蝎、地龙、土鳖虫、斑蝥等，宜在夏末秋初捕捉。蝉蜕在夏秋季节新蝉蜕壳羽化后采收；蛇蜕多在蛇蜕皮时采收；桑螵蛸须在秋季卵鞘形成后采集，并用开水煮烫以杀死虫卵。大型动物的入药部位，一般四季皆可捕捉采收。但也有例外，如驴皮应在冬至后剥取，此时皮厚质佳；鹿茸须在清明后45～60天，雄鹿的幼角未角化时采收。对于动物类药物来说，采集药材一般要尽量使用人工育养动物，严禁非法盗猎，同时还要严格遵守国家《野生动物保护法》和《中国药典》等的相关规定。

矿物类药材的成分较稳定，大多可随时采集。

课堂互动

大家知道哪些动物类中药使用是国家严格管控的吗？

第三节　中药的贮存

中药品质的好坏，除与采收、加工得当与否有密切关系外，贮藏保管对其品质亦有直接的影响。由于中药材内的主要有效成分，如生物碱、挥发油、苷类等都不稳定，贮存过程中，由于微生物、温度、湿度、阳光、空气等的影响，还有虫类的破坏等，容易发生变质或耗损。如果贮藏不当，往往容易出现受潮、霉烂、虫蛀、变色、泛油等情况，导致药材会产生不同的变质现象，使质量降低，甚至完全失去疗效。因此必须重视中药的贮存和养护，保证药物使用的安全有效。

一、中药饮片贮存中常见的变异现象

中药饮片在保管中由于干燥程度不当，或所含的某些成分受到了外界气候或虫害等的影响，就会发生变化，使药物的颜色、气味、形态、内部组织等出现各种各样的变异，从而影响中药质量。常见的变异现象大致可分为以下几种：

1. 虫蛀　是指中药材或中药饮片被各种虫蛀蚀的现象。一般易在药材或饮片重叠空隙处、裂痕以及碎屑中发生。虫蛀大多数先危害表面，继而深入内部为害；有的则在药材表面产卵，卵孵化为幼虫后，幼虫在内部为害。中药材中含有的淀粉、脂肪、蛋白质等成分，是有利于害虫生长繁殖的营养，故最易生虫，如白芷、北沙参、前胡、大黄、桑螵蛸等。

2. 发霉　又称霉变，是指中药材或中药饮片受潮后在适宜温度条件下，引发寄生在其表面或内部的霉菌繁殖所致的发霉现象。霉变对中药材贮藏危害最大，使很多有机物分解，饮片腐烂变质、气味走失，而且有效成分也遭到很大的破坏，以致不能药用，如车前草、马齿苋、独活、紫菀等。

3. 泛油　习称"走油"，是指因药物中所含挥发油、油脂、糖类等，在受热或受潮时其表面返软、发黏、颜色变浑、渗出油状物质并发出油败气味的现象。泛油是一种酸败变质现象，影响疗效，甚至可产生不良反应。如当归、丁香、柏子仁、桃仁、麦冬、熟地黄等。

4. 变色　是指饮片的色泽起了变化，如由浅变深，或由鲜变黯等。各种药物都有固有的色泽，药物变色是由于所含色素受到外界影响（如光照、发热、霉变等）而失去了其原有的色泽。由于保管不善，某些药物的颜色由浅变深，如泽泻、白芷、山药、天花粉等；有些药物由深变浅，如黄芪、黄柏等；有些药物由鲜艳变黯淡，如花类药红花、菊花、金银花、梅花等。色泽的变化不仅改变药物的外观，而且也影响药物的内在质量。

5. 气味散失　是指饮片固有的气味在外界因素的影响下，或贮藏日久而气味淡薄或消失。药物固有的气味，是由其所含的各种成分决定的，这些成分大多是治病的主要物质，如果气味散失或变淡变薄，就会使药性受到影响，从而影响药效。药物发霉、泛油、变色，均能使药物气味散失；含挥发油的药物，如肉桂、沉香等，由于受温度和空气等影响，也会逐渐失去油润而干枯，以致气味散失；豆蔻、砂仁粉碎后，气味会逐渐挥发散失等，从而影响质量。

6. 风化　是指含结晶水的盐类药物，与干燥空气接触日久，逐渐失去结晶水变为非结晶状的无水物质，从而变为粉末状。药物一经风化，其质量和药性也随之发生了改变，如胆矾、硼砂、芒硝等。

7. 潮解　习称返潮、回潮，是指固体中药材吸收潮湿空气中的水分，使其表面慢慢溶化成液体状态的现象，如青盐、咸秋石、芒硝等，这些药物一旦变异后更难贮藏。

8. 粘连　是指固体中药，因受热发黏而粘连在一起，使原来形态发生改变的现象。如芦荟、没药、阿胶、乳香、鹿角胶、儿茶等。

9. 腐烂　是指新鲜中药，因受温度和空气中微生物影响，引起微生物活动和繁殖，从而导致腐烂败坏的现象，如鲜生姜、鲜生地、鲜芦根、鲜石斛等。饮片一经腐烂，即不能再入药。

二、常用中药养护方法

中药养护是运用现代科学方法研究中药保管及养护的一门综合性技术。现代中药养护是以预防为主，近年来还进一步研究如何防止中药在贮养过程中的毒物污染，以符合无残毒、无公害、绿色中药的要求。中药饮片的养护技术分为传统养护技术和现代养护新技术。其中，传统养护技术具有经济、有效、简便易行等优点，是目前饮片贮存养护中的重要基础措施。以下主要介绍几种常用的贮存养护方法。

1. 干燥养护　干燥养护是最常用的中药传统养护技术,可以去除中药材中过多的水分,同时可以杀死微生物和寄生虫,使中药材久储不变质。常用的干燥方法有晒干法、阴干法、高温烘干法、石灰干燥法、木炭干燥法、密封吸湿法、通风干燥法等。如川芎、苍术常采用晒干法;酸枣仁可用阴干法;金银花、山药宜采用高温烘干法;人参、鹿茸常采用石灰干燥法。现代还有利用远红外或微波的共振加热技术,以达到干燥药材的目的,此法还具有非常好的杀虫、灭菌、灭卵的作用,一般适合颗粒较小的中药贮存养护。

2. 冷藏养护　常采用低温(0～10℃)贮存中药,可以有效防止不宜烘干、晾干中药的虫蛀、发霉、变色、走油等变异现象的发生。该法适用于贵重中药材、容易霉蛀的中药材,如人参、冬虫夏草等。

3. 密封养护　密封养护可以避免外界空气、光线、温度、湿度、微生物等对中药材的影响。传统密封一般是在各种箱、桶、缸中,或是整体仓库、地下室等,或是用防潮纸包裹埋藏于石灰、沙子、糠壳等吸湿剂中以密封保存。如全蝎、蜈蚣等动物药,当归、党参、山药等植物药。现在还有真空密封法,主要针对名贵药材,如人参、鹿茸等。

4. 化学药剂养护　利用化学药剂散发的气体杀虫防霉。一般选择毒性较小、不易残留的化学药剂熏蒸来灭菌杀虫。因其效果好、速度快、省时省力,使用范围较广。常用硫黄或磷化铝熏蒸法,如川贝母、浙贝母、菊花等常用硫黄熏蒸。但需注意熏蒸后通风排毒。

5. 对抗同贮养护　利用不同性能的中药和特殊物质同贮,相互制约,抑制虫蛀、发霉、走油现象的方法。如泽泻与牡丹皮放在一起,泽泻不易虫蛀,牡丹皮不易变色;花椒、细辛、大蒜可与有腥气的动物药,如地龙、全蝎等一起贮存以防虫蛀;乙醇或高浓度的白酒与瓜蒌、枸杞、龙眼肉等同贮,可杀死害虫。

6. 无公害气调养护　在密封容器内,通过调整空气的组成,降低氧的浓度,或提高二氧化碳的浓度,以抑制微生物和害虫的繁殖,防止中药变质的方法。气调养护是一种无毒、无污染,科学而经济的现代贮存方法。养护对象主要是植物类的新采集药材或种子果实类药材。

此外,还有辐射养护技术、气幕防潮技术、除氧剂封存养护技术、无菌包装技术等养护方法,可应用于不同品种的中药材,做到科学养护,保证药材质量和药效。

（秦建设）

？复习思考题

1. 道地药材的定义,并举例说明3种道地药材。
2. 简述植物药不同药用部分的一般采收原则。
3. 简述常用的中药贮存方法有哪些。

ER-2-4
扫一扫,测一测

第三章 中药的炮制

PPT 课件

知识导览

学习目标

1. 熟悉中药炮制的目的，知道中药炮制的作用与意义。
2. 了解中药的常用炮制方法，知道中药炮制的传统和技艺传承。

中药炮制，是我国一项传统的制药技术，在古代又称为炮炙、修事、修治等。中药必须经过一定的炮制之后才能在临床使用，这是中医用药的特点之一。中药炮制是以中医药理论为指导，依照辨证用药的需要和药物自身性质，以及调剂、制剂的不同要求所采取的加工处理技术。中药的炮制直接关系到药物的疗效，合理的炮制能提高药物的疗效，扩大药物的应用范围，降低有毒药物的毒副作用；而不合理的炮制不仅不能提高疗效，反而可能使疗效降低。正如明代医家陈嘉谟在《本草蒙荃》中所说"凡药制造，贵在适中，不及则功效难求，太过则气味反失"，简要阐明了中药炮制的要诀，点出了中药炮制应该达到的质量要求。因此，认识中药炮制对药物质量及疗效的影响，对指导今后临床实践有着重要的意义。

第一节　炮制的目的

一、纯净药材，去伪存真，保证质量

天然药材在采集、运输、保管过程中常混有泥沙、霉变品及非药用部位等，必须进行严格的分离、修治和洗刷，使其达到规定的净度，保证药材品质和用量准确。如洗去苍术的泥沙，刷除枇杷叶背面的绒毛，捡净密蒙花的枝叶，刮去肉桂的粗皮，除去虻虫的足、翅等。对于以次充好、以假乱真，还要认真分辨，去伪存真，保证用药质量。

二、改变形状或性状，便于调剂制剂和贮存

多数中药材纯净后，需经过切片（段）、碾碎、捣烂、干燥等处理，以改变形状，减小体积，便于贮存、运输和制剂。以植物茎、枝、皮、根等入药的，须经过切制处理，如麻黄、桂枝、黄柏、大黄等；矿物、动物甲壳、贝壳类药物须经过粉碎处理，才能使有效成分易于溶出，如煅礞石、煅牡蛎、煅龙骨等。少数动物药及富含汁液的植物药需经特殊处理，如桑螵蛸为螳螂之卵鞘，内有虫卵，应蒸后晒干，杀死虫卵，以防贮存过程中因虫卵孵化而失效；秋季采集的肉苁蓉，肉质茎富含汁液，需投入盐水中，加工为盐苁蓉，才能避免腐烂变质。

三、降低或消除毒副作用，确保安全用药

有毒副作用的药物，经过炮制则可明显降低甚至消除其毒性或副作用，从而确保用药安全。

如附子经炮制后毒性大为降低;巴豆泻下作用剧烈,宜去油制霜用;厚朴生品辛辣峻烈,对咽喉有刺激性,姜制后则可消除其副作用。

四、增强药物功效,提高临床疗效

通过某些特殊的炮制,能显著增强药物的特定功效,提高临床疗效。主要是添加辅料,如蜜、酒、姜汁、胆汁等液体辅料,或是麦麸、黄土等固体辅料,它们能增强被拌和药物的某些功效,提高治疗效果。如蜜炙紫菀、蜜炙枇杷叶,能增强润肺止咳作用;酒炙丹参、酒炙川芎,能增强活血作用;醋炙香附、醋炙延胡索,能增强止痛作用;姜汁炙半夏、姜汁炙竹茹,可增强止呕作用,麦麸炒白术、麦麸炒枳实,能增强健脾功能。不加辅料的其他炮制方法,也能增强药物的作用,如石膏煅用,可增强收敛生肌作用;侧柏叶炒炭,能增强止血作用等。

五、改变药性,扩大应用范围

药物经过某些炮制处理,能在一定程度上改变药物的某些性能和功效,以适应不同的病情和体质的需要。如甘苦性寒之生地黄,长于清热凉血,主要用于温病热在血分,但经黄酒反复蒸晒后则变为微温之熟地黄,以补血见长,主治血虚证;性味辛热燥烈的吴茱萸,本适用于里寒证,但若以黄连水拌炒,或甘草水浸泡,去其温烈之性,对于肝火犯胃之呕吐腹痛亦常用之。

六、矫臭矫味,便于服用

一些药物具有特殊的气味,难以口服,或服后出现恶心呕吐等不良反应,常采用漂洗、酒炙、醋炙、麸炒等方法处理,以消除这些药物的腥臭和怪味,便于服用。如酒炙乌梢蛇,麸炒僵蚕,醋炙乳香、没药,水漂海藻、昆布等。

七、引药入经,便于定向用药

有些药物通过炮制后,可使药物更善于归向某经,并可引导他药直达病所,便于定向用药。如醋炙引药入肝,盐炙引药入肾,酒炙引药上行等。

第二节　常用炮制方法

中药炮制是一项传统技术,随着技术的进步,新的炮制设备和方法不断更新,充分保障了临床用药安全,炮制方法越来越规范、成熟和科学。目前常用的中药炮制方法主要可以分为五种类型,即修治、水治、火治、水火共治和其他制法。

一、修　　治

修治是指通过常用的物理方法,对药材进行初步加工处理的一种方法,包括纯净处理、粉碎处理和切制处理三种。

1. 纯净处理　采用挑、拣、簸、筛、刮、刷等方法,去掉灰屑、杂质及非药用部分,使药物清洁纯净。如挑去金银花中的枝、叶；刷除枇杷叶、石韦叶背面的绒毛；刮去厚朴、肉桂的粗皮等。

2．粉碎处理　采用捣、碾、镑、锉等方法，使药物粉碎至一定程度，以符合制剂和其他炮制法的要求。如龙骨、牡蛎捣碎便于煎煮；水牛角、羚羊角镑成薄片或锉成粉末，便于使用；果实种子类药物调剂时大多须捣碎，便于煎煮，如桃仁、芥子等，故有"逢子必捣"之说。现代多用药碾子、粉碎机等直接将药物研磨成粉末，如三七粉、贝母粉等，以便继续进行其他炮制或服用。

3．切制处理　采用切、铡的方法，把药物切制成一定的规格，使药物有效成分易于溶出，并便于进行其他炮制，也利于干燥、贮藏和调剂时的称量。根据药材的性质和需要，切片有很多规格，如天麻、槟榔宜切薄片；泽泻、白术宜切厚片；黄芪、鸡血藤宜切斜片；桑白皮、枇杷叶宜切丝；白茅根、麻黄宜铡成段；茯苓、葛根宜切块等。

二、水　　制

用水或其他液体辅料处理药物的方法称为水制法。其主要目的是清洁药材、除去杂质、软化药材、便于切制、调整药性等。常用的有洗、淋、泡、漂、润、水飞等方法。

1．洗　将药物放入清水中，快速洗涤，除去杂质，使其清洁和软化。如将芦根、白鲜皮、沙参等洗去泥土。

2．淋　将质地疏松的药材，用少量清水浇洒喷淋，使其清洁和软化。如喷淋荆芥、藿香、佩兰、薄荷等。

3．泡　将质地坚硬的药材，在保证药效的原则下，放入水中浸泡一段时间，使其软化。如泡三棱、莪术、姜黄等。

4．润　又称闷或伏。根据药材的软硬，加工时的气温、工具等，用淋润、浸润、泡润、盖润、伏润、露润、复润等多种方法，使清水或其他液体辅料慢慢渗透到药材内部，在不损失或少损失药效的前提下，使药材软化，便于切制饮片，如淋润荆芥、泡润槟榔、酒润当归、姜汁浸润厚朴、伏润天麻、盖润大黄等。

5．漂　将药物置清水或长流水中浸渍一段时间，以去掉腥味、盐分及毒性成分的方法。如将昆布、海藻漂去盐分；紫河车漂去腥味等。

6．水飞　将药物与水共同研磨，借药物在水中的悬浮性不同，分取极细腻粉末的方法。此法主要针对不溶于水的药物，常用于矿物类、贝甲类药物的制粉，如飞朱砂、飞炉甘石、飞雄黄等。具体操作是，将药材置乳钵或碾槽内加水共研，若大量生产则用球磨机研磨，再加入足量的水；搅拌，较粗的粉粒下沉，细粉混悬于水中，倾出混悬液；粗粒再飞再研，如此反复操作，至全部成为混悬液为止。将混悬液倾出沉淀后干燥，即成极细粉末。

三、火　　制

用火加热处理药物的方法。该法对药效影响较大，是使用最广泛的炮制方法。常用的有炒、炙、煅、煨、烘焙等方法。

1．炒　分为清炒法与加辅料炒法。

清炒，即不加固体辅料的炒法，按程度不同分为炒黄、炒焦、炒炭三种。用文火炒至药物表面微黄，或能嗅到药物固有的气味，称为炒黄，如炒紫苏子、炒莱菔子等；用武火炒至药物表面焦黄或焦褐色，内部颜色加深，并有焦香气味者，称为炒焦，如焦山楂、焦白术等；用武火炒至药材表面焦黑，部分炭化，内部焦黄，但仍保留有药材固有气味（即存性）者，称为炒炭，如地榆炭、艾叶炭、荆芥炭等。炒黄、炒焦使药材易于粉碎加工，并缓和药性；种子类药物炒后则煎煮时有效成分易于溶出。炒炭能缓和药物的烈性、副作用，或增强其收敛止血、止泻的功效。

加辅料炒法是指与固体辅料同炒的方法。根据所加辅料不同,分为米炒、土炒、麸炒、砂炒等,如土炒白术、麸炒枳壳、米炒斑蝥等。与砂或滑石、蛤粉等固体辅料同炒的方法习称烫,可使药物受热均匀,膨胀松脆,易于煎出有效成分或便于服用,如砂烫穿山甲、蛤粉烫阿胶珠、滑石粉烫水蛭等。

2.炙   用液体辅料拌炒药物,使辅料逐渐渗入药材内部以改变药性、增强功效或减少副作用的一种方法。常用的液体辅料有蜂蜜、酒、醋、姜汁、盐水等。一般蜜炙药物能增强补益、润燥作用,如蜜炙黄芪、蜜炙款冬花;酒炙药物能增强活血通经功效,或引药上行作用,如酒炙川芎;醋炙药物能引药入肝,增强止痛及减毒作用,如醋炙香附、醋炙甘遂;姜汁炙药物能增强止呕作用,并能解毒,如姜炙半夏、姜炙厚朴;盐水炙药物能引药入肾,如盐水炙杜仲等。

3.煅   将药材直接放于无烟炉火中或适当的耐火容器内进行煅烧的方法。药物经过煅制后,可使其质地松脆,易于粉碎,便于有效成分的煎出。药物煅制时,不隔绝空气的方法称为明煅,多用于矿物药或动物甲壳类药,如煅牡蛎、煅石膏等。药物在高温缺氧条件下煅烧成炭的方法称为密闭煅,又称闷煅,适用于质地疏松、炒炭易灰化的药材,如煅血余炭、煅棕榈炭。

4.煨   将药物用湿面或湿纸包裹,放入热火灰中加热,或用吸油纸与药物隔层分放加热的方法。煨法的目的是降低药材的刺激性及毒副作用,缓和药性,增强疗效。其中以面糊包裹者,称面裹煨;以湿纸包裹者,称纸裹煨;以吸油纸分层隔开者,称隔纸煨;将药材直接埋入火灰中,使其高热发泡者,称为直接煨。如煨肉豆蔻、煨诃子、煨木香等。

5.烘焙   将药材用微火加热,使之干燥的方法称烘焙,如焙虻虫、焙蜈蚣,焙后可降低药物毒性和腥臭气味,便于粉碎。

四、水 火 共 制

有些药物的炮制既要用水又要用火,称为水火共制,常用的有煮、蒸、炖、焯、淬等方法。

1.煮   将药物加辅料或不加辅料,放入锅中,加适量清水同煮的方法,可分为清水煮、药汁煮、豆腐煮。煮法具有减低药物毒烈性或增强疗效的作用。如清水煮乌头,豆腐煮硫黄,甘草汁煮远志等。

2.蒸   将药物加入辅料或不加辅料,置蒸制容器内或密封容器内,隔水加热至一定程度的方法,具有改变药性、提高疗效、降低毒烈性或便于切制的作用。以是否加辅料而分为清蒸与加辅料蒸。如酒蒸大黄可缓和泻下作用;何首乌经反复蒸、晒后,不再有解毒通便之功,而具有补肝肾、益精血之力。

3.炖   是蒸法的演变和发展,其方法是将药物置于钢罐中或搪瓷器皿中,同时加入一定的液体辅料,盖严后,放入水锅中炖一定时间。其优点是不致使药效走失、辅料挥发,如炖制熟地黄及黄精等。

4.焯   将药物快速放入沸水中短暂潦过,立即取出的方法。常用于药物的去皮和肉质多汁药物的干燥处理。如焯杏仁、桃仁、白扁豆以去皮;焯马齿苋、天冬以便于晒干贮存。

5.淬   是将药物煅烧红后,迅速投入冷水或液体辅料中,使其酥脆的方法。淬后不仅易于粉碎,且辅料被其吸收,可发挥预期疗效。如醋淬自然铜、鳖甲,黄连煮汁淬炉甘石等。

五、其 他 制 法

1.制霜   药物经过去油制成松散粉末或析出细小结晶,或升华、煎煮成粉渣的方法。制霜可降低药物毒副作用、增强疗效、制造新药。如巴豆制霜,可降低其毒副作用;西瓜制霜,以增其润喉、止咽痛之效。

2. **发酵**　药物在一定的湿度和温度条件下，由于霉菌的繁殖生长和酶的催化分解作用，使其发泡、生霉的方法。发酵可增强疗效，改变原药的药性，扩大用药品种。如神曲、半夏曲、淡豆豉等。

3. **发芽**　将具有发芽能力的种子药材用水浸泡后，保持一定的湿度和温度，使其发幼芽，称为发芽。如谷芽、麦芽、大豆黄卷等。

4. **精制**　多为水溶性天然结晶药物，先通过水溶除去杂质，再经浓缩、静置后析出结晶即成。如由朴硝精制成芒硝、玄明粉（元明粉）。

5. **药拌**　药物中加入其他辅料拌染而成，如朱砂拌茯神、砂仁拌熟地黄。

（秦建设）

？ 复习思考题

1. 简述中药炮制的目的。
2. 简述中药常用的炮制方法。

ER-3-3

扫一扫，测一测

第四章　中药的性能

学习目标

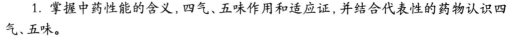
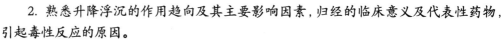
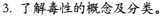

1. 掌握中药性能的含义,四气、五味作用和适应证,并结合代表性的药物认识四气、五味。

2. 熟悉升降浮沉的作用趋向及其主要影响因素,归经的临床意义及代表性药物,引起毒性反应的原因。

3. 了解毒性的概念及分类。

每一味药物都有各自的性质和作用特征,历代医家在长期的临床实践过程中,以众多药物作用为基础,密切结合阴阳五行、脏腑经络、病因病机、治则治法等中医理论,逐渐认识并总结出用药规律,形成了中药的药性理论。中药的性能,是中医药理论对中药作用性质和特征的高度概括,是在中医药理论指导下认识和使用中药,并用以阐明药效机制的理论。其与功效相联系,是临床选药组方的依据。中药的性能,不仅表明各种药物的个性特点,还表明了某一类药物作用的共性特征。掌握中药的性能,明确药物作用的性质和特征,对于临床准确用药、趋利避害、保证用药安全等都均有指导作用。中药的性能主要包括四气、五味、升降浮沉、归经、毒性等内容。

中医认为,疾病的发生和发展是各种致病因素作用于人体,引起机体阴阳偏盛偏衰,脏腑功能活动失常的结果。中药治疗疾病的基本原理,就是利用药物的性能,扶正祛邪,消除病因,恢复脏腑功能的协调,达到治愈疾病、恢复健康的目的。药物之所以有这些功效,是由于其各自具有一定的特性和作用,前人称之为"偏性",用药物的偏性纠正疾病所表现出的偏盛偏衰,即所谓"以偏纠偏",使机体恢复平衡,达到治疗疾病的目的。因此,中药的药性理论是中医学理论体系中的一个重要组成部分,是中药的核心理论,是学习、研究、运用中药所必须掌握的基本理论知识。

第一节　四　气

一、四气的概念

四气,即指药物的寒、热、温、凉四种药性,又称四性。它反映了药物在影响人体阴阳、寒热方面的作用倾向,是说明药物作用性质的重要概念之一。

四气中温热与寒凉属于两类不同的性质,温热属阳,寒凉属阴,是相对立的两类药性。而温与热,寒与凉,则只是程度上有差异而已,热为温之渐,寒为凉之甚。所以从四性的本质而言,实际上只有寒、热两种性质的区分。此外,有些药物还标有大热、微温、大寒、微寒等,这也是说明药性程度轻重不同的概念,反映药物在影响人体阴阳盛衰、寒热变化方面的强弱程度。

药物的四性,是从药物作用于机体所发生的反应概括总结出来的,是与所治疾病的寒热性质相对而言的。如病人表现为高热烦渴、面红目赤、咽喉肿痛、脉洪数等,属阳热证。凡能够减轻或消除阳热证的药物，一般皆属于寒性或凉性药，如石膏、黄连等能够缓解消除高热口渴等阳热证，表明这两种药物具有寒凉之性。反之，如病人表现为四肢厥冷、面色㿠白、脘腹冷痛、脉微欲绝等，属阴寒证。凡能够减轻或消除阴寒证的药物，一般皆属于热性或温性药，如附子、干姜能够减轻或消除这些症状，表明这类药物具有温热性。所以，中药的四气并不等同于中药的实际品尝口感，如生姜尝之辣属热，薄荷尝之凉为寒，而黄连尝之无明显凉热之感，但中医却认为黄连属寒凉，就是从临床作用反应概括的结果。

此外，还有一些平性药，是指其寒热偏性不甚明显，药性平和，作用缓和的一类药，如山药、甘草、党参等。虽曰平性，乃是相对而言的，并没有绝对的平性，实际上仍有偏温或偏凉的不同，所以未超出四性的范围，仍习称为"四气"。

二、四气的作用与适应证

依据不断的临床实践，针对中药的性能，归纳总结出了四气的作用规律。一般来说，寒凉药多具有清热泻火、凉血解毒、泻热通便、滋阴除蒸、清热利尿、清心开窍、凉肝息风等功效，适用于治疗热证、阳证。温热药多具有温中散寒、补火助阳、暖肝散结、温阳利水、温经散寒、回阳救逆等功效，适用于治疗寒证、阴证。但要正确掌握药物的功效，还必须认识到，药性寒热只是从药物对机体阴阳盛衰、寒热变化的影响这一特定角度来概括药物的性能，只是药物功效的抽象概括，属于共性规律，并不说明药物的具体功效，所以掌握药性寒热，不能脱离药物的具体功效。

三、四气的临床意义

中药的四气，对于临床治病用药具有重要的指导意义。一是形成了"热者寒之，寒者热之"的治病用药原则。治疗热性疾病用寒凉药物，治疗寒性疾病用温热药物，这是临床必须遵循的用药原则。反之，如果阴寒证用寒凉药，阳热证用温热药，必然会造成以寒益寒、以热益热的不良后果。二是要根据病证寒热程度的差别，分别选用相应的药物。如当用热药而用温药，或当用寒药而用凉药，则病重药轻达不到治愈疾病的目的；反之，当用温药而用热药则反伤其阴，当用凉药而用寒药则易伤其阳，都与治疗不利。三是对于寒热错杂之证，当寒药与热药并用，以寒热并除。四是对于真寒假热之证，当以热药治本，必要时反佐以寒药；若真热假寒之证，当用寒药以治本，必要时反佐以热药。五是根据季节的不同，指导临床用药。如在寒冬季节，无实热证时不宜使用过量寒性药，以免损伤阳气；在炎热夏季，无寒证者不要过用热性药，以免化燥伤津。

药性的寒热并不能全面决定药物的功效，也不能概括药物性能的所有方面。所以，四气必须与其他性能相结合，方能全面认识和掌握药物的功效和临床使用范围。

　　课堂互动

举例说明，中药的四气是如何确定的？

第二节　五　　味

一、五味的概念

药物的五味，主要指药物具有的辛、甘、酸、苦、咸五种基本的滋味。其中甘味中还包含有

"淡",酸味中还包含有"涩"味,所以说药味实际上有七种。而古人认为淡味附于甘味,如元代医家王好古在《汤液本草》中说"淡附于甘";又认为涩味与酸味的作用相似,如清代医家徐大椿说"盖五味中无涩,涩则酸之变味,涩味收涩,亦与酸同"。因此,虽有七种药味,但没有超出五味的范畴,故仍然称为"五味"。其中辛、甘、淡属阳;酸、苦、咸、涩属阴。

五味的确定,最初是依据药物的真实滋味口尝感受而来,如黄连之苦、肉桂之辛、甘草之甘、山楂之酸、芒硝之咸等。通过长期的临床实践观察,不同味道的药物作用于人体产生的不同反应,获得不同的治疗效果,从而总结归纳出五味的理论。所以说,药味既包含药物的真实滋味,又超出其真实滋味的范畴,共同构成了五味理论的主要内容。也就是说,五味不仅仅是药物味道的真实反映,更重要的是对药物作用的高度概括。

二、五味的作用与适应证

五味作为药性理论最早见于《黄帝内经》《神农本草经》,"药有酸、咸、甘、苦、辛五味"。而功效的阐述则首见于《素问·脏气法时论》,"辛散、酸收、甘缓、苦坚、咸软"。后世医家在此基础上,通过长期的临床实践,不断地加以补充、发展和完善,形成了系统的五味学说理论。现将五味所代表的药物作用及适应病证归纳如下:

辛:"能散、能行"。即具有发散、行气、活血等作用。常用于治疗表证、气滞、血瘀等证,如桂枝味辛能发汗解表,陈皮味辛能理气健脾,当归味辛能活血化瘀等。此外,辛味还具有开窍、化湿等作用,分别用于窍闭神昏证、湿阻中焦证等,如麝香辛能开窍醒神,藿香辛能化湿和中。

甘:"能补、能和、能缓"。即具有补益、和中、调和药性、缓急止痛等作用。常用于虚证、脾胃不和、拘急疼痛等证,如人参能大补元气,饴糖能和中健脾,甘草能调和药性与缓急止痛等。某些甘味药还具有解药食中毒的作用,如甘草、绿豆等,故有"甘能解毒"之说。

酸:"能收、能涩"。即具有收敛固涩作用。常用于自汗盗汗、肺虚久咳、久泻久痢、遗精滑精、尿频遗尿等滑脱不禁的病证,如山茱萸、五味子、五倍子、乌梅等。具体作用据药物归经的不同而异,如味酸入肺,能固表止汗、敛肺止咳;入肠,能止泻止痢;入肾与膀胱,能涩精止遗缩尿。此外,酸还有生津作用,可用于津伤口渴,如乌梅、五味子等。

苦:"能泄、能燥、能坚"。"泄"有通泄、清泄、降泄三种含义,分别具有泻下通便、清热泻火、降气平喘作用,常用于积滞便秘、火热上炎及肺气上逆之咳喘,如大黄、黄芩、杏仁等苦味药。"燥"即燥湿,用于湿证。苦而温者,能苦温燥湿,用于寒湿证,如苍术、厚朴;苦而寒者,能清热燥湿,用于湿热证,如黄芩、黄连、黄柏等。"坚"是坚肾固阴之意,即具有泻火存阴的作用,如黄柏、知母。

咸:"能下、能软"。即具有软坚散结和泻下通便作用,常用于瘰疬、瘿瘤、痰核、癥瘕、便秘等证。如昆布、海藻、鳖甲、芒硝等,均具有咸味。

淡:"能渗、能利"。即具有渗湿、利尿作用,常用于水肿、小便不利等证,如猪苓、茯苓、薏苡仁等。

涩:与酸味作用相似,即具有收敛固涩作用,常用于自汗盗汗、久泻久痢、尿频遗尿、遗精滑精、崩带不止等滑脱不禁的病证,如龙骨、牡蛎、赤石脂、禹余粮等。

五味的作用还能够与五行、五脏联系起来。如《素问·宣明五气》:"酸入肝(属木)、苦入心(属火)、甘入脾(属土)、辛入肺(属金)、咸入肾(属水)。"即对五味与五行、五脏的关系进行了概括,为指导临床用药奠定了理论基础。

中药有四种药性、五种药味,所以,常把药物的性味合称为"四气五味",或"四性五味"。

三、五味的临床意义

每一种药物都有气和味两方面的性能，分别从不同角度说明药物的功效。例如黄连、石膏都是寒性，均能清解热邪，但黄连苦寒，能清热燥湿，而石膏甘寒，则能清热泻火。说明药物的性同而味不同，则功效不同。又如麻黄、薄荷都有辛味，均能发散表邪，但麻黄辛温，能发散风寒，而薄荷辛凉，则能发散风热。说明药物的味同性不同，功效也不同。一种药物只有一种药性，但可以有一种或多种药味。一般而言，气味相同，则功能相近；气味相异，则功能不同；味越多，其功效也就越多。

药物的气和味只是反映药物性能的两个主要因素，但并不是决定药物功效的唯一因素。只有把药物性味与其他性能结合起来，才能正确而全面地认识药物的功效，以指导临床用药。

课堂互动

结合日常生活，举例说明中药五味的应用。

微视频

第三节　升降浮沉

一、升降浮沉的概念

药物的升降浮沉是指药物在机体内的作用趋向，是药物的性能之一。升，即上升提举，趋向于上；降，即下达降逆，趋向于下；浮，即向外发散，趋向于外；沉，向内收敛，趋向于内。升降浮沉也就是指药物对机体产生的向上、向下、向外、向内四种不同作用趋向。

升降浮沉表明了药物作用的定向概念，是药物作用的理论基础之一。由于疾病在病势上常常表现出向上（如呕吐、呃逆、喘息）、向下（如脱肛、遗尿、崩漏）、向外（如自汗、盗汗）、向内（如表证未解而入里）的趋势；在病位上则有在表（如外感表证）、在里（如里热证、里寒证）、在上（如目赤肿痛）、在下（如腹水、尿闭）等的不同。故针对病情，凡能改善或消除病势上逆、外泄，治疗病变部位在里、在下病证的药物，具有沉降的作用趋向的，称为沉降药。反之则具有升浮的作用趋势的药物统称为升浮药。药物的这种作用趋势规律是与病势相反而与病变部位一致。

药物的升降浮沉与四气、五味一样，也是通过药物作用于机体所产生的疗效概括出来的药性理论。药物的升降浮沉性能，可以纠正机体功能的失调，使之恢复正常，或因势利导，有助于祛邪外出。

二、升降浮沉的作用与适应证

升是上升，浮是发散，其作用趋向类似，主上行、向外，统称为升浮药。如荆芥能够发表透疹，升麻能升阳举陷，均属于升浮药。沉是下行，降是下降，其作用趋向类似，主下行、向内，统称为沉降药。如半夏能够降逆止呕，酸枣仁能够收敛止汗，均属于沉降药。按阴阳属性区分，升浮属阳，沉降属阴。升浮药大多具有升阳、解表、催吐、开窍等功效，适用于中气下陷、表证、痰涎壅盛、窍闭神昏等证；沉降药大多具有清热泻火、泻下通便、降逆止呕、止咳平喘、利水渗湿等功效，适用于里热、实热便秘、呕吐呃逆、咳喘、水肿等证。

大多数药物升浮或沉降的作用趋势是单一的，但有些药物却具有升浮和沉降两方面的作用，如麻黄既能发汗（升浮作用），又能利水（沉降作用）；川芎既能上行头目（升浮作用），又能下行血海（沉降作用）。说明这些药物的作用存在着双向性。另外，还有一部分药物升降浮沉作用趋势不明显，如南瓜子的杀虫功效、甘草的调和药性功效，就不能用升降浮沉的理论来解释。

三、各类药物的升降浮沉趋势

药物的升浮沉降性能与药物的性味、质地有着密切联系。一般而言，升浮药的药味大多辛、甘，药性大多温、热；沉降药的药味大多酸、苦、咸，药性大多寒、凉。凡质轻的花、叶、皮、枝类药物，大多属于升浮药；质重的种子、果实、矿物、贝壳类等药物，大多沉降。但这只是一般规律。古人所谓"诸花皆升，旋覆独降""诸子皆降，蔓荆独升""芫花沉降，苍耳升浮"等，均属例外。所以说，药物的性味、质地与其升浮沉降的特性虽然有着一定的联系，但并非唯一的决定因素。

课堂互动

举例说明影响药物升降浮沉的因素有哪些？

四、影响药物升降浮沉的因素

影响药物升降浮沉的主要因素是炮制和配伍。炮制可以影响或转变药物升降浮沉的性能，例如：酒炒则性升，姜汁炒则性散，醋炒则收敛，盐水炒则下行。如大黄苦寒泻下，属沉降之性，酒炒之后，善于清上焦热，而表现为升浮。配伍也可以影响药物的升降浮沉性能，升浮药与较多较强的沉降药配伍时，则其升浮之性受到制约，整体表现为沉降的趋势；沉降药与较多较强的升浮药配伍时，则其沉降之性受到制约，并随之升浮。如牛膝能够引血下行，属沉降，而与桃仁、红花、柴胡、桔梗等同用，可治疗胸中血瘀证，其沉降之性已不明显。这说明药物升浮沉降的性能，在一定条件下可以相互转化，并不是一成不变的。故李时珍说："升降在物，亦在人也。"

临床运用升降浮沉的性能，可以调整脏腑功能，恢复阴阳平衡，使药物作用于机体的不同病变部位，因势利导，祛邪外出，从而达到治愈疾病的目的。一般来讲，病变部位在上在表者，宜升浮而不宜沉降，如治疗外感风热则应选用桑叶、菊花等升浮药以疏散表邪；病变部位在下在里者，宜沉降而不宜升浮，如治疗热结便秘则应选用大黄、芒硝等沉降药以泻热通便；病势上逆者，宜降而不宜升，如肝阳上亢则应选用赭石、石决明等沉降药以镇潜肝阳；病势下陷者，宜升而不宜降，如气虚下陷久泻脱肛则应选用黄芪、柴胡等升浮药以升阳举陷。所以临床治疗疾病时，必须针对病变部位上、下、里、外等的不同，以及病势逆上、陷下等的区别，根据药物升降浮沉的不同特性，恰当地选用药物。这是临床用药必须遵循的原则之一。此外，对于复杂的病证，还可以采用升降浮沉并用的用药方法。如表邪未解、邪热壅肺的表寒里热证，常用石膏清热泻肺、肃降肺气，配伍麻黄解表散寒、宣肺平喘，二者一清一宣，升降并用，以调肺气之宣降。可见升降并用是适应复杂病机，调节脏腑功能的有效用药方法。

第四节　归　经

一、归经的概念

归，即归属，是药物作用的选择性。经，即药物作用的脏腑经络。归经是对药物作用部位的定位概念,指明了药物的作用部位和适用范围,即表示药物对于机体某部位的选择性作用。归经进一步阐明了药物作用机制,为临床辨证用药提供了依据,是重要的中药药性理论之一。

药物的归经不同,其治疗作用也不同。药物归某经,说明其对某经或某几经起治疗作用,而对其他经的作用较小,甚至没有作用。归经反映了药物在机体产生效应的部位各有侧重。

中药归经理论的形成是在中医理论指导下,以脏腑经络学说为基础,以药物所治疗的具体病证为依据,经过长期临床实践将药物对人体的治疗作用进行归纳总结出来的用药理论。它与机体因素即脏腑经络生理特点、临床经验的积累、中医辨证理论体系的不断发展与完善,及药物自身的特性密不可分。如咳喘胸闷是肺经病变,杏仁能治咳喘胸闷,即认定其归肺经;心悸属于心经的病变,朱砂能清心安神定悸,即认定其归心经。药物由于归经不同,其作用部位不同,治疗作用也不同。如黄连、黄柏同属寒性药,都有清热作用,由于其归经不同,黄连偏于清胃火,黄柏偏于泻肾火,临床用途也就不同。

对药物归经的标注,较多使用的是脏腑及十二经脉,有时也综合使用三焦、卫气营血、伤寒六经以及气血等来表示。如麻黄归肺、膀胱经;栀子除归心、肝、肺、胃经外,还归三焦经;金银花、石膏、地黄、牡丹皮四药,除分别归属相应的脏腑外,从卫气营血辨证来看,四药则又分别入卫、气、营及血分;再从六经辨证来看,麻黄入太阳经,柴胡入少阳经,石膏入阳明经;从气血来看,行气药、补气药皆入气分,而补血药、止血药、活血化瘀药皆入血分等。

二、归经的临床意义

掌握归经理论,一是可以提高用药的准确性,即据疾病表现的病变所属脏腑经络部位而选择用药。正如徐大椿所说:“不知经络而用药,其失也泛。”如里热实证有肺热、胃火之分,应当分别选用善清肺热的黄芩和善清胃火的黄连。头痛的原因很多,疼痛的性质和部位也各有不同,如羌活善治太阳经头痛,白芷善治阳明经头痛,柴胡善治少阳经头痛,吴茱萸善治厥阴经头痛,细辛善治少阴经头痛。故治疗头痛时,考虑到药物的归经特点则可提高疗效。二是便于根据脏腑经络间的关系及传变规律而选择用药。由于脏腑经络在生理上互相联系,在病理上互相影响,因此,临床用药时并不单纯使用某一经的药物。“见肝之病,知肝传脾,当先实脾”,故在治疗肝脏疾病时,除应用疏肝、平肝的药物外,还应配伍健脾的药物,可取得更好的疗效。

在运用归经理论指导临床用药时,必须与四气、五味、升降浮沉等药性理论结合起来,全面分析才能准确地理解药物的功效。如同样归肺经的黄芩、干姜二药,由于药性不同,其作用也不同。黄芩性寒,能清肺火;干姜性热,能温肺寒。同归肺经的麻黄、人参、乌梅、黄芩、蛤蚧,由于药味不同,其作用也不同。麻黄味辛,能解表散寒;人参味甘,能补肺益气;乌梅味酸,能敛肺止咳;黄芩味苦,能清肺泻火;蛤蚧味咸,能纳气平喘。同归肺经的桔梗、杏仁,由于升降浮沉不同,其作用也不同。桔梗药性升浮,功能宣肺;苦杏仁药性沉降,功能降肺。

第五节　毒　　性

一、毒性的概念

关于药物毒性,从古至今有不同的阐述。在古代,受认识所限,关于药物毒性的概念有三个方面含义。一是指药物总称。古代药、毒不分,认为凡治病之药皆为毒,如《周礼·天官·冢宰下》有“医师掌医之政令,聚毒药以供医事”的说法,此“毒药”是药物的总称。二是指药物的偏性。正如明代张介宾《类经》云:“药以治病,因毒为能,所谓毒者,以气味之有偏也。……是凡可辟邪安正者,均可称为毒药,故曰毒药攻邪也。"论述了毒药的广义含义,阐明了毒性就是药物偏性。三是指药物祛邪能力的强弱不同。《神农本草经》三品分类法即是以药物毒性的大小、有毒无毒作为分类依据之一。又如《素问·五常政大论》根据药物毒性之大小、作用之强弱,分为"小毒""常毒""大毒""无毒"四类,并提出使用毒药治病的原则,即"大毒治病,十去其六;常毒治病,十去其七;小毒治病,十去其八;无毒治病,十去其九;谷肉果菜,食养尽之,无使过之,伤其正也"。

现代认为,药物的毒性是指药物对机体所产生的不良影响及损害,包括急性毒性、亚急性毒性、亚慢性毒性、慢性毒性和特殊毒性,如致癌、致突变、致畸胎、成瘾等。所谓毒药,一般系指对机体发生化学或物理作用,能损害机体,引起功能障碍、疾病,甚至死亡的物质。毒性反应与药物本身的毒性、剂量、用药时间、炮制、配伍、煎服法、药不对证、个体差异等多种因素有关。

中药的副作用有别于毒性反应。副作用是指在正常剂量时出现与治疗需要无关的不适反应,一般比较轻微,对机体损害性不大,停药后可自行消失。如临床服用某些中药后可引起恶心、呕吐、胃痛腹泻或皮肤瘙痒等不适反应。副作用的产生与药物自身特性、炮制、配伍、制剂等多种因素有关。

知识链接

中药不良反应

中药不良反应,是指在中医药理论指导下,预防、诊断、治疗疾病或调节生理功能过程中,患者接受正常剂量的药物时出现的任何有伤害的和与用药目的无关的反应。按照中药不良反应的临床表现形式,可分为与药物剂量有关的中药不良反应和与药物剂量无关的中药不良反应两类。一般症状较轻,停药后可自行恢复,但个别较重,甚者会危及生命。常见的不良反应包括副作用、毒性作用、过敏反应、后遗效应、依赖性、特异质反应、致癌作用等。因此,正确充分认识药物的治疗作用和不良反应,是临床用药安全的重要保证。

二、中药毒性分级

中药毒性的分级最早见于《神农本草经》,分为"有毒""无毒"两类,而同时期的《素问·五常政大论》把毒性分为"小毒""常毒""大毒""无毒"四类。后世医家大多沿袭,如《经史证类备急本草》《本草纲目》将毒性分为"大毒""有毒""小毒""微毒"四类。现今通行的分类方法遵从《中华人民共和国药典》,采用大毒、有毒、小毒三级分类方法。

依据相关文献记载,大毒一般指的是药物毒性剧烈,作用峻猛,治疗剂量与中毒剂量相近,使用不当很容易致人中毒或死亡的药物,比如砒石、轻粉、川乌、草乌、巴豆、雷公藤、斑蝥等。有毒是介于大毒和小毒之间的一个概念,这类药物具有一定的毒性,经过科学炮制、合理配伍、适当剂量,可以在临床规范使用的药物,比如半夏、南星、蕲蛇、蜈蚣、朱砂、硫黄等。小毒一般指药物的有效剂量与中毒剂量差距很大,但长期或大量服用易出现不良反应的药物,如苦杏仁、贯众、吴茱萸、苍耳子等。对于大毒中药,临床使用频率较低,多在"以毒攻毒"或特殊需要时使用;有毒中药在严格控制下可以谨慎选用;小毒中药一般可常规使用。

三、导致毒性反应的原因

随着中医药事业的不断发展,中药在临床上应用日趋广泛,中药发生毒性反应的事件也时有发生。日常生活中,容易导致中药毒性反应的因素主要有以下几个方面:

一是品种因素。我国中药品种繁多,由于历史原因或地域差异,从而出现同物异名或同名异物现象，可因品种混乱而导致中毒。如木通，有木通科植物木通和马兜铃科植物关木通之分，木通科植物木通无毒，在古代文献中所用木通多为此；而马铃科植物关木通可致急性肾衰竭。

二是炮制因素。炮制的目的之一是降低或消除药物的毒性、烈性或副作用，确保用药安全。如川乌有大毒，通过水煮或其他加热方法可降低毒性，若炮制不当就会导致中毒。又如雄黄有毒，水飞后使药粉达到极细和纯净，可减低毒性，便于制剂，但如果加热就会变成砒霜，使毒性增加。由此可见，中药的规范炮制也是降低毒性的重要措施。

三是剂量因素。剂量的大小直接决定中药疗效和毒性大小。"是药三分毒"只有恰当的剂量，才能保证用药的安全。对于有毒中药更要注意用药剂量，因为这类中药安全范围窄、常用量小，稍有不慎可导致中毒，因而对其剂量要严格控制。既要限制每次用药的剂量，还要限制用药时间、把握用药的总剂量，防止药物在体内蓄积中毒。

四是配伍因素。中药的使用还须要遵循严格的用药配伍和禁忌，特别是"十九畏"和"十八反"等约定成俗的配伍禁忌。临床上我们应尽量选用一些"相须""相使"的药物，避免使用一些"相反"的药物。

五是煎煮及服用因素。煎煮药物是一个复杂的化学反应过程，也是一门高深的技术和学问。有些有毒药物经过较长时间煎煮，其有毒成分可被挥发或水解，有毒成分减低而有效成分仍可保留，并继续发挥治疗效用，这是应用有毒中药达到减毒存效的有效方法之一。但是由于一些患者不懂煎煮方法、错用煎煮用具，没有遵守一些药物的先煎或者后入的原则，而出现明显的毒副作用。还有的是药证不符，盲目服药，或是长期大量服药，或是误把只准入丸散、不准入汤剂的药物进行煎煮，如硫黄、朱砂、铅丹等，从而造成中毒。

四、正确对待中药的毒性

临床用药必须从以下几方面正确对待中药的毒性，以作为安全用药的保证。首先，要正确总体评价中药的毒性。在12 800多种中药品种中，见中毒报告的仅100余种，其中许多药物还是临床很少使用的剧毒药。故现在大多数中药品种是安全的，这是中药一大优势。使用中药符合当今回归自然，返璞归真的理念，这也是中药受到世界青睐的主要原因。

其次，要重视中药中毒的临床报道。新中国成立以来，出现了大量中药中毒报告，引起中毒的单味药就达上百种之多，其中植物药90多种，如关木通、苍耳子、苦楝根皮、附子、乌头、槟榔、巴豆、半夏、牵牛子、艾叶、白附子、瓜蒂、马钱子、黄药子、杏仁、桃仁等；动物药及矿物药各10多种，如斑蝥、蟾蜍、鱼胆、蜂蛹，及砒霜、升药、胆矾、铅丹、密陀僧、皂矾、雄黄等。由此可见，文献中认为大毒、剧毒的中药固然有中毒致死的案例，小毒、微毒，甚至无毒的同样也有中毒病例发生，故临床应用有毒中草药务必要慎重，就是"无毒"的，也不可掉以轻心。

还有，要加强对有毒中药的使用管理，特别是对列入国务院《医疗用毒性药品管理办法》的中药品种。

五、临床应用有毒性中药的注意事项

1. 选药要合理，在保证用药安全的前提下，根据病情，可恰当选择有毒性的中药"以毒攻毒"，以治疗疾病。如用砒霜治疗白血病，雄黄治疗疔疮恶肿毒等。

2. 配伍要恰当，凡两药合用能产生剧烈毒副作用的，禁止配伍使用。

3. 用量要适宜，使用有毒性的中药，须根据病情、体质的强弱，选择适宜的用量，可从小剂量开始，逐渐加量，且应中病即止，不可过服，以防止过量和蓄积中毒。

4. 选择适宜的炮制、制剂和煎服法，以降低或消除中药的毒性。

5. 掌握药物的毒性及其中毒后的临床表现,以便诊断中毒原因,及时采取合理、有效的抢救治疗手段。

（秦建设）

? 复习思考题

1. 简述四气的作用及适应证。
2. 简述五味的作用及适应证,并举例说明。
3. 简述影响升降浮沉的主要因素。

第五章　中药的应用

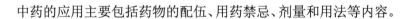

学习目标

　　1. 掌握药物"七情"及各种配伍关系的含义及临床意义；配伍禁忌、妊娠用药禁忌、服药食忌。
　　2. 熟悉中药汤剂的一般煎法、特殊煎法及服药方法。
　　3. 了解中药古今计量单位及换算及确定剂量的依据。

　　中药的应用主要包括药物的配伍、用药禁忌、剂量和用法等内容。

第一节　配　　伍

　　配伍是根据病情需要和药物特点，有目的地选择两种或两种以上药物配合使用。前人把单味药物的应用及药物之间的配伍关系概括为七种情况，称为药物"七情"。《神农本草经·序例》最早将七情总结为"有单行者，有相须者，有相使者，有相畏者，有相恶者，有相反者，有相杀者"。单行，指用单味药治疗疾病，适合于病情比较单纯的病证。如独参汤，以一味人参补气救脱；清金散，单用黄芩治疗肺热咳嗽。"七情"的其余六个方面都是讲配伍关系，分述如下：

一、相　　须

　　相须，即性能功效相类似的药物配合应用，能明显增强药物的原有疗效。如麻黄与桂枝配伍，能明显增强发汗解表的功效；茯苓与猪苓配伍，能明显增强利水渗湿的功效。相须配伍一般是同类药物合用，它构成了复方用药的配伍核心，是中药配伍应用的主要形式之一。

二、相　　使

　　相使，即在性能功效方面有某些共性的药物配合应用，以一药为主，另一药为辅，能提高主药的疗效。如黄芪配茯苓治疗脾虚水肿，黄芪为补气利水的主药，茯苓健脾利湿，可增强黄芪补气利水的功效；黄连配木香治疗湿热泄痢，黄连为清热燥湿、解毒止痢的主药，木香调中宣滞、行气止痛，可增强黄连清热燥湿、行气化滞的功效。

　　相使与相须均是通过药物配合，产生协同作用，增强疗效。但相须配伍中，药物间是平行并列关系；而相使配伍中，药物间有主辅之分。相使配伍中的主辅关系可依据治疗目的和药物在治疗中的作用意义来确定。如以清热泻火为目的，将黄芩与大黄同用，是以清热泻火的黄芩为主药，大黄攻下泻热，即通过釜底抽薪的方式增强黄芩清热泻火的治疗效果。但若治疗目的在于通便或攻下热结，则可用大黄与理气除胀的厚朴配伍，此时大黄为主，厚朴理气，增强大黄攻下作用为辅。

三、相　畏

　　相畏,即一种药物的毒性或副作用,能被另一种药物减轻或消除。如生半夏和生南星畏生姜,生半夏和生南星的毒性能被生姜减轻或消除;甘遂畏大枣,大枣可抑制甘遂峻下逐水、损伤正气的毒副作用。相畏是临床应用有毒或有副作用的药物时常用的配伍方法。

四、相　杀

　　相杀,即一种药物能减轻或消除另一种药物的毒性或副作用。如生姜能减轻或消除生半夏和生南星的毒性或副作用,所以说生姜杀生半夏和生南星。由此可知,相畏与相杀实际上是同一配伍关系而站在不同角度的两种说法,是药物间相互对应而言的。

五、相　恶

　　相恶,即两药合用,一种药物能使另一种药物原有功效降低,甚至丧失。如人参恶莱菔子,因莱菔子能削弱人参的补气作用。

　　相恶只是两药的某方面或某几方面的功效减弱或丧失,并非二药的各种功效全部相恶。如生姜恶黄芩,只是生姜的温肺、温胃功效与黄芩的清肺、清胃功效互相牵制而疗效降低。

　　两药是否相恶,还与所治证候有关。如脾虚食积气滞之证,用人参配莱菔子,反能相制而相成,故《本草新编》又有"人参得萝卜子,其功更补"之说。故相恶配伍也有可利用的一面。

六、相　反

　　相反,即两种药物合用,能产生或增强毒性或副作用。如"十八反""十九畏"中的若干药物。相反属配伍禁忌,原则上不能同用。

　　上述六个方面配伍关系的作用,可以概括为:相须与相使具有协同作用,能提高疗效,是临床上应充分利用的配伍方法;相畏与相杀能降低或消除药物的毒性或副作,是应用毒副作用较强药物的配伍方法;相恶能相互拮抗而降低或抵消原有功效,是用药时应注意避免的配伍方法;相反能产生或增强毒性或副作用,属于配伍禁忌。

　　中药的配伍应用,是中医用药的主要形式。药物按一定法度加以组合,并确定适当的剂量和剂型,即为方剂。方剂是药物配伍的发展,也是药物配伍应用的较高形式。

课堂互动

1. 何谓中药的"七情"？
2. 相须与相使有何区别？

第二节　用药禁忌

为了确保临床疗效、安全用药，避免毒副作用的产生，必须注意用药禁忌。中药的用药禁忌包括配伍禁忌、妊娠用药禁忌、服药食忌等内容。

一、配伍禁忌

配伍禁忌是指某些药物合用后会产生或增强剧烈的毒副作用，或减低、破坏药效，应避免配合应用。目前普遍认可的配伍禁忌是"十八反"和"十九畏"。

十八反：甘草反大戟、甘遂、海藻、芫花；乌头（包括川乌、草乌、附子）反半夏、瓜蒌、天花粉、川贝母、浙贝母、白蔹、白及；藜芦反人参、南沙参、北沙参、西洋参、党参、玄参、丹参、苦参、细辛、白芍、赤芍。

十九畏：硫黄畏朴硝（芒硝），水银畏砒霜，狼毒畏密陀僧，巴豆畏牵牛，丁香畏郁金，川乌、草乌畏犀角，牙硝（芒硝）畏三棱，官桂（肉桂）畏赤石脂，人参畏五灵脂。

知识链接

"十八反""十九畏"歌诀

张从正《儒门事亲》十八反歌诀："本草明言十八反，半蒌贝蔹及攻乌；藻戟遂芫俱战草，诸参辛芍叛藜芦。"

刘纯《医经小学》十九畏歌诀："硫黄原是火中精，朴硝一见便相争；水银莫与砒霜见，狼毒最怕密陀僧；巴豆性烈最为上，偏与牵牛不顺情；丁香莫与郁金见，牙硝难合京三棱；川乌草乌不顺犀，人参最怕五灵脂；官桂善能调冷气，若逢石脂便相欺；大凡修合看顺逆，炮燔炙煿莫相依。"

十八反、十九畏诸药，历代皆尊为配伍禁忌，但其中部分药物与实际应用有些出入，如感应丸中巴豆与牵牛同用；甘遂半夏汤中甘草与甘遂合用；散肿溃坚汤、海藻玉壶汤中均有甘草与海藻同用；十香返魂丹以丁香、郁金同用；大活络丹中乌头与犀角（现用水牛角代）同用等。现代实验研究初步表明，如甘草、甘遂二药合用，毒性的大小主要取决于甘草与甘遂用量比例，甘草的用量若等于或大于甘遂，则毒性大；又如贝母和半夏分别与乌头配伍，未见明显毒性；而细辛配藜芦，则可导致实验动物中毒死亡。甚至有医药学家认为，相反药同用，能相反相成，产生较强的功效，倘若运用得当，可愈沉疴痼疾。

现代对十八反、十九畏进行了药理实验研究，取得了不少成绩。早期的研究结果趋向于全盘否定；近年来观察逐渐深入，"不宜轻易否定"的呼声渐高。由于实验研究尚处在初期，目前决定其取舍还为时过早，有待进一步深入研究。故临床用药应采取慎重的态度，凡属十八反、十九畏的药对，若无充分根据和应用经验，一般不宜盲目配伍使用，以免发生意外。

二、妊娠用药禁忌

妊娠用药禁忌是指妇女在妊娠期间，除中断妊娠、引产外，治疗用药的禁忌。根据药物对胎儿危害程度的不同，一般分为禁用和慎用两类。

妊娠禁用药，是指在妊娠期间禁止使用的药物。大多是毒性较强、药性猛烈，及堕胎作用较强的药物，如水银、砒霜、雄黄、轻粉、斑蝥、马钱子、蟾酥、川乌、草乌、藜芦、胆矾、瓜蒂、甘遂、大戟、芫花、牵牛子、商陆、麝香、干漆、水蛭、虻虫、土鳖虫、三棱、莪术等。

慎用药，是在妊娠期间因疾病非用药不可时，须审慎使用的药物。如具有通经祛瘀、行气、攻下、辛热、滑利作用的药物，包括桃仁、红花、大黄、枳实、附子、干姜、肉桂、冬葵子、木通、瞿麦等。

知识链接

妊娠用药禁忌歌

蚖斑水蛭与虻虫，乌头附子及天雄；野葛水银及巴豆，牛膝薏苡并蜈蚣；
棱莪赭石芫花麝，大戟蝉蜕黄雌雄；砒石硝黄牡丹桂，槐花牵牛皂角同；
半夏南星兼通草，瞿麦干姜桃仁通；硇砂干漆蟹爪甲，地胆茅根与䗪虫。

凡属禁用的药物绝对不能使用，以防发生意外；慎用的药物，根据病情需要可斟酌使用，但必须辨证准确，掌握好剂量和疗程，并选择恰当的炮制和配伍，尽量减轻药物对妊娠的危害，保证用药安全。如吴又性用大承气汤治疗孕妇时疫见阳明腑实证，此即《黄帝内经》所谓的"有故无殒，亦无殒也"。但是，除非必要，一般应避免使用。

三、服药食忌

服药食忌是指服药期间对某些食物的禁忌，简称食忌，俗称忌口。一般应忌食生冷、辛辣、油腻、腥膻、有刺激性的食物。此外，应根据病情的不同而禁忌。如热性病忌食辛辣、油腻、煎炸类食物；寒性病应忌食生冷；胸痹患者应忌食肥肉、脂肪、动物内脏及烟、酒；肝阳上亢见头晕目眩、烦躁易怒者，忌食胡椒、辣椒、大蒜、酒等辛热助阳之品；脾胃虚弱者忌食油炸黏腻、寒冷固硬、不易消化的食物；疮疡、皮肤病患者，忌食鱼、虾、蟹等腥膻发物及辛辣刺激食品。

第三节　中药的剂量

中药剂量是指临床应用时的分量，一般指每味中药成人一日量。本书所标注的每味药的用量，除特别注明以外，均是指干燥后的中药饮片在汤剂中的成人一日内用量。也有在方剂中指每味药物的用量比例，即相对用量。

一、古今计量单位及换算

中药的计量单位，古今有别。明清以来，普遍采用 16 位进制，即 1 斤 =16 两 =160 钱。现今我国对中药生药计量采用公制，即 1kg=1 000g。为了方便处方和配药，特别是古方剂量的换算，通常按规定以近似值进行换算，即 1 两（16 位进制）=30g，1 钱 =3g，1 分 =0.3g，1 厘 =0.03g。

单味中药的成人每日常用量，参照 2020 年版《中华人民共和国药典》（一部），大致可归结为：①普通饮片 10～15g；②质轻的饮片，及在汤剂中分冲的散粉药物，3～10g；③质重的药材 15～30g；④新鲜的植物药材 30～60g；⑤剧毒药物，应严格视具体的药物而取量，一般在 0.002～0.9g。

二、确定剂量的依据

剂量得当，是确保用药安全、有效的重要因素之一。

1．药物的性质性能　应根据药材的质量、质地，药物的气味淡薄，及有毒无毒而定。如质优力强者，花叶质轻者，气味浓厚、作用峻猛者，用量宜小；反之，质次力不足者，金石、贝壳质重及鲜品，气味平淡、作用缓和的药物，用量宜大。有毒者更应严格控制剂量。

2．用药方法　应根据方药配伍、剂型及使用目的而定。如单味药应用，或在方中作主药应用时，药入汤剂时，用量宜大；反之，药在方中作辅佐药用，入丸、散剂时，用量宜小。如槟榔，用以行气消积，3～10g 即可；而用于驱绦虫，须 30～60g。

3．患者情况　应根据患者体质、年龄、性别、病程、病势及生活习惯与职业情况而定。如祛邪而体质强者，补虚而脾胃强健者，对药物的耐受力较强的青壮年等，用量皆宜大；反之，祛邪而体质弱者，补虚而脾胃虚弱者，对药物的耐受力较弱的小儿老人等，用量皆宜小。新生儿用成人量的 1/6，婴儿用成人量的 1/3，幼儿用成人量的 1/2，学龄儿童用成人量的 2/3 或接近成人量。妇女在月经期用活血化瘀药，用量宜小。新病、病情急重者用量宜大，而久病、病缓者用量宜小。如用辛热药治疗疾病时，平时不喜食辛辣热物或常处高温下作业的人用量宜轻，反之则用量宜重。

4．因时、因地制宜　即根据地域、季节及气候而增减用量。如冬季寒冷，南方潮湿，温热药用量可大；反之，夏季炎热，北方气候干燥，温热药用量宜小。

第四节　中药的用法

一、煎　药　法

中药的煎服法正确与否，直接影响治疗效果。正如徐大椿在《医学源流论》中所说："煎药之法，最宜深讲，药之效不效，全在乎此。"

（一）煎药用具

以有盖的陶瓷锅、砂锅、瓦罐为佳，因其性质稳定，不易与药物成分发生化学反应，又导热均匀，保暖性能好。其次可用搪瓷器皿或不锈钢锅。忌用铁、铜、铝等金属器具，以免金属元素与药液中的成分发生不良化学反应而使疗效降低，甚至产生毒副作用。

（二）煎药用水

以用水洁净澄清，无异味，含矿物质及杂质少，无污染为原则。一般的可作饮用水都可用来煎煮中药，如自来水、井水或蒸馏水等。

（三）煎药火候及时间

一般煎煮都宜先武后文，即大火煎至沸腾后，改用文火保持微沸状态，以免药汁溢出或过快熬干。解表药、清热药、泻下药及芳香药物一般用武火急煎，即用大火迅速煮沸，改用小火煎煮 5～10 分钟即可。补益药和有效成分不易煎出的矿物类、贝壳类、甲壳类、骨角类药以及有毒药一般用文火久煎，即大火煮沸后再续煎 30～60 分钟，使有效成分充分溶出或减低毒性。煎药时不宜频频打开锅盖，以尽量减少挥发性成分散失。煎糊的药物应倒掉不能再煎。

（四）煎前浸泡

为了使中药的有效成分充分溶出，中药煎煮前要用冷水浸泡 30～60 分钟，以泡透为原则。

（五）煎药过程

先加适量的水浸泡药材并适当按压，以淹没过药材约 2cm 为宜。一般中药煎煮 2～3 次，第二煎加水量为第一煎的 1/3～1/2。两次煎液去渣滤净混合，分 2～3 次服用。

（六）特殊煎法

一般药物可同时入煎，但部分药物因其性质、性能及临床用途不同，所需煎煮时间也就不同，有的还需做特殊处理。凡要求特殊煎法的药物均应在处方中加以注明。

1. 先煎　即先入煎 15～30 分钟，再纳入其他药同煎。先煎药物多为有效成分不易煎出的介壳类、矿石类药物，如龟甲、鳖甲、赭石、石决明、生龙骨、生牡蛎、磁石等。对于毒副作用较强的药物，如川乌、草乌、附子等，应先煎 45～60 分钟（剂量增大，煎熬时间相应延长，以口尝无明显麻辣感为度），以降低毒性。

2. 后下　一般在药物煎好前加入，煎煮 5 分钟左右即可，以防有效成分因煎煮时间过长而挥散或破坏，如薄荷、钩藤、砂仁、白豆蔻等。

3. 包煎　是指药物用纱布包好，再与其他药物同煎。包括花粉、细小种子及细粉类药物，因其质地过轻，漂浮在水面，不利煎煮，如蒲黄、海金沙等；药材含淀粉、黏液质较多，煎煮时容易粘锅、糊化、焦化的药，如车前子、葶苈子等；绒毛类药因其绒毛难以滤净，混入药液易刺激咽喉，如辛夷、旋覆花等。

4. 另煎　某些贵重药物，如人参、西洋参等，为了避免煎出的有效成分被其他药渣吸附而浪费，可切片另煎取汁，再与其他药液混合后服用，或单独服用。

5. 烊化　又称溶化，是指黏性大的胶类药物，如阿胶、鹿角胶、龟甲胶，又如蜂蜜、饴糖等，因容易黏附于其他药渣及锅底，既浪费药材又容易熬焦，可单用水或黄酒将药材加热溶化后，加入其他煎好的药液中服用。

6. 冲服　某些芳香、贵重、细粉状、入水即化的药物以及其他不宜加热煎煮的药物，如麝香、牛黄、朱砂、琥珀、沉香末、肉桂末、三七粉、芒硝、生藕汁、竹沥、猪胆汁等，均宜用煎好的药液或温开水冲服。散剂及丹剂也宜冲服。

7. 泡服　又称焗服，是指某些有效成分易溶于水或久煎容易破坏药效的药物，可用开水加盖浸泡后服用，如番泻叶、胖大海等。

二、服 药 法

（一）内服药

1. 服药时间　应据肠胃状况、病情需要及药物特性来确定。

（1）空腹服：适宜于峻下药、攻积导滞药、驱虫药等。

（2）饭前服：适宜于多数药，尤其是补虚和治疗胃肠疾病的药物。

（3）饭后服：适宜于消食健胃药或对胃肠有刺激的药物。无论饭前服或饭后服，服药与进食都应间隔 0.5～1 小时，以免影响药物与食物的消化吸收，妨碍药效的发挥。

（4）睡前服：为了充分发挥药效，有些药物宜在睡前服。如安神药宜睡前 1 小时服，以便安眠；涩精止遗药宜在临睡时服，以便治疗滑精梦遗；缓下药宜在睡前服，以便翌日清晨排便。

（5）定时服：有些疾病定时而发，只有在发病前服药才能发挥药效，如治疟药宜在发作前 1～2 小时服。

（6）不拘时服：急病、重病应不拘时服。

2．服药次数 汤剂一般每日 1 剂，分 2～3 次服用；病重者，可每 4 小时服 1 次，昼夜不停，使药力持续，顿挫病势；病缓者可 2 日 1 剂，或煎汤代茶饮，以图缓治。呕吐患者宜小量频服。发汗剂、泻下剂应中病即止，一般以得汗、得下为度，不必尽剂。对于峻烈或毒性药品，宜先进少量，而后逐渐增加，有效则止，慎勿过量，以免中毒。

3．服药量 成人每次 150～200ml；新生儿为成人量的 1/6；3 岁以下为成人量的 1/3；3 岁以上，7 岁以下为成人量的 2/3；7 岁以上，12 岁以下为成人最低量；12 岁以上为成人量。

4．服药冷热 一般汤剂多温服，亦有热服、冷服。如疗热证可寒药冷服，疗寒证可热药热服。但当病情严重时，又应用寒药热服、热药冷服的服药反佐法，以防邪药格拒。

5．药后调理 如服解表剂后应加衣被，取微汗，且应汗后避风以免重感。服泻下剂后，应注意饮食，不宜进生冷、油腻等难消化的食物，以免影响脾胃的健运。

（二）外用药

汤剂外用，可熏洗疮痈、痒疹和赤眼。散剂外用，可外敷湿疮、溃疡、外伤出血等。软膏药常用以涂敷疮肿。硬膏药可用于风湿疼痛、跌打损伤及疮痈。酒剂外用，可搽治风湿疼痛、跌打损伤。其各药的用药次数和换药时间，可根据不同剂型的性能和所治病证而决定，一般可每日 2～3 次，硬膏药可数日 1 次。

（陈昭玲）

？ 复习思考题

1. 配伍的含义、"七情"的主要内容是什么？
2. 何谓"十八反"，何谓"十九畏"？
3. 中药煎煮的火候及时间有什么讲究？
4. 中药的特殊煎法有哪些？各有什么要求？
5. 中药剂量的确定依据是什么？

ER-5-3

扫一扫，测一测

各　论

第六章 解 表 药

凡以发散表邪为主要作用,用以治疗表证的药物,称为解表药,又称发表药。

本章药物多具有辛味,主入肺经、膀胱经,偏行肌表,使肌表之邪从汗而解,具有发汗解表作用,主要用于外感表证,症见恶寒、发热、头身疼痛、无汗或有汗不畅、脉浮等。部分药物兼有止咳平喘、透疹、利水消肿、止痛、消疮等作用,可用于治疗咳喘、疹发不畅、水肿、风湿痹痛、疮疡初起等兼有表证者。

根据解表药的药性及功效主治的不同,可分为发散风寒药和疏散风热药两类。

使用本章药物时,除应针对风寒、风热表证的不同,选择发散风寒药或疏散风热药外,还应根据季节气候变化和患者体质不同,合理配伍用药。暑多夹湿,秋多兼燥,须分别配伍祛暑化湿、甘润治燥等药;若虚人外感,正虚邪实,又当分别与补气、养血、温阳、滋阴药配伍,以扶正祛邪;温病初起,邪在卫分,常配伍清热解毒药。

使用本章药物时应注意,发汗力较强的解表药,用量不宜过大,以免发汗太过,伤阳耗气,损及津液,甚或"亡阳""伤阴"。对于久病体虚、自汗、盗汗及疮疡日久、淋病、失血者,虽有表证,也应慎用解表药。同时要注意因时、因地适当增减用量,如春夏腠理疏松,容易出汗,解表药用量宜轻;冬季腠理致密,不易出汗,用量宜重;北方严寒地区用量宜重,南方炎热地区用量宜轻。解表药多含挥发油,为辛散之品,入汤剂不宜久煎,以免有效成分挥发而降低药效。

第一节 发散风寒药

发散风寒药,又名辛温解表药,多为辛温之品,主入肺与膀胱经。辛以发散,温可祛寒,故以发散风寒为主要功效,主要用于风寒表证,症见恶寒、发热、无汗或汗出不畅、头痛身痛、口不渴、舌苔薄白、脉浮等。部分药物兼有宣肺平喘、利水消肿、胜湿止痛等作用,还可用治咳喘、水肿、痹证等初起兼风寒表证者。

麻黄《神农本草经》
Mahuang

本品为麻黄科植物草麻黄 *Ephedra sinica* Stapf、中麻黄 *Ephedra intermedia Schrenk et C.A.Mey.* 或木贼麻黄 *Ephedra equisetina* Bge. 的干燥草质茎。主产于河北、内蒙古、甘肃、山西、新疆等地。秋末采收,阴干切段。生用、蜜炙或捣绒用。

【处方用名】麻黄　炙麻黄　麻黄绒

【药性】辛、微苦,温。归肺、膀胱经。

【功效】发汗解表,宣肺平喘,利水消肿。

【临床应用】

1. 用于风寒表实证　本品发表散寒力强,为发汗解表之要药,多用于外感风寒表实证,症见恶寒、发热、无汗、头身痛、脉浮紧等,常与桂枝相须为用,因兼有平喘之功,故对风寒表实而有喘咳者尤为适宜,如麻黄汤。若为阳虚外感风寒,症见发热、恶寒、头痛、无汗、脉沉等,常与附子、细辛同用,即麻黄附子细辛汤。

2. 用于喘咳实证　本品外能发散风寒,内能开宣肺气,为治疗肺气壅滞之常用药,无论寒、热、痰、饮,有无表证均可应用。治疗风寒外束、肺气壅遏之喘咳实证,配伍杏仁、甘草,即三拗汤;外感风寒,引动内饮之咳嗽或喘息,常与细辛、干姜、五味子等同用,如小青龙汤;热邪壅肺之咳喘气急,常与杏仁、甘草、石膏配伍,即麻杏甘石汤。

3. 用于风水水肿　本品上宣肺气,下输膀胱,为宣肺利尿之常用药。用于治疗风水水肿,症见水肿、恶风、自汗出、脉浮等,常配伍石膏、生姜、甘草等,如越婢汤或越婢加术汤。

此外,麻黄能散寒通滞,可用于治疗风寒湿痹、阴疽、痰核。

【用法用量】煎服,2~10g。

【饮片应用】生麻黄发汗、利水作用较强;蜜炙麻黄发汗力缓,长于平喘,略兼润肺;麻黄绒发汗作用缓和。故发汗解表宜生用;止咳平喘宜炙用;小儿、年老体弱者,宜用麻黄绒或炙用。

【使用注意】本品发汗力强,故表虚自汗、阴虚盗汗及虚喘者均当慎用。

【现代研究】

1. 化学成分　主要含麻黄碱、伪麻黄碱、去甲基麻黄碱、去甲基伪麻黄碱等生物碱等,还含有挥发油、黄酮、鞣质等成分。

2. 药理作用　本品挥发油、麻黄碱等有发汗作用。麻黄碱、伪麻黄碱等是平喘的有效成分。伪麻黄碱有显著的利尿作用。麻黄挥发油对亚甲型流感病毒有明显抑制作用,对金黄色葡萄球菌、肺炎球菌、甲型及乙型溶血性链球菌、流感嗜血杆菌等均有不同程度的抑制作用。此外,麻黄碱有兴奋心脏、升高血压、兴奋中枢神经系统、抑制肠平滑肌蠕动、抗凝血等作用。

知识拓展

临证用药心得

我曾用麻黄、熟地、白芥子、桂枝、红花、鹿角霜、炙山甲等随证加减,治疗过肢端动脉痉挛病、闭塞性脉管炎等病,确能取得一定的疗效,仅供参考。麻黄的用量一般是七八分至二三钱之间。治疗水肿时常比一般用量较大,可由三钱渐加至五钱,个别的还有时用到七八钱,这时要配用生石膏八钱至一两半左右(生石膏与麻黄之比约为3:1),以减少麻黄的发汗作用而达到宣肺利尿的作用。

（焦树德.用药心得十讲[M].3版.北京:人民卫生出版社,2004.）

桂枝《神农本草经》
Guizhi

本品为樟科植物肉桂 *Cinnamomum cassia* Presl 的干燥嫩枝。主产于广西、广东、云南、福建等地。春、夏采收，除去叶。晒干或阴干，切片生用。

【处方用名】桂枝　嫩桂枝　桂枝尖

【药性】辛、甘，温。归心、肺、膀胱经。

【功效】发汗解肌，温经通脉，助阳化气，平冲降气。

【临床应用】

1. 用于风寒表证　本品发汗力较麻黄缓和，用治风寒表证，无论表实无汗、表虚有汗皆可用之。治疗外感风寒之表实无汗者，必与麻黄配伍，增强发汗解表之功，如麻黄汤；外感风寒之表虚有汗者，多与白芍配伍，可解肌发表、调和营卫，如桂枝汤。

2. 用于寒凝血滞诸痛证　本品具有温经通脉，散寒止痛之效。治胸阳不振之胸痹，常与枳实、薤白同用，如枳实薤白桂枝汤；本品为上肢病的引经药，治疗上肢肩臂寒湿痹痛，每与附子同用，如桂枝附子汤；治疗中焦虚寒之脘腹冷痛，常配白芍、饴糖等，如小建中汤；血寒瘀阻之经闭、痛经，多与当归、吴茱萸等同用，如温经汤。

3. 用于痰饮、水肿　本品能温通心阳，化气行水。治脾阳不运、痰饮内停之眩晕、心悸，常与茯苓、白术等同用，如苓桂术甘汤；膀胱气化不行之水肿、小便不利，常配伍猪苓、泽泻等，如五苓散；治疗肾阳虚水肿，水气凌心射肺之心悸、气喘等，配伍车前子、牛膝等，如济生肾气丸。

4. 用于奔豚、心动悸等　本品能平冲降气，治阴寒内盛，引动下焦冲气上逆心胸之奔豚病，常重用本品，如桂枝加桂汤；治心阳不振之心悸动、脉结代，多与炙甘草、人参同用，如炙甘草汤。

【用法用量】煎服，3～10g。

【使用注意】本品辛温助阳，易伤阴耗血，故外感热病、阴虚火旺及血热妄行之出血证忌用。孕妇及月经过多者慎用。

【现代研究】

1. 化学成分　主要含以桂皮醛为主要成分的挥发油，还含有酚类、苷类、有机酸、多糖、香豆精等成分。

2. 药理作用　本品所含桂皮醛能扩张血管，改善血液循环，促使血液流向体表，从而有利于发汗和解热。桂皮醛和桂皮酸均有解热、降温作用；煎剂及醇浸液对金黄色葡萄球菌、伤寒杆菌、皮肤真菌、流感病毒均有抑制作用。桂皮醛对结核杆菌有抑制作用。此外还具有镇痛、抗炎、抗过敏、抗病毒、促进血管舒张、利尿、镇静、抗焦虑、抗肿瘤、降血压等作用。

🌐 知识链接

麻黄与桂枝的比较

二药均具有发汗解表之功，常相须为用，治风寒表实证。但麻黄发汗力强，故风寒表实无汗之重证多用之；还能平喘、利尿，治咳喘实证、水肿初起。而桂枝发汗力较缓，不论风寒表实、表虚皆可用之；还能温通经脉、助阳化气、平冲降气，可治疗寒滞经脉诸痛症，水饮内停之痰饮、蓄水，气机冲逆之奔豚、心悸等。

紫苏叶《名医别录》
Zisuye

本品为唇形科植物紫苏 *Perilla frutescens* (L.) Britt. 的干燥叶。全国各地均产。夏季枝叶茂盛时采收茎叶,阴干。切段,生用。

【处方用名】紫苏叶　苏叶　紫苏

【药性】辛,温。归肺、脾经。

【功效】解表散寒,理气宽中,解鱼蟹毒。

【临床应用】

1. 用于风寒表证　本品发汗解表散寒之力较为缓和,为风寒表证常用温和之品,又宣肺止咳兼理气,尤其适用于风寒表证兼咳喘胸闷者。治疗风寒感冒之气喘、咳嗽、恶寒者,常配伍前胡、杏仁等,如杏苏散;兼气滞胸闷者,常与香附、陈皮等同用,如香苏散。

2. 用于脾胃气滞证　本品能行气宽中,和胃止呕,理气安胎。用治夏季外感风寒、内伤湿滞之泄泻、呕吐者,常与藿香、陈皮等配伍,如藿香正气散;妊娠恶阻者,多与陈皮、砂仁等同用;痰阻气滞之梅核气,常配半夏、厚朴等,如半夏厚朴汤。

3. 用于鱼蟹中毒　食鱼蟹出现食物中毒,可见呕吐、腹痛、腹泻等,单用本品煎服,或配伍生姜、藿香等。

【用法用量】煎服,5～10g。

【使用注意】紫苏叶长于发汗解表,紫苏梗长于理气安胎。芳香气薄,不宜久煎。

【现代研究】

1. 化学成分　主要含挥发油,油中主要含紫苏醛、紫苏酮、薄荷醇、薄荷酮、二氢紫苏醇、丁香油酚等成分。

2. 药理作用　本品煎剂有缓和的解热作用;能促进消化液分泌,增进胃肠蠕动;能减少支气管分泌,缓解支气管痉挛。本品煎剂对大肠杆菌、志贺菌属、葡萄球菌均有抑制作用。能缩短血凝时间、血浆复钙时间和凝血活酶时间。紫苏油可使血糖上升。

【附药】紫苏梗

本品为紫苏的干燥茎。性味辛,温;归肺、脾经。功能理气宽中,止痛,安胎。适用于胸膈痞闷,胃脘疼痛,嗳气呕吐,胎动不安。煎服,5～10g,不宜久煎。

荆芥《神农本草经》
Jingjie

本品为唇形科植物荆芥 *Schizonepeta tenuifolia* Briq. 的干燥地上部分。主产于江苏、浙江、江西、湖北等地。夏、秋开花到顶时割取地上部分。阴干切段用,或只取花穗入药。生用或炒炭用。

【处方用名】荆芥　荆芥穗　荆芥炭　荆芥穗炭

【药性】辛,微温。归肺、肝经。

【功效】解表散风,透疹,消疮。

【临床应用】

1. 用于外感表证　本品微温不烈,性较平和,为发散风寒药中药性最为平和之品,不论风寒、风热,只要外感表证,皆可广泛使用。外感风寒者,常与防风相须为用,如荆防败毒散;外感风热者,常与金银花、连翘等同用,如银翘散。

2. 用于麻疹不透、风疹瘙痒　本品轻扬透散,祛风止痒,宣散疹毒。麻疹初起或疹出不畅,常与薄荷、蝉蜕等同用,如透疹汤;治风疹、湿疹,常配防风、苍术、苦参等,如消风散。

3. 用于疮疡初起兼表证　本品能解表散风,透散邪气,宣通壅结而达消疮之功。治疮疡偏于风寒者,常配伍羌活、川芎等,如荆防败毒散;偏于风热者,常与金银花、连翘等同用,如银翘散。

此外,本品炒炭长于止血,用于血热妄行之吐血、衄血者,常配伍生地黄、白茅根等;便血、痔血者,常与地榆、槐花等同用。

【用法用量】煎服,5～10g,不宜久煎。

【饮片应用】生用长于解表,透疹,消疮;荆芥穗发汗解表力强,善散头面风邪;荆芥炭长于收涩止血。

【现代研究】

1. 化学成分　主要含挥发油,油中主要成分为右旋薄荷酮、消旋薄荷酮及少量右旋柠檬烯等;还含荆芥苷、荆芥醇、黄酮类化合物等成分。

2. 药理作用　本品煎剂可增强皮肤血液循环,增加汗腺分泌,有微弱解热作用;对金黄色葡萄球菌、白喉杆菌、伤寒杆菌、志贺菌属、铜绿假单胞菌和人型结核杆菌有一定抑制作用。荆芥甲醇及醋酸乙酯提取物有镇痛和抗炎作用。荆芥炭能使出血时间和凝血时间缩短,有止血作用。

防风《神农本草经》
Fangfeng

本品为伞形科植物防风 *Saposhnikovia divaricata* (Turcz.) Schischk. 的干燥根。主产于东北、四川、河北、云南等地。春、秋季采挖未抽花茎植株的根,除去杂质,晒干切片。生用或炒炭用。

【处方用名】防风　防风炭

【药性】辛、甘,微温。归膀胱、肝、脾经。

【功效】祛风解表,胜湿止痛,止痉。

【临床应用】

1. 用于外感表证　本品既散肌表风邪,又除经络留湿,止痛功良,尤其适用于风寒夹湿而头身痛者;且甘缓微温而不峻,为"风药中之润剂",为治风通用之品,故外感表证,不论寒热虚实、夹湿与否,均可应用。外感风寒者,常与荆芥相须为用,如荆防败毒散;外感风寒夹湿之头痛如裹、身重肢痛者,每与羌活、藁本同用,如羌活胜湿汤;外感风热表证,常配伍薄荷、连翘等。

2. 用于风湿痹证　本品既能祛风解表,又能胜湿止痛,为治疗痹证常用药。治疗风寒湿痹者,常与桂枝、麻黄、附子等同用,如桂枝芍药知母汤;风寒湿邪郁而化热之热痹,症见关节红肿热痛,常与薏苡仁、地龙、乌梢蛇等同用。

3. 用于风疹瘙痒　本品辛温发散,祛风止痒,尤长于治疗风邪所致的瘾疹瘙痒,因药性平和,风寒、风热所致的瘾疹瘙痒均可配伍使用。治风热壅盛,表里俱实,症见发热、恶寒、便干等,常与黄芩、大黄、芒硝等同用,如防风通圣散;风疹或皮疹瘙痒,可配伍苦参、蝉蜕等,如消风散。

4. 用于破伤风　本品能祛风止痉,常与天麻、天南星、白附子配伍,如玉真散。

此外,本品炒炭后味涩,长于止泻,可用于肠风下血、崩漏等,配伍荆芥炭、槐花等。

【用法用量】煎服,5～10g。

【饮片应用】生用能够祛风解表,胜湿止痛,止痉;防风炭长于止血。

【使用注意】凡燥热、阴血亏虚、热病动风者慎用或忌用。

【现代研究】

1. 化学成分　主要含色原酮类、香豆素类、挥发油等成分。

2. 药理作用　本品有解热、抗炎、镇痛、抗病毒、抗肿瘤、抗惊厥及提高机体免疫功能作用。对铜绿假单胞菌、金黄色葡萄球菌、志贺菌属、枯草杆菌等有一定抑制作用。此外,还能显著地抑制脂质过氧化物的形成。

1. 荆芥与防风有何异同?
2. 为什么称防风为"风药中之润剂"?

羌活《神农本草经》
Qianghuo

本品为伞形科植物羌活 *Notopterygium incisum* Ting ex H. T. Chang 或宽叶羌活 *Notopterygium franchetii* H. de Boiss. 的干燥根茎及根。主产于四川、甘肃、青海及云南等地,春、秋二季采挖,除去须根及泥沙。晒干,切片生用。

【处方用名】羌活　川羌活

【药性】辛、苦,温。归膀胱、肾经。

【功效】解表散寒,祛风除湿,止痛。

【临床应用】

1. 用于风寒表证　本品发表力强,长于发散在表之风寒湿邪而止痛,有较强的发散风寒和止痛之功,尤其适用于外感风寒夹湿而头身痛者,为太阳经头痛的引经药。治外感风寒夹湿之恶寒、发热、无汗、肢体酸痛等,常与防风、细辛等同用,如九味羌活汤;头痛属外感风寒者,配伍川芎、防风等,如川芎茶调散。

2. 用于风寒湿痹　本品辛散温通,具有较强的祛风湿、止痹痛作用,为痹证常用药,因其善入足太阳膀胱经,以除头项肩背之痛见长,故尤其适用于上半身风寒湿痹。治疗风寒湿痹之关节疼痛,常配伍防风、姜黄等,如蠲痹汤。

【用法用量】煎服,3~10g。

【使用注意】辛香温燥之性较烈,故阴血亏虚、燥热证忌用。脾胃虚弱者,用量过大,易致呕吐。

【现代研究】

1. 化学成分　主要含挥发油、β-谷甾醇、香豆素类、有机酸及生物碱等成分。

2. 药理作用　本品对皮肤真菌、布鲁氏菌有抑制作用。其挥发油能兴奋汗腺而解热,有镇痛、抗炎、抗过敏、抗休克、抗心律失常等作用;还有抗垂体后叶素所引起的心肌缺血和增加心肌营养性血流量的作用,能扩张脑血管、增加脑血流量。

白芷《神农本草经》
Baizhi

本品为伞形科植物白芷 *Angelica dahurica*（Fisch. ex Hoffm.）Benth. et Hook f. 或杭白芷 *Angelica dahurica*（Fisch. ex Hoffm.）Benth. et Hook. f. var. formosana（Boiss.）Shan et Yuan 的干燥根。主产于四川、浙江、河南、河北、安徽等地,习惯以产于四川者为道地药材。夏、秋间叶黄时采挖。晒干或低温干燥。切片,生用。

【处方用名】白芷　杭白芷

【药性】辛,温。归胃、大肠、肺经。

【功效】解表散寒,祛风止痛,宣通鼻窍,燥湿止带,消肿排脓。

【临床应用】

1．用于风寒表证 本品芳香温通，祛风解表散寒之力较温和，而以止痛、通鼻窍见长，故尤其适用于风寒表证见头痛、鼻塞者，常与防风、羌活等同用，如九味羌活汤。

2．用于阳明头痛、鼻渊、牙痛、痹痛 本品尤长于散阳明经风寒湿邪而止痛，为治阳明头痛、眉棱骨痛、牙痛及鼻渊头痛之要药，是阳明经头痛的引经药。治偏头痛、前额或眉棱骨痛，属外感风寒者，常配伍川芎、细辛等，如川芎茶调散；属外感风热者，常配伍薄荷、菊花等；治疗鼻渊，属外感风寒者，常与苍耳子、辛夷等同用，如苍耳子散；治风冷牙痛，可与细辛等同用；治风热牙痛，可与石膏、黄连等同用；若风寒湿痹之关节疼痛、屈伸不利者，可与苍术、草乌、川芎等同用，如神仙飞步丹。

3．用于寒湿带下 本品辛香温燥，善除阳明经湿邪而燥湿止带。治疗寒湿带下之色白清稀者，常与白术、茯苓、山药等同用；若治湿热带下之色黄黏稠者，可配伍黄柏、车前子等。

4．用于疮疡肿毒 本品辛散温通，对于疮疡初起未溃者能促使消散，成脓者能促进排脓，为外科常用药。疮疡初起，红肿热痛未溃者，常配伍金银花、当归、天花粉等，如仙方活命饮；已成脓而不易溃破者，多与穿山甲、皂角刺等同用，如透脓散。

此外，白芷还能祛风止痒，可用治皮肤风湿瘙痒。

【用法用量】煎服，3～10g。

【使用注意】辛香温燥，故阴虚血热者忌服。

【现代研究】

1．化学成分 主要含挥发油、香豆素及其衍生物，如白当归素、白当归醚、欧前胡素、白芷毒素、东莨菪素等成分。

2．药理作用 本品有解热、镇痛、抗炎作用。小量白芷毒素能兴奋延髓血管运动中枢、呼吸中枢、迷走神经及脊髓；能升高血压，使脉搏变慢、呼吸加深，引起流涎呕吐，大剂量可引起痉挛继而麻痹。所含呋喃香豆素类化合物为"光活性物质"，对平滑肌有解痉作用。此外，尚有抑制细菌和真菌作用。

生姜《名医别录》
Shengjiang

本品为姜科植物姜 *Zingiber officinale* Rosc. 的新鲜根茎。主产于四川、贵州、湖北、广东、广西等地。秋、冬二季采挖，除去须根和泥沙，切片生用。

【处方用名】生姜

【药性】辛，微温。归肺、脾、胃经。

【功效】解表散寒，温中止呕，化痰止咳，解鱼蟹毒。

【临床应用】

1．用于风寒表证 本品发汗解表的作用较缓和，故适用于风寒感冒轻证，可单煎，或配伍红糖、葱白煎服。治疗外感风寒表虚之感冒，症见发热、恶风、汗出、脉浮缓等，常配伍桂枝、白芍、大枣等，如桂枝汤。

2．用于各种呕吐 本品有温中止呕之功，故有"呕家圣药"之称，随证配伍可治疗多种呕吐，因其能温胃，故尤其适用于胃寒呕吐，常与半夏相须为用，如小半夏汤；若治胃热呕吐者，常配伍竹茹、黄连、枇杷叶等。

3．用于肺寒咳嗽 本品能温肺散寒、化痰止咳。对肺寒咳嗽，不论有无外感风寒，或痰多痰少，皆可用之。如治疗风寒客肺之痰多咳嗽，可与麻黄、杏仁、细辛等同用；痰湿阻滞之咳嗽，常与陈皮、半夏等配伍，如二陈汤。

此外,生姜尚有消食作用,用于脾胃虚弱、食欲不振之轻证;还能解毒,用治误食生半夏、生南星之喉舌发麻及食鱼蟹中毒吐泻者,可用生姜汁冲服或煎汤内服。

【用法用量】煎服,3～10g。

【使用注意】本品助火伤阴,阴虚内热及热盛者慎用或忌用。

【现代研究】

1. 化学成分　主要含挥发油,油中主要成分为姜醇、姜烯、水芹烯、柠檬醛、芳香醇、甲基庚烯酮、壬醛、α-龙脑等,尚含辣味成分姜辣素。

2. 药理作用　本品煎剂能促进消化液分泌,有增进饮食、镇吐、镇痛、抗炎消肿的作用;醇提取物能兴奋血管运动中枢、呼吸中枢、心脏;正常人嚼生姜,可升高血压;对霍乱弧菌、伤寒杆菌、堇色毛癣菌、阴道滴虫均有不同程度的抑杀作用。

【附药】生姜皮　生姜汁

1. 生姜皮　本品为生姜根茎的外表皮。味辛,性凉,入肺、脾经。功能和脾行水消肿,主要用于水肿、小便不利。煎服,3～10g。

2. 生姜汁　本品系用生姜捣汁入药。味辛,性微温,入肺、脾、胃经。功同生姜,而偏于化痰止呕,便于临床应急服用。如中风痰迷,口噤昏厥,呕吐不止,及食天南星、半夏中毒的舌麻木肿痛等症。冲服或鼻饲给药,3～10滴。

香薷《名医别录》
Xiangru

本品为唇形科植物石香薷 *Mosla chinensis* Maxim. 或江香薷 *Mosla chinensis* 'Jiangxiangru' 的干燥地上部分。前者习称"青香薷",后者习称"江香薷"。青香薷主产于广东、广西、福建;江香薷主产于江西、安徽及河南等地。夏季茎叶茂盛、花盛时择晴天割取地上部分,阴干。切段,生用。

【处方用名】香薷

【药性】辛,微温。归肺、胃经。

【功效】发汗解表,化湿和中,利水消肿。

【临床应用】

1. 用于阴暑证　本品气味芳香,外能发汗解表,内能化湿和中,有"夏月麻黄"之称,为暑天解表要药。用于夏季乘凉饮冷,外感风寒,内伤湿滞之阴暑证,症见恶寒发热、头痛无汗、呕吐腹泻等,常与扁豆、厚朴同用,如香薷散。

2. 用于水肿、脚气　本品有发越阳气、利水消肿之功,多用于水肿而有表证者。治疗水肿、小便不利、脚气浮肿等,可单用,或配伍白术以健脾利水,如薷术丸。

【用法用量】煎服,3～10g。发表时,剂量不宜过大,且不宜久煎;利水消肿时,量宜稍大,且须浓煎。

【使用注意】辛温发汗之力较强,表虚有汗及暑热者忌用。

【现代研究】

1. 化学成分　主要含挥发油,油中成分为香荆芥酚、百里香酚、对伞花烃等,另含甾醇、黄酮苷等。

2. 药理作用　本品有发汗解热、镇静、镇痛、抗菌、抗病毒及增强免疫作用,并能刺激消化腺分泌及胃肠蠕动。酊剂能刺激肾血管而使肾小球充血,有利尿作用。

细辛《神农本草经》
Xixin

本品为马兜铃科植物北细辛 *Asarum heterotropoides* Fr. Schmidt var. mandshuricum（Maxim.）Kitag.、汉城细辛 *Asarum sieboldii* Miq. var. seoulense Nakai 或华细辛 *Asarum sieboldii* Miq. 的干燥根及根茎。前二种习称"辽细辛"，主产于辽宁、吉林、黑龙江；后一种称为"华细辛"，主产于陕西等地。产于东北三省的"北细辛"为道地药材。夏季果熟期或初秋采挖，除净地上部分和泥沙，阴干。切段，生用。

【处方用名】细辛　北细辛　辽细辛

【药性】辛，温；有小毒。归心、肺、肾经。

【功效】解表散寒，祛风止痛，通窍，温肺化饮。

【临床应用】

1. 用于风寒表证及阳虚外感证　本品达表入里，既入肺经散在表之风寒，又入肾经除在里之寒邪。治风寒表证之头身疼痛者，常配伍羌活、防风等，如九味羌活汤；治阳虚外感之发热、恶寒、无汗、脉反沉者，常与附子、麻黄同用，如麻黄附子细辛汤。

2. 用于头痛、鼻渊、牙痛、痹痛等诸痛证　本品辛香走窜，有良好的散寒通窍止痛作用，尤善治少阴头痛，为治少阴头痛的引经药。治风寒阻滞经脉之偏正头痛者，常与川芎、白芷等同用，如川芎茶调散；鼻渊头痛、鼻塞流涕者，常与辛夷、白芷、苍耳子相配；风冷牙痛者，可单用，或与白芷、花椒煎汤含漱；胃火牙痛者，可配生石膏、升麻、黄连等；风寒湿痹之关节疼痛者，常与防风、桑寄生、独活等同用，如独活寄生汤。

3. 用于寒饮咳喘　本品有外散表寒，内温肺饮之功。治外寒内饮之咳喘、痰多清稀者，常与干姜、五味子、半夏等同用，如小青龙汤；寒痰阻肺之咳嗽，多配茯苓、干姜等，如苓甘五味姜辛汤。

此外，因其辛温行散，芳香透达，吹鼻取嚏有通关开窍醒神之效，治中恶或痰厥之猝然口噤、昏不知人、面色苍白之窍闭证，单用，或与皂荚研末和匀，如通关散。

【用法用量】煎服，1～3g；丸、散剂，每次 0.5～1g。外用适量。

【使用注意】本品有小毒，辛温燥烈，耗散正气，故阴虚阳亢头痛、肺燥阴虚干咳者忌用。反藜芦。

【现代研究】

1. 化学成分　主要含挥发油，油中主要成分有甲基丁香油酚、黄樟醚、细辛醚等，另含 N-异丁基十二碳四烯胺、消旋去甲乌药碱、谷甾醇、豆甾醇等。

2. 药理作用　本品的挥发油、水及醇提取物有解热、镇痛、镇静、抑菌、抗炎、镇咳、抗组胺、抗变态反应及局部麻醉等作用。北细辛醇浸剂能增强心肌收缩力，使心率加快，冠脉血流量增加；能增加减压缺氧耐受力，扩张内脏血管、松弛平滑肌、增强脂质代谢及升高血糖等。

藁本《神农本草经》
Gaoben

本品为伞形科植物藁本 *Ligusticum sinense* Oliv. 或辽藁本 *Ligusticum jeholense* Nakai et Kitag. 的干燥根茎及根。主产于四川、湖南、辽宁、河北等地。秋季茎叶枯萎或次春出苗时采挖。晒干或烘干。切片，生用。

【处方用名】藁本　辽藁本

【药性】辛，温。归膀胱经。

【功效】祛风，散寒，除湿，止痛。

【临床应用】

1. 用于外感风寒、巅顶头痛　本品香燥升散，善达巅顶，以发散太阳经风寒湿邪见长，并有较好的止痛作用，为厥阴头痛引经药。用治外感风寒，症见巅顶痛甚、鼻塞、恶寒等，常配伍羌活、苍术等，如神术散；外感风寒夹湿之头身重痛、体倦乏力、舌苔薄腻等，常与羌活、独活、防风等同用，如羌活胜湿汤。

2. 用于风寒湿痹　本品具有辛散温通、香燥除湿之性，能除肌肉、经络、筋骨间之风寒湿邪而止痹痛，常配伍羌活、防风等，如除风湿羌活汤。

【用法用量】煎服，3～10g。

【使用注意】辛温香燥，故阴血亏虚、肝阳上亢、火热内盛之头痛均慎用。

【现代研究】

1. 化学成分　主要含挥发油，油中主要成分为 3- 正丁基酞内酯、蛇床肽内酯等，另含生物碱、棕榈酸等成分。

2. 药理作用　挥发油有镇静、镇痛、解热及抗炎作用。能抑制肠和子宫平滑肌收缩；有降压、扩张冠状动脉，增加冠脉血流量，解除血管痉挛和改善心肌缺血作用；能增加组织耐缺氧能力。醇提取物能抑制多种致病性皮肤真菌。

课堂互动

羌活、白芷、细辛、藁本均能治疗头痛，如何区别使用？

苍耳子《神农本草经》
Cang'erzi

本品为菊科植物苍耳 *Xanthium sibiricum* Patr. 的干燥成熟带总苞的果实。全国各地均有。秋季果实成熟时采收。晒干，炒去硬刺用。

【处方用名】苍耳子　炒苍耳子

【药性】辛、苦，温；有毒。归肺经。

【功效】散风寒，通鼻窍，祛风湿。

【临床应用】

1. 用于鼻渊及风寒表证　本品辛温宣散，既能发散风寒，又能宣通鼻窍，为治疗鼻渊要药，尤宜于鼻渊而有外感风寒者，常与辛夷、白芷等配伍，如苍耳子散；鼻渊属肺热者，常配伍黄芩、石膏等；若外感风寒之头痛、鼻塞者，常与白芷、防风等同用。

2. 用于风湿痹证　本品祛风除湿、通络止痛，常用治风寒湿痹之关节疼痛、四肢拘挛，可单用，或与羌活、威灵仙等同用。

【用法用量】煎服，3～10g。或入丸、散剂，每次 0.5～1g。

【使用注意】血虚头痛不宜用。过量服用易中毒。

【现代研究】

1. 化学成分　主要含苍耳子苷、苍耳醇、异苍耳醇、亚油酸、棕榈酸及氨基酸等成分。

2. 药理作用　本品所含苷类物质有降血糖、镇咳作用。其煎剂对部分细菌及真菌有抑制作用。

辛夷 《神农本草经》
Xinyi

本品为木兰科植物望春花 *Magnolia biondii* Pamp.、玉兰 *Magnolia denudata* Desr. 或武当玉兰 *Magnolia sprengeri* Pamp. 的干燥花蕾。主产于山东、河南、安徽、四川等地。冬末春初花未开放时采收。阴干生用。

【处方用名】辛夷　辛夷花

【药性】辛，温。归肺、胃经。

【功效】散风寒，通鼻窍。

【临床应用】

1. 用于风寒头痛　本品辛散温通，能发散风寒，宣通鼻窍。用治外感风寒，头痛鼻塞者，可配伍防风、白芷等。

2. 用于鼻渊头痛　本品辛温发散，芳香通窍，善通鼻窍，为治疗鼻渊头痛要药。偏于风寒者，常与白芷、细辛、苍耳子等同用，如苍耳子散；偏于风热者，常与薄荷、菊花、连翘等同用。若肺胃郁热，发为鼻疮者，可与连翘、黄连、野菊花等配伍。

【用法用量】煎服，3~10g。本品有毛，易刺激咽喉，入煎剂宜包煎。外用适量。

【使用注意】鼻病属阴虚火旺者忌服。

【现代研究】

1. 化学成分　主要含木脂素类、挥发油、黄酮类、生物碱等成分。

2. 药理作用　辛夷有收缩鼻黏膜血管的作用，能保护鼻黏膜，并促进黏膜分泌物的吸收，减轻炎症；有良好的抗过敏、平喘、镇静、镇痛等作用；煎剂能兴奋子宫平滑肌、肠道平滑肌；水及醇提取物有降压作用。

葱白 《神农本草经》
Congbai

本品为百合科植物葱 *Allium fistulosum* L. 近根部的鳞茎。我国各地均有种植。随时可采，采挖后，切去须根及叶，剥去外膜。鲜用。

【处方用名】葱白

【药性】辛，温。归肺、胃经。

【功效】发汗解表，散寒通阳。

【临床应用】

1. 用于外感风寒轻证　本品辛散温通，有发汗解表之功，因药力较弱，适用于风寒感冒轻证，可单用，或与生姜、淡豆豉等同用，如葱豉汤。

2. 用于阴盛格阳证　本品能达表入里，宣通阳气，温散寒凝。治阴寒内盛格阳于外之下利清谷、四肢厥冷、脉微欲绝等，常配伍附子、干姜同用，即白通汤，亦可用于戴阳证；用葱白捣烂，外敷脐部，再施温熨，治阴寒腹痛及寒凝气阻，膀胱气化不行的小便不通，亦取其通阳散寒之功。

此外，葱白外敷有散结通络下乳之功，可治乳汁郁滞不下、乳房胀痛等症；治疮痈疔毒，兼有解毒散结功效。

【用法用量】煎服，3~10g，或3~5根。不宜久煎。外用适量。

【使用注意】本品辛温发散，表虚多汗者慎用。不宜与蜂蜜同服。

【现代研究】

1. 化学成分　主要含挥发油，油中主要成分为蒜素，还含有二烯丙基硫醚、苹果酸、维生素 B_1、维生素 B₂、维生素 C、维生素 A、草酸钙、烟酸、黏液质、铁盐等成分。

2．药理作用 本品对白喉杆菌、结核杆菌、链球菌、志贺菌属、皮肤真菌有抑制作用；还有发汗解热、利尿、祛痰、健胃作用。25% 的葱滤液在试管内接触时间大于 60 分钟者，能杀灭阴道滴虫。

胡荽《食疗本草》
Husui

本品为伞形科植物芫荽 *Coriandrum sativum* L. 的全草。我国各地均有种植。八月果实成熟时连根挖起，去净泥土。鲜用，或晒干切段生用。

【处方用名】胡荽

【药性】辛，温。归肺、胃经。

【功效】发表透疹，开胃消食。

【临床应用】

1．用于麻疹不透 本品辛温香散，能发散风寒，透疹外达，用治风寒束表，麻疹透发不畅，或疹出而又复隐者，可单用煎汤局部熏洗，或与荆芥、薄荷等解表透疹药同用。因其发汗解表之力较弱，故临床少用。

2．用于饮食不消、纳食不佳 本品气味芳香，能开胃消食，增进食欲，尤多用于饮食调味。若治疗饮食积滞，胃纳不佳者，可与健脾消食药、行气和中药同用。

【用法用量】煎服，3～6g。外用适量。

【使用注意】热毒壅盛而疹出不畅者忌服。

【现代研究】

1．化学成分 本品含挥发油、苹果酸钾、维生素 C、正癸醛、芳樟醇等成分。

2．药理作用 胡荽有促进外周血液循环的作用；胡荽子能增进胃、肠腺体分泌和胆汁分泌；挥发油有抗真菌作用。

第二节　疏散风热药

本类药物性味多辛凉，辛以发散，凉可祛热，故又称辛凉解表药，主入肺、肝二经，以疏散风热为主要功效，发汗力较缓和。主要用于外感风热，或温病初起邪在卫分，症见发热重、恶寒轻、头痛、咽干、口渴、有汗或无汗、舌苔薄黄、脉浮数者。部分疏散风热药兼有利咽、明目、透疹、止痒、止咳等作用，可用于咽喉肿痛、风热目赤、麻疹不透、风疹瘙痒、风热咳嗽等证。

薄荷《新修本草》
Bohe

本品为唇形科植物薄荷 *Mentha haplocalyx* Briq. 的干燥地上部分。全国各地均产，以江苏产者为佳。夏、秋季茎叶茂盛或花开至三轮时，选晴天分次采割，一年可采收 2～3 次。阴干，切段，生用，也可鲜用。

【处方用名】薄荷　薄荷叶　苏薄荷

【药性】辛，凉。归肺、肝经。

【功效】疏散风热，清利头目，利咽，透疹，疏肝行气。

【临床应用】

1. 用于风热表证、温病初起　本品轻清凉散，发散力较强，有一定发汗作用，为疏散风热常用之品，正如张锡纯所说"温病宜汗解者之要药""温病发汗用薄荷，犹伤寒发汗用麻黄也"。用于风热感冒或温病初起，常与金银花、连翘、牛蒡子等配伍，如银翘散。

2. 用于风热上攻之头痛、目赤、咽喉肿痛　本品轻扬升浮，善于疏散上焦风热，清头目、利咽喉。用治风热上攻之头痛、目赤，常配伍菊花、桑叶、蔓荆子等；若风热壅盛所致咽喉肿痛，常与金银花、桔梗等同用，如银翘散。

3. 用于麻疹不透、风疹瘙痒　本品有疏散风热，宣毒透疹，祛风止痒之效。治风热束表之疹出不畅，常配伍蝉蜕、牛蒡子、柽柳等，如竹叶柳蒡汤；风疹瘙痒者，常配伍苦参、防风等。

4. 用于肝郁气滞证　本品味辛，入肝经，能疏肝行气，常与柴胡、白芍等配伍，治疗肝气郁滞证，如逍遥散。

【用法用量】煎服，3～6g。入煎剂宜后下。薄荷叶长于发汗；薄荷梗长于行气。

【使用注意】芳香辛散，发汗耗气，故体虚多汗者不宜用，阴虚血燥者慎用。

【现代研究】

1. 化学成分　主要含挥发油，油中主要成分为薄荷醇、薄荷酮、异薄荷酮、薄荷脑等，另含异端叶灵、薄荷糖苷及多种氨基酸等。

2. 药理作用　薄荷油有发汗解热作用，能解除胃肠痉挛及促进呼吸道腺体分泌。薄荷醇、薄荷酮局部外用有抗炎、镇痛、止痒作用。其煎剂对单纯性疱疹病毒、森林脑炎病毒、流行性腮腺炎病毒及葡萄球菌、链球菌等有抑制作用。此外，本品有祛痰、止咳、抗着床、抗早孕等作用。

牛蒡子《名医别录》
Niubangzi

本品为菊科植物牛蒡 *Arctium lappa* L. 的干燥成熟果实。别名大力子、鼠黏子。全国各地均产，主产于东北、河北、浙江。秋季果实成熟时采收果序，晒干打下果实。生用或炒用。用时捣碎。

【处方用名】牛蒡子　炒牛蒡子

【药性】辛、苦，寒。归肺、胃经。

【功效】疏散风热，宣肺透疹，解毒利咽。

【临床应用】

1. 用于风热表证、温病初起　本品发汗力较弱，但长于宣肺祛痰，清利咽喉，尤其适用于风热表证而见咽喉红肿疼痛，或咳嗽而痰多不利者。治风热表证或温病初起之发热、头痛、咽喉肿痛等，常与金银花、连翘等同用，如银翘散；若风热犯肺之咳嗽、痰多不畅者，常与桑叶、桔梗、浙贝母等配伍。

2. 用于麻疹不透、风疹瘙痒　本品既外散风热，又内解热毒，为透疹常用之品。用治麻疹不透或透发不畅者，常配薄荷、竹叶等，如竹叶柳蒡汤；风湿浸淫血脉所致的疮疥瘙痒，常与荆芥、蝉蜕等配伍，如消风散。

3. 用于咽喉肿痛、热毒疮疡、丹毒、痄腮　本品长于解毒利咽，为利咽之专药，治疗风热或火毒咽痛，常配伍甘草、薄荷、桔梗等；治疗热毒疮疡、丹毒、痄腮等，常与黄芩、板蓝根等配伍。

【用法用量】煎服，6～12g。炒牛蒡子苦寒及滑肠之性略有降低。

【使用注意】本品性寒，有滑肠之弊，脾虚腹泻者慎用。

【现代研究】

1. 化学成分　主要含牛蒡子苷、脂肪油、维生素 A、维生素 B 和木脂素类等成分。

2. 药理作用　本品煎剂有抗炎、解热、利尿、抗肿瘤、降低血糖等作用，能抑制肺炎球菌、金黄色葡萄球菌及多种皮肤真菌。牛蒡子苷有抗肾病变作用,有扩张血管、子宫和肠管等作用。

课堂互动

薄荷与牛蒡子均能利咽,请问二者在利咽方面有什么不同?

蝉蜕《名医别录》
Chantui

本品为蝉科昆虫黑蚱 *Cryptotympana pustulata* Fabricius 的若虫羽化时脱落的皮壳。全国大部分地区均产,主产于山东、河南、河北等地。夏、秋季收集,除去泥沙,晒干。生用。

【处方用名】蝉蜕　蝉衣　蝉退　虫退　金蝉衣

【药性】甘,寒。归肺、肝经。

【功效】疏散风热,利咽,透疹,明目退翳,解痉。

【临床应用】

1. 用于风热表证、温病初起、咽痛喑哑　本品质轻上浮,疏散风热,又长于宣肺疗哑,故尤其适用于风热表证而见咽痛喑哑者。治疗风热表证或温病初起,常配伍薄荷、牛蒡子等;治疗咽痛喑哑者,常与胖大海、牛蒡子、桔梗等同用。

2. 用于麻疹不透、风疹瘙痒　本品能宣散透发,透疹止痒。治风热外束,疹出不畅者,常与竹叶、牛蒡子等同用,如竹叶柳蒡汤;风湿热相搏之风疹湿疹,常配伍防风、荆芥等,如消风散。

3. 用于风热上攻、目赤翳障　本品入肝经,善于疏散肝经风热而有明目退翳之功。治风热上攻或肝火上炎之目赤肿痛、翳膜遮睛,常与菊花、决明子等配伍,如蝉花散。

4. 用于小儿惊风、破伤风　本品既能疏散肝经风热,又可凉肝止痉。治小儿急惊风之高热、抽风,常配天竺黄、栀子、僵蚕等,如天竺黄散;治小儿慢惊风,多与全蝎、天南星等配伍,如蝉蝎散;治破伤风,常配伍天麻、僵蚕等,如五虎追风散。

此外,还可用于小儿夜啼不安,取其凉肝定惊作用。

【用法用量】煎服,3～6g。一般病证用量宜小;止痉量需大。

【使用注意】孕妇慎用。

【现代研究】

1. 化学成分　主要含甲壳质、蛋白质、氨基酸、有机酸和酚类化合物等成分。

2. 药理作用　本品提取物有抗惊厥、镇静、解热、抗过敏、免疫抑制及镇痛作用。体外能选择性抑制癌细胞生长。

知识拓展

临证用药心得

感冒高热:无论是普通感冒,还是流行性感冒,凡外感发热,甚至高热,伴咽痛咳嗽者,用蝉衣配僵蚕解表退热、解毒利咽效果极佳。处方:蝉衣 10g,僵蚕 10g,金银花 10g,连翘 10g,薄荷(后入)5g,前胡 10g,一枝黄花 15g,甘草 5g。清代温病学家杨栗山首推蝉衣、天虫(即僵蚕)为治时行温病之要药,朱老用之临床,屡用屡验。

(朱良春.朱良春虫类药的应用[M].北京:人民卫生出版社,2011.)

桑叶《神农本草经》
Sangye

本品为桑科植物桑 *Morus alba* L. 的干燥叶。全国大部分地区均产，以江南居多。初霜后采收，晒干。生用或蜜炙用。

【处方用名】桑叶　冬桑叶　霜桑叶　炙桑叶

【药性】甘、苦，寒。归肺、肝经。

【功效】疏散风热，清肺润燥，清肝明目。

【临床应用】

1. 用于风热表证、温病初起、头痛咳嗽　本品长于轻清宣散，其散表邪作用缓和，兼能清肺止咳。故多用于外有风热、内有肺热之发热、头痛、咳嗽者，常与菊花相须为用，如桑菊饮。

2. 用于肺热或燥热咳嗽　本品甘寒清润，能清肺、润肺以止咳，故可用于肺热或燥热伤肺之咳嗽痰少、色黄而黏稠、干咳少痰、咽痒等。轻者可配伍杏仁、沙参、贝母等，如桑杏汤；重者常与石膏、麦冬等同用，如清燥救肺汤。

3. 用于目疾　本品既疏散风热，苦寒入肝以清泄肝热，甘润益阴以明目，故无论风热、肝火及肝虚目疾均可用之。治肝经实热或风热所致之目赤、涩痛、多泪，常与菊花、决明子、夏枯草等同用；若肝肾不足之目黯昏花，常配伍黑芝麻作蜜丸服，如桑麻丸。

此外，本品有一定凉血止血之功，随证配伍可用于血热妄行之咳血、吐血、衄血；尚有平肝潜阳之功，可用于肝阳上亢之头痛、眩晕。

【用法用量】煎服，5～15g。或入丸、散。外用煎水洗眼，能清肝明目。

【饮片应用】生用长于疏散风热，清肝明目；蜜炙桑叶长于润肺止咳。

【现代研究】

1. 化学成分　主要含脱皮固酮、牛膝甾酮、芸香苷、桑苷、异槲皮素、东莨菪素、东莨菪苷以及生物碱和有机酸等成分。

2. 药理作用　本品煎剂有降低血糖作用，脱皮激素还能降血脂，对金黄色葡萄球菌、乙型溶血性链球菌等多种致病菌和钩端螺旋体有抑制作用。

菊花《神农本草经》
Juhua

本品为菊科植物菊 *Chrysanthemum morifolium* Ramat. 的干燥头状花序。主产于浙江、安徽、山东、四川等地。9～11月花盛开时分批采收，阴干，生用。根据产地和加工方法的不同，分为"亳菊""滁菊""怀菊"和"杭菊"，以亳菊和滁菊品质最优。由于花的颜色不同，又有黄菊花和白菊花之分。

【处方用名】菊花　杭菊花（黄菊花）　白菊花

【药性】甘、苦，微寒。归肺、肝经。

【功效】疏散风热，平肝明目，清热解毒。

【临床应用】

1. 用于风热表证、温病初起　本品味辛疏散，体轻达表，微寒清热，能疏散风热，性能与功用均与桑叶相似，常与之相须为用，并配伍连翘、薄荷等。用于风热表证或温病初起，症见发热、头痛、咳嗽者，如桑菊饮。

2. 用于目疾　本品既能疏散风热，又长于清肝泻火，兼益阴明目，无论虚实目疾均可用之。

治肝经风热或肝火上攻的目赤肿痛,常与夏枯草、石决明等配伍;治肝肾阴虚之目黯不明,多与枸杞子同用,并配熟地黄、山茱萸、山药等,如杞菊地黄丸。

3．用于肝阳上亢　本品性寒,入肝经,既能清肝热,又能平肝阳,常用治肝阳上亢之头痛、眩晕,每与石决明、白芍等同用;若肝阳化风,常配伍羚羊角、钩藤等,如羚角钩藤汤。

4．用于疔疮肿毒　本品味苦性寒,能清热解毒,尤善解疔毒,常与金银花、生甘草等同用,如甘菊散。

【用法用量】煎服,5~10g。黄菊花(杭菊花)偏于疏散风热;白菊花(滁菊花)偏于平肝明目。

【现代研究】

1．化学成分　主要含挥发油、菊苷、腺嘌呤、胆碱、黄酮类、氨基酸,微量维生素 A、维生素 B_1 等成分。

2．药理作用　本品煎剂能显著扩张冠状动脉,增加冠脉血流量和提高心肌耗氧量。有明显解热、降压、抗炎等作用。对流感病毒、钩端螺旋体及多种致病菌均有抑制作用。

🌐　知识链接

桑叶与菊花的异同

　　二药均能疏散风热、平抑肝阳、清肝明目,常相须为用,用于风热表证或温病初起,肝阳上亢,风热、肝火及肝虚目疾。但菊花平肝、清肝明目之力较强,又能清热解毒;桑叶疏散风热之力较强,又能清肺润燥、凉血止血。

柴胡《神农本草经》
Chaihu

本品为伞形科植物柴胡 *Bupleurum chinense* DC. 或狭叶柴胡 *Bupleurum scorzonerifolium* Willd. 的干燥根。前者称"北柴胡",主产于辽宁、河北、甘肃等地;后者称"南柴胡",主产于湖北、四川等地。春、秋季采挖。晒干,切段。生用或醋炙用。

【处方用名】柴胡　北柴胡　南柴胡　醋柴胡

【药性】辛、苦,微寒。归肝、胆、肺经。

【功效】疏散退热,疏肝解郁,升举阳气。

【临床应用】

1．用于外感发热、伤寒少阳病　本品辛散苦泄,微寒清热,能透表泄热,善于解表退热,并能疏散伤寒少阳之邪。治疗外感发热,常与葛根、黄芩等配伍,如柴葛解肌汤。现代常制成单味或复方注射液,有较好的解表退热作用。若伤寒少阳病之寒热往来、胸胁苦满、口苦、咽干等,因本品为和解少阳之要药,常与黄芩、人参等配伍,如小柴胡汤。

2．用于肝郁气滞证　本品辛行苦泄,善条达肝气,疏肝解郁,为治疗肝郁气滞证的要药。用治肝郁气滞之胸胁胀痛、情志抑郁者,常配伍香附、白芍等,如柴胡疏肝散;治肝郁血虚,脾失健运之妇女月经不调、乳房胀痛者,常与白芍、当归、白术等同用,如逍遥散。

3．用于中气下陷之脏器脱垂　本品长于升发脾胃清阳之气而举陷,善治中气不足、气虚下陷所致的脘腹重坠作胀、食少便溏、久泻脱肛、子宫脱垂、胃下垂等,常与升麻相须为用,并配伍黄芪、人参等,如补中益气汤。

此外,柴胡有清胆退热截疟作用,常配黄芩、常山、草果等,用于治疗疟疾。

【用法用量】煎服，3～10g。

【饮片应用】柴胡生用长于疏散退热，升举阳气；醋柴胡长于疏肝解郁。

【使用注意】因柴胡性升散，古人有"柴胡劫肝阴"之说，故肝阳上亢、肝风内动、阴虚火旺及气机上逆者忌用或慎用。

【现代研究】

1. 化学成分　主要含柴胡皂苷 a、柴胡皂苷 b、柴胡皂苷 d、柴胡皂苷 f、挥发油以及柴胡多糖等成分。

2. 药理作用　柴胡皂苷、挥发油有明显的解热、抗炎作用。柴胡皂苷还具有镇静、镇痛、镇咳作用；柴胡皂苷、α-菠菜甾醇及挥发油具保肝、降血脂作用。柴胡多糖能促进免疫功能。此外，尚具利胆、抗菌、抗病毒及抗疟等作用。

葛根《神农本草经》
Gegen

本品为豆科植物野葛 *Pueraria lobate*（Willd.）Ohwi 的干燥根。习称为"野葛"。主产于湖南、河南、浙江、四川。切片，晒干。生用或煨用。

【处方用名】葛根　粉葛根　煨葛根

【药性】甘、辛，凉。归脾、胃、肺经。

【功效】解肌退热，生津止渴，透疹，升阳止泻，通经活络，解酒毒。

【临床应用】

1. 用于表证发热　本品辛凉升散，既发散表邪，又解肌退热。治疗风寒表证，邪郁化热之发热重、恶寒轻、头痛、无汗等，常与柴胡、黄芩等同用，如柴葛解肌汤。

2. 用于项背强痛　本品鼓舞脾胃清阳之气上行以输布津液，使筋脉得以濡润，长于缓解外邪郁阻，为治疗经气不利、筋脉失养所致的项背强痛的要药。用治风寒束表之项背强痛、无汗、恶寒者，常配伍麻黄、桂枝等，如葛根汤；治外感风邪之项背强痛、汗出、恶风者，常与桂枝、白芍等配伍，如桂枝加葛根汤。

3. 用于麻疹不透　本品味辛性凉，能发散表邪，透疹外出。用治麻疹初起或疹出不畅，常与升麻、芍药、甘草同用，如升麻葛根汤。

4. 用于热病烦渴、消渴　本品甘凉清热，能生津止渴。治热病伤津烦渴，常与天花粉、芦根等同用；内热消渴之口渴多饮、体瘦乏力者，多配伍天花粉、山药、黄芪等，如玉液汤。

5. 用于湿泻热痢、脾虚久泄　本品味辛升发，能鼓舞脾胃清阳之气上升而止泻止痢。可用治湿热泻痢，常配伍黄连、黄芩、甘草等，如葛根芩连汤；治脾虚泄泻，常与白术、人参、木香等同用，如七味白术散。

6. 用于中风偏瘫、胸痹心痛、眩晕头痛　本品味辛能行，有通经活络作用，治中风偏瘫、胸痹心痛、眩晕头痛，常与三七、丹参、川芎等同用。

7. 用于酒毒伤中　本品味甘能解酒毒，可用治酒毒伤中之恶心、呕吐、脘腹痞满，常配伍陈皮、白豆蔻、枳椇子等。

【用法用量】煎服，10～15g。

【饮片应用】葛根生用长于解肌退热，透疹，生津止渴；煨葛根长于升阳止泻。

【现代研究】

1. 化学成分　主要含黄酮类物质，如大豆素、大豆苷元、葛根素等，尚含香豆素类、甾醇类、大量淀粉等。

2. 药理作用　本品所含总黄酮能扩张冠状动脉和脑血管，增加血流量，降低心肌耗氧量，有明显降压作用；醇浸剂能直接扩张血管，降低外周血管阻力，并有明显的解热作用；葛根素能抑制血小板聚集，改善微循环；浸膏有广泛的 β- 肾上腺素受体阻滞作用；对胃肠平滑肌有松弛作用，并有轻微降血糖作用。

【附药】葛花

本品为野葛的未开放花蕾。性味甘，平。功能解酒毒，醒脾和胃。主要用于饮酒过度之头痛、头昏、烦渴、呕吐、胸膈饱满等。用量 3～15g，煎服。

升麻《神农本草经》
Shengma

本品为毛茛科植物大三叶升麻 *Cimicifuga heracleifolia* Kom.、兴安升麻 *Cimicifuga dahurica* (Turcz.) Maxim. 或升麻 *Cimicifuga foetida* L. 的干燥根茎。主产于黑龙江、辽宁、山西、四川等地，以四川产者为道地药材。秋季采挖。晒干，切片。生用或蜜炙用。

【处方用名】升麻　炙升麻

【药性】辛、微甘，微寒。归肺、脾、胃、大肠经。

【功效】发表透疹，清热解毒，升举阳气。

【临床应用】

1. 用于外感发热、麻疹不透　本品味辛升散，具有发表退热、宣毒透疹之功。治疗风热表证或温病初起，常配伍薄荷、菊花、桑叶等；若风寒表证，常与麻黄、紫苏、白芷等同用，如十神汤；若外感风热夹湿之阳明经头痛，症见额前作痛、呕逆、心烦痞满者，常配伍苍术、荷叶等，如清震汤；麻疹初起，透发不畅，常与葛根、白芍、甘草同用，如升麻葛根汤。

2. 用于热毒壅聚之齿痛、口疮、咽喉肿痛、发斑　本品性微寒，能清热解毒，因其主入阳明，尤善清阳明热毒，故胃火炽盛之牙龈肿痛、口舌生疮、咽喉肿痛等尤为适用。治疗牙龈肿痛、口舌生疮者，常与黄连、石膏等同用，如清胃散；若风热上壅之咽喉肿痛，常配伍桔梗、牛蒡子等；热毒上攻之头面红肿，常配黄芩、黄连、板蓝根等，如普济消毒饮；治疗阳毒发斑，多与大青叶、石膏等同用。

3. 用于中气下陷证　本品入脾、胃经，善引清阳之气上升，而有升举阳气之功。治中气不足，气虚下陷所致的脘腹重坠作胀、食少、便溏、久泻、脱肛、子宫脱垂等，常与柴胡、黄芪、人参等同用，如补中益气汤；气虚不摄之崩漏下血，常配伍人参、黄芪、白术等，如举元煎；若胸中大气下陷，气短不足以息，神疲者，多与柴胡、黄芪等同用。

【用法用量】煎服，3～10g。

【饮片应用】升麻生用长于发表透疹，清热解毒；炙升麻长于升举阳气。

【使用注意】麻疹已透及阴虚火旺、肝阳上亢、上盛下虚者，均当忌用。

【现代研究】

1. 化学成分　主要含升麻碱、水杨酸、咖啡酸、阿魏酸、鞣质等成分。

2. 药理作用　本品具有解热、抗炎、镇痛、镇静、抗惊厥、升高白细胞、抑制血小板聚集及释放等作用；对结核杆菌、金黄色葡萄球菌和卡他球菌有中度抗菌作用；对肠平滑肌有解痉的作用。另有减慢心率、降低血压等作用。

柴胡、升麻与葛根的异同

三药皆能发表、升阳,均用治风热表证之发热头痛及清阳不升等。其中柴胡与升麻均能升阳以举陷,二者常相须为用,用于中气下陷之食少、便溏、久泻脱肛、胃下垂、肾下垂、子宫脱垂等;葛根升阳而长于止泻、生津止渴,多用于热泻热痢、脾虚泄泻及热病烦渴、阴虚消渴等。升麻、葛根均能透疹,常相须为用,用于麻疹初起,或透发不畅;但柴胡长于疏散退热、疏肝解郁,为治疗少阳病之要药,常用于伤寒少阳病、外感发热、肝郁气滞等。升麻又善于清热解毒,用于阳明经多种热毒证;葛根又能解肌退热,还用于表证发热、头痛项强等,为治疗头项强痛要药,且葛根还能通经活络,解酒毒,可用于眩晕头痛,中风偏瘫,胸痹心痛,酒毒伤中。

蔓荆子《神农本草经》
Manjingzi

本品为马鞭草科植物单叶蔓荆 *Vitex trifolia* L. var. simplicifolia Cham. 或蔓荆 *Vitex trifolia* L. 的干燥成熟果实。主产于山东、江西、浙江等地。秋季果实成熟时采收。晒干。生用或炒用。

【处方用名】蔓荆子　炒蔓荆子

【药性】辛、苦,微寒。归膀胱、肝、胃经。

【功效】疏散风热,清利头目。

【临床应用】

1. 用于外感风热之头痛　本品辛散疏风,微寒清热,解表之力较弱,偏于清利头目,为治风热头痛要药。常用治风热表证而头痛明显者,多与菊花、薄荷等配伍;风邪上攻之偏头痛,常配伍川芎、防风、细辛等。

2. 用于目赤肿痛、目昏多泪　本品有疏散风热、清利头目之功,故用治风热上攻之目赤肿痛、目昏多泪,常与菊花、蝉蜕等同用;若肝肾不足,目黯不明,常配伍枸杞子、熟地黄等。

此外,本品能祛风止痛,可用治风湿痹痛,常配伍川芎、羌活等,如羌活胜湿汤。

【用法用量】煎服,5～10g。

【饮片应用】蔓荆子生用发散力较强,炒用发散力缓和。

【现代研究】

1. 化学成分　主要含挥发油,油中主要成分为莰烯、蒎烯和蔓荆子黄素,另含脂肪酸、谷甾醇、卫矛醇等成分。

2. 药理作用　本品有镇静、止痛和解热作用。蔓荆子黄素有抗菌、抗病毒作用。

木贼《嘉祐本草》
Muzei

本品为木贼科植物木贼 *Equisetum hiemale* L. 的干燥地上部分。主产于东北、陕西、湖北等地。夏、秋季采割,晒干或阴干。切段,生用。

【处方用名】木贼

【药性】甘、苦,平。归肺、肝经。

【功效】疏散风热,明目退翳

【临床应用】

1. 用于风热目赤、迎风流泪、目生翳障　本品疏散风热,明目退翳,较少用于风热表证,而主要用于风热上攻于目之目赤肿痛、多泪、目生翳障,常与蝉蜕、谷精草、菊花等同用。若肝热上攻之目赤肿痛,可与决明子、夏枯草、青葙子等清肝明目药同用。

2. 用于出血证　本品兼有止血作用,但药力薄弱,较少单独使用,常与其他止血药配伍。治疗肠风下血、痔血等出血证,可与槐角、荆芥炭等同用,如木贼散。

【用法用量】煎服,3~9g。

【现代研究】

1. 化学成分　主要含山柰酚等黄酮类,琥珀酸、阿魏酸、香草酸等有机酸类,犬问荆碱、烟碱等生物碱类,挥发油等成分。

2. 药理作用　本品有扩张血管、抗凝血、降低血压、降血糖、降血脂、镇静等作用;对金黄色葡萄球菌、大肠杆菌、炭疽杆菌、乙型链球菌、白喉杆菌、伤寒杆菌、铜绿假单胞菌、志贺菌属等有不同程度的抑制作用;还有利尿作用。

浮萍《神农本草经》
Fuping

本品为浮萍科植物紫萍 *Spirodela polyrrhiza*(L.) Schleid. 的干燥全草。全国各地池沼均产,以湖北、江苏、浙江、福建等省产量大。6~9月采收,洗净,除去杂质,晒干。生用。

【处方用名】浮萍

【药性】辛,寒。归肺经。

【功效】宣散风热,透疹,利尿。

【临床应用】

1. 用于外感风热表证　本品辛寒,质轻透散,有疏散风热之功。用治外感风热表证,可与薄荷、蝉蜕、连翘等同用;若配伍麻黄、香薷等发散风寒药,亦可用于外感风寒表证。

2. 用于麻疹、风疹　本品有疏散风热,透疹止痒之功。用治麻疹初起或透发不畅,可与蝉蜕、葛根等同用;用治风疹瘙痒,可与荆芥、蝉蜕、地肤子等同用,以增强透疹止痒之功。

3. 用于水肿、小便不利　本品能宣上利下,有利尿之功。用治水肿、小便不利兼表证者,可单用,或配伍麻黄、冬瓜皮等,以增强利水消肿作用。

【用法用量】煎服,3~9g。

【现代研究】

1. 化学成分　本品含黄酮类化合物、芹菜素、木犀草素及多种微量元素等成分。

2. 药理作用　本品有解热、利尿、强心等作用。

淡豆豉《名医别录》
Dandouchi

本品为豆科植物大豆 *Glycine max*(L.)Merr. 的成熟种子的发酵加工品。全国各地均产。晒干,生用。

【处方用名】淡豆豉　豆豉

【药性】苦,辛,凉。归肺、胃经。

【功效】解表,除烦,宣发郁热。

【临床应用】

1. 用于外感表证　本品辛散轻浮,能疏散表邪,药性平和,无论风热、风寒表证均可应用。用治外感风热或温病初起,常配伍金银花、薄荷等,如银翘散;若风寒表证,常与葱白同用,如葱豉汤。

2.用于胸中烦闷、虚烦不眠　本品既透散外邪，又宣发郁热而除烦，常用于邪热内郁胸中，烦热不眠，每与栀子同用，如栀子豉汤。

【用法用量】煎服，6～12g。

【现代研究】

1.化学成分　主要含异黄酮类成分，如大豆苷、黄豆苷、大豆素、黄豆素等；还含维生素、淡豆豉多糖及微量元素等成分。

2.药理作用　本品有微弱的发汗作用，还有健胃、助消化作用。

（宋永刚）

ER-6-3

扫一扫，测一测

? **复习思考题**

1. 试述解表药的含义、性能特点、适应证、分类、配伍原则及使用注意。

2. 试比较下列各组药物的性味、功效及主治证之异同：麻黄与桂枝，荆芥与防风，桑叶与菊花，柴胡、葛根与升麻。

3. 试回答麻黄、桂枝、细辛、羌活、白芷在解表方面分别具有的特点。

4. 解表药常用的配伍药对有哪些？

第七章 清 热 药

PPT 课件

1. 掌握清热药的含义、功效、适用范围、分类、配伍原则及使用注意;石膏、知母、栀子、黄芩、黄连、黄柏、金银花、连翘、生地黄、玄参、牡丹皮、青蒿、地骨皮的性味、归经、功效、临床应用及使用注意;芦根、天花粉、夏枯草、龙胆、苦参、大青叶、板蓝根、青黛、贯众、蒲公英、鱼腥草、射干、白头翁、赤芍的功效、主治病证。

2. 熟悉淡竹叶、决明子、穿心莲、紫花地丁、土茯苓、山豆根、大血藤、败酱草、马齿苋、鸦胆子、白花蛇舌草、紫草、水牛角、白薇、银柴胡、胡黄连的功效;石膏与知母,芦根与天花粉,黄芩、黄连与黄柏,金银花与连翘,生地黄与玄参,牡丹皮与赤芍在功效与应用方面的异同。

3. 了解谷精草、密蒙花、秦皮、白鲜皮、椿皮、重楼、马勃、熊胆粉、木蝴蝶、山慈菇、漏芦、野菊花、半边莲、金荞麦、白蔹、绿豆等药的性能特点。

知识导览

凡以清泄里热为主要功效,用以治疗里热病证的药物,称为清热药。

本类药物药性寒凉,味多苦,部分兼有甘或咸味,主沉降,五脏六腑皆入;有清热泻火、燥湿、凉血、解毒及清虚热等功效。主要用于里热病证,如温热病,高热烦渴,湿热泄痢,温毒发斑,痈疮肿毒及阴虚发热等。

由于里热证有实热、虚热,热在气分、血分等的不同,清热药功效、主治各异,故而将清热药分为清热泻火药、清热燥湿药、清热解毒药、清热凉血药和清虚热药五类。

本章药物应用时,要辨明里热证之虚实,分清里热证之部位,依据病情选择适宜的清热药,并进行相应的配伍。若里热兼表证者,宜先解表后清里,或配解表药并用;若气血两燔者,宜清热泻火药与凉血药并用;若热盛伤津者,可配用养阴生津药;若里热积滞者,则应与泻下药配伍。

本章药物在使用中应首辨热之真假,阴盛格阳、真寒假热者禁用;次辨热之在脏、在腑,在气、在营或在血;再辨热之虚、实,以便选择用药。此类药性寒凉,易伤阳、败胃,故脾胃虚寒者慎用;味苦易化燥伤津,热盛亦伤阴,故阴伤津亏者慎用;味甘寒生津,亦助湿恋邪,湿热者慎用,寒湿证忌用。临证应用时注意中病即止,不可过用,以免克伐太过,损伤阳气。

第一节 清热泻火药

本类药物性寒凉,味或甘、或苦,多归肺、胃经,具有清泄气分邪热、泻脏腑火热之功效。适用于温热病,邪在气分,症见高热、烦渴、大汗、烦躁,甚或神昏谵语,小便短赤,舌红苔黄,脉洪数实者;并据其归经的不同,用于心火、肺火、肝热、胃热、小肠及膀胱热等脏腑火热证。

石膏 《神农本草经》
Shigao

本品为硫酸盐类矿物硬石膏族，主含含水硫酸钙（$CaSO_4 \cdot 2H_2O$）。主产于湖北、河南、安徽、四川、甘肃等地。全年可挖。打碎生用或煅用。

【处方用名】生石膏　煅石膏

【药性】辛、甘，大寒。归肺、胃经。

【功效】清热泻火，除烦止渴。煅石膏：收湿，生肌，敛疮，止血。

【临床应用】

1. 用于温病气分实热证　本品味辛散透达，大寒质重沉降，主入肺、胃气分。善清大热解肌，泻火除烦；并生津止渴，为清泻肺胃气分实热之要药。治温病气分实热之壮热、烦渴、汗出、脉洪大等，常与清热润燥之知母相须为用，如白虎汤；若配水牛角、玄参等同用，亦治气血两燔之高热、谵语、发斑者，如化斑汤。

2. 用于肺热喘咳　本品清肺泄热之力甚佳，尤宜治邪热郁肺之实热痰咳、气急喘促者，常配麻黄、杏仁等，如麻杏甘石汤。

3. 用于胃火牙痛　本品善清胃泻火，为清降胃火之要药。治胃火上攻之牙龈肿痛，常配黄连、升麻等，如清胃散；若胃热上蒸，伤津耗液，牙痛烦渴，常与生地、牛膝等同用，如玉女煎。

4. 用于疮疡不敛，湿疹瘙痒，烧烫伤　本品煅后研细末，外用能清热收湿，敛疮生肌。治疮疡溃后不敛，常配升药等，如九一丹；若湿疹瘙痒，多配黄柏、枯矾同用，如石黄散；烧烫伤，多与青黛等配用。治外伤出血，可单用煅石膏研末外撒。

【用法用量】煎服，生石膏15～60g，宜先煎。煅石膏，外用适量，研末撒敷患处。

【饮片应用】生石膏主要作用清热泻火，除烦止渴。煅石膏主要作用收湿，生肌，敛疮，止血。

【使用注意】脾胃虚寒及阴虚内热者忌用。

【现代研究】

1. 化学成分　生石膏的主要成分为含水硫酸钙（$CaSO_4 \cdot 2H_2O$），含量不少于95%；还含有机物、硫化物及微量元素等。煅石膏主要为无水硫酸钙。

2. 药理作用　石膏及白虎汤对内毒素引起的动物发热有明显的解热效果，且石膏解热而不发汗，作用快而维持时间短；能增强巨噬细胞对白色葡萄球菌和胶体金的吞噬能力，并能促进巨噬细胞成熟；石膏有缩短血凝时间、利尿、促进胆汁排泄、降血糖等作用。煅石膏有收敛作用。

课堂互动

在日常饮食物中，哪些应用到了石膏？

知母 《神农本草经》
Zhimu

本品为百合科植物知母 *Anemarrhena asphodelloides* Bge. 的干燥根茎。主产于河北、山西及陕西等地。春、秋二季采挖，晒干，习称"毛知母"；或新鲜剥去外皮，晒干，称为"知母肉"。切厚片，生用，或盐水炙用。

【处方用名】知母　盐知母

【药性】苦、甘，寒。归肺、胃、肾经。

【功效】清热泻火,滋阴润燥。

【临床应用】

1. 用于温病气分实热证 本品甘寒质润,虽苦不燥,能清肺热,泻胃火,生津止渴。善治肺胃热盛、气分实热烦渴。因质润而重在清润,为治温病气分实热之要药,常与石膏相须为伍,如白虎汤。

2. 用于肺热咳嗽,阴虚燥咳 本品苦泄甘润,既清肺热,又润肺燥。治肺热咳嗽、痰黄黏稠,常配瓜蒌、黄芩等;阴虚燥咳无痰,常与润肺化痰之川贝母相伍,如二母散。

3. 用于骨蒸潮热 本品苦寒坚阴,甘润滋阴,既泻肾火,又滋肾阴,退蒸除热。治肾阴虚火旺,骨蒸潮热、遗精,常与黄柏相须,如知柏地黄丸。

4. 用于阴虚内热消渴 本品质润而寒,有滋阴润燥、生津止渴之功。治肺胃燥热,津伤口渴,以及内热消渴之口渴引饮,常与天花粉、五味子等同用,如玉液汤。

此外,知母能滋阴润燥,可用治阴虚肠燥便秘证,常配生地黄、玄参、麦冬等同用。

【用法用量】煎服,6~12g。

【饮片应用】生知母偏于清热泻火;盐知母偏于泻相火。

【使用注意】本品质润性寒,能滑肠,故脾胃虚便溏者慎用。

【现代研究】

1. 化学成分 主要含多种知母皂苷,尚含知母多糖、芒果苷、异芒果苷、生物碱和有机酸。

2. 药理作用 知母浸膏动物实验有明显解热作用,其解热作用慢而较持久;知母煎剂对志贺菌属、伤寒杆菌、副伤寒杆菌、霍乱弧菌、大肠杆菌、变形杆菌、白喉杆菌、葡萄球菌、肺炎球菌、β-溶血性链球菌、白念珠菌及某些致病性皮肤癣菌等有不同程度的抑制作用;知母皂苷对 Na^+-K^+-ATP 酶有明显的抑制作用。阴虚内热主要是体内 Na^+-K^+-ATP 酶活性过度的表现,故知母能退虚热。知母皂苷还具有抑制血小板聚集、降低血糖、抗炎、祛痰、利尿、抗菌、抗溃疡、抗肿瘤作用。

栀子《神农本草经》
Zhizi

本品为茜草科植物栀子 *Gardenia jasminoides* Ellis 的干燥成熟果实。主产于我国长江以南各地。9~11 月果实成熟呈红黄色时采收。生用、炒用或炒焦用。

【处方用名】栀子 炒栀子 栀子炭

【药性】苦,寒。归心、肺、三焦经。

【功效】泻火除烦,清热利湿,凉血解毒;外用消肿止痛。

【临床应用】

1. 用于热病心烦 本品轻清上行,能泻肺火,去肌表热。治外感热病表里俱热,能起双解的作用。其苦寒清降,善清泻三焦之火,尤善清心除烦,为治热病心烦之要药。常与淡豆豉相伍,治热病心烦、躁扰不宁等,如栀子豉汤;配黄芩、黄连等药,治热病火毒炽盛,三焦俱热之高热烦躁、神昏谵语,如黄连解毒汤。

2. 用于湿热黄疸、淋证 本品苦寒,善清热利湿退黄。为治湿热黄疸之要药,常与茵陈、大黄等相伍,如茵陈蒿汤;治湿热淋证,常配木通、车前子等药,如八正散。

3. 用于血热出血 本品入血分,清热凉血以止血。故治血热妄行之吐血、衄血等证,常配用白茅根、侧柏叶等药,如十灰散。又善清利下焦湿热而通淋,可治血淋涩痛或热淋证,常配用车前子、滑石等药,如八正散。本品若配黄芩、黄连、黄柏等,可治三焦火盛、迫血妄行之吐血、衄血,如黄连解毒汤。

4. 用于目赤肿痛，疮疡肿毒，跌打损伤　本品既清泻三焦热邪，又凉血解毒而消肿止痛。常与大黄相使为用，治肝胆火热之目赤肿痛，如栀子汤；治热毒疮痈肿痛，常配金银花、蒲公英等药；生栀子粉以黄酒调敷患处，可治外伤肿痛。

【用法用量】煎服，6～10g。

【饮片应用】生栀子偏于泻火除烦，清热利尿；炒栀子寒凉之性减缓；焦栀子偏于凉血止血；栀子炭功专止血。

【使用注意】本品苦寒，伤脾胃阳气，脾虚便溏者不宜用。

【现代研究】

1. 化学成分　主要含栀子苷、栀子酮苷、羟异栀子苷等苷类，并含黄酮类栀子素、西红花素、西红花酸、熊果酸等成分。

2. 药理作用　栀子提取物有降温、解热、抗炎、镇痛、镇静、降血压、抗痉厥作用；栀子苷、栀子素能促进胆汁分泌，促进血液中胆红素迅速排泄，有利胆、保肝作用；栀子水煎液能利胰及降胰酶，对金黄色葡萄球菌、脑膜炎球菌、溶血性链球菌和皮肤真菌等病原体有抑制作用。

夏枯草《神农本草经》
Xiakucao

本品为唇形科植物夏枯草 *Prunella vulgaris* L. 的干燥果穗。全国各地均产，主产于江苏、浙江、安徽、河南等地。夏季果穗呈棕红色时采收。晒干。生用。

【处方用名】夏枯草

【药性】辛、苦，寒。归肝、胆经。

【功效】清肝泻火，明目，散结消肿。

【临床应用】

1. 用于目赤肿痛，头痛眩晕，目珠疼痛　本品味辛能散，苦寒泄热，专入肝胆。善宣泄肝胆之郁火，消肿明目，并略兼养肝，故能清肝、养肝明目，肝之目疾均可用之。尤为治肝火目赤、目珠疼痛之要药，常与菊花、决明子等同用；若目珠疼痛，至夜尤甚，为肝阴不足，血不养目，配枸杞子、白芍等同用。

2. 用于瘿瘤　本品味辛散结，苦寒泄热，为清痰火，散郁结，畅气机，疗瘿瘤、瘰疬之常用药。常与浙贝母、香附等配伍，治痰火凝结之瘰疬，如夏枯草汤；治瘿瘤，常配海藻、昆布等同用。

【用法用量】煎服，9～15g。

【使用注意】脾胃虚弱者慎用。

【现代研究】

1. 化学成分　主要含三萜皂苷、黄酮类、甾体糖苷及香豆素类等成分。

2. 药理作用　本品煎剂对志贺菌属、伤寒杆菌、霍乱弧菌、大肠杆菌、变形杆菌、葡萄球菌、人型结核杆菌等有抑制作用，能抗皮肤真菌及抑制肺肿瘤细胞；其煎剂、水浸出液、乙醇浸出液均有降压作用。煎剂的降压作用有快速耐受现象，由夏枯草提取齐墩果酸与熊果酸混合物总皂苷，具降压活性与抗心律失常作用。

芦根《名医别录》
Lugen

本品为禾本科植物芦苇 *Phragmites communis* Trin. 的新鲜或干燥根茎。我国各地均产。全年均可采挖。鲜用或晒干生用。

【处方用名】芦根　鲜芦根

【药性】甘，寒。归肺、胃经。

【功效】清热泻火，生津止渴，除烦，止呕，利尿。

【临床应用】

1．用于热病烦渴　本品甘寒质轻，既清透肺、胃气分实热，生津止渴，除烦，作用缓和，又清热而不伤胃，生津而不恋邪。治热病伤津，烦热口渴者，常与天花粉相须；或以其鲜汁配麦冬汁、梨汁、荸荠汁、藕汁同服，如五汁饮。治外感风热、温病初起之表热证，烦热口渴，可与菊花、金银花等配伍，如银翘散。

2．用于胃热呕吐　本品能清胃热，止呕呃。以鲜品配竹茹、姜汁等同用，如芦根饮子。或单用，煎浓汁频饮。

3．用于肺热咳嗽，肺痈吐脓　本品入肺经，善清透肺热，并有类似苇茎的祛痰排脓之功，常替代苇茎，为治肺痈之良药。与薏苡仁、冬瓜仁等配用，治肺痈咳吐脓血，如苇茎汤；治肺热咳嗽，痰黄稠，常配用黄芩、瓜蒌等；治风热外感咳嗽，可配桑叶、菊花等，如桑菊饮。

4．用于热淋涩痛　本品清热利尿。治热淋尿少，常与白茅根、车前子等同用。

此外，其透表作用，可宣毒透疹，治麻疹初起疹出不畅属风热者。

【用法用量】煎服，15～30g。

【饮片应用】干芦根，清热泻火除烦；鲜品，偏于清热生津止渴。

【现代研究】

1．化学成分　主要含多糖、维生素、蛋白质、脂肪、薏苡素等成分。

2．药理作用　本品有抗氧化作用，并通过抗氧化而保护肝细胞，抑制肝纤维化。此外，有解热、镇静、镇吐、镇痛、降血压、降血糖及雌激素样作用，体外对 β-溶血性链球菌有抑制作用。

天花粉《神农本草经》
Tianhuafen

本品为葫芦科植物栝楼 *Trichosanthes kirilowii* Maxim. 或双边栝楼 *Trichosanthes rosthornii* Harms 的干燥根。又名花粉、栝楼根。产于全国各地，以河南产者质量较好。秋、冬二季采挖。切厚片，晒干。生用。

【处方用名】天花粉　栝楼根

【药性】甘、微苦，微寒。归肺、胃经。

【功效】清热泻火，生津止渴，消肿排脓。

【临床应用】

1．用于热病烦渴，内热消渴　本品微苦而不燥，甘寒清热生津，为生津止渴佳品。善清胃润胃，治热病烦渴，常与麦冬相须，如沙参麦冬汤；若内热消渴，常配用葛根、山药等，如玉液汤。

2．用于肺热咳嗽或燥咳　本品味甘寒入肺经，既清肺热，又润肺燥。治肺热，咳痰黄稠，咽喉不利，常配用射干、马兜铃等，如射干兜铃汤；配伍沙参、麦冬等药，治燥热伤肺，干咳少痰，痰中带血，如滋燥饮。

3．用于痈肿疮疡　本品苦寒，既清热泻火而解毒，又消肿排脓而疗疮。疮疡初起脓未成者可使其消散，脓已成未溃者可使其疮溃排脓，常配穿山甲、金银花、白芷等药，如仙方活命饮。

【用法用量】煎服，10～15g。

【使用注意】脾胃虚寒，大便溏泄者慎用；孕妇慎用；不宜与乌头类药材同用。

【现代研究】

1．化学成分　主要含天花粉蛋白、淀粉、皂苷、多糖类、酶类等成分。

2. 药理作用　皮下或肌内注射天花粉蛋白有抗早孕、致流产作用。有一定的抗癌、降血糖作用。煎剂对溶血性链球菌、肺炎球菌、白喉杆菌有较强的抑制作用。天花粉蛋白能抑制艾滋病病毒在感染的免疫细胞中的复制繁衍。

课堂互动

芦根和天花粉均能清热生津,两药的显著不同是什么?

淡竹叶《本草纲目》
Danzhuye

本品为禾本科植物淡竹叶 *Lophatherum gracile* Brongn. 的干燥茎叶。主产于浙江、江苏、湖南、四川等地,以浙江产量大、质量优。夏季未抽花穗前采收,晒干。切段,生用。

【处方用名】淡竹叶

【药性】甘、淡,寒。归心、胃、小肠经。

【功效】清热泻火,除烦止渴,利尿通淋。

【临床应用】

1. 用于热病烦渴　本品甘寒质轻,入心经,长于清心泄热,除烦止渴。用于治热病津伤烦渴,常与石膏、芦根同用。

2. 用于口疮尿赤,水肿尿少,黄疸　本品上清心火,下利小便。用于心火上炎之口舌生疮,及心火下移于小肠之尿赤涩痛,常与灯心草、滑石、白茅根等同用。本品以渗湿泄热见长,配牛蒡子、泽泻、益母草等,可治水肿尿少。与茵陈、栀子、黄芩同用,还能治黄疸尿赤。

【用法用量】煎服,6～10g。

【现代研究】

1. 化学成分　主要含三萜类成分,如芦竹素、白茅素、蒲公英甾醇及甾类物质等。

2. 药理作用　本品水浸膏有退热作用;本品利尿作用较弱,而增加尿中氯化物的排出量则较强;其粗提取物有抗肿瘤的作用;其水煎剂对金黄色葡萄球菌、溶血性链球菌有抑制作用。此外,还有升高血糖的作用。

【附药】竹叶

本品为禾本科植物淡竹的干燥叶。其卷而未放的幼叶,称竹叶卷心。主产于长江流域各省。全年可采。鲜用或晒干,生用。味甘、辛、淡,性寒。归心、胃、小肠经。有清热除烦、生津、利尿功效。用于热病烦渴、口疮尿赤。煎服,6～15g;鲜品15～30g。阴虚火旺,骨蒸潮热者忌用。

决明子《神农本草经》
Juemingzi

本品为豆科植物决明 *Cassia obtusifolia* L. 或决明(小决明)*Cassia tora* L. 的干燥成熟种子。主产安徽、广西、四川、浙江、广东等地。秋季采收成熟果实,晒干,打下种子。生用或炒用。

【处方用名】决明子　炒决明子

【药性】甘、苦、咸,微寒。归肝、大肠经。

【功效】清热明目,润肠通便。

【临床应用】

1. 用于目赤肿痛,目黯不明　本品味苦微寒而清泄,甘咸微寒而益阴,既清泻肝火,又兼益肾阴,为明目之佳品,虚实目疾皆可用之。配夏枯草、栀子等,治肝经实火,目赤肿痛;若风热上攻之头痛目赤,常用青葙子、菊花等,如决明子丸;治肝肾阴虚,目黯不明,常与山茱萸、生地黄等配用,如决明散。

2. 用于头痛眩晕　本品苦寒入肝经,既能清肝泻火,又能平肝抑阳,治肝阳或肝火头痛、眩晕,常与菊花、钩藤、生牡蛎等同用。

3. 用于肠燥便秘　本品甘咸微寒而凉润,能清热润肠而通便。配火麻仁、瓜蒌仁等,治热结肠燥便秘。

【用法用量】煎服,9～15g。

【饮片应用】炒决明子偏于明目,治疗目黯不明。

【使用注意】气虚便溏者慎用。

【现代研究】

1. 化学成分　主要含大黄酚、美决明子素、大黄素、决明素等醌类物质,以及决明苷、决明酮等成分。

2. 药理作用　本品水浸液、乙醇浸液均有明显的降压及利尿作用;能降低血浆总胆固醇和甘油三酯;对金黄色葡萄球菌、白喉杆菌、大肠杆菌、伤寒杆菌及皮肤真菌均有抑制作用;有缓和的泻下作用。

谷精草《开宝本草》
Gujingcao

本品为谷精草科植物谷精草 *Eriocaulon buergerianum* Koern. 的干燥带花茎的头状花序。主产于浙江、江苏、湖北、安徽、广东等地。秋季采收,将花序连同花茎拔出。晒干。生用。

【处方用名】谷精草

【药性】辛、甘,平。归肝、肺经。

【功效】疏散风热,明目退翳。

【临床应用】

1. 用于目赤、翳障　本品质轻升浮,入肝经,能疏散肝经风热而明目退翳。配伍荆芥穗、决明子等,治风热目生翳障;治肝火上炎之目赤肿痛,常与决明子、青葙子等同用。

2. 用于风热头痛或风火牙痛　本品善疏散头面风热而治风热头痛、牙痛,常与薄荷、牛蒡子、菊花等同用。

【用法用量】煎服,5～10g。

【使用注意】阴虚血亏之眼疾不宜用。

【现代研究】

1. 化学成分　主要含谷精草素、万寿菊素等成分。

2. 药理作用　本品对金黄色葡萄球菌、伤寒杆菌、大肠杆菌、铜绿假单胞菌及某些皮肤真菌等有抑制作用。

密蒙花《开宝本草》
Mimenghua

本品为马钱科植物密蒙花 *Buddleja officinalis* Maxim. 的干燥花蕾和花序。主产于湖北、四川、陕西、河南等地。春季花未开时采收。晒干。生用。

【处方用名】密蒙花

【药性】甘，微寒。归肝经。

【功效】清热泻火，养肝明目，退翳。

【临床应用】用于目赤翳障　本品甘而微寒，既清肝除热，又养肝润燥，明目退翳，虚实目疾皆宜。治肝火上炎的目赤肿痛，常配伍菊花、木贼等；治肝火郁滞，目生翳障，常配蒺藜、蝉蜕等；若肝肾虚亏，目黯干涩，目生翳膜，常配枸杞子、菟丝子等同用。

【用法用量】煎服，3～9g。

【现代研究】

1. 化学成分　主要含多种苷类，包括刺槐苷、密蒙皂苷 A、密蒙皂苷 B 等成分。

2. 药理作用　本品水提取物对肝细胞诱发细胞毒素有抑制作用，能减轻甲醛性炎症，能降低皮肤、小肠血管的通透性及脆性，有解痉及轻度利胆等作用。

青葙子《神农本草经》
Qingxiangzi

本品为苋科植物青葙 *Celosia argentea* L. 的干燥成熟种子。产于我国中部及南部地区。秋季果实成熟时采割植株或摘取果穗，晒干，收集种子。生用。

【处方用名】青葙子　炒青葙子

【药性】苦，微寒。归肝经。

【功效】清肝泻火，明目退翳。

【临床应用】用于目赤翳障　本品苦寒清降，专于清肝泻火，明目退翳。治肝火上炎的目赤肿痛、目生翳膜，常与决明子、茺蔚子等同用。

【用法用量】煎服，9～15g。

【饮片应用】生用主要清肝泻火。炒用，缓其寒凉之性，偏于明目退翳，治疗目生翳膜、视物昏花等症。

【使用注意】有扩散瞳孔作用，青光眼患者禁用。

【现代研究】

1. 化学成分　主要含脂肪油、烟酸、淀粉及丰富的硝酸钾等成分。

2. 药理作用　本品有降血压作用；水煎液对铜绿假单胞菌、大肠杆菌等有较强抑制作用；所含油脂有扩瞳作用。

第二节　清热燥湿药

本类药物大多味苦性寒，药性偏燥，归经较广。有清热燥湿之功，主要用于湿热证。因湿热侵犯的部位不同，而表现各异，如湿热侵犯上焦而致湿温或暑温夹湿，可见身热不扬，胸膈痞闷，舌苔黄腻等症；湿热蕴结中焦，升降失常，则为腹胀脘痞、呕恶；湿热壅滞胃肠，则为泻痢、痔瘘；湿热流注于膀胱，则为小便淋沥涩痛；湿热蕴蒸肝胆，则为黄疸、胁痛；湿热下注，则为带下黄稠；湿热流于关节，则为热痹肿痛；湿热浸淫肌肤，则为湿疹、湿疮、耳痛流脓。因其苦寒清泄力强，能泻火解毒，故本类药还可用治脏腑火热证及热毒之证。

本类药物多苦寒伐脾胃之阳，苦燥伤阴，故脾胃虚寒、阴亏津伤者慎用。必要用时，可与健胃及养阴药配伍。

黄芩《神农本草经》
Huangqin

本品为唇形科植物黄芩 *Scutellaria baicalensis* Georgi 的干燥根。主产于陕西、山西、河北、山东、内蒙古等地。春、秋两季采挖。切片，晒干。

【处方用名】黄芩　酒黄芩　黄芩炭

【药性】苦，寒。归肺、胆、脾、大肠、小肠经。

【功效】清热燥湿，泻火解毒，止血，安胎。

【临床应用】

1．用于湿热诸证　本品味苦燥湿，性寒清热，尤善清上、中二焦湿热，并与黄连、黄柏相须为用。治湿温、暑湿证见身热不扬、胸脘痞闷，常配伍滑石、白蔻仁等药，如黄芩滑石汤；治湿热泻痢腹痛，常配伍黄连、葛根等药，如葛根黄芩黄连汤；治湿热黄疸，配伍茵陈、栀子等药；治湿热中阻，痞满呕吐，常配黄连、干姜、半夏等，如半夏泻心汤。

2．用于肺热咳嗽，热病烦渴　本品入肺经，苦寒降泻，善清肺泻火。治肺热壅遏，咳嗽痰黄，单用即效，如清金丸；重者与桑白皮、苦杏仁等同用，如清肺汤。本品泻火力强，配伍薄荷、栀子等，治外感热病，中、上焦郁热之壮热烦渴、尿赤便秘，苔黄脉数，如凉膈散。每与柴胡相使为用，能清胆火、和解少阳，治邪在少阳之寒热往来，如小柴胡汤。

3．用于咽喉肿痛，痈肿疮毒　本品清热泻火解毒而消肿。常配伍黄连、黄柏、栀子等，治火毒炽盛之痈肿疮毒，如黄连解毒汤。

4．用于血热出血　本品炒用，既清热泻火，又凉血止血，常配大黄、黄连，治火毒炽盛迫血妄行之吐血、衄血，如泻心汤；若血热便血，可配地榆、槐花；若崩漏下血，配当归等，如子芩丸。

5．用于胎动不安　本品为清热安胎之良药，尤善治血热胎动不安。可配生地黄、黄柏等，如保阴煎；治气虚血热，胎动不安，可与白术相使，如芩术汤；治肾虚有热，胎动不安，可配熟地黄、续断、人参等药，如泰山磐石散。

【用法用量】煎服，3～10g。

【饮片应用】生黄芩用偏于清热；炒黄芩有安胎作用；酒炙黄芩偏于清上焦热；黄芩炭偏于止血。

【使用注意】本品苦寒伤阳，脾胃虚寒者不宜使用；苦燥伤阴，阴虚者慎服。

【现代研究】

1．化学成分　主要含黄芩素、黄芩新素、汉黄芩素、汉黄芩苷、黄芩黄酮、木蝴蝶素、白杨素等成分。

2．药理作用　本品煎剂在体外有较广的抗菌作用，对伤寒杆菌、志贺菌属、铜绿假单胞菌、百日咳杆菌、金黄色葡萄球菌、溶血性链球菌、肺炎球菌、脑膜炎球菌等均有抑制作用。亦能抑制流感病毒、乙型肝炎病毒及多种致病真菌。能解热、镇静、降血压、降血脂、利胆、保肝、降低毛细血管通透性、抗氧化、抑制肠管蠕动。黄芩素、黄芩苷能抑制艾滋病病毒逆转录酶。

黄连《神农本草经》
Huanglian

本品为毛茛科植物黄连 *Coptis chinensis* Franch.、三角叶黄连 *Coptis deltoidea* C.Y.Cheng et Hsiao 或云连 *Coptis teeta* Wall. 的干燥根茎。以上三种分别可称为"味连""雅连""云连"。多系栽

培。主产于四川、云南、湖北、贵州等地，以产于四川者质佳，习称"川连"，为道地药材。秋季采挖。干燥。

【处方用名】黄连　酒黄连　姜黄连　萸黄连

【药性】苦，寒。归心、脾、胃、肝、胆、大肠经。

【功效】清热燥湿，泻火解毒。

【临床应用】

1. 用于湿热中阻，呕吐泻痢腹痛　本品大苦大寒，清热燥湿之力强，且力胜黄芩，尤善清中焦湿热，为止泻、止痢之要药。治湿热阻滞胃肠之泻痢，轻者，单用即效；伴腹痛里急后重，常配木香，如香连丸；若泻痢身热，常配葛根、黄芩等药，如葛根黄芩黄连汤；下痢脓血，常配伍白头翁、黄芩等药，如白头翁汤；湿热中阻，脘腹痞满，呕恶，常配黄芩、干姜、半夏等药，如半夏泻心汤。

2. 用于热盛烦躁，血热出血　本品苦寒入心经，尤善清心泻火。常与黄芩、栀子相须为用，治热病高热烦躁，如黄连解毒汤；配阿胶、白芍等药，治阴虚火旺，心烦失眠，如黄连阿胶汤；配黄芩、大黄等药，治热盛之吐血、衄血，如泻心汤。

3. 用于胃热呕吐，消渴　本品入脾、胃经，又善清胃火，兼泻肝火。配竹茹、橘皮等药，治胃热呕吐，如黄连橘皮竹茹半夏汤；配升麻、石膏、生地黄等药，治胃火牙痛，如清胃散；与吴茱萸同用，治肝火犯胃之胁肋胀痛、呕吐吞酸，如左金丸；配麦冬同用，治胃火炽盛，消谷善饥之消渴证，如消渴丸。

4. 用于痈肿疮毒，湿疮，耳目肿痛　本品为清热泻火解毒之要药，尤善解疔毒。与黄芩、黄柏相须，治疮痈疔毒，如黄连解毒汤；用黄连制膏外敷，治皮肤湿疹、湿疮；配枯矾、冰片研粉外用，治耳道疼痛、流脓；黄连煎汁，或浸汁点眼，治疗目赤肿痛；涂口，可治口舌生疮。

【用法用量】煎服，2～5g。外用适量。清炒可降低寒性。

【饮片应用】生黄连偏于清热燥湿，泻火解毒；酒黄连善清上焦热邪；姜黄连善清胃热而和胃止呕；萸黄连善疏肝降逆，和胃止呕。

【使用注意】本品苦寒清燥，易伤阳损阴，寒证、阳虚、阴虚者当慎用，不可久服。脾胃虚寒者忌用。

【现代研究】

1. 化学成分　主要含小檗碱、黄连碱、甲基黄连碱等多种生物碱，尚含阿魏酸、黄柏酮、黄柏内酯等成分。

2. 药理作用　本品抗菌谱广，对志贺菌属、肺炎球菌、霍乱弧菌、炭疽杆菌等多种病菌有较强的抑制作用；对多种皮肤真菌亦有抑制作用；对各型流感病毒有直接抑制作用。有抗阿米巴、解热、抗炎、增强白细胞和单核巨噬细胞系统吞噬能力作用。所含小檗碱能抗心律失常、增加心肌收缩力、抑制血小板聚集。此外，有抗氧化、降血压、降血糖、抗肿瘤、利胆、抗溃疡等作用。

黄柏《神农本草经》
Huangbo

本品为芸香科植物黄皮树 *Phellodendron chinense* Schneid. 的干燥树皮。习称"川黄柏"。主产于四川、贵州、湖北、云南等地。剥取树皮。晒干压平。生用、盐水炙或炒炭用。

【处方用名】黄柏　盐黄柏　黄柏炭

【药性】苦，寒。归肾、膀胱经。

【功效】清热燥湿，泻火除蒸，解毒疗疮。

【临床应用】

1. 用于下焦湿热诸证　本品清热燥湿之功似黄连而力次之，常与黄连、黄芩相须为用。然性沉降，尤善清利下焦湿热。配木通、滑石等药，治湿热蕴结膀胱，小便淋沥涩痛；与山药、车前子等同用，治湿热下注，带下黄稠，如易黄汤；与苍术、牛膝等配伍，治湿热所致足膝肿痛，如三妙丸；配伍白头翁、黄连等药，治湿热泻痢腹痛，如白头翁汤；治湿热黄疸，常与栀子相须为用，如栀子柏皮汤。

2. 用于热毒疮疡，湿疹湿疮　本品苦寒清泄，性善下行，尤宜疗下部湿热疮毒。治疮疡肿毒，多与黄连、栀子等同用；或单研末加猪胆汁调外敷；配苦参、蛇床子、白鲜皮等，治湿疹湿疮，内服外洗均可。

3. 用于阴虚发热，盗汗遗精　本品既泻相火，又退虚热，善治阴虚火旺之腰酸耳鸣、骨蒸潮热、盗汗遗精，常与知母、地黄等相须为用，如知柏地黄丸。

【用法用量】煎服，3～12g。外用适量。

【饮片应用】生黄柏偏于清热燥湿，泻火解毒；盐黄柏偏泻肾火，清虚热；黄柏炭偏于止血。

【使用注意】脾胃虚寒者忌用。

【现代研究】

1. 化学成分　主要含小檗碱、黄柏碱、木兰花碱、掌叶防己碱等多种生物碱以及黄柏酮、黄柏内酯等成分。

2. 药理作用　本品具有抗菌作用，其抗菌谱和抗菌效力与黄连相似；有利胆、利尿、降压、解热、降血糖、保护血小板、抗滴虫、抗溃疡等作用。

知识链接

黄芩与黄连、黄柏的异同

　　三黄皆为苦寒之品，均有较强的清热燥湿、泻火解毒之功，其中黄连苦寒最甚，作用力最强。用治湿热诸证或热毒炽盛之证，三者常相须为用。然黄芩善清上焦湿热，泻肺火，为治湿温、暑温及肺热咳嗽之要药；尚能泻火止血，治血热吐血；又清热安胎，治胎热胎动不安。黄连善泻心、胃二经实火，清中焦湿热，既是治热盛火炽、高热烦躁之良品，又为疗湿热泻痢、痞满呕逆之要药；且善泻火解毒疗疮，常治痈疽疔毒诸证。黄柏性沉降，善清下焦湿热火毒，为治下焦湿热之带下、淋浊、黄疸及足膝肿痛等证之良药；且入肾经，善泻相火、清虚热，治阴虚火旺，骨蒸潮热。

龙胆《神农本草经》
Longdan

本品为龙胆科植物条叶龙胆 *Gentiana manshurica* Kitag.、龙胆 *Gentiana scabra* Bge.、三花龙胆 *Gentiana triflora* Pall. 或坚龙胆 *Gentiana rigescens* Franch. 的干燥根及根茎。前三种习称"龙胆"，各地均有分布。以东北产量最大，故又称"关龙胆"。后一种习称"坚龙胆"，主产云南、四川等地。又名龙胆草。春、秋二季采挖。晒干。切段，生用。

【处方用名】龙胆　坚龙胆　酒龙胆

【药性】苦，寒。归肝、胆经。

【功效】清热燥湿，泻肝胆火。

【临床应用】

1. 用于下焦湿热诸证　本品大苦大寒泄降，入肝、胆经，尤善清下焦及肝胆湿热，为治肝胆及其经脉循行部位上的湿热诸疾之要药。常配黄柏、苦参等，治湿热下注，阴肿阴痒、带下黄稠、湿疹瘙痒等；配茵陈、栀子等，治湿热黄疸。

2. 用于肝胆实火　本品苦寒质燥，既清利肝胆湿热，又清泻肝胆实火，故为治肝经湿热、实火之要药。配柴胡、栀子等药，治肝火上炎，头痛目赤、胁痛口苦，如龙胆泻肝汤；治肝经热盛，热极生风的高热惊厥，多配牛黄、钩藤、黄连等药，如凉惊丸。

凡肝胆及其经脉循行部位上的湿热、实火诸证，无论内、外、妇、五官等科均可用。

【用法用量】煎服，3～6g。或入丸、散。外用适量。

【饮片应用】生龙胆偏于清热燥湿；酒龙胆偏于清上焦热邪及肝胆实火。

【使用注意】脾胃虚寒者不宜用，阴虚津伤者慎用。

【现代研究】

1. 化学成分　主要含龙胆苦苷、当药苷、苦龙胆酯苷、龙胆碱、龙胆黄碱、龙胆三糖等成分。

2. 药理作用　龙胆苦苷有保护肝细胞而保肝、降低谷丙转氨酶、利胆作用；龙胆碱有镇静、降压作用。龙胆草水浸剂能抑制皮肤真菌，对钩端螺旋体、铜绿假单胞菌、变形杆菌、伤寒杆菌也有抑制作用，能抗炎、抑杀疟原虫；少量可增强胃液分泌，助消化。

课堂互动

与黄连、黄柏等清热燥湿药比较，龙胆清热燥湿有何特点？

苦参《神农本草经》
Kushen

本品为豆科植物苦参 *Sophora flavescens* Ait. 的干燥根。全国各地均产。春、秋二季采挖。晒干。切厚片，生用。

【处方用名】苦参　苦参炭

【药性】苦，寒。归心、肝、胃、大肠、膀胱经。

【功效】清热燥湿，杀虫，利尿。

【临床应用】

1. 用于湿热泻痢、黄疸　本品苦寒纯阴，善清下焦湿热止痢，可代黄连治泻痢。治湿热蕴结肠胃，下痢腹痛，可单用，或与木香等配用，如香参丸；又除湿热，退黄疸作用良好，配茵陈、龙胆等同用，治湿热黄疸。

2. 用于带下阴痒，湿疹疥癣　本品既清利下焦湿热，又祛风杀虫止痒，内服外洗均效。治带下阴痒，湿疹湿疮，多配黄柏、蛇床子、车前子等同用。治皮肤瘙痒，配蝉蜕、荆芥等药，如消风散；或配枯矾、硫黄制成软膏，外涂治疥癣。

3. 用于湿热小便涩痛　本品有显著的清热利尿作用。常配车前子、石韦等药，治湿热蕴结小便涩痛。

【用法用量】煎服，4.5～9g。外用适量。

【饮片应用】生用，清热燥湿；苦参炭止血力强。

【使用注意】反藜芦。脾胃虚寒忌用，阴虚津伤者慎用。

【现代研究】

1. 化学成分 主要含多种生物碱,包括苦参碱、氧化苦参碱、别苦参碱、异苦参碱等,还含有新苦参醇、苦参酮、异苦参酮等多种黄酮类化合物。

2. 药理作用 本品煎剂、醇提取物有不同程度的抑制肿瘤作用。对阴道滴虫、鞭毛虫有一定抑制作用。所含苦参碱对志贺菌属、大肠杆菌、金黄色葡萄球菌等有明显抑制作用;氧化苦参碱能抗过敏。苦参多种成分能抗心律失常。此外,还有抗炎、利尿、镇静、平喘、祛痰及升高白细胞等作用。

白鲜皮《神农本草经》
Baixianpi

本品为芸香科植物白鲜 *Dictamnus dasycarpus* Turcz. 的干燥根皮。主产于辽宁、河北、山东、江苏等地。春、秋二季采挖。晒干。生用。

【处方用名】白鲜皮

【药性】苦,寒。归脾、胃、膀胱经。

【功效】清热燥湿,祛风解毒。

【临床应用】

1. 用于湿热疮毒,湿疹疥癣 本品苦寒,功似苦参,常与之相须为用。治皮肤瘙痒诸证,内服、外洗均可。治湿热疮毒,肌肤溃脓,常配苍术、连翘等药;治湿疹、疥癣、风疹,配地肤子、防风等同用。

2. 用于湿热黄疸,湿热痹痛 本品既清热燥湿,治湿热黄疸、尿赤,常配茵陈、栀子等药;又祛风通痹,多与苍术、黄柏等同用,治风湿热痹,关节红肿热痛。

【用法用量】煎服,5～10g。外用适量。

【使用注意】脾胃虚寒者慎用。

【现代研究】

1. 化学成分 主要含柠檬苦素类、生物碱类、黄酮类、香豆素类、甾体类、脂肪酸类和多糖类等成分。

2. 药理作用 白鲜皮水浸剂对多种致病真菌有不同程度的抑制作用,其浸出液有解热作用。白鲜碱小量对离体蛙心有兴奋作用,可使心肌张力增加,每分钟输出量及每搏输出量均增多;对离体兔耳血管有明显收缩作用;对家兔和豚鼠子宫平滑肌有强力收缩作用;提取物能有效对抗Ⅰ、Ⅳ型变态反应,具有良好的抗过敏作用。

秦皮《神农本草经》
Qinpi

本品为木犀科植物苦枥白蜡树 *Fraxinus rhynchophylla* Hance、白蜡树 *Fraxinus chinensis* Roxb.、尖叶白蜡树 *Fraxinus szaboana* Lingelsh. 或宿柱白蜡树 *Fraxinus stylosa* Lingelsh. 的干燥枝皮或干皮。主产于吉林、辽宁、河南等地。春、秋二季剥取干皮。晒干。切丝,生用。

【处方用名】秦皮

【药性】苦、涩,寒。归肝、胆、大肠经。

【功效】清热燥湿,收涩止痢,止带,明目。

【临床应用】

1. 用于热毒泻痢,湿热带下 本品既清热燥湿,又收敛涩肠、止痢止带,泻涩并用而不留邪。配白头翁、黄连等药,治湿热泻痢,里急后重,如白头翁汤;配椿皮、黄柏等药,治湿热带下。

2. 用于目赤肿痛,目生翳障 本品能清热以泄肝火而明目退翳。常与菊花、决明子、栀子等同用。

【用法用量】煎服,6～12g。外用适量。

【现代研究】

1. 化学成分 主要含香豆精类化合物,包括秦皮素、秦皮苷、七叶素、七叶苷等,还含鞣质、皂苷等成分。

2. 药理作用 本品煎剂对金黄色葡萄球菌、志贺菌属、大肠杆菌等有抑制作用。所含秦皮乙素能抑制血小板脂氧合酶的活性。有抗炎、利尿及促进尿酸排泄的作用;还有镇咳、祛痰和平喘、镇静、镇痛、抗惊厥等作用。

椿皮《新修本草》
Chunpi

本品为苦木科植物臭椿 *Ailanthus altissima*（Mill.）Swingle 的干燥根皮或干皮。主产浙江、江苏、湖北、河南、安徽等地。全年均可剥取。晒干。生用或麸炒用。

【处方用名】椿皮

【药性】苦、涩,寒。归大肠、胃、肝经。

【功效】清热燥湿,涩肠止泻,止带,止血。

【临床应用】

1. 用于湿热泻痢,久泻久痢 本品既清热燥湿,又收涩止泻,虚、实泻痢皆可用。常配黄连、葛根等药,治湿热泻痢;与诃子、母丁香等同用,治久泻久痢。

2. 用于赤白带下 本品既能清热燥湿,又善收涩止带止血。与苦参、黄柏等同用,常治湿热下注、赤白带下,如樗树根丸;与白术、茯苓等相伍,治脾虚带下等。

3. 用于崩漏,便血,痔血 本品既清热,又收敛止血。配黄芩、白芍、龟甲等药,治血热崩漏;配地榆、槐花等药,治便血、痔血等。

【用法用量】煎服,6～10g。外用适量。

【使用注意】脾胃虚寒者慎用。用量过大易致恶心呕吐。

【现代研究】

1. 化学成分 主要含臭椿酮、苦木素等成分。

2. 药理作用 本品煎剂在体外对福氏志贺菌、宋内志贺菌和大肠杆菌有抑制作用。臭椿酮和苦木素均有抗肿瘤作用。

第三节 清热解毒药

本类药物大多苦寒,主入胃、肝、肺、心及大肠经。具有清热泻火解毒作用。其所治之毒,以热毒、疫毒、疮毒等为主。适用于各种火热毒邪所致之病证,如痈肿疮毒、丹毒、痄腮、咽喉肿痛、热毒泻痢、虫蛇咬伤、水火烫伤、温热病及癌肿等。临床运用时,应根据病证的不同,结合具体药物的特点,有针对性地选择应用,并作适当配伍。如热毒在血分者,配伍清热凉血药;火热炽盛者,配伍清热泻火药;夹有湿邪者,配伍利湿、化湿、燥湿药;疮痈肿毒、咽喉肿痛者,配伍活血消肿,或软坚散结药;热毒血痢、里急后重者,配伍活血行气药。

本类药性寒凉,易损伤脾胃阳气,应中病即止,不可过服。

金银花《新修本草》
Jinyinhua

本品为忍冬科植物忍冬 *Lonicera japonica* Thund. 的干燥花蕾或带初开的花。又名忍冬花、双花、二花、银花。我国南北各地均有分布。夏初花开放前采摘。阴干。

【处方用名】金银花　金银花炭

【药性】甘，寒。归肺、心、胃经。

【功效】清热解毒，疏散风热。

【临床应用】

1．用于痈肿疔疮　本品味寒，能清热解毒，散痈消肿，为治一切内痈、外疡阳证之要药。配皂角刺、白芷等药，治痈疮初起，红肿热痛，如仙方活命饮；与紫花地丁、蒲公英、野菊花等配伍，治疗疮形如粟，坚硬根深，如五味消毒饮；与地榆、黄芩等同用，治肠痈腹痛，如清肠饮；与鱼腥草、芦根等配伍，清肺排脓，治肺痈咳吐脓血。

2．用于外感风热，温病发热　本品味寒质轻，芳香疏散。既疏散肺经风热，又清泻心胃之热而解毒。为治外感风热，温病邪在卫分、气分、营分之要药。治温病邪在卫分，与连翘相须为用，如银翘散；与石膏、知母相配，治热在气分；配伍生地黄、水牛角、黄连等药，治热入心营，如清营汤，本品有透营转气之功；与香薷、厚朴、连翘等同用，治暑温，如新加香薷饮。

3．用于热毒血痢　本品清热解毒，凉血止痢。单用浓煎口服即效，或配白头翁、黄连、秦皮等药，以增强止痢之效。

此外，制成金银花露，能清热解暑，用于暑热烦渴及小儿热疮、痱子等证。

【用法用量】煎服，6～15g。

【饮片应用】金银花生用，疏散风热，清泄里热；金银花炭，用于热毒血痢；金银花露，解暑避秽。

【使用注意】脾胃虚寒及阴性疮疡脓稀者忌用。

【现代研究】

1．化学成分　主要含绿原酸、异绿原酸、白果醇、β-谷甾醇、木犀草素、挥发油、皂苷等成分。

2．药理作用　本品具有广谱抗菌作用，对金黄色葡萄球菌、肺炎球菌、志贺菌属、脑膜炎球菌等有较强抑制作用；对钩端螺旋体、流感病毒以及致病霉菌等多种病原微生物亦有抑制作用；有明显的抗炎及解热作用；有较强的抗内毒素作用。还有降血脂、抗早孕作用。

【附药】忍冬藤　山银花

1．忍冬藤　本品为忍冬科植物忍冬的干燥茎枝，又名银花藤。秋、冬割取，晒干，生用。味甘，性寒，归肺、胃经，其功效与金银花相似，其解毒作用不及金银花，疏散风热作用较弱；但能祛风湿、通经络，有通利经络的作用。常用于温病发热，风湿热痹，关节红肿热痛，屈伸不利等。煎服，9～30g。

2．山银花　本品为忍冬科植物灰毡毛忍冬、红腺忍冬、华南忍冬或黄褐毛忍冬的干燥花蕾或带初开的花。夏初花开放前采收，晒干，生用。味甘，性寒。归肺、心、胃经。其功效清热解毒，疏散风热。用于痈肿疔疮，喉痹，丹毒，热毒血痢，风热感冒，温病发热。煎服，6～15g。

连翘《神农本草经》
Lianqiao

本品为木犀科植物连翘 *Forsythia suspensa*（Thunb.）Vahl. 的干燥果实。主产于山西、河南、陕西、山东等地。秋季果实初熟尚带绿色时采收，称为"青翘"。果实熟透时采收，称为"黄翘"或"老翘"。青翘蒸熟晒干，筛取籽实作"连翘心"用。晒干。生用。

【处方用名】连翘

【药性】苦，微寒。归肺、心、小肠经。

【功效】清热解毒，消痈散结，疏散风热。

【临床应用】

1. 用于痈肿疮毒，瘰疬痰核　本品苦寒，入心经，清心火，解疮毒，消痈散结力强，为"疮家圣药"。常配金银花、蒲公英等药，治痈肿疮毒；与夏枯草、浙贝母等同用，治瘰疬痰核。

2. 用于风热外感，温病发热　本品入心、肺经，功似金银花，既清热解毒，又宣散透热，可治风热外感及温病各阶段之发热。常与金银花相须为用，疏散风热，治热在卫分，如银翘散；又透热转气，配水牛角、生地黄等药，治热入营血，如清营汤；其连翘心擅长清心火，与麦冬、莲子心等配伍，治热陷心包，高热神昏，如清宫汤。

此外，本品苦寒通降，能清心兼以利尿，与车前子、木通等同用，治热淋涩痛。

【用法用量】煎服，6～15g。

【饮片应用】青翘，清热解毒力较强；黄翘，偏于透热达表，疏散风热；连翘心，偏于清心热；朱连翘，清心解毒。

【使用注意】脾胃虚寒及气虚脓稀者不宜用。

【现代研究】

1. 化学成分　主要含连翘酚、甾醇化合物、三萜皂苷、挥发油、齐墩果酸等成分。

2. 药理作用　本品浓缩煎剂在体外有抗菌作用，对伤寒杆菌、副伤寒杆菌、大肠杆菌、志贺菌属、白喉杆菌及霍乱弧菌、金黄色葡萄球菌、链球菌等，其抑制作用很强；对其他致病菌、流感病毒、真菌也有一定抑制作用，能解热、镇吐、抗炎、利尿、抗肝损伤等。所含齐墩果酸有强心、利尿及降压作用。

知识链接

连翘与金银花的异同

二药均既可透热达表，又可清里热而解毒。治外感风热，温病卫、气、营各阶段发热，热毒疮疡等证常相须为用。然金银花清透解毒力强，炒炭能凉血止痢，治疗热毒血痢；制露可解暑，为小儿解暑良药。而连翘清心解毒力强，并善于消痈散结，为"疮家圣药"，亦治瘰疬、痰核；尚可利尿，治疗热淋尿少。

课堂互动

夏枯草和连翘均能散结，治疗瘰疬、痰核，试比较两者异同。

大青叶《名医别录》
Daqingye

本品为十字花科植物菘蓝 *Isatis indigotica* Fort. 的干燥叶。主产于江苏、安徽、河北、浙江等地。夏、秋二季采收。切碎。鲜用或晒干生用。

【处方用名】大青叶

【药性】苦，寒。归心、胃经。

【功效】清热解毒，凉血消斑。

【临床应用】

1. 用于温病初起，热入营血，温毒发斑　本品苦寒，既善清心胃实火热毒，又入血分而凉血消斑，能气血两清，作用力强。配金银花、连翘等，用治外感风热或温病初起的发热头痛、口渴咽痛；与栀子、水牛角等配伍，治热入营血，高热斑疹等。

2. 用于疹腮丹毒，喉痹口疮　本品苦寒，清热解毒力强，善解瘟疫时毒，又凉血消肿而利咽，治瘟毒上攻，发热头痛，疹腮喉痹者，常配金银花、大黄、拳参等药。治疮痈、丹毒，可以鲜品捣烂外敷，或配蒲公英、紫花地丁、重楼等煎汤内服；治口舌生疮，咽喉肿痛，用鲜品捣汁服，或配玄参、牛蒡子等煎服。

【用法用量】煎服，干品 9～15g，鲜品 30～60g；外用适量。

【使用注意】脾胃虚寒者忌用。

【现代研究】

1. 化学成分　主要含靛蓝、菘蓝苷、靛玉红、葡萄糖芸苔素、新葡萄糖芸苔素、水杨酸、丁香酸等成分。

2. 药理作用　大青叶有广谱抗生素作用，其煎剂对金黄色葡萄球菌、甲型溶血性链球菌、肺炎球菌、志贺菌属、百日咳杆菌有抑制作用；并能抑制流感病毒、腮腺炎病毒等；能增强白细胞吞噬能力；靛玉红有显著的抗白血病作用。还有保肝、抗炎、解热、抗肿瘤等作用。

板蓝根《新修本草》
Banlangen

本品为十字花科植物菘蓝 *Isatis indigotica* Fort. 的干燥根。主产于河北、江苏、浙江、安徽等地。秋季采挖。晒干。切厚片，生用。

【处方用名】板蓝根

【药性】苦，寒。归心、胃经。

【功效】清热解毒，凉血利咽。

【临床应用】

1. 用于外感发热，温病初起，咽喉肿痛　本品苦寒，善清解实火热毒，功效与大青叶相似，而更长于解毒利咽散结。治外感风热或温病初起，发热头痛咽痛，可单味使用，如板蓝根冲剂，或配伍金银花、连翘、牛蒡子等清热利咽药。

2. 用于温毒发斑，大头瘟疫，丹毒，疹腮　本品苦寒，长于清热解毒，凉血利咽。主治多种瘟疫热毒之证，尤善治咽喉肿痛。治时行温病，发斑发疹，与生地黄、紫草等同用，如神犀丹；治丹毒，疹腮，大头瘟疫，头面红肿，咽喉不利，配伍连翘、牛蒡子等药，如普济消毒饮。

【用法用量】煎服，9～15g。

【使用注意】体虚而无实火热毒者忌服，脾胃虚寒者忌用。

【现代研究】

1. 化学成分　主要含靛蓝、靛玉红、腺苷、植物性蛋白、β- 谷甾醇、芥子苷和多种氨基酸等成分。

2. 药理作用　本品水浸液对多种革兰阳性菌、革兰阴性菌及流感病毒、腮腺炎病毒等有抑制作用；可增强免疫功能。靛玉红对慢性髓细胞性白血病有显著治疗作用；对血小板聚集有一定抑制作用；抗氧化。

青黛《药性论》
Qingdai

本品为爵床科植物马蓝 *Baphicacanthus cusia*（Nees）Bremek.、蓼科植物蓼蓝 *Polygonum tinctorium* Ait. 或十字花科植物菘蓝 *Isatis indigotica* Fort. 的叶或茎叶经加工制得的干燥粉末、团块或颗粒。产地同板蓝根，福建所产品质最优，称"建青黛"。

【处方用名】青黛

【药性】咸，寒。归肝经。

【功效】清热解毒，凉血消斑，泻火定惊。

【临床应用】

1. 用于痄腮喉痹，疮痈丹毒　本品能清热解毒散肿。治痄腮喉痹，可配黄芩、金银花等煎服，或配少许冰片，水调外敷；治热毒疮痈丹毒，配与蒲公英、板蓝根、紫花地丁等同用。

2. 用于温毒发斑，血热吐衄　本品咸寒，能清热解毒、凉血、止血、消斑。配石膏、生地黄等，治温毒发斑，如青黛石膏汤；与生地黄、白茅根等配伍，治血热吐血衄血。

3. 用于痰热咳血　本品咸寒，入肝、肺经，既清肝火，又泻肺热，且凉血止血。治肝火犯肺，咳嗽胸痛，痰中带血，轻者配海蛤粉同用，如黛蛤散；重者与栀子、瓜蒌、牡丹皮等相伍。

4. 用于高热惊风　本品能清肝火，定惊痫。治小儿惊风抽搐，常配钩藤、牛黄等，如凉惊丸。

【用法用量】入丸、散，1～3g。外用适量。

【使用注意】胃寒者慎用。

【现代研究】

1. 化学成分　主要含靛蓝、靛玉红、色胺酮、青黛酮等成分。

2. 药理作用　本品对金黄色葡萄球菌、肺炎球菌、志贺菌属、炭疽杆菌等有抑制作用，对皮肤病真菌的活性成分有较强的抑制作用。靛玉红对肿瘤细胞有抑制和杀灭作用。

　知识链接

大青叶与板蓝根、青黛的异同

大青叶为菘蓝叶；板蓝根为菘蓝的根；青黛为马蓝、蓼蓝或菘蓝的茎叶经加工制得的粉末。三者大致同出一源，均能清热解毒、凉血消斑，同用治温毒发斑、咽喉肿痛、疮痈肿毒、痄腮等证。然大青叶凉血消斑力强，多治斑疹吐衄；板蓝根解毒利咽效佳，善治大头瘟、咽喉肿痛；青黛清肝定惊功著，治疗小儿惊痫以及肝火犯肺之咳痰咯血。

贯众《神农本草经》
Guanzhong

本品为鳞毛蕨科植物粗茎鳞毛蕨 *Dryopteris crassirhizoma* Nakai 的干燥根茎和叶柄残基。主产于辽宁、吉林、黑龙江等地。习称"东北贯众"或"绵马贯众"。秋季采挖。晒干。生用或炒炭用。

【处方用名】贯众 绵马贯众 绵马贯众炭

【药性】苦,微寒;有小毒。归肝、胃经。

【功效】清热解毒,凉血止血,驱虫。

【临床应用】

1. 用于风热表证,温毒发斑,痄腮 本品苦寒,能清热解毒,凉血。既清气分实热,又解血分之热毒,凡温热毒邪所致之证皆可用之。治风热感冒、斑疹、痄腮,可单用,或与金银花、连翘、板蓝根等配伍使用;治麻疹,配伍紫草、大青叶等透疹解毒。

2. 用于血热出血 本品凉血止血,治多种血热出血。尤善治崩漏下血,常与五灵脂、乌贼骨等相伍;配侧柏叶、白茅根等止血药,治血热吐血、衄血、便血。

3. 用于多种肠道寄生虫病 本品有小毒,善杀虫。治绦虫,常配槟榔、雷丸等药;治钩虫,常配榧子、槟榔等药;治蛔虫腹痛,可与使君子、苦楝皮等配伍;治蛲虫,以本品煎汁,临睡前熏洗肛门周围效佳。

【用法用量】煎服,4.5～9g。

【饮片应用】生贯众偏清热解毒、驱虫;贯众炭偏凉血止血。

【使用注意】有小毒,不可过量。脾胃虚寒者及孕妇慎用。服用本品时忌油腻。

【现代研究】

1. 化学成分 主要含绵马酸类、黄绵马酸类、白绵马酸类等间苯三酚衍生物,还含有三萜、挥发油、树脂等成分。

2. 药理作用 本品对各型流感病毒有不同程度的抑制作用,有一定抑菌作用;有较强驱虫作用,对绦虫有强烈毒性,可使绦虫麻痹而排出,也能驱钩虫、蛔虫、鞭虫等;能明显收缩子宫;还有止血、保肝、抗早孕、抗肿瘤等作用。

穿心莲《岭南采药录》
Chuanxinlian

本品为爵床科植物穿心莲 *Andrographis paniculata*(Burm. f.)Nees 的干燥地上部分。主产广东、广西、福建等地。秋初茎叶茂盛时采收。晒干。切段,生或鲜用。

【处方用名】穿心莲

【药性】苦,寒。归心、肺、大肠、膀胱经。

【功效】清热解毒,凉血,消肿。

【临床应用】

1. 用于外感风热,温病初起 本品苦寒清泄,善清热解毒;凡温热之邪所致之病证皆可应用。治外感风热或温病初起,发热头痛,可单用,如穿心莲片;或配金银花、连翘、牛蒡子等药。

2. 用于肺热咳喘,肺痈吐脓,咽喉肿痛 本品苦寒入肺经,善清肺火,凉血消肿。配黄芩、桑白皮等药,治肺热咳嗽;配鱼腥草、桔梗等药,治肺痈咳吐脓血;配玄参、牛蒡子等药,治咽喉肿痛等。

3. 用于湿热泻痢,热淋,湿疹 本品苦寒,长于清热燥湿。治湿热泻痢,常配马齿苋、黄连等药;治热淋,小便涩痛,常配车前子、白茅根等药;治湿疹瘙痒,可研末,甘油调外涂,或与白鲜皮、地肤子等同用。

4. 用于痈肿疮毒,毒蛇咬伤 本品清热解毒,凉血消肿,能解除蛇毒。既治热毒疮痈,常配金银花、野菊花等药;又疗毒蛇咬伤,用鲜品捣敷,或与白花蛇舌草、重楼等清热解毒药同用。

【用法用量】煎服,6～9g。煎剂易致呕吐,故多作丸、散、片剂。外用适量。

【使用注意】味苦不宜多服、久服；脾胃虚寒者不宜用。

【现代研究】

1. 化学成分　主要含穿心莲内酯、去氧穿心莲内酯、新穿心莲内酯、穿心莲潘林内酯等成分。

2. 药理作用　本品所含新穿心莲内酯对细菌性痢疾的疗效较氯霉素与呋喃唑酮为优，且无副作用和毒性。体外试验，穿心莲水煎剂对钩端螺旋体有抑制或杀灭作用，对肺炎球菌、金黄色葡萄球菌、志贺菌属、甲型溶血性链球菌及卡他莫拉菌有一定抑制作用；能提高白细胞的吞噬能力；有解热、抗炎、抗病毒、保肝利胆、抗肿瘤、抗早孕、抗蛇毒及毒蕈碱样等作用。

熊胆粉《新修本草》
Xiongdanfen

本品为熊科动物黑熊 *Selenarctos thibetanus* Cuvier 或棕熊 *Ursus arctos* Linnaeus 胆汁的加工品。主产于云南、四川、贵州及东北、华北地区。采用人工引流胆汁，干燥而得熊胆粉。

【处方用名】熊胆粉　熊胆

【药性】苦，寒。归肝、胆、心经。

【功效】清热解毒，息风止痉，清肝明目。

【临床应用】

1. 用于热毒疮痈　本品苦寒，清热解毒之效颇佳，又能消散痈肿。可单用本品，水调化后涂于患部，或加入冰片少许调涂，治热毒疮痈。

2. 用于惊痫抽搐　本品有清肝凉心、息风止痉之效。主治肝火炽盛之热极生风，如癫痫、小儿痰热惊痫，可用竹沥化服；治子痫，单用本品，温开水化服。

3. 用于肝热目赤翳障　本品入肝经，能清肝明目退翳。用本品配冰片溶于凉开水中，外用点眼，如熊胆丸。

此外，亦用治热毒壅盛之咽喉肿痛。

【用法用量】内服，0.25～0.5g，人工熊胆粉 1～2g，多入丸、散。因有腥苦味，口服易引起呕吐，故宜用胶囊剂。外用适量，调涂患处。

【使用注意】脾胃虚寒者忌服。虚寒证当禁用。

【现代研究】

1. 化学成分　主要含熊去氧胆酸、鹅去氧胆酸、石胆酸、胆红素、胆固醇、无机盐、脂肪、磷脂及多种氨基酸成分。

2. 药理作用　本品具有解痉作用，能促进体内疲劳物质的分解与排泄，并能增加维生素 B_1、维生素 B_2 的吸收，能溶解胆结石，并有一定的解毒作用。尚有健胃、镇痛，抗惊厥、镇咳、祛痰、平喘、降血压及促进胆汁分泌等作用。

【按语】2004 年底，国家林业局、卫生部、工商总局等机构联合发文，更进一步限定了熊胆粉的使用范围，规定只有特效药、关键药等重点成药品种和重点医院才能使用熊胆粉。

射干《神农本草经》
Shegan

本品为鸢尾科植物射干 *Belamcanda chinensis*（L.）DC. 的干燥根茎。主产于湖北、河南、江苏、安徽等地。初春刚发芽或秋末茎叶枯萎时采收为佳。晒干。切片，生用。

【处方用名】射干

【药性】苦，寒。归肺经。

【功效】清热解毒，消痰，利咽。

【临床应用】

1．用于咽喉肿痛 本品苦寒降泄，清热解毒；主入肺经，能清肺降火以解毒，祛痰利咽而消肿。为治痰热壅盛、热结血瘀之咽喉肿痛要药。可单用，如射干汤；或配黄芩、桔梗等药。若治外感风热，咽痛暗哑，常与连翘、马勃、牛蒡子等同用，如银翘马勃散。

2．用于痰热咳喘 本品善清肺火，降气消痰，而平喘止咳。治肺热喘咳，痰稠色黄，常配伍桑白皮、马兜铃等止渴平喘药，如射干兜铃汤；治寒痰喘咳，须配细辛、麻黄、半夏等同用，如射干麻黄汤。

【用法用量】煎服，3～10g。

【使用注意】脾虚便溏者不宜用；孕妇慎用或忌用。

【现代研究】

1．化学成分 主要含射干苷、鸢尾苷、鸢尾黄酮苷、鸢尾黄酮、射干酮、紫檀素、草夹竹桃苷及多种二环三萜及其衍生物和苯酚类化合物等成分。

2．药理作用 本品对外感及咽喉疾患中的某些病毒（腺病毒、ECHO11）有抑制作用；能抑制流感病毒、疱疹病毒；对致病性皮肤真菌有较强的抑制作用；有抗炎、解热、镇痛及利尿作用。

山豆根《开宝本草》
Shandougen

本品为豆科植物越南槐 *Sophora tonkinensis* Gapnep. 的干燥根及根茎。又名广豆根。主产于广西、广东、贵州、云南等地。秋季采挖。晒干。切片，生用。

【处方用名】山豆根

【药性】苦，寒；有毒。归肺、胃经。

【功效】清热解毒，消肿利咽。

【临床应用】

1．用于咽喉肿痛 本品苦寒，功善清肺泻胃、解毒消肿利咽，为治热毒蕴结咽喉肿痛之要药。轻者，可单用煎服或含漱；重者，配伍桔梗、栀子、玄参等药，如清凉散。

2．用于牙龈肿痛 本品苦寒，善清胃火、消肿。治胃火上炎之牙龈肿痛、口舌生疮，单用煎汤漱口，或与石膏、黄连、牡丹皮等同用。

此外，本品亦用于湿热黄疸，肺热咳嗽，痈肿疮毒等证。

【用法用量】煎服，3～6g。外用适量。

【使用注意】有毒，过量服用易引起呕吐、腹泻、胸闷等副作用，故用量不宜过大。脾胃虚寒者慎用。

【现代研究】

1．化学成分 主要含槐果碱、苦参碱、氧化苦参碱、金雀花碱等生物碱。

2．药理作用 本品具有抗癌及抑制白血病细胞作用；能抑制胃酸分泌、对溃疡有明显的修复作用；能增加心肌收缩力，显著增加冠脉流量；对金黄色葡萄球菌、志贺菌属、结核杆菌、霍乱弧菌、皮肤致病性真菌及钩端螺旋体均有抑制作用。此外，有较强的平喘作用；还能升高白细胞、抗感染、保肝等。

【附药】北豆根

本品为防己科植物蝙蝠葛的干燥根茎。春、秋二季采挖，干燥，切片生用，为北方地区所习用。本品苦，寒；有小毒。入肺、胃、大肠经。功效清热解毒，祛风止痛。用于热毒壅盛，咽喉肿痛,泄泻痢疾及风湿痹痛。近年发现还有镇咳、祛痰及抗肿瘤等作用。煎服,3～9g。脾胃虚寒者不宜使用。

课堂互动

射干、山豆根均是治疗咽喉肿痛的药物,其功效有何异同?

知识拓展

山豆根的不良反应

山豆根大剂量对心脏呈负性频率、负性传导作用和心肌复极化障碍,对呼吸中枢先兴奋后抑制。中毒时主要症状为不同程度的头痛,头晕,恶心,呕吐,腹痛或腹泻,四肢无力,心悸,胸闷;重者表现为面色苍白,四肢颤抖、麻木,大汗淋漓,心跳加快,血压升高,步态不稳等;继则呼吸急促、浅表,四肢抽搐,面唇青紫,瞳孔散大,最终因呼吸衰竭而死亡。

马勃《名医别录》
Mabo

本品为灰包科真菌脱皮马勃 *Lasiosphaera fenzlii* Reich.、大马勃 *Calvatia gigantea*(Batsch ex Pers.)Lloyd 或紫色马勃 *Calvatia lilacina*(Mont.et Berk.)Lloyd 的干燥子实体。主产内蒙古、甘肃、湖北、吉林等省。夏、秋季子实体成熟时及时采收。干燥。切成方块,或研成粉,生用。

【处方用名】马勃
【药性】辛,平。归肺经。
【功效】清热利咽,止血。
【临床应用】

1.用于咽喉肿痛,咳嗽失音　本品味辛质轻,入肺经。既能宣散肺经风热,又能清泻肺经实火,长于解毒利咽,为治咽痛喑哑之要药。又能止血敛疮,故对喉证有出血和溃烂者尤为适宜。治咽喉肿痛,可单用研末含咽,或配伍射干、牛蒡子等药,如银翘马勃散;治肺热咳嗽、失音,常与桔梗、玄参、蝉蜕等同用。

2.用于血热吐衄,外伤出血　本品能清热凉血,收敛止血。治火邪袭肺,血热妄行之吐血、衄血等症,单用或配凉血止血药同用;治外伤出血,可用马勃粉撒敷伤口。

【用法用量】煎服,2～6g,布包煎;或入丸、散。外用适量,研末撒或调敷患处,或作吹药。
【使用注意】风寒闭肺、咳嗽失音者禁服。
【现代研究】

1.化学成分　本品含紫颓马勃酸、马勃素葡萄糖苷、马勃素、尿素、麦角甾醇、磷酸钠、亮氨酸、酪氨酸、砷及 α-直链淀粉酶等成分。

2.药理作用　脱皮马勃有止血作用,对口腔及鼻出血有明显的止血效果。其煎剂对金黄色葡萄球菌、铜绿假单胞菌、变形杆菌及肺炎球菌均有抑制作用,对少数致病真菌也有抑制作用。

木蝴蝶《本草纲目拾遗》
Muhudie

本品为紫葳科植物木蝴蝶 *Oroxylum indicum*(L.)Vent. 的干燥成熟种子。又名千张纸,玉蝴蝶,破故纸,云故纸。主产于云南、广西、贵州等省。秋、冬二季采收成熟果实,曝晒至果实开裂,取出种子。晒干。生用。

【处方用名】木蝴蝶

【药性】苦、甘,凉。归肺、肝、胃经。

【功效】清肺利咽,疏肝和胃。

【临床应用】

1. 用于喉痹喑哑,肺热咳嗽 本品苦甘寒凉,能清肺热、利咽喉,为治咽喉肿痛之常用药。常与玄参、麦冬、冰片等同用,治邪热伤阴,咽喉肿痛,声音嘶哑。又具清肺化痰止咳之功,配伍桔梗、桑白皮、款冬花等同用,治肺热咳嗽,或小儿百日咳。

2. 用于肝胃气痛 本品甘缓苦泄,入肝、胃经,能疏肝和胃止痛。治疗肝气郁滞,肝胃气痛,脘腹、胁肋胀痛等,单用本品研末,酒调送服。

【用法用量】煎服,1～3g。

【现代研究】

1. 化学成分 主要含黄酮及其苷类化合物、对羟基苯乙醇和环己醇类化合物、紫檀碱类化合物、有机酸类化合物、挥发油等物质,黄酮及其苷类化合物为主要成分。

2. 药理作用 本品具有抗菌、抗炎、抗病毒、抗氧化、抗癌、降糖等多种药理作用。木蝴蝶水提物及醇提物均对多种真菌和细菌具有抑制作用。木蝴蝶素 A、白杨素等发挥主要抗炎作用。水提物有显著的抗病毒作用。黄酮类化合物具有一定的抗氧化和抑制癌细胞作用。

白头翁《神农本草经》
Baitouweng

本品为毛茛科植物白头翁 *Pulsatilla chinensis*(Bge.)Regel 的干燥根。主产于东北、华北、华东等地。春、秋季采挖。除去须根,保留根头白绒毛,晒干。生用。

【处方用名】白头翁

【药性】苦,寒。归胃、大肠经。

【功效】清热解毒,凉血止痢。

【临床应用】

1. 用于热毒血痢 本品苦寒降泄,清热解毒,凉血止痢。尤善于清胃肠湿热及血分热毒,故为治热毒血痢之良药,如白头翁汤;若产后下痢,可配伍阿胶、黄柏等药,如白头翁加甘草阿胶汤。

2. 用于疮痈肿毒 本品苦寒,主入阳明经,有解毒凉血消肿之功。与蒲公英、连翘等同用,治疮痈肿毒、痄腮、瘰疬等。

此外,本品与秦皮、苦参、白鲜皮配伍,煎汤外洗,可治湿热下注之带下阴痒。

【用法用量】煎服,9～15g,鲜品 15～30g。外用适量。

【使用注意】虚寒泻痢者忌用。

【现代研究】

1. 化学成分 主要含三萜皂苷、葡萄糖、鼠李糖等,并含白头翁素、23-羟基白桦酸、胡萝卜苷等成分。

2. 药理作用 本品鲜汁、煎剂、乙醇提取物在体外对金黄色葡萄球菌、铜绿假单胞菌、志贺菌属、枯草杆菌、伤寒杆菌等均有抑制作用;能显著抑制阿米巴原虫生长和抑杀阴道滴虫;对流感病毒和皮肤真菌有抑制作用;还有镇静、镇痛和抗痉挛作用。

马齿苋《本草经集注》
Machixian

本品为马齿苋科植物马齿苋 *Portulaca oleracea* L. 的干燥地上部分。我国南北各地均产。夏、秋季采收。鲜用，或略蒸或烫后晒干用。

【处方用名】马齿苋

【药性】酸，寒。归肝、大肠经。

【功效】清热解毒，凉血止血，止痢。

【临床应用】

1. 用于热毒血痢　本品性寒质滑，酸能收敛，入大肠经，具有清热解毒、凉血止痢之功，为治痢疾的常用药物。可单味煎服，亦常与粳米煮粥，空腹服食；或配黄连、白头翁等药同用。治疗产后血痢，单用鲜品捣汁，入蜜调服。

2. 用于热毒疮疡　本品具有清热解毒、凉血消肿之功。用鲜品捣烂外敷，或单味煎汤内服或外洗，或配伍清热解毒药同用。

3. 用于崩漏便血　本品味酸而寒，入肝经血分，有清热凉血、收敛止血之效。故用治血热妄行之崩漏下血，可单用捣汁服，或配贯众、黄芩等同用；治大肠湿热便血、痔血，可与地榆、槐花等同用。

【用法用量】煎服，9～15g。鲜品用量加倍。外用适量，捣敷患处。

【使用注意】脾胃虚寒，肠滑作泄者忌服。

【现代研究】

1. 化学成分　主要含黄酮类化合物（山奈酚、儿茶素、木犀草素、槲皮素等）、生物碱类（腺苷、N- 反式阿魏酰基酪胺等）、木脂素类成分、有机酸类、果胶多糖等。

2. 药理作用　本品乙醇提取物及水煎液对各型志贺菌属、伤寒杆菌、金黄色葡萄球菌均有抑制作用。对血管有显著收缩作用。对子宫平滑肌有明显的兴奋作用。有增强肠蠕动和利尿作用。

鸦胆子《本草纲目拾遗》
Yadanzi

本品为苦木科植物鸦胆子 *Brucea javanica*（L.）Merr. 的干燥成熟果实。主产于广西、广东、云南、福建等地。秋季果实成熟时采收。去壳取仁，晒干。生用。亦可压去油制成丸剂、片剂服用。

【处方用名】鸦胆子

【药性】苦，寒；有小毒。归大肠、肝经。

【功效】清热解毒，截疟，止痢。外用：腐蚀赘疣。

【临床应用】

1. 用于热毒血痢，冷积久痢　本品苦寒，能清热解毒，尤善清大肠蕴热、凉血止痢。治热毒血痢，可单用本品，10～15 粒，去皮，白糖水送服。又能燥湿杀虫止痢，为治休息痢要药。治冷积久痢，采取口服与灌肠并用的方法；若治久痢久泻，迁延不愈者，配伍诃子肉、乌梅肉、木香等药。

2. 用于各型疟疾　本品苦寒，入肝经，能清肝胆湿热，杀虫截疟。各种类型的疟疾均可应用，尤宜于间日疟及三日疟，对恶性疟疾也有效。单用本品以龙眼肉包裹吞服。

3. 用于鸡眼赘疣　本品外用腐蚀赘疣。故治鸡眼、赘疣，捣烂涂敷患处，或用鸦胆子油局部外敷。如用鸦胆子仁 20 粒，同烧酒捣烂敷患处，外以胶布固定，即至圣丹。

【用法用量】内服，0.5～2g，以龙眼肉包裹或装入胶囊吞服。不宜入煎剂。外用适量。

【使用注意】有毒,对胃肠道及肝、肾均有损害,内服需严格控制剂量,不宜多用久服;胃肠出血及肝、肾病患者忌用或慎用;孕妇及小儿慎用。外用时注意用胶布保护好周围正常皮肤,以防止对正常皮肤的刺激。

【现代研究】

1. 化学成分 主要含鸦胆子苦素类、生物碱、苷类、酚性成分、黄酮类成分,香草酸、鸦胆子甲素以及鸦胆子油等成分。

2. 药理作用 鸦胆子仁及其有效成分对阿米巴原虫有杀灭作用;有显著的抗疟作用;对其他寄生虫如鞭虫、蛔虫、绦虫及阴道滴虫等也有驱杀作用;并具有抗肿瘤作用;对赘疣细胞可使细胞核固缩,细胞坏死、脱落;对流感病毒有抑制作用。

蒲公英《新修本草》
Pugongying

本品为菊科植物蒲公英 *Taraxacum mongolicum* Hand.-Mazz.、碱地蒲公英 *Taraxacum borealisinense* Kitam. 或同属数种植物的干燥全草。又名黄花地丁。全国各地均有分布。夏至秋季花初开时采收。鲜用或晒干生用。

【处方用名】蒲公英

【药性】苦、甘,寒。归肝、胃经。

【功效】清热解毒,消肿散结,利尿通淋。

【临床应用】

1. 用于疮痈疔毒,乳痈内痈 本品苦寒,既清火解毒,又降泄滞气,故为清热解毒、消肿散结之佳品,功似紫花地丁而力次之,常与之相须为用。主治内外热毒疮痈诸证,如五味消毒饮;兼能疏郁通乳,为治疗乳痈之要药。可单用浓煎内服;或以鲜品捣汁内服,渣敷患处;或配金银花、全瓜蒌等同用。治肠痈腹痛,配大黄、牡丹皮等药;治肺痈吐脓,与鱼腥草、芦根等同用;与板蓝根、玄参等配伍,还可治咽喉肿痛;鲜品外敷,可治毒蛇咬伤。

2. 用于热淋,黄疸 本品苦泄清利,退黄通淋。治热淋涩痛,配伍白茅根、金钱草等药;治湿热黄疸,常与茵陈、栀子等同用。

此外,本品归肝、胃经,尚能清肝明目。治肝火上炎引起的目赤肿痛,可单用取汁点眼,或浓煎内服;亦可与菊花、夏枯草、黄芩等配伍使用。

【用法用量】煎服,10～15g。外用鲜品适量,捣敷或煎汤熏洗患处。

【使用注意】用量过大可致缓泻。

【现代研究】

1. 化学成分 主要含蒲公英固醇、蒲公英苦素、蒲公英素、肌醇和莴苣醇、蒲公英赛醇、咖啡酸及树脂等成分。

2. 药理作用 本品煎剂或浸剂对金黄色葡萄球菌、溶血性链球菌有较强抑制作用;对肺炎球菌、脑膜炎球菌、铜绿假单胞菌、志贺菌属有抑制作用;能抑制幽门螺杆菌,抑制胃液分泌,抗胃溃疡。尚有利胆、保肝、抗内毒素及利尿作用,其利胆效果较茵陈煎剂更为显著。其地上部分水提取物能活化巨噬细胞,有抗肿瘤作用。

紫花地丁《本草纲目》
Zihuadiding

本品为堇菜科植物紫花地丁 *Viola yedoensis* Makino 的干燥全草。主产于我国长江下游至南部各省。夏、秋季采收。鲜用或晒干生用。

【处方用名】紫花地丁

【药性】苦、辛，寒。归心、肝经。

【功效】清热解毒，凉血消肿。

【临床应用】

1. 用于疮痈疔肿，乳痈肠痈　本品苦泄辛散，寒能清热，入血分，故能清热解毒、凉血消肿。为治血热壅滞，痈肿疮毒、红肿热痛的常用药物，尤善治疔毒。治热毒疮痈疔毒，可鲜品捣汁内服，渣外敷；或与金银花、蒲公英等同用，如五味消毒饮；治乳痈，配伍蒲公英等药，内服或外敷；治肠痈，多与大黄、红藤等同用。

2. 用于毒蛇咬伤　本品善解蛇毒。鲜品捣汁内服，渣配雄黄少许，捣烂外敷。

此外，还用于肝热目赤肿痛以及外感热病。

【用法用量】煎服，15～30g。外用鲜品适量，捣烂敷患处。

【使用注意】体质虚寒者忌服。

【现代研究】

1. 化学成分　主要含苷类、黄酮类、棕榈酸、反式对羟基桂皮醇、丁二酸、地丁酰胺等成分。

2. 药理作用　本品有明显的抗菌作用，对结核杆菌、志贺菌属、金黄色葡萄球菌、肺炎球菌、皮肤真菌及钩端螺旋体有抑制作用；有确切抗病毒作用；有解热、消炎、消肿等作用。

野菊花《本草正》
Yejuhua

本品为菊科植物野菊 *Chrysanthemum indicum* L. 的干燥头状花序。全国各地均有分布，主产于江苏、四川、安徽、广东、山东等地。秋、冬二季花初开放时采摘，晒干，生用。

【处方用名】野菊花

【药性】苦、辛，微寒。归肝、心经。

【功效】清热解毒，泻火平肝。

【临床应用】

1. 用于痈疽疔疖，咽喉肿痛　本品辛散苦降，其清热泻火、解毒利咽、消肿止痛力胜，为治疗痈之良药。治热毒蕴结，疔疖丹毒，痈疽疮疡，咽喉肿痛，多与蒲公英、紫花地丁、金银花等同用，如五味消毒饮。

2. 用于目赤肿痛，头痛眩晕　本品苦寒入肝，味辛，既清肝泻火，又散风热。常与金银花、密蒙花、夏枯草等同用，治疗风火上攻之目赤肿痛；若与夏枯草、决明子同用，可治肝火上炎之头痛眩晕等。

此外，本品内服并煎汤外洗，用治湿疹、湿疮、风疹痒痛等。

【用法用量】煎服，9～15g。外用适量。

【现代研究】

1. 化学成分　主要含刺槐素 -7- 鼠李糖葡萄糖苷、野菊花内脂、苦味素、挥发油、维生素 A 及维生素 B_1 等成分。

2. 药理作用　本品能增加白细胞的吞噬能力，对金黄色葡萄球菌、白喉杆菌、志贺菌属、流感病毒、疱疹病毒以及钩端螺旋体均有抑制作用；有显著的抗炎作用；有明显的降血压作用。

野菊花与菊花比较

野菊花与菊花为同科植物,均有清热解毒之功。但野菊花苦寒之性尤胜,长于解毒消痈,疮痈疔毒肿痛多用之;而菊花辛散之力较强,长于清热疏风,上焦头目风热多用之。

鱼腥草《名医别录》
Yuxingcao

本品为三白草科植物蕺菜 *Houttuynia cordata* Thunb. 的新鲜全草或干燥地上部分。主产于长江流域以南各省。鲜品全年均可采割;干品夏季茎叶茂盛花穗多时采收。鲜用或晒干生用。

【处方用名】鲜鱼腥草　干鱼腥草

【药性】辛,微寒。归肺经。

【功效】清热解毒,消痈排脓,利尿通淋。

【临床应用】

1. 用于肺痈吐脓,肺热咳嗽　本品寒能清热泄降,辛以散结,主入肺经,既善清肺透热,又具消痈排脓之功,故为治肺痈要药。治肺痈咳吐脓血,常配伍桔梗、芦根等药;治肺热咳嗽,痰黄稠,与黄芩、浙贝母等同用。

2. 用于热毒疮疡　本品辛寒,既清热解毒,又消痈排脓,为治外痈疮毒常用之品。常配伍野菊花、连翘等药;亦可用鲜品捣烂外敷。

3. 用于湿热淋证　本品能清热除湿、利水通淋,善清膀胱湿热。常配车前子、白茅根、海金沙等利湿通淋药。

【用法用量】煎服,15～25g。鲜品用量加倍,水煎或捣汁服。外用适量,捣敷或煎汤熏洗患处。

【使用注意】含挥发油,不宜久煎。虚寒证及阴证疮疡忌服。

【现代研究】

1. 化学成分　主要含鱼腥草素、挥发油、蕺菜碱、槲皮苷、氯化钾等成分。

2. 药理作用　鱼腥草素对金黄色葡萄球菌、肺炎球菌、甲型溶血性链球菌、流感杆菌、卡他球菌、伤寒杆菌、结核杆菌及钩端螺旋体等,均有抑制作用;其乙醚提取物,有抗病毒作用。尚能增强白细胞吞噬能力,提高机体免疫力而抗炎,有较强的利尿作用。此外,能镇痛、镇咳、止血、促进组织再生和伤口愈合等。

土茯苓《本草纲目》
Tufuling

本品为百合科植物光叶菝葜 *Smilax glabra* Roxb. 的干燥根茎。长江流域以南各省均有分布。夏、秋季采挖。除去须根,洗净,晒干,切薄片,生用。

【处方用名】土茯苓

【药性】甘、淡,平。归肝、胃经。

【功效】解毒,除湿,通利关节。

【临床应用】

1. 用于梅毒,肢体拘挛　本品甘淡,解毒利湿,通利关节,兼解汞毒。尤适治梅毒,或因梅毒而服汞剂致肢体拘挛者,为治梅毒要药。梅毒初起,单味大剂量煎服;若兼肢体拘挛,可配薏苡仁、木瓜等药,如搜风解毒汤。

2. 用于淋浊带下,湿疹瘙痒 本品甘淡渗利,能除湿热,解蕴毒。故用治湿热引起的热淋、带下、湿疹、湿疮等证。治热淋,配伍木通、车前子等药;治湿热带下,多配黄柏、苦参等清热燥湿;若湿疹瘙痒,常与白鲜皮、蛇床子等同用。

3. 用于痈肿疮毒 本品除湿解毒,兼消肿散结。单用研为细末,好醋调敷,治疗痈疮红肿溃烂;将其切片或为末,水煎服,或入粥内食之,治疗瘰疬溃烂;亦常配伍苍术、黄柏、苦参等药。

【用法用量】煎服,15~60g。外用适量。

【使用注意】肝肾阴虚者慎服。服药时忌茶。

【现代研究】

1. 化学成分 主要含皂苷、鞣质、黄酮、树脂等,还含有挥发油、多糖、淀粉等成分。

2. 药理作用 本品所含落新妇苷有明显的利尿、镇痛、抗肿瘤、抗棉酚毒性等作用。对金黄色葡萄球菌、溶血性链球菌、大肠杆菌、铜绿假单胞菌、福氏志贺菌、白喉杆菌和炭疽杆菌等均有抑制作用。此外尚能缓解汞中毒。

败酱草《神农本草经》
Baijiangcao

本品为败酱科植物黄花败酱 *Patrinia scabiosaefolia* Fisch. ex Link.、白花败酱 *Patrinia villosa* Juss. 的带根全草。全国大部均有分布。夏、秋季采收。切段,鲜用或阴干生用。

【处方用名】败酱草

【药性】辛、苦,微寒。归胃、大肠、肝经。

【功效】清热解毒,消痈排脓,祛瘀止痛。

【临床应用】

1. 用于内外诸痈 本品辛散苦泄寒清,既清热解毒,又消痈排脓,且能活血止痛。善治内痈,尤为疗肠痈之要药。治肠痈初起,与大黄、牡丹皮等同用;肠痈脓已成,配伍薏苡仁、附子等药,如薏苡附子败酱散;肺痈咳吐脓血,常配鱼腥草、桔梗等药。治疮痈肿痛,无论已溃、未溃皆可用之,单煎服,或与金银花、连翘等药配伍;或鲜品捣敷。

2. 用于产后腹痛,恶露不尽 本品辛散行滞,有破血行瘀、通经止痛之功。治产后瘀阻,腹中刺痛,可单用本品煎服,或与五灵脂、香附等同用。

【用法用量】煎服,9~15g。外用适量。

【使用注意】脾胃虚弱,食少泄泻者慎用。

【现代研究】

1. 化学成分 黄花败酱主要含齐墩果酸,皂苷、挥发油,其中以败酱烯和异败酱烯含量最高,亦含生物碱、鞣质等。白花败酱主要含挥发油、黑芥子苷、莫诺苷、番木鳖苷、白花败酱苷等成分。

2. 药理作用 黄花败酱对金黄色葡萄球菌、白色葡萄球菌、志贺菌属、伤寒杆菌、铜绿假单胞菌、类白喉杆菌有轻度抑制作用;能促进肝细胞再生,改善肝功能;乙醇浸膏或挥发油有镇静作用。白花败酱提取物对流感病毒有抑制作用。

重楼《神农本草经》
Chonglou

本品为百合科植物云南重楼 *Paris polyphylla* Smith var. *yunnanensis*(Franch.)Hand.-Mazz. 或七叶一枝花 *Paris polyphylla* Smith var. *chinensis*(Franch.)Hara 的干燥根茎。又名蚤休、七叶一枝

花、草河车。主产于云南、广西、四川、陕西等地。秋季采挖。晒干。切片生用。

【处方用名】重楼

【药性】苦，微寒；有小毒。归肝经。

【功效】清热解毒，消肿止痛，凉肝定惊。

【临床应用】

1. 用于痈肿疔疮，咽喉肿痛，毒蛇咬伤　本品味苦降泄，性寒清热。善清热解毒，消肿止痛，为治痈肿疔毒、毒蛇咬伤之要药。治痈肿疔毒，可单味研末，醋调外敷，或配黄连、金银花等药，如夺命丹；若咽喉肿痛，痄腮，喉痹，常与牛蒡子、连翘、板蓝根等同用；治瘰疬痰核，可配夏枯草，浙贝母等药；治毒蛇咬伤，常配伍半边莲等药，或煎服，或鲜品捣烂外敷。

2. 用于小儿惊风抽搐　本品苦降寒清，能凉肝息风定惊。治惊风抽搐，常与钩藤、蝉蜕等相伍。

3. 用于跌打损伤，瘀血肿痛　本品消肿止痛。可单研末冲服，或配三七、血竭等药，治跌打损伤、外伤出血。

【用法用量】煎服，3～9g。外用适量，捣敷或研末调涂患处。

【使用注意】有小毒，用量不宜过大。体虚、无实热火毒者、孕妇及阴性疮疡忌用。

【现代研究】

1. 化学成分　主要含重楼皂苷Ⅰ、Ⅱ、Ⅵ、Ⅶ等甾体皂苷，还含有黄酮类、多糖类等成分。

2. 药理作用　本品对志贺菌属、伤寒杆菌、副伤寒杆菌、金黄色葡萄球菌、脑膜炎球菌、铜绿假单胞菌、溶血性链球菌等有抑制作用。还具有抗肿瘤、消炎、抑菌、镇静、镇痛、止血等作用。

拳参《本草图经》
Quanshen

本品为蓼科植物拳参 *Polygonum bistorta* L. 的干燥根茎。又名紫参。全国大部分地区均有，主产于东北、华北及山东、江苏、湖北等地。春初发芽时或秋季茎叶将枯萎时采挖，除去须根，晒干。切片，生用。

【处方用名】拳参

【药性】苦、涩，微寒。归肺、肝、大肠经。

【功效】清热解毒，镇惊息风，止血。

【临床应用】

1. 用于痈肿瘰疬，毒蛇咬伤　本品苦泄寒凉，能清热解毒、凉血消痈，常用本品捣烂敷患处，或煎汤外洗，亦可配清热解毒药同用。

2. 热病抽搐或破伤风　本品苦寒入肝，镇惊息风。多与钩藤、全蝎、僵蚕等配伍，治高热神昏、惊痫抽搐以及破伤风。

3. 赤痢脓血，湿热泄泻　本品清热解毒，凉血止痢，兼能涩肠止泻。可单独制成片剂使用，或配银花炭、白头翁、秦皮、黄连同用。

【用法用量】煎服，5～10g。外用适量。

【现代研究】

1. 化学成分　主要含鞣质、淀粉、糖类及果酸、黏液质、蒽醌衍生物、树脂等。其中含有可水解鞣质和缩合鞣质。还含没食子酸、鞣花酸。

2. 药理作用　本品提取物对金黄色葡萄球菌、铜绿假单胞菌、枯草杆菌、大肠杆菌、志贺菌属、脑膜炎球菌、溶血性链球菌等均有抑制作用。并能抑制动物移植性肿瘤的生长。外用有一定的止血作用。

大血藤《本草图经》
Daxueteng

本品为木通科植物大血藤 *Sargentodoxa cuneata* (Oliv.) Rehd. et Wils. 的干燥藤茎。又名红藤。主产于江西、河南、浙江、安徽、湖北等地。秋、冬季采收。晒干。切厚片，生用。

【处方用名】大血藤

【药性】苦，平。归大肠、肝经。

【功效】清热解毒，活血，祛风止痛。

【临床应用】

1. 用于肠痈腹痛，热毒疮疡 本品苦降开泄，长于清热解毒，消痈止痛；入大肠经，善散肠中瘀滞，为治肠痈要药。常与败酱草相须，或配伍金银花、连翘等，如红藤煎；治热毒疮疡，常与金银花、连翘等同用，如连翘金贝煎。

2. 用于跌打损伤，痛经 本品能活血散瘀，止痛。治跌打损伤，瘀血肿痛，配伍骨碎补、牛膝等药活血散瘀；若瘀滞痛经，多与益母草、香附等同用。

3. 用于风湿痹痛 本品能活血祛风，通络止痛，广泛用于风湿痹痛，腰腿疼痛，关节不利等。常与独活、威灵仙等同用。

【用法用量】煎服，9～15g。外用适量。

【使用注意】孕妇慎用。

【现代研究】

1. 化学成分 主要含大黄素、大黄素甲醚、β-谷甾醇、胡萝卜苷、硬脂酸、毛柳苷、大黄酚、红藤多糖、鞣质等成分。

2. 药理作用 本品煎剂对金黄色葡萄球菌及乙型溶血性链球菌有较强的抑制作用；对大肠杆菌、卡他球菌、白色葡萄球菌、甲型溶血性链球菌及铜绿假单胞菌有抑制作用。水溶提取物能抑制血小板聚集，增加冠脉流量，抑制血栓形成，提高血浆 cAMP 水平，提高实验动物耐缺氧能力，扩张冠状动脉，缩小心肌梗死范围。

漏芦《神农本草经》
Loulu

本品为菊科植物祁州漏芦 *Rhaponticum uniflorum* (L.) DC. 的干燥根。我国北方各省多有分布，主产于东北、华北、西北。春、秋季采挖，除去须根。晒干。切厚片，生用。

【处方用名】漏芦

【药性】苦，寒。归胃经。

【功效】清热解毒，消痈，下乳，舒筋通脉。

【临床应用】

1. 用于乳痈肿痛，瘰疬疮毒 本品苦寒清泄，功善清热解毒，消痈散结；又能通经下乳，为治乳痈之良药。治乳痈肿痛，多与瓜蒌、蒲公英等同用，如漏芦散；若治热毒壅聚，痈肿疮毒，常与连翘、大黄等相伍；治痰火郁结，瘰疬欲破者，配伍海藻、玄参、连翘等药。

2. 用于乳房胀痛，乳汁不下 本品味苦降泄，有良好的通经下乳之功，为治产后乳络塞滞、乳汁不通的常用药。常配穿山甲、王不留行等同用。若治气血亏虚，乳少清稀者，多与黄芪、鹿角胶等药同用。

3. 湿痹拘挛 本品性善通利，有舒筋通脉活络之功。治湿痹，筋脉拘挛，骨节疼痛，常与地龙配伍,如古圣散。

【用法用量】煎服,5～9g。外用,研末调敷或煎水洗。

【使用注意】正虚体弱、疮面平塌及孕妇慎用或忌用。

【现代研究】

1．化学成分　主要含挥发油、牛蒡子醛、牛蒡子醇、棕榈酸、β-谷甾醇、硬脂酸乙酯、蜕皮甾酮、土克甾酮、漏芦甾酮等成分。

2．药理作用　本品水煎剂有显著的抗氧化作用;并可降低血胆固醇和血浆过氧化脂质(LPO)含量,具有抗动脉粥样硬化的作用;其乙醇提取物及水提取物,具有明显的抗衰老作用。漏芦蜕皮甾醇能显著增强巨噬细胞的吞噬作用,提高细胞的免疫功能。

半边莲《本草纲目》
Banbianlian

本品为桔梗科植物半边莲 *Lobelia chinensis* Lour. 的干燥全草。主产于长江以南各省。夏季采收。鲜用或晒干生用。

【处方用名】半边莲

【药性】甘、平。归心、小肠、肺经。

【功效】清热解毒,利尿消肿。

【临床应用】

1．用于疮痈肿毒,毒蛇咬伤　本品有较好的清热解毒作用,为疗热毒疮痈肿毒诸证之常用药。内服外用均可,尤以鲜品捣敷疗效更佳。治疗疮肿毒、乳痈肿痛,单用鲜品捣烂外敷,或与金银花、野菊花等同用。若治毒蛇咬伤、蜂蝎螫伤,多配白花蛇舌草、虎杖、重楼等同用。

2．用于腹胀水肿,湿疮湿疹　本品能利水消肿。治大腹水肿,单用,或配泽泻、金钱草、茯苓等同用;既能清热解毒,又兼利水祛湿,尤善治皮肤湿疮、湿疹及手足疥癣,可单用煎服,或配苦参、蛇床子等同用,局部湿敷或外搽患处。

【用法用量】煎服,9～15g。鲜品 30～60g。外用适量。

【使用注意】虚证水肿忌用。

【现代研究】

1．化学成分　主要含生物碱、黄酮苷、皂苷、氨基酸、延胡索酸、琥珀酸、对羟基苯甲酸、葡萄糖和果糖等成分。

2．药理作用　本品总生物碱及粉剂和浸剂,口服均有显著而持久的利尿作用,其尿量、氯化物和钠排出量均显著增加;半边莲碱吸入有扩张支气管作用,肌内注射有催吐作用,对神经系统有先兴奋后抑制的作用;煎剂有抗蛇毒作用,口服有轻泻作用;体外试验对金黄色葡萄球菌、大肠杆菌、志贺菌属及常见致病真菌均有抑制作用;其水煮醇沉制剂有利胆作用。

金荞麦《新修本草》
Jinqiaomai

本品为蓼科植物金荞麦 *Fagopyrum dibotrys*（D.Don）Hara 的干燥根茎。主产于河南、江苏、浙江、河北、山西等地。冬季采挖。晒干。切厚片,生用。

【处方用名】金荞麦

【药性】微辛、涩,凉。归肺经。

【功效】清热解毒,排脓祛瘀。

【临床应用】

1. 用于肺痈吐脓，痈肿疮疖　本品既清肺解毒，又善排脓祛瘀，为治肺痈咯痰浓稠腥臭或咳吐脓血之要药。可单用，或配伍鱼腥草、芦根等药；治痈肿疮疖，可与蒲公英、紫花地丁等同用。

2. 用于肺热咳嗽，咽喉肿痛　本品凉以清热，辛以散结，能解毒、消痈、消肿、利咽。治肺热咳痰黄稠，多与鱼腥草、黄芩等同用；咽喉肿痛，常配伍牛蒡子、山豆根等药。

此外，尚能健脾消食。可与茯苓、麦芽等同用，治腹胀食少、疳积消瘦等症。

【用法用量】煎服，15～45g。亦可用水或黄酒隔水密闭炖服。

【现代研究】

1. 化学成分　主要含黄酮类、香豆酸、阿魏酸等成分。

2. 药理作用　本品有祛痰、解热、抗炎、抗肿瘤等作用。体外实验虽无明显抗菌作用，但对金黄色葡萄球菌的凝固酶、溶血素及铜绿假单胞菌内毒素有对抗作用；具有较强的抗癌活性。

白花蛇舌草《广西中药志》
Baihuasheshecao

为茜草科植物白花蛇舌草 *Oldenlandia diffusa*（Wild.）Roxb. 的全草。主产于我国长江以南各地。夏、秋二季采收，洗净，晒干，切段。生用。

【处方用名】白花蛇舌草

【药性】微苦、甘，寒。归胃、大肠、小肠经。

【功效】清热解毒，利湿通淋。

【临床应用】

1. 用于痈肿疮毒、咽喉肿痛、毒蛇咬伤　本品能清热解毒，多用于热毒疮痈、咽喉肿痛、毒蛇咬伤等热毒证，内服外用均可。治疗疮疡肿毒，可单用鲜品捣烂外敷患处，亦常与金银花、连翘、野菊花等同用内服；治疗肺痈，常与芦根、鱼腥草等同用；治疗肠痈，常与大血藤、败酱草等同用；治疗火毒壅盛之咽喉肿痛、声音嘶哑，可单用本品鲜用水煎服，亦常与牛蒡子、板蓝根、山豆根等同用；治疗蛇虫咬伤，外用以鲜品捣烂外敷于患处，内服可用本品鲜用捣烂绞汁或水煎服，亦常与紫花地丁、半边莲等同用。

2. 用于热淋涩痛　本品甘寒，能清热利湿通淋。治疗湿热淋证，症见小便黄赤、涩痛，常与车前草、石韦等同用；治疗湿热黄疸，常与茵陈、金钱草等同用；治疗湿热泻痢，常与地锦草等同用。

【用法用量】煎服，15～30g，或鲜品捣汁。外用适量。

【使用注意】本品味苦性寒，阴疽及脾胃虚寒者忌用。

【现代研究】

1. 化学成分　主要含齐墩果酸、白花蛇舌草素、三十一烷、豆甾醇、β- 谷甾醇、对位香豆酸、黄酮苷等成分。

2. 药理作用　本品有抗癌作用。齐墩果酸抑制肉瘤 S_{180} 生长；白花蛇舌草素对肝癌细胞有抑杀作用；香豆精对子宫颈癌、肝癌实体型均有显著抑制作用。对急性淋巴细胞、白血病等有不同程度的抑制作用。此外，有提高机体免疫功能、抗炎、抑菌、镇痛、镇静等作用。

山慈菇《本草拾遗》
Shancigu

本品为兰科植物杜鹃兰 *Cremastra appendiculata*（D. Don）Makino、独蒜兰 *Pleione bulbocodioides*（Franch.）Rolfe 或云南独蒜兰 *Pleione yunnanensis* Rolfe 的干燥假鳞茎。前者称"毛慈菇"，后二者

称"冰球子"。主产于贵州、四川、云南等地。夏、秋二季采挖,分开大小置沸水锅中蒸煮至透心,干燥。切薄片前清水浸泡,润透。用时捣碎。

【处方用名】山慈菇

【药性】甘、微辛,凉。归肝、脾经。

【功效】清热解毒,化痰散结。

【临床应用】

1. 用于疮疡肿毒、瘰疬、痰核、蛇虫咬伤　本品味辛能散,性寒能清热,既能清热解毒,又能消痈散结,为治疗痈肿疔毒的要药,多用于痈疽、疔疮肿毒、瘰疬痰核、蛇虫咬伤,常与雄黄、朱砂等同用,如紫金锭,内服外用皆可;治疗疮疡肿毒,常与金银花、蒲公英等同用;治疗咽喉肿痛,常与山豆根、射干等同用,如秘传解毒丸;治疗痰火蕴结的瘰疬、痰核,常与夏枯草、浙贝母等同用。

2. 用于癥瘕痞块　本品既能清热解毒,又能化痰散结,治疗癥瘕,常与穿山甲等同用。

此外,还有祛风痰作用,可用于治疗风痰所致的癫痫。

【用法用量】煎服,3~9g。外用适量,研末调敷。

【现代研究】

1. 化学成分　主要含秋水仙碱等多种生物碱、黏液质、杜鹃兰素、葡配甘露聚糖等成分。

2. 药理作用　本品有与长春碱相似的抗癌作用。秋水仙碱对肉瘤 S_{180}、淋巴肉瘤、肝癌细胞具有抑制作用,能够杀血中癌细胞,减少癌的血行转移。此外,有抗炎、止痛、降血压、止咳、平喘、抗辐射、抑制精子受精等作用。

白蔹《神农本草经》
Bailian

本品为葡萄科植物白蔹 *Ampelopsis japonica*（Thunb.）Makino 的干燥块根。产于河南、湖北等地。春、秋季采挖。切成纵瓣或斜片,晒干。切厚片,生用。

【处方用名】白蔹

【药性】苦、辛,微寒。归心、胃经。

【功效】清热解毒,消痈散结,敛疮生肌。

【临床应用】

1. 用于疮痈肿痛或久溃不敛　本品苦寒清泄,既清热消痈散结,又排脓敛疮。治热毒壅聚,疮痈红肿硬痛,可单用为末水调涂敷患处,或配金银花、蒲公英等同煎服;若疮疡溃后不敛,常配白及、络石藤等共研细末撒疮口,如白蔹散。

2. 用于水火烫伤,手足皲裂　本品苦寒,既清解火热毒邪,又敛疮生肌止痛。治水火烫伤,可单研末外敷,或配地榆等分研末,醋调外敷;与白及、大黄、冰片配伍研末外敷,可治手足皲裂。

【用法用量】煎服,5~10g。外用适量。煎汤外洗或研成极细粉末敷于患处。

【使用注意】反乌头。脾胃虚寒者不宜服。

【现代研究】

1. 化学成分　主要含有黏液质和淀粉、酒石酸、龙脑酸、24-乙基甾醇及其糖苷,脂肪酸和酚性化合物等成分。

2. 药理作用　本品有很强的抑菌作用,并有很强的抗真菌效果。所含多酚化合物具有较强的抗肝毒素作用及很强的抗脂质过氧化活性。有抗癌作用。

绿豆《日华子本草》
Lüdou

本品为豆科植物绿豆 *Phaseolus radiatus* L. 的干燥成熟种子。全国大部分地区均产。秋季采收。晒干。打碎入药或研粉用。

【处方用名】绿豆

【药性】甘,寒。归心、胃经。

【功效】清热解毒,消暑利尿。

【临床应用】

1. 用于疮痈肿毒　本品甘寒,清热解毒而消痈肿。广泛用于热毒疮痈肿痛,可单用煎服,或生研加冷开水浸泡滤汁服;或配大黄研末,加薄荷汁、蜂蜜调敷。若配伍赤小豆、黑豆等同用,可预防小儿痘疮及麻疹,如三豆饮。

2. 用于药食中毒　本品甘寒,善解药、食之毒。对因附子、巴豆、砒霜等辛热毒烈之剂中毒,或食物、农药中毒等有良效,为解毒良药。可生研末加冷开水滤汁频服,或浓煎频服,或配生甘草煎汤,候冷频服。

3. 用于暑热烦渴,小便不利　本品甘寒,既清热解毒,又消暑利尿。为药食两用佳品。夏季常用绿豆汤冷饮治暑热烦渴。若水肿,小便不利,可与陈皮、冬麻子同煮食。或配伍茯苓、泽泻等药。

【用法用量】煎服,15~30g。外用适量。

【使用注意】脾胃虚寒,肠滑泄泻者慎用。

【现代研究】

1. 化学成分　主要含蛋白质、胡萝卜素、脂肪、糖类、维生素 A、维生素 B、烟酸和磷脂以及钙、磷、铁等成分。

2. 药理作用　本品有效成分能促进动物体内胆固醇在肝脏分解成胆酸,加速胆汁中胆盐分泌和降低小肠对胆固醇的吸收,有显著降脂作用。具有抗过敏作用;对葡萄球菌有抑制作用;所含蛋白质、磷脂均有兴奋神经,增进食欲的功能。含丰富胰蛋白酶抑制剂,可以保护肝脏,减少蛋白分解,减少氮质血症,因而保护肾脏。

第四节　清热凉血药

本类药多为甘寒、咸寒或苦寒之品,归心、肝及肾经,入营、血分。具有清解营分、血分热邪的功效。主要治疗热在营分、血分的实热证。如温热病热入营分,心神被扰,症见身热夜甚、心烦不寐、舌绛、脉细数,甚则神昏谵语;热入血分,热迫血行,吐血衄血、尿血便血、身发斑疹。亦可用于其他疾病引起的血热出血。本类药物多清热而不伤阴,其中部分药既能凉血又能滋阴,不仅用于血分实热,亦可用治热病伤阴、阴虚内热证。

生地黄《神农本草经》
Shengdihuang

本品为玄参科植物地黄 *Rehmannia glutinosa* Libosch. 的新鲜或干燥块根。主产于河南、河北、内蒙古及东北等地。全国大部分地区有栽培。产于河南者,称"怀地黄",为道地药材。秋季采挖,除去芦头、须根,鲜用;或将地黄缓缓烘焙至约八成干。前者习称"鲜地黄",后者习称"生地黄"。

【处方用名】生地黄 生地 干地黄

【性味与归经】甘、苦,寒。归心、肝、肾经。

【功效】清热凉血,养阴生津。

【临床应用】

1. 用于热入营血证 本品苦寒降泄,甘寒质润,为清热凉血、养阴生津之要药。治温病热入营血,壮热烦渴,神昏舌绛者,常配伍玄参、连翘等药,如清营汤;治热病后期,余热未尽,夜热早凉者,多与青蒿、鳖甲等同用,如青蒿鳖甲汤。

2. 用于血热出血 本品苦寒,入营血分,为清热、凉血、止血之要药。治血热吐衄、便血、崩漏,常与鲜荷叶、生艾叶等相伍,如四生丸;治热毒斑疹紫黯,常与水牛角、赤芍、牡丹皮等同用,如犀角地黄汤。

3. 用于热病口渴、内热消渴、肠燥便秘 本品甘寒质润,善清热养阴,生津润燥。既治热病伤津,烦渴多饮,常配伍沙参、麦冬等养阴生津药,如益胃汤;又治内热消渴,多与葛根、天花粉等同用,如玉泉散;若温病伤阴,肠燥便秘,常与玄参、麦冬等同用,即增液汤。

【用法用量】煎服,10～15g。鲜品 12～30g,或以鲜品捣汁入药。

【饮片应用】鲜地黄偏苦寒,清热凉血力更强;生地黄偏甘寒,养阴生津稍强。

【使用注意】脾虚湿滞、腹满便溏者不宜使用。

【现代研究】

1. 化学成分 主要含环烯醚萜、单萜、苷类、苯甲酸、氨基酸、β-谷甾醇等,以及铁、锌、锰、铬等 20 多种微量元素。鲜地黄含 20 多种氨基酸,其中精氨酸含量最高。干地黄中含有 15 种氨基酸,其中丙氨酸含量最高。

2. 药理作用 本品水提液有降压、镇静、抗炎、抗过敏作用;其流浸膏有强心、利尿作用;其乙醇提取物有缩短凝血时间的作用;有对抗连续服用地塞米松后血浆皮质酮浓度的下降,并能增强网状内皮细胞的吞噬功能,特别对免疫功能低下者作用更明显。还有降血糖及保肝、抗肿瘤、抗辐射等作用。

玄参《神农本草经》
Xuanshen

本品为玄参科植物玄参 *Scrophularia ningpoensis* Hemsl. 的干燥根。主产于浙江、江苏、四川、湖北等地。又名元参。以浙江产者质优,称"浙玄参",为道地药材。冬季茎叶枯萎时采挖,除去根茎、幼芽、须根及泥沙,晒或烘至半干,堆放 3～6 天,反复数次至干燥。切片,生用。

【处方用名】玄参 元参

【药性】甘、苦、咸,微寒。归肺、胃、肾经。

【功效】清热凉血,滋阴降火,解毒散结。

【临床应用】

1. 用于热入营血证 本品咸寒入血分,能清热凉血养阴,功似生地黄而力次之。治温病热入营血,身热烦渴、神昏舌绛,常与生地黄、丹参等相须为用,如清营汤;若热陷心包,神昏谵语,配麦冬、连翘心等药,如清宫汤;若气血两燔,身发斑疹,常与石膏、知母等同用,如化斑汤。

2. 用于咽喉肿痛、瘰疬痰核、脱疽 本品味苦咸性寒,质润多液,长于清热解毒,利咽散结,滋阴。为喉科常用之品,尤以治虚火上炎者为佳。治热毒壅盛,咽喉肿痛、大头瘟疫,常配黄芩、连翘、板蓝根等药清热解毒,如普济消毒饮;若虚火上炎,咽喉肿痛者,配桔梗、麦冬等药,如玄麦甘桔汤。其咸寒,能泻火软坚散结,治痰火郁结之瘰疬痰核,可配贝母、牡蛎等,如消瘰丸;治脱疽,常配金银花、当归等药,如四妙勇安汤。

3. 用于劳嗽咳血、阴虚发热、消渴便秘 本品甘寒质润，有滋阴降火、生津润燥之效。治劳嗽咳血，常配百合、川贝母等，如百合固金汤；若阴虚骨蒸劳热，常与地骨皮、牡丹皮等同用；治内热消渴，多配伍麦冬、五味子等药；治津伤肠燥便秘，常配生地黄、麦冬等药养阴润燥，即增液汤。

【用法用量】 煎服，9～15g。

【使用注意】 脾虚便溏者不宜用。不宜与藜芦同用。

【现代研究】

1. 化学成分 主要含环烯萜类、苯丙苷类化合物、微量挥发油、植物甾醇、油酸、亚油酸、糖类、左旋天冬酰胺及生物碱等成分。

2. 药理作用 本品水浸剂、醇浸剂和煎剂均有降血压作用；其醇浸膏、水溶液能增加小鼠心肌营养血流量，并对抗垂体后叶素所致的冠脉收缩，增加冠脉流量；对金黄色葡萄球菌、白喉杆菌、伤寒杆菌、乙型溶血性链球菌、铜绿假单胞菌、福氏志贺菌、大肠杆菌、须发癣菌、絮状表皮癣菌、羊毛状小芽孢菌和星形奴卡菌均有抑制作用。此外，本品还有抗炎、镇静、抗惊厥作用。

牡丹皮《神农本草经》
Mudanpi

本品为毛茛科植物牡丹 *Paeonia suffruticosa* Andr. 的干燥根皮。主产于安徽、河南、四川、湖北等地。秋季采挖根部，除去细根和泥沙，剥取根皮，晒干；或刮去粗皮，除去木心，晒干。

【处方用名】 牡丹皮 炒丹皮 牡丹皮炭

【药性】 苦、辛，微寒。归心、肝、肾经。

【功效】 清热凉血，活血化瘀。

【临床应用】

1. 用于温病发斑、血热吐衄 本品苦寒清泄，味辛散，善清营分、血分实热。既凉血止血，又活血散瘀，能凉血而不留瘀，活血而不动血。治温病热入营血所致发斑、吐血、衄血，常与生地黄、赤芍相须为用，如犀角地黄汤。

2. 用于虚热证 本品苦辛寒，入血分，善于辛散清透阴分伏热，为治无汗骨蒸之要药。治温病邪伏阴分，夜热早凉，热退无汗，常配青蒿、鳖甲等，如青蒿鳖甲汤；若阴虚内热，骨蒸潮热，常与地骨皮等同用。

3. 用于经闭痛经、癥瘕积聚、跌打损伤 本品辛行苦泄，有活血通经、散瘀止痛之功。治瘀滞经闭、痛经，常配当归、红花等活血通经；治癥瘕积聚，常与桂枝、茯苓等相伍，如桂枝茯苓丸；治跌打损伤，常配乳香、没药等活血止痛。

4. 用于疮痈、肠痈 本品苦辛寒，清热凉血之中，善于散瘀而消痈。治热毒疮痈，常与金银花、蒲公英等相伍；若热瘀之肠痈初起腹痛，常与大黄、桃仁、芒硝等配伍，如大黄牡丹皮汤。

【用法用量】 煎服，6～12g。

【饮片应用】 牡丹皮生用清热凉血；炒丹皮寒性减弱，多用于低热、无汗骨蒸等；酒炒丹皮辛散化瘀之力较强，适用于癥瘕积聚、闭经等；丹皮炭入血分，长于凉血止血，止血而不留瘀。

【使用注意】 血虚有寒、月经过多及孕妇慎用。

【现代研究】

1. 化学成分 主要含牡丹酚、牡丹酚原苷、芍药苷、氧化芍药苷、苯甲酰芍药苷、挥发油及植物甾醇等成分。

2. 药理作用 本品对志贺菌属、伤寒杆菌等多种致病菌及致病性皮肤真菌均有抑制作用；能使子宫内膜充血，有通经作用。甲醇提取物有抑制血小板作用，有抗血小板凝聚作用，抗动脉粥样硬化；牡丹酚有降低血压、抗炎、镇静、降温、解热、镇痛、解痉等中枢抑制作用，及利尿、抗溃疡等作用。

赤芍《神农本草经》
Chishao

本品为毛茛科植物芍药 *Paeonia lactiflora* Pall. 或川赤芍 *Paeonia veitchii* Lynch 的干燥根。主产于内蒙古、四川、辽宁、河北等地。春、秋二季采挖,除去根茎、须根。晒干,切片。

【处方用名】赤芍　酒炒赤芍

【药性】苦,微寒。归肝经。

【功效】清热凉血,散瘀止痛。

【临床应用】

1. 用于温毒发斑、血热吐衄　本品苦寒入肝经,善清肝泻火,除血分郁热而凉血、止血。功似牡丹皮,既清热凉血止血,又散瘀消斑,凉血止血而无留瘀之弊,常与之相须为用。治血热吐衄,常与生地黄、白茅根等同用。治温毒发斑,配水牛角、牡丹皮、生地黄等同用,如犀角地黄汤。

2. 用于经闭痛经、癥瘕积聚、跌打损伤、疮痈肿痛　本品苦泄入血分,活血散瘀止痛之功颇佳。治经闭、痛经,常配益母草、当归等活血通经;治癥瘕积聚,常配当归、川芎、延胡索等药,如少腹逐瘀汤;治瘀滞伤痛,常配乳香、没药等活血止痛;治热毒疮痈,多与金银花、天花粉等同用。

3. 用于肝热目赤肿痛　本品苦寒入肝经而清肝泻火。治肝经风热目赤肿痛、羞明多眵,常配菊花、木贼、夏枯草等药。

【用法用量】煎服,6～12g。

【饮片应用】赤芍清热凉血力较强;酒炒赤芍寒性减低,行血之力较强;醋炒赤芍入肝经血分,祛瘀止痛力胜。

【使用注意】血寒经闭不宜用。不宜与藜芦同用。

【现代研究】

1. 化学成分　主要含芍药苷、芍药内酯苷、芍药新苷、氧化芍药苷、苯甲酰芍药苷、芍药吉酮、鞣质、挥发油、蛋白质等成分。

2. 药理作用　本品能扩张冠状动脉、增加冠脉血流量;能抑制血小板聚集,抗血栓形成;芍药苷有镇静、镇痛、解痉、解热、抗炎及抗惊厥、抗溃疡和降压作用;能增强肝细胞 DNA 的合成。

紫草《神农本草经》
Zicao

本品为紫草科植物新疆紫草 *Arnebia euchroma*（Royle）Johnst. 或内蒙紫草 *Arnebia guttata* Bunge. 的干燥根。主产于东北、河北、新疆、西藏、内蒙古等地。春、秋季采挖。晒干。

【处方用名】紫草

【药性】甘、咸,寒。归心、肝经。

【功效】清热凉血,活血解毒,透疹消斑。

【临床应用】

1. 用于斑疹、麻疹不透　本品咸寒入血分,既凉血,又活血,为解毒透疹之专药。治温病血热毒盛,身发紫黯斑疹,配伍赤芍、蝉蜕等药,如紫草快斑汤;若麻疹紫黯,疹出不畅,咽喉肿痛者,可与牛蒡子、山豆根等相伍,如紫草消毒饮;若与甘草、绿豆、赤小豆煎服,可预防麻疹。

2. 用于疮疡、湿疹、水火烫伤　本品甘寒清热解毒,咸寒凉血活血消肿。治疮痈溃不收口,常配当归、白芷等熬膏外用,如生肌玉红膏;治湿疹瘙痒,常配黄连、黄柏等清热燥湿;治水火烫伤,多与大黄同用,或以植物油浸泡本品,滤取油液,外涂患处。

【用法用量】煎服,5~10g。外用适量,熬膏或用植物油浸泡涂搽。

【使用注意】性寒而滑利,脾虚便溏者忌服。

【现代研究】

1. 化学成分　主要含紫草素、紫草烷、乙酰紫草素、β-羟基异戊酰紫草素、β-二甲基丙烯酰紫草素等成分。

2. 药理作用　本品煎剂对大肠杆菌、枯草杆菌、伤寒杆菌、志贺菌属、铜绿假单胞菌及金黄色葡萄球菌均有明显抑制作用;其乙醚、水、乙醇提取物均有一定的抗炎、解痉作用;新疆紫草根煎剂对心脏有明显的兴奋作用;新疆紫草中提取的紫草素及石油醚部分有抗肿瘤作用;有抗生育、抗病毒、解热、降血糖等作用。

水牛角 《名医别录》
Shuiniujiao

本品为牛科动物水牛 *Bubalus bubalis* Linnaeus 的角。主产于华南、华东地区。取角后,水煮,去角塞,干燥。镑片或锉粉用。

【处方用名】水牛角　水牛角粉

【药性】苦,寒。归心、肝经。

【功效】清热凉血,解毒,定惊。

【临床应用】

1. 用于热入营血,惊风抽搐、发斑　本品苦寒入血分,能清热凉血、解毒定惊。常作为犀角替代品,然作用力弱。治温病热入营血,高热神昏,惊厥抽搐,多以水牛角浓缩粉与羚羊角、玄参等同用,如紫雪丹;若高热神昏,身发斑疹,常配伍生地黄、玄参等增强清热凉血之效。

2. 用于血热吐衄　本品苦寒入血分,能凉血而止血。常与生地黄、牡丹皮等配伍,治血热吐衄。

3. 用于疮痈、喉痹　本品既清热凉血,又解毒定惊。治疮痈红肿,配连翘、黄连等清热解毒药;治咽喉肿痛,配伍玄参、桔梗等药清热利咽。

【用法用量】镑片或粗粉煎服,15~30g,宜先煎3小时以上;或锉末冲服;或用水牛角浓缩粉冲服,每次1.5~3g,每日2次。

【使用注意】脾胃虚寒者不宜用。

【现代研究】

1. 化学成分　主要含胆甾醇、肽类及多种氨基酸、微量元素。

2. 药理作用　本品提取物及水煎剂有强心作用;其注射液有降血压、降低总胆固醇作用;有增加血小板计数、缩短凝血时间、降低毛细血管通透性、抗炎等作用;其煎剂有镇惊、解热作用;对被大肠杆菌、乙型溶血性链球菌攻击的小鼠有明显的保护作用,对垂体-肾上腺皮质系统有兴奋作用等。

第五节　清虚热药

本类药物其性寒凉,味甘兼苦,多归肝、肾二经,主要功效为清虚热、退骨蒸。适用于肝肾阴虚,虚热内扰所致的骨蒸潮热、手足心热、虚烦不寐、盗汗遗精、舌红少苔、脉细数,以及温热病后期,余热未尽,伤阴劫液而致的夜热早凉、热退无汗、舌质红绛。也可用于小儿疳热等。部分药物既清虚热，又除实热，虚热、实热皆可用。

本类药物常配伍清热凉血及清热养阴之品，以标本兼顾。

青蒿《神农本草经》
Qinghao

本品为菊科植物黄花蒿 *Artemisia annua* L. 的干燥地上部分。全国大部分地区均产。秋花盛开时采割。鲜用或阴干，切段，生用。

【处方用名】青蒿

【药性】苦、辛，寒。归肝、胆经。

【功效】清虚热，除骨蒸，解暑热，截疟，退黄。

【临床应用】

1. 用于温邪伤阴，夜热早凉　本品苦寒清热，辛香透散，善使阴分伏热透达外散。治温病后期，余热未清，邪伏阴分，夜热早凉，热退无汗，常与知母、鳖甲相伍，如青蒿鳖甲汤。亦用于热病后低热不退等。

2. 用于阴虚发热，骨蒸劳热　本品辛寒，能清透虚热除蒸，为疗阴虚骨蒸发热要药。治阴虚发热，骨蒸劳热，舌红少苔者，常与银柴胡、鳖甲相须为用，如清骨散。

3. 用于外感暑邪，发热烦渴　本品苦寒清热，辛香而散，善解暑热，为治暑热外感之要药。常配连翘、滑石、西瓜翠衣等，如清凉涤暑汤。

4. 用于疟疾　本品辛寒，入肝、胆经。截疟之功甚强，尤善除疟疾寒热，为治疟疾之良药。可单用大剂量鲜品捣汁服，或与草果、黄芩等配伍。又能清透少阳寒热，治湿热郁遏少阳三焦，寒热如疟，胸痞作呕，可与黄芩、滑石、半夏等同用，如蒿芩清胆汤。

5. 用于湿热黄疸　本品苦寒，入肝、胆经。长于清解肝胆湿热而退黄，治湿热黄疸，常与茵陈、栀子等配伍。

【用法用量】煎服，6～12g，后下，不宜久煎；或用鲜品绞汁服。

【使用注意】脾胃虚寒，肠滑泄泻者忌服。

【现代研究】

1. 化学成分　主要含青蒿素、青蒿酸、青蒿醇、青蒿酸甲酯等倍半萜类，还含有黄酮类、香豆素类、挥发性成分及其他 β- 半乳糖苷酶、β- 葡萄糖苷酶、β- 谷甾醇等成分。

2. 药理作用　青蒿素有显著抗疟作用及抗动物血吸虫作用，对多种细菌、病毒具有杀伤作用；对金黄色葡萄球菌的抑制作用最强；能促进机体细胞免疫；抗流感病毒；具有解热、镇痛、镇咳、祛痰、平喘、利胆、抗肿瘤等作用。还能降血压以及抗心律失常。

地骨皮《神农本草经》
Digupi

本品为茄科植物枸杞 *Lycium chinense* Mill. 或宁夏枸杞 *Lycium barbarum* L. 的干燥根皮。我国南北各地均产。春初或秋后采挖。剥取根皮，晒干。切段，生用。

【处方用名】地骨皮

【药性】甘，寒。归肺、肝、肾经。

【功效】凉血除蒸，清肺降火。

【临床应用】

1. 用于阴虚发热，骨蒸盗汗　本品甘寒清润，能清肝肾之虚热，善除有汗之骨蒸，为退虚热、疗骨蒸之佳品,常配知母、鳖甲等同用,如地骨皮汤。

2.用于血热出血、吐衄、尿血 本品甘寒入血分,能清热凉血,又兼止血之效。可单味煎服,或配白茅根、侧柏叶等药。

3.用于肺热咳嗽 本品善清泄肺热,除肺中伏火。既清虚热,又泄实热而凉血。治肺火郁结,咳嗽气喘,皮肤蒸热等,常与桑白皮等同用,如泻白散。

【用法用量】煎服,9～15g。

【使用注意】外感风寒发热及脾虚便溏者不宜用。

【现代研究】

1.化学成分 主要含桂皮酸、甜菜碱、枸杞素、亚油酸及多种酚性物质等成分。

2.药理作用 有较强的解热作用。有降压、降血糖及降低血清胆固醇作用。有兴奋子宫作用。对伤寒杆菌、副伤寒杆菌、志贺菌属有较强抑制作用。还有镇痛、抗病毒作用。

白薇《神农本草经》
Baiwei

本品为萝藦科植物白薇 *Cynanchum atratum* Bge. 或蔓生白薇 *Cynanchum versicolor* Bge. 的干燥根及根茎。我国南北各地均产。春、秋季采挖。晒干。切段,生用。

【处方用名】白薇

【药性】苦、咸,寒。归胃、肝、肾经。

【功效】清热凉血,利尿通淋,解毒疗疮。

【临床应用】

1.用于阴虚发热、产后虚热、热入营血 本品苦咸寒,善入血分,有清热、凉血、除蒸之功。既清实热,又长于退虚热。若温病热入营血,高热烦渴,神昏舌绛者,常配生地黄、玄参等药;治阴虚发热,骨蒸潮热,常与知母、青蒿等同用;若热病后期,余邪未尽,夜热早凉,可配伍生地黄、青蒿等药;尤善治产后虚热不退,常配当归、人参等,如白薇汤。

2.用于热淋、血淋 本品咸寒,既清热凉血,又利尿通淋。若膀胱湿热,血淋涩痛,常与车前子、木通等同用。

3.用于疮痈咽痛、毒蛇咬伤 本品有清热解毒、消肿疗疮之功。治热毒疮痈,常与蒲公英、连翘等同用;咽喉肿痛,常配伍桔梗、山豆根等药;毒蛇咬伤,可单用鲜品捣烂外敷。

4.用于阴虚外感 本品长于清解,能透邪外达。用治阴虚外感发热咽干、心烦者,配玉竹、薄荷等药,如加减葳蕤汤。

【用法用量】煎服,5～10g。外用适量。

【使用注意】脾胃虚寒、食少便溏者慎用或忌用。

【现代研究】

1.化学成分 主要含白薇素、挥发油、强心苷等成分。

2.药理作用 本品所含白薇苷可加强心肌收缩、减慢心率;对肺炎球菌有抑制作用,并能抗炎、解热、利尿。水提取物有祛痰、平喘作用。

银柴胡《本草纲目》
Yinchaihu

本品为石竹科植物银柴胡 *Stellaria dichotoma* L. var. lanceolata Bge. 的干燥根。主产于宁夏、

甘肃、内蒙古等地。春、夏间植株萌发或秋后茎叶枯萎时采挖。晒干,生用。

【处方用名】银柴胡

【药性】甘,微寒。归肝、胃经。

【功效】清虚热,除疳热。

【临床应用】

1. 用于阴虚发热,骨蒸盗汗　本品甘寒益阴,凉血退热,而无苦泄伤阴之弊,为退虚热、除骨蒸之常用药。治阴虚发热、骨蒸劳热,常与地骨皮相须为用,如清骨散。

2. 用于疳积发热　本品长于清虚热,除疳热。若小儿食滞或虫积所致的疳积发热,腹部膨大,口渴消瘦,毛发焦枯者,常与胡黄连、鸡内金等同用。

【用法用量】煎服,3～10g。

【使用注意】外感风寒,血虚无热者忌用。

【现代研究】

1. 化学成分　主要含甾醇类、黄酮类、挥发性成分等成分。

2. 药理作用　本品有解热作用;还能降低主动脉类脂质的含量,有抗动脉粥样硬化作用。此外,本品还有杀精子的作用。

胡黄连《新修本草》
Huhuanglian

本品为玄参科植物胡黄连 *Picrorhiza scrophulariiflora* Pennell 的干燥根茎。主产于云南、西藏。秋季采挖,晒干。切薄片,或用时捣碎,生用。

【处方用名】胡黄连

【药性】苦,寒。归肝、胃、大肠经。

【功效】退虚热,除疳热,清湿热。

【临床应用】

1. 用于阴虚发热　本品性寒,入血分,能退虚热、除骨蒸。功似银柴胡,常与之相须为用,治阴虚骨蒸劳热,如清骨散。

2. 用于疳积发热　本品既除小儿疳热,又清退虚热,治腹胀体瘦、低热不退者,常与党参、白术、山楂等同用,如肥儿丸。

3. 用于湿热泻痢,痔疮肿痛　本品苦寒,能清热燥湿,功似黄连而力次之。治湿热泻痢,常与黄柏、白头翁等同用;痔疮肿痛,研末外用,或配刺猬皮、麝香等药。

【用法用量】煎服,3～10g。

【使用注意】脾胃虚寒者慎用。

【现代研究】

1. 化学成分　主要含环烯醚萜苷及少量生物碱、酚酸及其糖苷、少量甾醇等成分。

2. 药理作用　本品提取物有明显的利胆作用,能明显增加胆汁盐、胆酸和脱氧胆酸的排泄,具有抗肝损伤作用。对平滑肌有收缩作用,对各种痉挛剂引起的平滑肌痉挛又具有拮抗作用。水浸剂对多种皮肤真菌有不同程度抑制作用。此外,本品还有降糖、降脂、抗氧化、抗肿瘤等作用。

知识链接

胡黄连与黄连的异同

二药均苦寒,能清热燥湿,同为治湿热泻痢之良药,可治疗湿热泻痢、湿热黄疸等。胡黄连还可退虚热,除疳热,治疗阴虚骨蒸发热,小儿疳热等。黄连清湿热作用优于胡黄连,且善清心经及中焦热邪,治疗心火亢盛、胃热呕哕、消渴及热毒痈肿等。

（安玉霞　田红兵）

复习思考题

1. 比较石膏与知母药性、功效、主治病证的共同点与不同点。
2. 简述黄芩、黄连、黄柏的性味、功效的异同。
3. 简述黄连酒炙、姜汁炙、吴茱萸水炙的区别。
4. 青蒿、地骨皮、银柴胡均为常用清虚热之品,其功效和主治特点有何区别?
5. 板蓝根、大青叶、青黛三者同出一源,其功效和主治特点有何异同?

第八章 泻 下 药

PPT课件

知识导览

凡能引起腹泻，或滑润大肠、促进排便为主要作用，治疗里实证的药物，称为泻下药。

泻下药大多味苦而泄，或质润而滑，药性寒、温各异，主入大肠经。其主要作用是泻下通便，以排出胃肠积滞（宿食、燥屎等）及其他有害物质；或清热泻火，使体内火热毒邪通过泻下得到缓解或清除；或逐水消肿，使水湿停饮从大小便排出。主要适用于大便秘结，胃肠积滞，实热内结及水饮停蓄等里实证。

根据作用特点及适应证的不同，本章药物分为攻下药、润下药和峻下逐水药三类。

其中攻下药和峻下逐水药作用猛烈，尤以后者为甚；润下药作用缓和。

使用本章药要注意选择和配伍，若里实兼有表邪，当先解表后攻里，必要时可与解表药同用以表里双解；如里实正虚者，配补虚药，以攻补兼施，使攻下而不伤正；腹满胀痛者，配行气药。

使用本章药物时还应注意，对重证、急证，必须急下者，可加大剂量，或煎汤内服；对病情较缓，只需缓下者，用量不宜过大，或制成丸剂内服。攻下药、峻下逐水药作用峻猛，有的还有毒性，易伤正气，当奏效即止，慎勿过剂；对年老体弱、久病正虚、妇女胎前产后及月经期当慎用或忌用。对毒性较强的泻下药，一定要严格掌握炮制方法，控制用量，避免中毒，确保用药安全。

第一节 攻 下 药

本类药多苦寒沉降，主入胃、大肠经，具有较强的泻下通便作用，并能清热泻火，主要用于肠胃积滞之里热炽盛、大便秘结、燥屎坚结、腹满急痛等里热实证，常配伍行气药、清热药，以增强泻下攻积、清泻里热等作用。若配伍温里药，亦可用于冷积便秘。

攻下药中兼有清热泻火之功者，还可用于热病高热神昏、谵语发狂，或火热上炎之头痛目赤、咽喉肿痛、牙龈肿痛，或火毒疮痈及火热炽盛之吐血、衄血、咯血等上部出血证。无论有无便秘，用之均可清除实热，或导热下行，达"釜底抽薪"之效。对湿热泻痢，或饮食积滞之泻而不畅等，适当配用本类药，可通因通用，消除病因。肠道寄生虫病，使用驱虫药配用本类药，可促进虫体的排出。

"六腑以通为用"，目前，临床上常以攻下药为主，配伍清热解毒药、活血化瘀药、行气药等，治疗多种急腹症，取得良好疗效。

大黄《神农本草经》
Dahuang

本品为蓼科植物掌叶大黄 *Rheum palmatum* L.、唐古特大黄 *Rheum tanguticum* Maxim.ex Balf. 或药用大黄 *Rheum officinale* Baill. 的干燥根及根茎。掌叶大黄和唐古特大黄药材称为"北大黄"，主产于甘肃、青海等地；药用大黄药材称为"南大黄"，主产于四川。秋末茎叶枯萎或次春发芽前采挖，除去细根，刮去外皮，切块干燥。生用、酒炙、酒蒸，或炒炭用。

【处方用名】大黄　酒大黄　熟大黄　大黄炭

【药性】苦，寒。归脾、胃、大肠、肝、心包经。

【功效】泻下攻积，清热泻火，凉血解毒，逐瘀通经，利湿退黄。

【临床应用】

1. 用于胃肠积滞　本品有较强的泻下攻积作用，故有"将军"之称，为治疗积滞便秘之要药，尤宜于热结便秘。治温病或杂病实热积滞之便秘、腹痛胀满，常与芒硝相须为用，并配枳实、厚朴，如大承气汤；里实热结而兼气血亏虚者，可配伍人参、当归等，如黄龙汤；热结伤阴，多与生地黄、玄参等配伍，如增液承气汤；脾阳不足之冷积便秘，常配附子、干姜等，如温脾汤；湿热痢疾初起之泻下不爽、腹痛、里急后重等，多与黄连、木香等配伍，如芍药汤；食积泻痢，则与青皮、槟榔等同用，如木香槟榔丸。

2. 用于血热吐衄、牙龈肿痛、咽喉肿痛　本品能引热（血）下行，使上炎之火下泄、上涌之血下行而达清热止血之效，治疗血热吐衄、牙龈肿痛等，多配黄连、黄芩等药，如泻心汤；治疗热毒上攻之咽喉肿痛，配伍蝉蜕、僵蚕等，如升降散。

3. 用于热毒疮疡、丹毒、烧烫伤　本品苦寒攻下，不仅内服有良效，外敷亦可。治热毒痈疡疔疮及丹毒初起，常配金银花、连翘等药；肠痈初起，多与牡丹皮、桃仁等配伍，如大黄牡丹汤。治疗烧烫伤，用大黄粉，以蜂蜜或鸡蛋清调敷；或配地榆粉，用麻油调敷。

4. 用于瘀血证　本品有较强的活血之功，既可下瘀血，又可清瘀热，不论新瘀、宿瘀均可用，为治瘀血证常用药。治太阳蓄血证之少腹急结、硬满、神情似狂者，常与桃仁等配伍，如桃核承气汤；产后瘀阻腹痛、恶露不尽，多与桃仁、土鳖虫等同用，如下瘀血汤；妇女瘀血经闭、月经不调，常与红花、当归等配伍；跌打损伤之瘀肿疼痛，则配红花、桃仁等药，如复元活血汤。

5. 用于湿热黄疸、淋证　本品能泻热通便，利大小肠，导湿热从二便而出，可用于多种湿热病证。治湿热黄疸之黄色鲜明者，常配茵陈、栀子，如茵陈蒿汤；治湿热淋证，多与木通、车前子等同用，如八正散。

【用法用量】煎服，3～15g。攻下者宜后下，或用开水泡服，久煎则泻下力减弱。外用适量。

【饮片应用】生大黄泻下力较强，欲攻下者宜生用；酒炙大黄活血作用较好，泻下力较弱；熟大黄偏于泻火解毒；大黄炭则偏于止血。

【使用注意】本品峻烈攻下，易伤正气，故非实证不用；苦寒易伤胃气，故脾胃虚弱者慎用；其性沉降，善活血祛瘀，故妇女妊娠期、月经期及哺乳期忌用。

【现代研究】

1. 化学成分　主要含蒽醌衍生物、鞣质、有机酸和雌激素样物质等成分。

2. 药理作用　本品能增加肠蠕动，抑制肠内水分吸收，促进排便。泻下作用随加热时间延长而减弱，且受温度和时间的影响。由于鞣质具有收敛作用，长期服用本品产生导泻后，常出现便秘。有抗感染作用，对多种革兰阳性菌和阴性菌都有抑制作用，其中最敏感的有葡萄球菌和链球菌，其次为白喉杆菌、伤寒和副伤寒杆菌、肺炎球菌、志贺菌属等，对流感病毒也有抑制作用。还有抗血栓形成、抗实验性胃溃疡、利胆、保肝、降压、止血和降低血清胆固醇等作用。

 知识拓展

临证用药心得

大黄配甘草还有止吐的作用。我曾用生大黄配生甘草（大黄甘草汤），结合生赭石、旋覆花、半夏、党参、槟榔等，治疗神经性呕吐，取得了满意的效果。

遇有怵服汤药、每喝汤药即吐者，把汤药煎好后，可先用大黄1g、甘草1g，煎水一小杯，慢慢喝下，服后过15~20分钟如不吐，再服原来的汤药即可不吐，已试多人，有效。

（焦树德.用药心得十讲[M].2版.北京：人民卫生出版社，1979.）

芒硝《名医别录》
Mangxiao

本品为硫酸盐类矿物芒硝族芒硝，经加工精制而成的结晶体。主含含水硫酸钠（$Na_2SO_4 \cdot 10H_2O$）。主产于河北、河南、山东、江苏、江西、安徽等地的碱土地区。将天然产品用热水溶解，过滤，放冷析出结晶，通称"皮硝"；再取萝卜洗净切片，置锅内加水与皮硝共煮，取上层液，放冷析出结晶，即芒硝。

【处方用名】芒硝

【药性】咸、苦，寒。归胃、大肠经。

【功效】泻下通便，润燥软坚，清火消肿。

【临床应用】

1. 用于积滞便秘　本品功似大黄有较强的泻热通便作用，味咸而更善润燥软坚，为治疗燥结便秘的要药。治胃肠实热积滞之大便燥结、腹满胀痛，常与大黄相须为用，并配伍厚朴、枳实，即大承气汤；若热邪与水饮互结，心下至少腹硬满而痛者，多配伍大黄、甘遂等，如大陷胸汤。

2. 用于咽痛、口疮、目赤及疮痈肿痛　本品外用有良好的清火消肿止痛作用。治咽喉肿痛、口舌生疮，可配硼砂、朱砂、冰片，研末吹患处，即冰硼散，或将芒硝置于西瓜中制成西瓜霜外用；治疗目赤肿痛，用玄明粉化水滴眼；治乳痈初起，将本品用纱布包裹外敷；治肠痈初起，可与大黄、大蒜同用，捣烂外敷右下腹部；治痔疮肿痛、皮肤疮痈，用本品溶化后外洗。

【用法用量】内服，6~12g，一般不入煎剂，待汤剂煎得后，溶入汤液中服用。外用适量。

【使用注意】孕妇及哺乳期妇女慎服。不宜与硫黄、三棱同用。

【现代研究】

1. 化学成分　主要含水硫酸钠（$Na_2SO_4 \cdot 10H_2O$），尚含少量氯化钠、硫酸镁、磷酸钙等无机盐。

2. 药理作用　本品口服后其硫酸根离子不易被肠黏膜吸收，在肠内形成高渗盐溶液，使肠内保持大量水分，又刺激肠壁，促进肠蠕动而致泻。并有抗炎、利尿、抑制大肠癌发生等作用。

【附药】玄明粉

又称元明粉，为芒硝经风化干燥而制得，主要含硫酸钠（Na_2SO_4）。功效：泻热通便，润燥软坚，清热消肿。临床应用于治疗实热便秘、积滞腹痛等证；外用治疗咽喉肿痛、口舌生疮、牙龈肿痛、目赤、痈肿、丹毒等。用法用量：内服，宜冲入药汁内或用开水溶化服，3~10g；或化水外洗，或研末敷患处。

大黄与芒硝的异同

二药均为攻下药，常相须配伍，用治实热积滞便秘。大黄味苦，泻下力强，为治热结便秘之要药；芒硝味咸，善除燥屎坚结，为治疗燥结便秘之要药。二药还同时具有清热泻火的作用，治疗火热上攻的目赤肿痛、口舌生疮、热毒疮疡等。

大黄还具有凉血止血、活血祛瘀、清泄湿热等功效，用于血热出血证、瘀血证、湿热黄疸、淋证等。

番泻叶 《饮片新参》
Fanxieye

本品为豆科植物狭叶番泻 *Cassia angustifolia* Vahl 或尖叶番泻 *Cassia acutifolia* Delile 的干燥小叶。前者主产于印度、埃及、苏丹等地；后者主产于埃及，我国广东、海南、云南等地亦有栽培。狭叶番泻叶于花开前采摘，阴干；尖叶番泻叶于 9 月间果实将成熟时采摘，晒干。生用。

【处方用名】番泻叶

【药性】甘、苦，寒。归大肠经。

【功效】泻热行滞，通便，利水。

【临床应用】**用于便秘**　本品有泻热行滞作用，用于热结便秘、习惯性便秘及老人便秘。大多单用泡服，小剂量缓泻，大剂量则攻下。

【用法用量】煎服，2～6g，宜后下，或温开水泡服。

【使用注意】剂量过大，偶有恶心、呕吐、腹痛等副作用；妇女妊娠期、月经期及哺乳期忌用。

【现代研究】

1. 化学成分　主要含番泻苷、芦荟大黄素葡萄糖苷、大黄酸葡萄糖苷等成分。

2. 药理作用　本品浸剂内服能引起大肠推进性运动而致泻；对大肠杆菌、志贺菌属等多种细菌有抑制作用；研粉口服可增加血小板和纤维蛋白原，能缩短凝血时间、复钙时间及血块收缩时间，有助止血。

芦荟 《药性论》
Luhui

本品为百合科植物库拉索芦荟 *Aloe barbadensis* Miller、好望角芦荟 *Aloe ferox* Miller 或其他同属近缘植物叶的汁液浓缩干燥物。库拉索芦荟习称"老芦荟"，主产于非洲及我国广东、广西、福建等地；好望角芦荟习称"新芦荟"，主产于非洲南部。全年可采。割取植物的叶片，收集流出的液汁，置锅内熬成稠膏，倾入容器，冷却凝固后即得。切成小块，生用。

【处方用名】芦荟

【药性】苦，寒。归肝、胃、大肠经。

【功效】泻下通便，清肝泻火，杀虫疗疳。

【临床应用】

1. 用于热结便秘　本品苦寒降泄，既能泻下通便，又能清肝泻火，尤宜用于便秘兼有心肝火旺，烦躁失眠者，常与朱砂同用，如更衣丸。

2. 用于肝经实火证　本品有较好的清肝火作用，治疗肝经实火，常配龙胆、栀子等，如当归龙荟丸。

3. 用于小儿疳积　本品有杀虫疗疳之效,治疗小儿疳积,常与人参、使君子等配伍,如肥儿丸。

【用法用量】入丸、散服,每次2～5g。外用适量,研末敷患处。

【使用注意】脾胃虚弱,食少便溏者及孕妇忌用。

【现代研究】

1. 化学成分　主要含芦荟大黄素苷、芦荟大黄素、芦荟多糖、芦荟大黄酚、氨基酸、有机酸、维生素等成分。

2. 药理作用　芦荟蒽醌衍生物具有刺激性泻下作用,泻下时会伴有显著腹痛和盆腔充血,严重时可引起肾炎;提取物可抑制S$_{180}$肉瘤和艾氏腹水癌的生长,并对离体蟾蜍心脏有抑制作用;水浸剂对多种皮肤真菌和结核杆菌有抑制作用。可引起局部接触性皮炎,并对肾脏有一定毒副作用。

第二节　润 下 药

润下药多为植物种子或种仁,富含油脂,味甘质润性平,主入大肠,具有润肠通便作用,使大便软化易于排出,适用于年老、体弱、久病、产后所致津枯、阴虚、血虚便秘。应用时须根据不同病情,适当配伍其他药物,如热盛津伤便秘者,配养阴药;血虚便秘者,配补血药;兼气滞者,配行气药。

其他章节亦有具润下作用的药物,如瓜蒌仁、柏子仁、杏仁、桃仁、决明子、蜂蜜、当归、肉苁蓉、锁阳、生首乌、黑芝麻、胡桃仁、紫苏子、桑椹等,可前后联系。

火麻仁《神农本草经》
Huomaren

本品为桑科植物大麻 *Cannabis sativa* L. 的干燥成熟果实。主产于东北及山东、河北、江苏等地。秋季果实成熟时采收。晒干,生用。

【处方用名】火麻仁　麻子仁

【药性】甘,平。归脾、胃、大肠经。

【功效】润肠通便。

【临床应用】**用于肠燥便秘**　本品甘平而质润多脂,能润肠通便,略兼滋养补虚作用,适用于老人、产妇及体弱津血不足之肠燥便秘,可单用煮粥服,或配当归、熟地黄等,如益血润肠丸;治肠胃燥热,脾约便秘,常与大黄、厚朴等配伍,如麻子仁丸。

【用法用量】煎服,10～15g。打碎入煎。

【现代研究】

1. 化学成分　主要含脂肪油、大麻酚、植物酸钙镁等成分。

2. 药理作用　本品能润滑肠道,促进排便。还有降血压、降血脂等作用。

郁李仁《神农本草经》
Yuliren

本品为蔷薇科植物欧李 *Prunus humilis* Bge.、郁李 *Prunus japonica* Thunb. 或长柄扁桃 *Prunus pedunculata* Maxim. 的干燥成熟种子。前两种习称"小李仁",主产于东北、华东及河北、河南等地；后一种习称"大李仁"，主产于内蒙古。夏、秋二季采摘成熟果实，除去果肉和胡壳，取出种子，晒干，除去杂质。用时捣碎。

【处方用名】郁李仁

【药性】辛、苦、甘，平。归脾、大肠、小肠经。

【功效】润肠通便，下气利水。

【临床应用】

1. 用于肠燥便秘　本品功似火麻仁而作用稍强，兼行肠中气滞，尤其适用于肠燥便秘兼大肠气滞之证，常与柏子仁、杏仁等同用，如五仁丸。

2. 用于水肿、脚气浮肿　本品辛行苦泄，作用缓和，能利水消肿，治疗水肿、脚气浮肿等，可与桑白皮、赤小豆等同用，如郁李仁汤。

【用法用量】煎服，6～10g。

【使用注意】孕妇慎用。

【现代研究】

1. 化学成分　主要含苦杏仁苷、郁李仁苷、脂肪油、有机酸、皂苷、植物甾醇等成分。

2. 药理作用　本品具有润滑性缓泻作用；有抗炎、镇痛、镇咳、祛痰、降压等作用。

松子仁《开宝本草》
Songziren

本品为松科植物红松 *Pinus koraiensis* Sieb.et Zucc 的干燥成熟种仁。主产于东北。果实成熟后采收，晒干，去硬壳取出种子。生用。

【处方用名】松子仁

【药性】甘，温。归肺、肝、大肠经。

【功效】润肠通便，润肺止咳。

【临床应用】

1. 用于肠燥便秘　本品气香甘润，有润肠通便作用，宜用于津枯肠燥便秘之证。治疗老人虚秘，配伍火麻仁、柏子仁等份同研，溶白醋为丸，黄芪煎汤送服。

2. 用于肺燥干咳　本品质润，有润肺止咳之功，用治肺燥咳嗽，可与胡桃仁共捣成膏状，加熟蜜，饭后米汤送服。为食疗佳品。

【用法用量】煎服，5～10g。或入膏、丸剂，适量。

【使用注意】脾虚便溏、湿痰者禁用。

【现代研究】

1. 化学成分　主要含脂肪油74%，油中主要成分为油酸酯、亚油酸脂，另含掌叶防己碱、蛋白质、挥发油等成分。

2. 药理作用　松子仁油有抑制实验性家兔主动脉粥样硬化的作用。松子仁粗提物体对胆固醇及含胆固醇量较多的混合型胆石有较好的溶化和溶解作用。

第三节　峻下逐水药

峻下逐水药大多味苦，有毒，主入大肠、肾及肺经。其药力峻猛，用后能引起剧烈腹泻，使体内的水饮从肠道排出，部分药物兼利尿作用。适用于水肿、胸腔积液、腹水及痰饮积聚、喘满壅实等正气未衰之证。

本类药物有毒而力猛,副作用大,易伤正气,使用时应中病即止,不可久服,体虚者慎用,孕妇忌用。对水肿、腹胀等属邪实正虚者,使用本类药物,要注意固护正气,可根据病情需要,采取先攻后补、先补后攻或攻补兼施的方法施治。还要注意药物炮制、剂量、用法及禁忌等,以确保用药安全有效。

甘遂《神农本草经》
Gansui

本品为大戟科植物甘遂 *Euphorbia kansui* T. N. Liou ex T. P. Wang 的干燥块根。主产于陕西、山西等地。春季开花前或秋末茎叶枯萎后采挖,撞去外皮。晒干,生用或醋炙用。

【处方用名】生甘遂　甘遂　醋甘遂

【药性】苦,寒;有毒。归肺、肾、大肠经。

【功效】泻水逐饮,消肿散结。

【临床应用】

1. 用于水肿、臌胀、胸胁停饮　本品善行经隧之水湿,药力峻猛,可单用研末服,或与牵牛子同用,如二气汤。治疗胸胁停饮,与大戟、芫花为末,枣汤送服,即十枣汤;水热互结之大结胸证,多与大黄、芒硝同用,如大陷胸汤;治风痰癫痫,以本品为末,入猪心煨后,与朱砂末为丸服,如遂心丹。

2. 用于疮痈肿毒　本品外用能消肿散结,以甘遂末水调外敷,可治疗疮痈肿毒。

【用法用量】入丸散服,每次 0.5～1.5g;外用适量。

【饮片应用】生甘遂,毒性强,作用峻猛,一般只供外用;内服宜用醋制甘遂,可降低毒性,泻下作用亦减弱。

【使用注意】体虚及孕妇禁用。反甘草。

【现代研究】

1. 化学成分　主要含四环三萜类化合物 α- 和 γ- 大戟醇、甘遂醇、大戟二烯醇;尚含棕榈酸、柠檬酸、鞣质、树脂等成分。

2. 药理作用　本品有显著泻下作用。尚有抑制免疫功能、抗生育、镇痛等作用。

牵牛子《名医别录》
Qianniuzi

本品为旋花科植物裂叶牵牛 *Pharbitis nil*（L.）Choisy 或圆叶牵牛 *Pharbitis purpurea*（L.）Voigt 的干燥成熟种子。全国大部分地区均产。秋末果实成熟、果壳未开裂时采收植株,晒干,打下种子。生用或炒用。

【处方用名】牵牛子　炒牵牛子　黑丑　白丑　二丑

【药性】苦,寒;有毒。归肺、肾、大肠经。

【功效】泻下通便,消痰涤饮,杀虫攻积。

【临床应用】

1. 用于水肿、臌胀　本品既能泻下,又能利尿,使水湿之邪从二便排出,宜用于实证。其逐水作用虽较甘遂、京大戟稍缓,但仍属峻下逐水之品。可单用研末服,或与茴香为末,姜汁调服;较重者,多配甘遂、京大戟等药,如舟车丸。

2. 用于痰壅咳喘　本品能泻肺气,逐痰饮,治疗痰涎壅盛之咳喘,常配葶苈子、杏仁等,如牵牛子散。

3. 用于热结便秘、食积　本品攻下积滞之力较强。治肠胃实热积滞之便秘、腹胀，单用研末服，或配槟榔、大黄等；治食积便秘，可与山楂、麦芽等配伍，如山楂化滞丸。

4. 用于虫积腹痛　本品可借其泻下通便作用以排出虫体，常配槟榔、使君子等，以治蛔虫、绦虫。

【用法用量】煎服，3～6g；入丸散服，每次1.5～3g。

【饮片应用】生牵牛子毒性较大，多外用；炒牵牛子药性缓和，毒性降低，多内服。

【使用注意】孕妇禁用。畏巴豆。

【现代研究】

1. 化学成分　主要含牵牛子苷、牵牛子酸甲、麦角醇、裸麦角碱、脂肪油、糖类等成分。

2. 药理作用　本品能刺激肠道，增进蠕动，导致强烈的泻下作用，并有利尿作用；体外实验对猪蛔虫有一定治疗效果。

巴豆《神农本草经》
Badou

本品为大戟科植物巴豆 *Croton tiglium* L. 的干燥成熟果实。主产于四川、广西、云南、广东、福建等地。秋季果实成熟时采收。晒干，破开果壳，取出种子。用仁或制霜用。

【处方用名】巴豆　巴豆仁　巴豆霜

【药性】辛，热；有大毒。归胃、大肠经。

【功效】峻下冷积，逐水退肿，豁痰利咽。外用：蚀疮。

【临床应用】

1. 用于寒积便秘　本品能峻下冷积，开通肠道闭塞，有"斩关夺门"之功。可单用巴豆霜装入胶囊服，或配大黄、干姜制丸服，即三物备急丸。

2. 用于腹水臌胀　本品有较强的逐水退肿作用，用巴豆、杏仁炙黄为丸服。近年用本品配绛矾、神曲为丸，名含巴绛矾丸，治疗晚期血吸虫病肝硬化腹水。

3. 用于喉痹痰阻、寒实结胸　本品能祛痰利咽以利呼吸。治痰涎壅塞气道之喉痹，症见呼吸困难、窒息欲死者，用巴豆霜少量灌服，或与白矾同炒，共为细末，水调灌服或将末吹入喉中，促使痰涎涌出；治寒实结胸及肺痈脓痰不出，与贝母、桔梗同用，如三物小白散。

4. 用于痈疽恶疮、疥癣　本品外用有祛疮毒、蚀腐肉之功。治痈疽脓成未溃者，常与乳香、没药等制成膏剂，外贴患处，如验方咬头膏；痈疽溃后，腐肉不脱，可炒至烟尽，研末外敷；疥癣，可用巴豆仁捣泥，加雄黄和匀，外擦患处。

【用法用量】制霜，入丸散剂，每次0.1～0.3g；外用适量。

【饮片应用】巴豆去皮取净仁，炒焦黑用，为巴豆仁，泻下力强，不宜内服；制成巴豆霜能够减低毒性，泻下力减缓，可供内服。

【使用注意】孕妇及体虚者禁用。畏牵牛子。传统认为巴豆得热则助泻，得冷则止泻，故服后泻下不止者，用黄连、绿豆煎汤冷服解之；服后欲泻不泻者，可服热粥以助药力。

【现代研究】

1. 化学成分　主要含巴豆油、蛋白质、巴豆毒素、巴豆苷、生物碱等成分。

2. 药理作用　巴豆油外用，对皮肤有强烈刺激作用。口服巴豆油半滴至1滴，即能产生口腔、咽及胃部烧灼感并呕吐；短时期内产生剧烈腹泻，伴有剧烈腹痛和里急后重；煎剂体外实验对金黄色葡萄球菌、白喉杆菌、流感杆菌、铜绿假单胞菌等均有不同程度的抑制作用；巴豆油有镇痛及促血小板凝集作用；提取物对小鼠腹水型与艾氏腹水癌有明显的抑制作用；巴豆油、巴豆树脂和巴豆醇脂类有较弱的致癌活性。

京大戟 《神农本草经》
Jingdaji

本品为大戟科植物大戟 *Euphorbia pekinensis* Rupr. 的干燥根。主产于江苏、四川、江西、广西等地。秋、冬二季采挖。晒干。生用或醋炙用。

【处方用名】京大戟　醋京大戟

【药性】苦,寒;有毒。归肺、脾、肾经。

【功效】泻水逐饮,消肿散结。

【临床应用】

1. 用于水肿、臌胀、胸胁停饮　本品泻水逐饮功似甘遂而力稍逊,以泻脏腑之水湿见长。治水肿、臌胀,正气未衰者,与大枣同煮,食枣,或与甘遂、芫花同用,如十枣汤;胸胁停饮之胁痛、咳嗽等,多配甘遂、芥子,如控涎丹。

2. 用于疮痈肿毒,瘰疬痰核　本品能消肿散结,内服外用均可。治疗疮痈肿毒,用鲜品捣敷患处;治疗瘰疬痰核,可与鸡蛋同煮,食鸡蛋。

【用法用量】煎服,1.5～3g。入丸、散服,每次 1g。外用适量。

【饮片应用】生用,毒性强,仅供外用;醋制大戟,毒性及泻下作用均减弱,用于内服。

【使用注意】体弱及孕妇禁用。反甘草。

【现代研究】

1. 化学成分　主要含大戟苷、生物碱、树胶、树脂等成分。

2. 药理作用　本品能刺激肠管,引起肠蠕动增强而产生泻下作用;对妊娠离体子宫有兴奋作用;能扩张毛细血管,对抗肾上腺素的升压作用;并有抑菌、抗病毒、镇静、利尿等作用。

芫花 《神农本草经》
Yuanhua

本品为瑞香科植物芫花 *Daphne genkwa* Sieb.et Zucc. 的干燥花蕾。主产于河南、安徽、江苏、四川、山东等地。春季花未开放时采摘,晒干或烘干。生用或醋炙用。

【处方用名】芫花　醋芫花

【药性】苦、辛,温;有毒。归肺、脾、肾经。

【功效】泻水逐饮。外用:杀虫疗疮。

【临床应用】

1. 用于胸胁停饮、水肿、臌胀　本品泻水逐饮之功与甘遂、京大戟相似而力稍逊,以泻胸胁水饮见长。治疗上述病证,常与甘遂、京大戟相须为用,如十枣汤、舟车丸。

2. 用于咳嗽痰喘　本品治肺气壅实、寒饮内停之咳嗽有痰、气喘息粗者,多配桑白皮、葶苈子等药;若久咳寒饮不化,则需与干姜、细辛等配伍。

3. 用于痈疽肿毒、秃疮、顽癣　本品外用能杀虫疗疮,治疗上述病证,可单用研末,或加雄黄研末,猪脂调膏外涂患处。

【用法用量】煎服,1.5～3g;醋芫花入丸散剂,每次 0.6～0.9g;外用适量。

【饮片应用】生用毒性较强,只供外用。内服宜醋炙,以减低毒性。

【使用注意】体虚及孕妇禁用。反甘草。

【现代研究】

1. 化学成分　主要含芫花酯类、芫花素、羟基芫花素、芹菜素、谷甾醇、苯甲酸、刺激性油状物等成分。

2. 药理作用　芫花素能刺激肠黏膜引起剧烈的水泻和腹痛；煎剂口服可引起尿量增加，排钠量亦有增加；醇或水的提取物对肺炎杆菌、溶血性链球菌、流感杆菌有抑制作用；水浸液对多种皮肤真菌有抑制作用；芫花素能引起狗的子宫收缩；还具有镇咳、祛痰、镇静、抗惊厥等作用。

商陆《神农本草经》
Shanglu

本品为商陆科植物商陆 *Phytolacca acinosa* Roxb. 或垂序商陆 *Phytolacca americana* L. 的干燥根。前者主产于河南、安徽、湖北等地；后者主产于山东、浙江、江西等地。秋季至初春采挖。切片，晒干或阴干。生用或醋炙用。

【处方用名】生商陆　商陆　醋商陆

【药性】苦，寒；有毒。归肺、脾、肾、大肠经。

【功效】逐水消肿，通利二便。外用：解毒散结。

【临床应用】

1. 用于水肿、臌胀、大便秘结、小便不利　本品既泻下，又利水，通利二便。治疗水肿、臌胀，可单用，或配泽泻、茯苓皮等，如疏凿饮子；水肿、小便不利，亦可将商陆捣烂，入麝香少许，敷于脐部。入汤剂久煎，毒性有所缓和，且滋味甘淡而气微，故可以之与肉类、鲤鱼、赤小豆等煮服，以攻补兼施。

2. 用于疮痈肿毒　本品外用能够消肿散结止痛，治疗疮痈肿毒，可用鲜商陆根，酌加食盐，捣烂外敷患处。

【用法用量】煎服，3～9g。外用适量。

【饮片应用】生品毒性较强，只供外用；内服宜醋炙，以减低毒性。

【使用注意】孕妇禁用。

【现代研究】

1. 化学成分　主要含商陆碱、三萜皂苷、加利果酸、甾族化合物、生物碱、硝酸钾等成分。

2. 药理作用　本品有明显的祛痰止咳作用；生物碱部分有镇咳作用；所含商陆毒素可刺激交感神经，促进胃肠蠕动，并刺激肠黏膜，引起腹痛、腹泻；提取物有利尿作用，其利尿作用与剂量有关，小剂量利尿，而大剂量反使尿量减少；对志贺菌属、流感杆菌、肺炎球菌、部分皮肤真菌均有不同程度的抑制作用。

千金子《蜀本草》
Qianjinzi

本品为大戟科植物续随子 *Euphorbia lathyris* L. 的干燥成熟种子。主产于河北、浙江、四川等地。夏、秋二季果实成熟时采收。晒干，生用。

【处方用名】千金子

【药性】辛，温；有毒。归肝、肾、大肠经。

【功效】泻下逐水，破血消癥。外用：疗癣蚀疣。

【临床应用】

1. 用于水肿、臌胀　本品能泻下逐水退肿，功似甘遂，其性峻猛，宜用于二便不利之水肿实证。治疗水肿、臌胀，单用有效，或配伍大黄，或与防己、槟榔、葶苈子等行气利水药同用，如续随子丸。

2. 用于癥瘕、经闭　本品有破瘀血、消癥瘕、通血脉之功，可用治癥瘕痞块，与轻粉、青黛共为细末，糯米饭黏合为丸，如续随子丸；治瘀血阻滞之经闭者，可与当归、川芎等同用。

此外，本品还有攻毒杀虫作用，可用治顽癣、恶疮、肿毒、毒蛇咬伤等，既可内服，也可外用。

【用法用量】1～2g；去壳，去油用，多入丸散服。外用适量，捣烂外敷患处。

【使用注意】孕妇及体弱便溏者禁用。

【现代研究】

1. 化学成分　本品含脂肪油 40%～50%，油中含毒性成分，油中分离出千金子甾醇、巨大戟萜醇 -20- 棕榈酸酯等，含萜的酯类化合物。又含白瑞香素、续随子素、马栗树皮苷等。

2. 药理作用　种子中的脂肪油、新鲜时无色无味，但很快就变成恶臭且有强辛辣味，对胃肠道可产生强烈的刺激而引起峻泻，作用强度为蓖麻油的 3 倍，致泻成分为千金子甾醇。

（宋永刚）

？　**复习思考题**

1. 泻下药的含义、功效、适应证、分类、注意事项是什么？
2. 峻下逐水药毒性较强，使用时如何保证用药安全？
3. 大黄、芒硝的功效及适应证有何异同？
4. 热痢初起，为何可用大黄治疗？
5. 请问大黄、芒硝、火麻仁都能治疗便秘，其机制有什么不同？

ER-8-3

扫一扫，测一测

第九章 祛风湿药

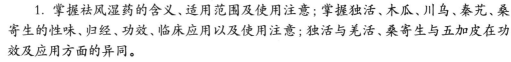

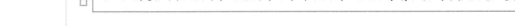

学习目标

1. 掌握祛风湿药的含义、适用范围及使用注意;掌握独活、木瓜、川乌、秦艽、桑寄生的性味、归经、功效、临床应用以及使用注意;独活与羌活、桑寄生与五加皮在功效及应用方面的异同。

2. 熟悉威灵仙、乌梢蛇、蕲蛇、防己、五加皮的功效和主治病证,豨莶草、络石藤、狗脊的功效。

3. 了解徐长卿、蚕沙、青风藤、海风藤、油松节、伸筋草、路路通、桑枝、雷公藤、丝瓜络、臭梧桐、老鹳草、鹿衔草、千年健、穿山龙、寻骨风、海桐皮、雪莲花等药的功效。

凡以祛除风湿、解除痹痛为主要作用,用于治疗风湿痹证的药物,称为祛风湿药。

本章药多具辛香苦燥之性,药性寒、温各异,主入脾、肝、肾三经,善行关节、肌肉、筋骨之间。功善祛除肌肉、经络、筋骨间风湿,部分药物还分别具有止痹痛、通经络、强筋骨等作用。适用于风湿痹痛、筋脉拘挛、麻木不仁、半身不遂、腰膝酸痛及下肢痿弱等症。

根据其药性、功效特点的不同,本章药可分为祛风湿散寒药、祛风湿热药和祛风湿强筋骨药三类。

使用本章药物时,应根据痹证类型、病程新久及邪犯部位的不同,作适当选择和相应配伍。如风邪偏盛的行痹,选用祛风力强的祛风湿药,佐以活血养血之品;湿邪偏重的着痹,选用祛湿力强的祛风湿药,佐以燥湿、利湿、健脾药;寒邪偏重的痛痹,选用散寒止痛力强的祛风湿药,佐以温阳散寒通络之品;以关节红肿热痛为主证的热痹,选用祛风湿热药,佐以清热凉血药;病邪在表,配解表药;久病入里,肝肾虚损而见腰痛脚弱者,选用祛风湿强筋骨药,配补肝肾强筋骨药;病邪入络而见血瘀者,配活血通络药;久病气血不足者,配补气养血药。

痹证多属慢性疾患,需长期用药治疗。为服用方便,可制成酒剂或丸散剂服用。酒剂还能增强祛风湿药的功效。

本章药大多辛香苦燥,易耗伤阴血,阴虚血亏者应慎用。

第一节 祛风湿散寒药

本类药物多辛苦温燥,主入肝、脾二经。辛以祛风,苦以燥湿,温以散寒,故有祛风除湿、散寒止痛、舒筋通络等作用。适用于风湿痹痛属寒者。若与清热药同用,亦可用于风湿热痹。

独活 《神农本草经》
Duhuo

本品为伞形科植物重齿毛当归 *Angelica pubescens* Maxim.f. biserrata Shan et Yuan 的干燥根。主产于湖北、四川、安徽等地。春初苗刚发芽或秋末茎叶枯萎时采挖,除去须根和泥沙,烘至半干,堆置2~3天,发软后再烘至全干。切片生用。

【处方用名】独活

【药性】辛、苦，微温。归肾、膀胱经。

【功效】祛风除湿，通痹止痛。

【临床应用】

1. 用于风寒湿痹　本品有较强的祛风散寒除湿、通痹止痛作用，为治疗风寒湿痹常用药。性善下行，善祛在下、在里之风湿，尤宜于下半身的肌肉、关节疼痛。治行痹或痛痹，常配附子、乌头等药，如独活酒；肾气虚弱，当风受冷所致的偏枯冷痹，腰膝冷痛，酸软麻木，或屈伸不利，多与桑寄生、杜仲等同用，如独活寄生汤。

2. 用于头风头痛、风寒表证及风寒湿表证　本品有似羌活之疏风散寒、发汗解表之功，而力次之。治头风头痛，常配白芷、川芎等药；风寒表证或风寒湿表证，常与防风、荆芥等同用，如荆防败毒散。

【用法用量】煎服，3～10g。

【使用注意】气血亏虚者慎用。

【现代研究】

1. 化学成分　主要含若干香豆精类化合物、二氢山芹醇及其乙酸酯、欧芹酚甲醚、异欧前胡素、当归醇、毛当归醇、佛手柑内酯、花椒毒素、γ - 氨基丁酸及挥发油等成分。

2. 药理作用　本品能抗炎、镇痛、镇静、催眠、扩张血管、降低血压、兴奋呼吸中枢及抗菌；有抑制血小板凝集、抗血栓形成作用；尚有解痉、抗心律失常、抗溃疡作用。

威灵仙《新修本草》
Weilingxian

本品为毛茛科植物威灵仙 *Clematis chinensis* Osbeck、棉团铁线莲 *Clematis hexapetala* Pall. 或东北铁线莲 *Clematis manshurica* Rupr. 的干燥根及根茎。前者主产于江苏、安徽、浙江等地，应用较广。后两种部分地区应用。秋季采挖，除去泥沙，晒干。生用或酒炙用。

【处方用名】威灵仙　酒威灵仙

【药性】辛、咸，温。归膀胱经。

【功效】祛风湿，通经络。

【临床应用】

1. 用于风湿痹痛、麻木拘挛　凡风湿痹痛，无论上下皆宜，为治风湿痹痛之要药。单用为末温酒调服，或制成蜜丸服；或配当归、桂心为丸服，如神应丸。

2. 用于诸骨鲠喉　本品能软化鲠骨。单用，或加砂糖、米醋煎汤，缓慢咽下。

【用法用量】入汤剂，6～10g。

【使用注意】本品辛香走串，气血虚者慎服。

【现代研究】

1. 化学成分　主要成分有皂苷类、黄酮类、木脂素类。此外，还有三萜类、生物碱类、挥发油类、葡萄糖基萘类、大环糖苷类、酚苷类、有机酸类和甾醇类等。

2. 药理作用　本品有镇痛、利胆、对抗组胺的兴奋及抗利尿作用；对鱼骨刺有软化作用，并使局部肌肉松弛，促使骨刺脱落；有明显抗菌作用，对革兰阳性及阴性菌、真菌均有较强的抑制作用。

木瓜《名医别录》
Mugua

本品为蔷薇科植物贴梗海棠 *Chaenomeles speciosa*（Sweet）Nakai 的干燥近成熟果实。主产于安徽、四川、湖北等地。安徽宣城产者称"宣木瓜",为道地药材。夏、秋二季果实绿黄时采收,置沸水中烫至外皮灰白色,对半纵剖,晒干。切片生用。

【处方用名】木瓜

【药性】酸,温。归肝、脾经。

【功效】舒筋活络,和胃化湿。

【临床应用】

1. 用于风湿痹痛、筋脉拘挛、脚气肿痛 本品味酸入肝,益筋和血,善舒筋活络,且能去湿除痹,为治湿痹、筋脉拘急之要药。治风湿痹痛,日久不愈,常配威灵仙、蕲蛇等药;筋急项强、不能转侧,多与乳香、没药等同用,如木瓜煎;寒湿脚气肿痛,冲心烦闷,多配吴茱萸、槟榔等药,如鸡鸣散。

2. 用于吐泻转筋 本品温香入脾,能化湿和中而止吐泻,舒筋活络以缓挛急,为治吐泻转筋之要药。多用于湿浊中阻,升降失常所致的呕吐泄泻、腹痛转筋等,偏寒者,常与吴茱萸、小茴香、紫苏等同用,如木瓜汤;偏热者,配蚕沙、薏苡仁、黄连等,如蚕矢汤。治疗手足痉挛,常配白芍效佳。尚能消食生津,用于津伤口渴及消化不良等证。

【用法用量】煎服,6~9g。

【使用注意】胃酸过多者,不宜用。

【现代研究】

1. 化学成分 主要含皂苷、维生素C、苹果酸、酒石酸、枸橼酸等成分。

2. 药理作用 本品对动物实验性关节炎有明显消肿作用,有缓和胃肠肌痉挛和四肢肌肉痉挛的作用。有保肝、抗菌、抑制巨噬细胞的吞噬作用。

蕲蛇《雷公炮炙论》
Qishe

本品为蝰科动物五步蛇 *Agkistrodon acutus*(Güenther)的干燥体。主产于湖北、江西、浙江等地。多于夏、秋二季捕捉,剖开蛇腹,除去内脏,洗净,用竹片撑开腹部,盘成圆盘状,干燥后拆除竹片。以黄酒润透去皮骨,切段用。

【处方用名】蕲蛇 酒蕲蛇

【药性】甘、咸,温;有毒。归肝经。

【功效】祛风,通络,止痉。

【临床应用】

1. 用于风湿顽痹、肢体麻木、筋脉拘挛及中风半身不遂 本品生品极具走窜之性,能内走脏腑,外达肌表而透骨搜风,祛风力强,兼通经活络,为截风要药。单用研末黄酒冲服,或入酒剂;或配天麻、独活等同用,如白花蛇酒。

2. 用于小儿急慢惊风、破伤风 本品为治惊风抽搐之要药。治小儿肝热急惊风,常配蝉蜕、牛黄等药;小儿脾虚慢惊风,多与天麻、白术等同用;破伤风,常与乌梢蛇、蜈蚣共研末,煎酒调服,即定命散。

3. 用于麻风、疥癣、皮肤瘙痒 本品能外走肌表而祛风止痒,又能以毒攻毒。治麻风、疥癣,多配天麻、荆芥等药,如驱风膏;皮肤瘙痒,常与刺蒺藜、地肤子等同用。

【用法用量】煎服,3~9g;研末吞服,一次1~1.5g,一日2~3次。

【使用注意】阴虚内热者忌服。

【现代研究】

1. 化学成分 主要含蛋白质、脂肪、氨基酸以及硬脂酸、棕榈酸、胆甾醇等成分。

2. 药理作用　本品有镇静、镇痛、催眠作用；抗溃疡作用；注射液能直接扩张血管，有显著降血压作用；能激活纤维蛋白溶解系统，有较强的预防动、静脉血栓形成的作用，对兔实验性肺栓塞有溶栓作用，对冠状动脉血栓也有溶解作用；可增强巨噬细胞吞噬能力，显著增加炭粒清除率。

乌梢蛇《药性论》
Wushaoshe

本品为游蛇科动物乌梢蛇 *Zaocys dhumnades*（Cantor）的干燥体。全国大部分地区有分布。多于夏、秋二季捕捉，剖开腹部或先剥皮留头尾，除去内脏，盘成圆盘状，干燥。黄酒闷透，去皮骨用。

【处方用名】乌梢蛇　酒乌梢蛇

【药性】甘，平。归肝经。

【功效】祛风，通络，止痉。

【临床应用】

1. 用于风湿顽痹、中风半身不遂　本品性走窜，能搜风邪、透关节、通经络，尤宜于风湿顽痹，日久不愈者。功用与蕲蛇相似而无毒，药力较缓。治风痹，手足缓弱，麻木拘挛，不能伸举，常配全蝎、天南星、防风等，如乌蛇丸；治顽痹，挛急疼痛，可制酒饮，如乌蛇酒；治中风半身不遂，宜配活血通络之品。

2. 用于小儿惊风、破伤风　本品能入肝以定惊搐，治小儿急慢惊风，可与麝香、皂荚等同用，如乌蛇散；治破伤风之抽搐痉挛，多与蕲蛇、蜈蚣配伍，如定命散。

3. 用于麻风、疥癣　本品善祛风止痒，治麻风，配白附子、大风子等；治湿癣证，配枳壳、荷叶等，如三味乌蛇散。此外，本品又可治瘰疬、恶疮。

【用法用量】煎服，6～12g。

【使用注意】血虚生风者慎服。

【现代研究】

1. 化学成分　主要含赖氨酸、亮氨酸、谷氨酸、丙氨酸、胱氨酸等多种氨基酸，并含果糖 -1,6- 二磷酸酶、原肌球蛋白等成分。

2. 药理作用　本品水煎液和醇提取液有抗炎、镇静、镇痛作用；其血清有对抗五步蛇毒的作用。

【附药】蛇蜕

本品为游蛇科动物黑眉锦蛇、锦蛇或乌梢蛇等蜕下的干燥表皮膜。春末夏初或冬初收集，除去泥沙，干燥。药性咸、甘，平，归肝经。具有祛风，定惊，退翳，解毒的功效。用于小儿惊风，抽搐痉挛，翳障，喉痹，疔肿，皮肤瘙痒等。

川乌《神农本草经》
Chuanwu

本品为毛茛科植物乌头 *Aconitum carmichaelii* Debx. 的干燥母根。主产于四川、云南、陕西、湖南等地。6月下旬至8月上旬采挖，除去子根、须根及泥沙，晒干。生用或制用。

【处方用名】川乌　生川乌　制川乌

【药性】辛、苦，热；有大毒。归心、肝、肾、脾经。

【功效】祛风除湿，温经止痛。

【临床应用】

1. 用于风寒湿痹、拘急疼痛　本品辛热升散苦燥，有明显的止痛作用，为治风寒湿痹之佳品，尤宜于寒邪偏盛者。治寒湿头痛、身痛、关节疼痛不可屈伸者，常配麻黄、白芍等药，如乌头汤；中风手足不仁、筋脉挛痛者，多与乳香、地龙等同用，如小活络丹。

2. 用于寒凝诸痛　本品温经散寒止痛之功显著。治心腹冷痛、寒疝腹痛及手足厥冷，单用本品浓煎加蜜服，即大乌头汤。

此外，本品有较强的麻醉止痛作用。外伤瘀痛，多与蟾酥、生南星等配用，如外敷麻药方。

【用法用量】煎服，1.5～3g。入汤剂应先煎 0.5～1 小时。外用适量。

【饮片应用】生川乌，毒性大，善于温经散寒止痛，只供外用；制川乌，毒性降低，临床常用，煎服时仍需先煎、久煎。

【使用注意】有大毒，不宜久服。孕妇忌用。反半夏、瓜蒌、天花粉、川贝母、浙贝母、白蔹、白及。

【现代研究】

1. 化学成分　主要含生物碱，主要是乌头碱、新乌头碱、次乌头碱等成分。

2. 药理作用　本品有镇痛、抗炎、镇静、局部麻醉作用。能增加冠状动脉血流量，使心率减慢，大剂量则引起心律不齐，甚至心室颤动。

【附药】草乌

本品为毛茛科植物北乌头的干燥块根。秋季茎叶枯萎时采挖，除去须根和泥沙，干燥。辛、苦，热；有大毒。归心、肝、肾、脾经。功用与川乌相似而药力更强，毒性更大。用于风寒湿痹痛、心腹冷痛、寒疝作痛、跌打伤痛，以及麻醉止痛。用法用量及使用注意同川乌。

徐长卿 《神农本草经》
Xuchangqing

本品为萝藦科植物徐长卿 *Cynanchum paniculatum*（Bge.）Kitag. 的干燥根及根茎。主产于安徽、江苏、湖南等地。秋季采挖，除去杂质，阴干。切段，生用。

【处方用名】徐长卿

【药性】辛，温。归肝、胃经。

【功效】祛风，化湿，止痛，止痒。

【临床应用】

1. 用于各种痛证　本品祛风通络、止痛作用显著。治风湿痹痛，可单用本品煎服；治牙痛，单用本品煎水漱口；治跌打损伤疼痛，配伍红花、乳香等。

2. 用于湿疹、风疹、顽癣等瘙痒性皮肤病　本品祛风止痒作用较强。用治各种皮肤病瘙痒，可单用内服，或煎汤外洗，亦可配伍苦参、地肤子等。

此外，本品还能解蛇毒，用治毒蛇咬伤，可与重楼、半边莲等同用，内服或外敷。

【用法用量】煎服，3～12g，宜后下。

【现代研究】

1. 化学成分　主要含牡丹酚、徐长卿苷、黄酮、异丹皮酚、氨基酸、多糖类等成分。

2. 药理作用　本品注射液及牡丹酚对肠管有解痉作用；所含牡丹酚有镇痛、镇静、抗炎、抗变态反应、抗心律失常、抑制血小板聚集、抗血栓形成、抗早孕等作用。

蚕沙 《本草纲目》
Cansha

本品为蚕蛾科昆虫家蚕 *Bombyx mori* Linnaeus 幼虫的干燥粪便。育蚕地区皆产，以江苏、浙江、四川等地产量最多。6～8月收集，以二眠到三眠时的粪便为主，收集后晒干，簸净泥土及桑叶碎屑，生用。

【处方用名】蚕沙

【药性】辛、甘，温。归肝、脾、胃经。

【功效】祛风湿，和胃化湿。

【临床应用】

1. 用于风湿痹证 本品辛甘发散，可以祛风；温燥而通，又善除湿舒筋；作用缓和，可用于各种痹证。单用蒸热，更熨患处，以治风湿痹痛，肢体不遂者；若与羌活、独活、威灵仙等同用，可治风湿寒痹；与防己、薏苡仁、栀子等配伍，可治风湿热痹，肢节烦疼，如宣痹汤。

2. 用于吐泻转筋 本品入脾、胃经，能和胃化湿，湿去则泄泻可止、筋脉可舒。治湿浊中阻而致的腹痛吐泻转筋，常配木瓜、吴茱萸、薏苡仁等，如蚕矢汤。

3. 用于风疹湿疹瘙痒 本品善祛风湿、止痒，可单用煎汤外洗，或与白鲜皮、地肤子、蝉蜕等同用。

【用法用量】煎服，5～15g，宜布包入煎。外用适量。

【现代研究】

1. 化学成分 主要含有机物、叶绿素、胡萝卜素、植物醇、β-谷甾醇、胆甾醇、麦角甾醇和廿四醇、蛇麻脂醇、游离氨基酸等成分。

2. 药理作用 本品抗癌及光敏作用，延长人血纤维蛋白原的凝聚时间等。

青风藤《本草纲目》
Qingfengteng

本品为防己科植物青藤 *Sinomenium acutum*（Thunb.）Rehd.et Wils. 和毛青藤 *Sinomenium acutum*（Thunb.）Rehd.et Wils var.cinereum Rehd.et Wils. 的干燥藤茎。主产于湖北、四川、江苏、浙江等地。秋末冬初采割，扎把或切长段，晒干。生用。

【处方用名】青风藤

【药性】苦、辛，平。归肝、脾经。

【功效】祛风湿，通经络，利小便。

【临床应用】

1. 用于风湿痹痛 本品有较强的祛风湿、通经络作用。用治风湿痹痛，无论寒热，均为适宜，多配伍独活、秦艽等祛风湿之品。

2. 用于水肿、脚气 本品又能利水消肿。用治水肿、脚气，常与薏苡仁、香加皮等同用。

【用法用量】煎服，6～12g。

【现代研究】

1. 化学成分 主要含青藤碱、异青藤碱、尖防己碱、N-去甲尖防己碱、白兰花碱、光千金藤碱等成分。

2. 药理作用 本品能抗炎、镇痛；促进血液循环，增加血流量；利尿作用。

海风藤《本草再新》
Haifengteng

本品为胡椒科植物风藤 *Piper kadsura*（Choisy）Ohwi 的干燥藤茎。主产于广东、福建、台湾等地。夏、秋二季采割，除去根、叶，晒干。切片生用。

【处方用名】海风藤

【药性】辛、苦，微温。归肝经。

【功效】祛风湿，通经络，止痹痛。

【临床应用】**用于风湿痹痛、筋脉拘挛、跌打损伤** 本品为治疗风寒湿痹、筋脉拘挛的常用药，常与独活、威灵仙等同用；治跌打损伤，常与三七、红花等配伍。

【用法用量】煎服，6～12g。

【现代研究】

1. 化学成分 主要含细叶青蒌藤素、细叶青蒌藤烯酮、β-谷甾醇、豆甾醇及挥发油等成分。

2. 药理作用 本品能对抗内毒素性休克、抗氧化；能增加冠状动脉血流量，提高心肌对缺氧的耐受力，增加心肌局部缺血的侧支循环血流量；降低脑干缺血区兴奋性氨基酸含量，对脑干缺血损伤具有保护作用。

油松节 《名医别录》
Yousongjie

本品为松科植物油松 *Pinus tabulieformis* Carr. 或马尾松 *Pinus massoniana* Lamb. 的干燥瘤状节或分枝节。全年均可采收，锯取后阴干。劈成小碎块，生用。

【处方用名】油松节

【药性】苦、辛，温。归肝、肾经。

【功效】祛风除湿，通络止痛。

【临床应用】

1. 用于风寒湿痹 治风湿痹痛，历节风痛，可单用酿酒服，如松节酒，或与羌活、独活、川芎等活血通络药同用。

2. 用于跌打损伤 本品能通经络止痛，治跌打损伤、瘀肿疼痛，可与童便、醋同炒为末服，如松节散；也常配伍乳香、没药等活血止痛药；若皮肤未破者，可酒浸擦患处。

【用法用量】煎服，9～15g。阴虚血燥者慎用。

【现代研究】

1. 化学成分 主要含纤维素、木质素、少量挥发油（松节油）及树脂（松香）。挥发油中含 α-蒎烯及 β-蒎烯，另有少量 1-莰烯及二戊烯等。

2. 药理作用 本品具有提高免疫功能；用于慢性支气管炎咳嗽、慢性肾炎尿蛋白、贫血等作用。

【附药】松花粉

本品为松科植物马尾松、油松或同属数种植物的干燥花粉。春季花刚开时，采摘花穗，晒干，收集花粉，除去杂质。甘，温。归肝、脾经。具有收敛止血、燥湿敛疮的功效。主治外伤出血，湿疹，黄水疮，皮肤糜烂，脓水淋漓。

伸筋草 《本草拾遗》
Shenjincao

本品为石松科植物石松 *Lycopodium japonicum* Thunb. 的干燥全草。主产于浙江、湖北、江苏、湖南及四川等地。夏、秋二季茎叶茂盛时采收，除去杂质，晒干。切段，生用。

【处方用名】伸筋草

【药性】微苦、辛，温。归肝、脾、肾经。

【功效】祛风除湿,舒筋活络。

【临床应用】

1. 用于风湿痹痛、筋脉拘挛、皮肤不仁 本品为治痹痛拘挛之要药。治风寒湿痹之关节疼痛、筋脉拘挛,单用煎服,或配威灵仙、木瓜等药;皮肤不仁,又多与鸡血藤、木瓜等同用。

2. 用于跌打损伤 本品味辛行散以舒筋活络、消肿止痛,可与乳香、没药等配伍。

【用法用量】煎服,3～12g。

【使用注意】孕妇及月经过多者慎用。

【现代研究】

1. 化学成分 主要含石松碱、棒石松宁碱、石松毒碱、烟碱、脂肪油、甾醇、挥发油、糖类等成分。

2. 药理作用 石松碱有明显的解热、镇痛作用;有利尿、促进尿酸排泄作用;对志贺菌属有抑制作用。

路路通《本草纲目拾遗》
Lulutong

本品为金缕梅科植物枫香树 *Liquidambar formosana* Hance 的干燥成熟果序。全国大部分地区均产。冬季果实成熟后采收,除去杂质,干燥。生用。

【处方用名】路路通

【药性】苦,平。归肝、肾经。

【功效】祛风活络,利水,通经。

【临床应用】

1. 用于风湿痹痛,肢麻拘挛,跌打损伤 本品治风湿痹痛,无论寒热虚实皆宜,常配伸筋草、络石藤等药;跌打损伤,无论新伤宿瘀均可,多配三七、乳香等。

2. 用于水肿,小便不利 本品能利水消肿,治疗水肿胀满,常与猪苓、泽泻等配伍。

3. 用于经闭,乳房胀痛,乳汁不下 本品能疏肝理气,通经下乳,治经闭,常与当归、川芎等配伍;治乳房胀痛、乳汁不下,常与穿山甲、王不留行等同用。

【用法用量】煎服,5～10g。

【使用注意】月经过多及孕妇忌服。

【现代研究】

1. 化学成分 主要含桦木酮酸、没食子酸、路路通酮 A 及其他萜类、脂肪族、芳香族等成分。

2. 药理作用 本品具有抗炎消肿、抑制病原微生物、保护神经、抗氧化、抗肿瘤等作用。

穿山龙《东北药用植物志》
Chuanshanlong

本品为薯蓣科植物穿龙薯蓣 *Dioscorea nipponica* Makino 的干燥根茎。主产于东北、华北、华中,甘肃、陕西、四川等地亦产。春、秋二季采挖,洗净,除去须根和外皮,晒干。生用。

【处方用名】穿山龙

【药性】甘、苦,温。归肝、肾、肺经。

【功效】祛风除湿,舒筋通络,活血止痛,止咳平喘。

【临床应用】

1. 用于风湿痹痛、跌打损伤 本品寒热痹痛皆宜。热痹,常配桑枝、秦艽等药;风寒湿痹,与独活、威灵仙等同用；跌打损伤，配红花、乳香等药。

2. 用于咳嗽气喘　本品味苦降泄，能化痰止咳平喘，属寒、属热者皆宜。属热者，常配瓜蒌、杏仁等药；属寒者，多与半夏、陈皮等同用。

【用法用量】煎服，9～15g。也可制成酒剂用。

【现代研究】

1. 化学成分　主要含薯蓣皂苷、纤细薯蓣皂苷、25-D-螺甾-3、5-二烯及对羟基苄基酒石酸、氨基酸等成分。

2. 药理作用　本品有明显的镇咳、祛痰、平喘作用；水煎剂对细胞免疫和体液免疫功能均有抑制作用，而对巨噬细胞吞噬功能有增强作用；对金黄色葡萄球菌等多种球菌及流感病毒等有抑制作用；总皂苷具有能增强兔心肌收缩力，减慢心率，降低动脉压，改善冠脉血液循环，增加尿量等作用。

寻骨风《植物名实图考》
Xungufeng

本品为马兜铃科植物绵毛马兜铃 *Aristolochia mollissima* Hance 的根茎或全草。主产于河南、江苏、江西等地。夏、秋季采收，晒干。切段。生用。

【处方用名】寻骨风

【药性】辛、苦，平。归肝经。

【功效】祛风湿，通络止痛。

【临床应用】用于风湿痹痛、肢体麻木、跌打伤痛　本品治一切风湿痹痛，单用或入复方。风寒湿痹，配独活、羌活等药；风湿热痹，与忍冬藤、秦艽等同用；治跌打伤痛，单用煎服或捣敷。

【用法用量】煎服，10～15g。或浸酒服。外用适量。

【使用注意】阴虚内热者不宜服。不宜大量或长期服用，肾病患者忌服。

【现代研究】

1. 化学成分　主要含生物碱、挥发油及内酯等成分。

2. 药理作用　本品所含生物碱对大鼠关节炎有明显消肿作用；注射液有镇痛、抗炎、解热作用；有抑制艾氏腹水癌及抗早孕作用；煎剂对风湿性关节炎、类风湿关节炎有较好的止痛、消肿、改善关节功能的作用。

第二节　祛风湿热药

本类药物味多辛、苦而性寒，主入肝、脾二经。辛散、苦泄、寒清，故多具有祛风胜湿、通络止痛、清热消肿等作用。适用于风湿热痹，关节红肿热痛诸证。若配伍温经散寒药，亦可用于风寒湿痹。

秦艽《神农本草经》
Qinjiao

本品为龙胆科植物秦艽 *Gentiana macrophylla* Pall.、麻花秦艽 *Gentiana straminea* Maxim.、粗茎秦艽 *Gentiana crassicaulis* Duthie ex Burk. 或小秦艽 *Gentiana dahurica* Fisch. 的干燥根。前三种按性状不同分别习称"秦艽"和"麻花艽"，后一种习称"小秦艽"。主产于甘肃、陕西、内蒙古、

四川等地。春、秋二季采挖,除去泥沙;秦艽和麻花艽晒软,堆置"发汗"至表面呈红黄色或灰黄色时,摊开晒干,或不经"发汗"直接晒干;小秦艽趁鲜时搓去黑皮,晒干。去芦头,切片,生用。

【处方用名】秦艽

【药性】辛、苦,平。归胃、肝、胆经。

【功效】祛风湿,清湿热,止痹痛,退虚热。

【临床应用】

1. 用于风湿痹痛、筋脉拘挛、手足不遂　本品能祛风除湿、舒筋活络以利关节,止痹痛,为"风药中之润剂",广泛用于各种痹证,且无问寒热新久,但尤宜于热痹。治风湿热痹之关节红肿热痛,常配忍冬藤、虎杖等药;风寒湿痹之肢体疼痛拘挛,多与川乌、羌活等配伍,如秦艽天麻汤。

2. 用于骨蒸潮热、小儿疳热　本品亦为治虚热之要药。治骨蒸潮热,兼风湿者最宜,常与知母、鳖甲等同用,如秦艽鳖甲散;小儿疳热,兼湿热者最宜,多配地骨皮、胡黄连等药。

3. 用于湿热黄疸　本品单用,或与茵陈、栀子等同用。尤多用于小儿急性黄疸性肝炎。

【用法用量】煎服,3～10g。

【现代研究】

1. 化学成分　主要含生物碱、苷类、挥发油及糖类等成分。

2. 药理作用　本品有抗炎、镇静、镇痛、解热、利尿、抗过敏性休克及抗组胺作用,可使血压下降、心率减慢、血糖升高;可使实验性关节炎的症状减轻,消肿加快;能抑制肠痉挛;有抑制炭疽杆菌、副伤寒杆菌、志贺菌属、葡萄球菌、肺炎球菌及皮肤真菌等作用。

防己 《神农本草经》
Fangji

本品为防己科植物粉防己 *Stephania tetrandra* S. Moore 的干燥根。主产于浙江、安徽、江西、湖北等地,又称"汉防己""粉防己"。秋季采挖,洗净,除去粗皮,晒至半干,切段,个大者再纵切,干燥。切片,生用。

【处方用名】防己　汉防己　粉防己

【药性】苦,寒。归膀胱、肺经。

【功效】祛风止痛,利水消肿。

【临床应用】

1. 用于风湿痹痛　本品能祛风除湿、清热止痛,最善治热痹之骨节烦痛、屈伸不利,常与薏苡仁、滑石等同用,如宣痹汤;风寒湿痹之关节冷痛者,多与附子、桂心等同用,如防己汤。

2. 用于水肿、小便不利　本品能清湿热、利小便,尤善泻下焦膀胱湿热。治风邪外袭,水湿内阻,发为头面身肿、小便不利之风水证,常配黄芪、白术等药,如防己黄芪汤;一身肌肤悉肿、小便短少之皮水证,多与茯苓、黄芪等同用,如防己茯苓汤;湿热壅滞之腹胀水肿,配椒目、葶苈子等药,如己椒苈黄丸。尚能清泻下焦血分湿热,治脚气肿痛。

【用法用量】煎服,5～10g。

【使用注意】苦寒较甚,易伤胃气,脾胃虚弱者慎用。

【现代研究】

1. 化学成分　主要含汉防己甲素、汉防己乙素、汉防己丙素、黄酮苷、酚类、有机酸、挥发油等成分。

2. 药理作用　本品有明显镇痛、解热、抗炎、抗过敏性休克、利尿、降压、肌松、抗阿米巴原虫等作用。

停用的广防己

马兜铃科植物广防己 *Aristolochia fangchi* Y. C. Wu ex L. D. Chou et S. M. Hwang 的干燥根称为"广防己",又称"木防己"。以前与"汉防己"通称为"防己"。由于广防己含有马兜铃酸,具有肾毒性,国家已经于2004年下文取消"广防己"药用标准。

豨莶草《新修本草》
Xixiancao

本品为菊科植物豨莶 *Siegesbeckia orientalis* L.、腺梗豨莶 *Siegesbeckia pubescens* Makino 或毛梗豨莶 *Siegesbeckia glabrescens* Makino 的干燥地上部分。我国大部分地区均产,以湖南、湖北、江苏等地产量较大。夏、秋二季花开前和花期均可采割,除去杂质,晒干。切段,生用或酒蒸用。

【处方用名】豨莶草　酒豨莶草

【药性】辛、苦,寒。归肝、肾经。

【功效】祛风湿,利关节,解毒。

【临床应用】

1. 用于风湿痹痛、肢体麻木、半身不遂　本品善祛经络间风湿而通痹止痛。生用性寒,善治湿热痹痛,常与臭梧桐同用,即豨桐丸;制用寒性大减,多用治风寒湿痹或中风半身不遂等,单用酒蒸为丸,温酒吞服,即豨莶丸。

2. 用于疮疡肿毒、湿疹瘙痒　本品辛能散风,苦寒能清热解毒、化湿热。治疮疡肿毒,红肿热痛者,可与连翘、蒲公英、野菊花等同用;治风疹湿疹瘙痒,可单用内服或外洗,亦可与刺蒺藜、白鲜皮、地肤子等药同用。

本品还能降血压,可治疗高血压。

【用法用量】煎服,9～12g。外用适量。

【饮片应用】豨莶草生用性寒,善清热解毒、化湿热、除风痒;酒蒸制后转为甘温,祛风除湿之中寓有补益肝肾之功。

【现代研究】

1. 化学成分　主要含生物碱、酚性成分、豨莶苷、豨莶苷元、氨基酸、有机酸、糖类、苦味质等成分。

2. 药理作用　本品水煎剂或醇浸剂与臭梧桐合用,有明显抗炎作用。其水浸液和30% 乙醇浸出液有降压及扩张血管作用。并对鼠疟原虫有抑制作用。

络石藤《神农本草经》
Luoshiteng

本品为夹竹桃科植物络石 *Trachelospermum jasminoides* (Lindl.) Lem. 的干燥带叶藤茎。我国南北各地均有分布,主产于江苏、湖北、山东等地。冬季至次春采割,除去杂质,晒干。切碎,生用。

【处方用名】络石藤

【药性】苦,微寒。归心、肝、肾经。

【功效】祛风通络,凉血消肿。

【临床应用】

1. 用于风湿痹痛、筋脉拘挛 本品祛风通络,燥湿清热,尤宜于热痹。单用浸酒,或配木瓜、桑枝等药。

2. 用于喉痹、疮肿 本品清热凉血、利咽消肿,治喉痹肿痛,单用水煎,慢慢含咽,或配金银花、牛蒡子等药;痈肿疮毒,多与皂角刺、乳香等同用,如止痛灵宝散。

【用法用量】煎服,6~12g。

【现代研究】

1. 化学成分 主要含吲哚生物碱、牛蒡苷、络石糖苷、去甲络石糖苷等成分。

2. 药理作用 本品有强心、促进血液循环作用;对金黄色葡萄球菌、志贺菌属等有抑制作用。

桑枝《本草图经》
Sangzhi

本品为桑科植物桑 *Morus alba* L. 的干燥嫩枝。我国大部分地区均产,主产于江苏、河南、山东等地。春末夏初采收,去叶,晒干,或趁鲜切片,晒干。生用,或炒至微黄用。亦可鲜用。

【处方用名】桑枝 炒桑枝 酒桑枝

【药性】微苦,平。归肝经。

【功效】祛风湿,利关节。

【临床应用】

1. 用于风湿痹痛、四肢拘挛 本品祛风除湿,通利关节,尤宜于风湿热痹、上肢痹痛。单用熬膏,或配伍其他祛风湿药同用。

2. 用于水肿、脚气浮肿 本品利水消肿,治水肿,常配茯苓皮、大腹皮等药;治脚气浮肿,多与木瓜、蚕沙等同用。

【用法用量】煎服,9~15g。

【现代研究】

1. 化学成分 主要含桑素、桑色素、桑色烯素、蔗糖、葡萄糖等成分。

2. 药理作用 本品有利尿、解痉、抗癌、抗炎、降压等作用。还能提高人体淋巴细胞转化率,增强免疫功能等。

雷公藤《本草纲目拾遗》
Leigongteng

本品为卫矛科植物雷公藤 *Tripterygium wilfordii* Hook. f. 的根的木质部。主产于福建、浙江、安徽、湖南及江苏等地。秋季采挖根部,去皮晒干,亦有带皮者。切厚片,生用。

【处方用名】雷公藤

【药性】辛、苦,寒;有大毒。归肝、肾经。

【功效】祛风除湿,活血通络,消肿止痛,杀虫解毒。

【临床应用】

1. 用于风湿顽痹 本品能缓解肢体关节疼痛及拘挛等症状,药力颇强。为治风湿顽痹之要药。尤宜于关节红肿热痛、肿胀难消、晨僵、功能受限,甚至关节变形者。单用即效,内服或外敷均可。亦可入复方,常与威灵仙、独活、防风等同用,并宜配伍黄芪、党参、当归、鸡血藤等补气养血药,以防久服而克伐正气。近年用于风湿性关节炎、类风湿关节炎及坐骨神经痛等,能改善功能活动,减轻疼痛,效果较好。

2. 用于疔疮肿毒、腰带疮、麻风、顽癣 本品杀虫解毒、消肿止痛,治热毒痈肿疔疮,常配蟾酥;腰带疮,配乌药研末调搽患处;麻风,单用煎服;顽癣瘙痒,单用为末调涂,或以鲜叶捣烂擦患处。近年用于慢性肾炎、红斑狼疮等。

【用法用量】煎服,1~5g。宜久煎(文火煎1~2小时)以降低毒性。外用适量,捣烂或研末外敷、调搽。外敷不可超过半小时,否则起疱。

【使用注意】有大毒,内服宜慎。孕妇、体虚者忌用。凡有心、肝、肾器质性病变及白细胞减少者慎用。

【现代研究】

1. 化学成分 主要含二萜、三萜、生物碱以及其他成分如有机酸、木质素、多糖等成分。

2. 药理作用 本品能抗炎、抑制免疫、抗生育、杀虫、抗菌、抗肿瘤、降低血液黏滞性、改善微循环及降低外周血管阻力,可使肾病患者蛋白尿消失或减少。

丝瓜络《本草蒙筌》
Sigualuo

本品为葫芦科植物丝瓜 *Luffa cylindrica* (L.) Roem. 的干燥成熟果实的维管束。全国各地均有栽培。夏、秋季果实成熟、果皮变黄、内部干枯时采收。除去外皮和果肉,洗净,晒干,除去种子。切碎,生用或炒用。

【处方用名】丝瓜络

【药性】甘,平。归肺、胃、肝经。

【功效】祛风,通络,活血,下乳。

【临床应用】

1. 用于风湿痹痛 本品作用平和,能祛风、活血、通络。常配防风、秦艽等药。多入复方。

2. 用于胸胁胀痛 本品能行气活血通络而止痛。多与柴胡、白芍等同用。

3. 用于疮肿、乳痈 本品能解毒通络而消肿散结。属热毒疮肿或肝胃热结之乳痈肿痛,常与金银花、蒲公英等配伍;能够通经下乳。用治产后乳少或乳汁不通,常与路路通、王不留行、穿山甲等同用。此外,本品还能化痰以通络。治痰阻气滞之咳嗽痰多、胸闷疼痛,常配瓜蒌、薤白等药。

【用法用量】煎服,5~12g。外用适量。

【现代研究】

1. 化学成分 主要含木聚糖、甘露聚糖、半乳聚糖等成分。

2. 药理作用 本品水煎剂有明显的镇痛、镇静和抗炎作用;有降血脂作用。

臭梧桐《本草图经》
Chouwutong

本品为马鞭草科植物海州常山 *Clerodendron trichotomum* Thunb. 的干燥嫩枝和叶。全国大部分地区有产。夏季尚未开花时采收,晒干。生用。

【处方用名】臭梧桐

【药性】辛、苦、甘,凉。归肝经。

【功效】祛风湿,通经络,平肝阳。

【临床应用】

1. 用于风湿痹痛、肢体麻木、半身不遂 本品能祛风湿、通经络，单用，或配豨莶草，即豨桐丸。

2. 用于肝阳上亢，头痛眩晕 本品能平肝阳，用于肝阳上亢的头痛眩晕，尤兼肢体麻木者为宜，单用为末服，或入复方。此外，以本品煎汤洗浴，还可用治周身瘙痒或湿疹瘙痒。

【用法用量】煎服，5～15g。外用适量。用于治疗高血压不宜久煎。

【现代研究】

1. 化学成分 主要含海州常山黄酮苷、臭梧桐素 A、臭梧桐素 B、海州常山素 A、海州常山素 B、内消旋肌醇、刺槐素 -α- 二葡萄糖醛酸苷、洋丁香酚苷、植物血凝素、生物碱等成分。

2. 药理作用 本品煎剂及臭梧桐素 A、臭梧桐素 B 有镇静、镇痛作用；并有降血压作用。

老鹳草《滇南本草》
Laoguancao

本品为牻牛儿苗科植物牻牛儿苗 *Erodium stephanianum* Willd.、老鹳草 *Geranium wilfordii* Maxim. 或野老鹳草 *Geranium carolinianum* L. 的干燥地上部分。前者习称"长嘴老鹳草"，后二者习称"短嘴老鹳草"。全国大部分地区均产。夏、秋二季果实近成熟时采割，捆成把，晒干。切段。生用。

【处方用名】老鹳草

【药性】辛、苦，平。归肝、肾、脾经。

【功效】祛风湿，通经络，止泻痢。

【临床应用】

1. 用于风湿痹痛 本品祛风湿，通经络，治疗风湿痹痛，无论寒热均可用之。单用水煎服，或熬膏服，或入复方。风寒湿痹，常与当归、鸡血藤等配伍；风湿热痹，多与忍冬藤、秦艽等同用。

2. 用于湿热泻痢 本品清热解毒止痢，单用，或与黄连、马齿苋等配伍。

【用法用量】煎服，9～15g。

【现代研究】

1. 化学成分 主要含挥发油，油中主要成分为牻牛儿醇，还含槲皮素、鞣质等成分。

2. 药理作用 本品所含总鞣质有明显的抗炎、抑制免疫、镇痛作用；还有抗癌、抑制诱变、抗氧化作用；煎剂有明显的抗流感病毒作用，对金黄色葡萄球菌及志贺菌属有较明显的抑制作用；醇提取物有明显的镇咳作用。

海桐皮《海药本草》
Haitongpi

本品为豆科植物刺桐 *Erythrina variegata* L. 或乔木刺桐 *Erythrina arborescens* Roxb. 的干皮或根皮。主产于广西、云南、湖北等地。初夏剥取树皮。晒干。生用。

【处方用名】海桐皮

【药性】苦、辛，平。归肝经。

【功效】祛风除湿，通络止痛，杀虫止痒。

【临床应用】

1. 用于风湿痹痛、四肢拘挛 本品能祛风除湿，通络止痛，治风湿痹痛，无论属寒、属热者皆宜，尤善治下肢关节痹痛，常配牛膝、五加皮等浸酒服，如海桐皮酒。

2. 用于疥癣、风疹、湿疹　本品辛散苦燥，能杀虫止痒，常与黄柏、苦参等同用，煎汤外洗或内服均可。

【用法用量】煎服，5～15g。外用适量。

【现代研究】

1. 化学成分　主要含刺桐文碱、水苏碱等多种生物碱，还含黄酮，氨基酸和有机酸等。

2. 药理作用　本品有抗炎、镇痛、镇静作用；并能增强心肌收缩力；且有降压作用；对金黄色葡萄球菌、堇色毛癣菌等皮肤真菌有抑制作用。

第三节　祛风湿强筋骨药

本类药物味多甘、苦而性温，入肝、肾二经。味苦能燥，甘温补益，故具有祛风湿、补肝肾、强筋骨等作用，主要用于风湿日久累及肝肾所致的腰膝酸软无力、疼痛等风湿痹证。亦可用于肾虚腰痛、骨痿及中风后遗症、半身不遂等。

桑寄生《神农本草经》
Sangjisheng

本品为桑寄生科植物桑寄生 *Taxillus chinensis*（DC.）Danser 的干燥带叶茎枝。主产于广东、广西等地。冬季至次春采割。切段，生用。

【处方用名】桑寄生

【药性】苦、甘，平。归肝、肾经。

【功效】祛风湿，补肝肾，强筋骨，安胎元。

【临床应用】

1. 用于风湿痹痛、腰膝酸痛　本品能祛风湿，补肝肾，强筋骨，善治肝肾不足之风湿痹痛，腰膝酸软、筋骨无力而日久者，配伍杜仲、牛膝等药，如独活寄生汤。

2. 用于胎漏下血、胎动不安　本品能补肝肾而固冲任以安胎。宜于肝肾不足、冲任不固之胎漏下血，胎动不安，常配续断、阿胶等药，如寿胎丸。

【用法用量】煎服，9～15g。

【现代研究】

1. 化学成分　主要含槲皮素、槲皮苷、萹蓄苷、右旋儿茶酚等黄酮类化合物。

2. 药理作用　本品有降脂、降压、镇静、利尿作用；能扩张冠状血管，增加冠脉流量；对脊髓灰质炎病毒有抑制作用。

五加皮《神农本草经》
Wujiapi

本品为五加科植物细柱五加 *Acanthopanax gracilistylus* W. W. Smith 的干燥根皮。习称"南五加皮"。主产于湖北、河南、安徽等地。夏、秋二季采挖根部，洗净，剥取根皮，晒干。切厚片，生用。

【处方用名】五加皮　南五加皮

【药性】辛、苦，温。归肝、肾经。

【功效】祛风除湿，补益肝肾，强筋壮骨，利水消肿。

【临床应用】

1. 用于风湿痹痛　本品长于祛风除湿，兼能温补肝肾，为强壮性祛风湿药，尤宜于老人及久病体虚者。治风湿痹痛，兼肾虚有寒者，单用，或配当归、牛膝、地龙等，即五加皮酒；或配木瓜、松节等，如五加皮散。

2. 用于肝肾不足、腰膝软弱及小儿行迟　本品能补肝肾、强筋骨，凡肝肾亏虚之筋骨痿软均可应用。腰膝软弱，多配怀牛膝、杜仲等药；小儿行迟，常与龟甲、续断等同用。

3. 用于水肿、脚气浮肿　本品能利水消肿，治水肿，常与茯苓皮、陈皮等配伍，如五皮饮；脚气肿痛，多配木瓜、大腹皮等药。

【用法用量】煎服，5～10g。或酒浸，入丸、散服。

【使用注意】阴虚火旺、舌干口苦者忌服。

【现代研究】

1. 化学成分　主要含紫丁香苷、刺五加苷、β- 谷甾醇、β- 谷甾醇葡萄糖苷、硬脂酸、棕榈酸、亚麻酸、挥发油等成分。

2. 药理作用　本品有抗炎、镇痛、抗疲劳、抗应激（抗高温、抗低温、抗缺氧）、抗放射损伤、抗实验性高血糖、增强免疫功能作用；能兴奋性腺、肾上腺；还有抗利尿、抗肿瘤、祛痰镇咳及抑菌作用。

知识拓展

南五加皮与北五加皮不可混用

现在使用的五加皮药材，有南五加皮和北五加皮之分。南五加皮为五加科植物细柱五加 *Acanthopanax gracilistylus* W. W. Smith 的根皮，《中华人民共和国药典》名之"五加皮"；北五加皮为萝藦科植物杠柳 *Periploca sepium* Bge. 的根皮，《中华人民共和国药典》名之"香加皮"。南五加皮与北五加皮科属不同，功效有异，且北五加皮有毒，不可混用。

课堂互动

桑寄生与五加皮在功效、临床应用上的异同点有哪些？

狗脊《神农本草经》
Gouji

本品为蚌壳蕨科植物金毛狗脊 *Cibotium barometz*（L.）J.Sm. 的干燥根茎。主产于云南、广西、浙江、福建等地。秋、冬二季采挖，除去泥沙，干燥；或去硬根、叶柄及金黄色绒毛，切厚片，干燥，为"生狗脊片"；蒸后晒至六七成干，切厚片，干燥，为"熟狗脊片"。生用或砂烫用。

【处方用名】狗脊　蒸狗脊　烫狗脊

【药性】苦、甘，温。归肝、肾经。

【功效】祛风湿，补肝肾，强腰膝。

【临床应用】

1. 用于风湿腰痛脊强、肾虚腰膝软弱　本品善祛脊背之风湿而强腰膝。对肝肾不足，兼有风寒湿邪之腰痛脊强，不能俯仰者最为适宜。常配杜仲、桑寄生等，如狗脊饮；若配萆薢、菟丝子，可治各种腰痛，即狗脊丸。

2. 用于肾虚遗尿、尿频、白带过多　本品能温补固涩,治肾虚遗尿、尿频,常配益智、桑螵蛸等药;虚寒带下,多与鹿茸、白蔹等同用,如白蔹丸。

此外,狗脊的绒毛有止血作用,外敷可用于金疮出血。

【用法用量】煎服,6～12g。

【饮片应用】生用,长于祛风湿、利关节;蒸用,长于补肝肾;砂烫用,质地疏松,便于有效成分的煎出,并长于补肝肾、强筋骨。

【使用注意】肾虚有热,小便不利,或短涩黄赤者慎服。

【现代研究】

1. 化学成分　主要含金粉蕨素、欧蕨伊鲁苷、绵马酚、原儿茶酸、5- 甲糠醛、β- 谷甾醇、胡萝卜素等成分。

2. 药理作用　本品有增加心肌营养作用;狗脊的金黄色绒毛有止血作用。

<h1 style="text-align:center">鹿衔草《滇南本草》
Luxiancao</h1>

本品为鹿蹄草科植物鹿蹄草 *Pyrola calliantha* H. Andres 或普通鹿蹄草 *Pyrola decorata* H. Andres 的干燥全草。主产于浙江、安徽、贵州、陕西等地。全年均可采挖,除去杂质,晒至叶片较软时,堆置至叶片变紫褐色,晒干。切段,生用。

【处方用名】鹿衔草

【药性】苦、甘,温。归肝、肾经。

【功效】祛风湿,强筋骨,止血,止咳。

【临床应用】

1. 用于风湿痹痛、腰膝酸软　本品既能祛风湿,又能强筋骨。治风湿痹痛兼肝肾亏虚之腰膝酸软,可单用,或与续断、桑寄生、杜仲等同用。

2. 用于月经过多、崩漏、外伤出血　本品能补益肝肾,调经,收敛止血,为治肝肾亏虚之月经过多、崩漏下血的良药,配当归、棕榈炭、杜仲炭等药;治外伤出血,与三七等研末调敷。

3. 用于肺痨咳血、肺虚久咳　本品能补肺止咳。治肺痨咳血,可配白及、百部、川贝母、阿胶等;治肺虚久咳,可配冬虫夏草、五味子等。

【用法用量】煎服,9～15g。

【现代研究】

1. 化学成分　主要含鹿蹄草素、N- 苯基 -2- 萘胺、高熊果酚苷、伞形梅笠草素、没食子酸、原儿茶酸、肾叶鹿蹄草苷、金丝桃苷、槲皮素等成分。

2. 药理作用　本品能抗炎、降压;扩张血管,增加血流量;升高血浆 cAMP 含量;增强免疫功能;对多种细菌有抑制作用。

<h1 style="text-align:center">千年健《本草纲目拾遗》
Qiannianjian</h1>

本品为天南星科植物千年健 *Homalomena occulta* (Lour.) Schott 的干燥根茎。主产于云南、广西等地。春、秋二季采挖,洗净,除去外皮,晒干。切片,生用。

【处方用名】千年健

【药性】苦、辛,温。归肝、肾经。

【功效】祛风湿,强筋骨。

【临床应用】**用于风湿痹痛、腰膝冷痛、下肢拘挛麻木** 本品主入肝、肾经,能祛风湿,强筋骨,止痹痛,最宜于肝肾亏虚者,尤宜老人。多入药酒。

【用法用量】煎服,5～10g。

【现代研究】

1. 化学成分 主要含挥发油,主要为蒎烯、柠檬烯、芳樟醇、松油醇、橙花醇、香叶醇、香叶醛、丁香油酚、异龙脑、广藿香醇等成分。

2. 药理作用 本品甲醇提取物有抗炎、镇痛作用;所含挥发油有显著抑制布鲁氏菌、Ⅰ型单纯疱疹病毒的作用;水提液具有较强的抗凝血作用。

雪莲花《本草纲目拾遗》
Xuelianhua

本品为菊科植物绵头雪莲花 *Saussurea laniceps* Hand. -Mazz.、鼠曲雪莲花 *Saussurea gnaphaloides*（Royle）Sch. -Bip.、水母雪莲花 *Saussurea medusa* Maxim. 等的带花全株。主产于西藏、四川、新疆、青海等地。6～7月间,待花开时挖取全株,除去泥土,晾干。切段,生用。

【处方用名】雪莲花

【药性】甘、微苦,温。归肝、肾经。

【功效】祛风湿,强筋骨,补肾阳,调经止血。

【临床应用】

1. 用于风湿痹证、腰膝酸软 本品既能祛风湿,又能补肝肾、强筋骨。治风湿日久,肝肾亏损,腰膝酸软者,可单用泡酒服,或与五加皮、桑寄生、狗脊等同用。

2. 用于肾虚阳痿 本品能补肾壮阳。治肾虚阳痿、筋骨无力等,可单用,或与冬虫夏草等同用。

3. 用于经闭、痛经、崩漏、带下 本品能补肾阳,调冲任,止血。治下元虚冷,寒凝血脉之经闭、痛经、崩漏、带下等,可单用蒸服,或与人参、当归等炖鸡食用。

【用法用量】煎服,6～12g。

【现代研究】

1. 化学成分 主要含东莨菪素、伞形花内酯、牛蒡苷、大黄素甲醚、芸香苷、芹菜素、秋水仙碱、雪莲多糖等成分。

2. 药理作用 本品有显著的抗炎、降血压作用;较强的镇痛作用;增强免疫与抗氧化作用;对子宫有兴奋作用;能增强心脏收缩力,增加心搏出量,但对心率无明显影响,而总生物碱则对心脏有抑制作用,能使心肌收缩力减弱、心率减慢。

（邱 佳）

? 复习思考题

1. 祛风湿药的含义、功效、适用范围和使用注意是什么?
2. 蕲蛇、川乌、雷公藤的用法用量及使用注意是什么?
3. 试述南五加皮与北五加皮的来源、药性、功效、应用之异同。
4. 结合秦艽的药性,分析其功效与临床应用。

ER-9-3

扫一扫,测一测

第十章 化 湿 药

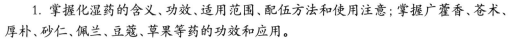

学习目标

1. 掌握化湿药的含义、功效、适用范围、配伍方法和使用注意；掌握广藿香、苍术、厚朴、砂仁、佩兰、豆蔻、草果等药的功效和应用。

2. 熟悉砂仁与豆蔻在功效和应用方面的异同点。

3. 了解本章中药的现代研究情况。

凡气味芳香，性偏温燥，以化湿运脾为主要功效，治疗湿困中焦病证的药物，称为化湿药，亦称芳香化湿药。

本章药物大多辛香温燥，主入脾、胃二经。芳香能醒脾化湿，温燥可燥湿健脾，故具有化湿运脾、开胃和中、疏畅气机之功。适用于湿浊中阻，脾为湿困，运化失常所致的脘腹痞满、食少体倦、呕吐反酸、大便溏薄、口甘多涎、舌苔白腻等症。此外，部分药物能芳香解暑，可用于暑温、湿温等证。

湿证有寒湿与湿热之分，使用时需根据不同证型而适当配伍。湿热者，配清热燥湿药；寒湿者，配温里药；湿阻气滞，配行气药；脾虚生湿，配健脾药。

本章药物辛温香燥，易伤阴耗气，故阴虚血燥及气虚者慎用。又因其气芳香，多含挥发油，且系有效成分，故入煎剂宜后下，不宜久煎，以免降低药效。

广藿香《名医别录》
Guanghuoxiang

本品为唇形科植物广藿香 *Pogostemon cablin* (Blanco) Benth. 的干燥地上部分。主产于广东、海南等地，产于广东石牌者为道地药材。枝叶茂盛时采割，日晒夜闷，反复至干。切段，生用。

【处方用名】广藿香　藿香

【药性】辛，微温。归脾、胃、肺经。

【功效】芳香化浊，和中止呕，发表解暑。

【临床应用】

1. 用于湿阻中焦证　本品有良好的芳化湿浊、醒脾健胃作用。其作用温和，为芳香化湿之要药。治湿浊内阻，脾胃不运所致的脘腹痞闷、少食作呕、神疲体倦等症，常与苍术、厚朴等同用，如不换金正气散。

2. 用于呕吐　本品尤其适用于湿阻中焦呕吐。单用，或配半夏等则效更佳；偏寒湿者，多配丁香、白豆蔻等药；偏湿热者，常与黄连、竹茹等配伍；若妊娠呕吐，则与砂仁、苏梗等同用。

3. 用于暑湿证及湿温初起　本品外能发表解暑而不峻，内能化湿而不燥热。善治外感风寒，内伤生冷之阴暑证，见恶寒发热、头痛脘闷、呕恶吐泻等，常配紫苏、厚朴等药，如藿香正气散；湿温初起，湿热并重，则与黄芩、滑石等配伍，如甘露消毒丹。

【用法用量】煎服,3～10g。鲜品加倍。藿香叶偏于发表;藿香梗偏于和中。鲜藿香解暑之力较强,夏季泡汤代茶,可作清暑饮料。

【使用注意】阴虚火旺者忌用。

【现代研究】

1. 化学成分 主要含挥发油,油中主要成分为广藿香醇,还含有苯甲醛、丁香油酚、桂皮醛、倍半萜及生物碱类等成分。

2. 药理作用 本品挥发油能促进胃液分泌,增强消化力,对胃肠有解痉作用;有防腐和抗菌作用;还有收敛止泻、扩张微血管而略有发汗等作用。

苍术 《神农本草经》
Cangzhu

本品为菊科植物茅苍术 *Atractylodes lancea*(Thunb.)DC. 或北苍术 *Atractylodes chinensis*(DC.)Koidz. 的干燥根茎。前者主产于江苏、湖北、河南等地,以产于江苏茅山一带者质量最好,故名"茅苍术",为道地药材;后者主产于内蒙古、山西、辽宁等地。春、秋二季采挖,除去泥沙,晒干,撞去须根。生用或炒用。

【处方用名】苍术 茅苍术 麸炒苍术

【药性】辛、苦,温。归脾、胃、肝经。

【功效】燥湿健脾,祛风散寒,明目。

【临床应用】

1. 用于湿阻中焦证 本品芳香燥烈,有较强的燥湿健脾之功。对寒湿阻滞中焦,脾失健运之脘腹胀闷、呕恶食少、吐泻乏力、舌苔白腻等症最为适宜,常配厚朴、陈皮等药,如平胃散;治痰饮、水肿等脾湿偏盛之证,则同茯苓、猪苓、泽泻等利水渗湿药同用,如胃苓汤。

2. 用于风湿痹痛 本品既内燥脾湿,又外祛风湿。尤以疗湿痹见肢麻、沉重、疼痛者为佳,常配独活、秦艽等药;湿热痹痛,多与石膏、知母等同用,如白虎加苍术汤;湿热下注之痿软、带下、湿疹、湿疮等,常与黄柏合用,即二妙散。

3. 用于外感风寒湿表证 本品能发汗解表,治风寒夹湿表证之恶寒发热、头身酸楚疼痛、无汗等,多与羌活、白芷等同用,如神术散。

此外,尚能明目,用治夜盲症及眼目昏涩(如角膜软化症),可单用,或与羊肝、猪肝蒸煮同食。

【用法用量】煎服,3～9g。

【饮片应用】苍术生用,性能燥烈,长于祛湿发汗;麸炒苍术,辛燥之性缓和,长于燥湿健脾;米泔制苍术,辛燥之性缓和,健脾和胃作用增强。

【使用注意】阴虚内热,气虚多汗者忌服。

【现代研究】

1. 化学成分 主要含挥发油,油中主含苍术醇;尚含少量苍术酮、维生素 A、维生素 B 及菊糖等成分。

2. 药理作用 本品能镇静、保肝、降血糖及显著增加尿中钠钾排泄;能抗实验性胃溃疡及胃炎,对胃肠运动有调节作用。

厚朴 《神农本草经》
Houpo

本品为木兰科植物厚朴 *Magnolia officinalis* Rehd. et Wils. 或凹叶厚朴 *Magnolia officinalis*

Rehd. et Wils. var. *biloba* Rehd. et Wils. 的干燥干皮、根皮及枝皮。主产于四川、安徽、湖北等地，产于四川者为道地药材。4～6月剥取，根皮及枝皮直接阴干；干皮置沸水中微煮后，堆置阴湿处，"发汗"至内表面变紫褐色或棕褐色时，蒸软，取出，卷成筒状，干燥。

【处方用名】厚朴　川厚朴　姜厚朴

【药性】苦、辛，温。归脾、胃、肺、大肠经。

【功效】燥湿消痰，下气除满。

【临床应用】

1. 用于湿阻、气滞、食积之脘腹胀满　本品长于燥湿、行气、消积以除满，既下有形实满，又散无形湿满，为消除胀满之要药。治湿阻中焦，脾胃气滞之脘闷腹胀、腹痛呕逆，常配苍术、陈皮等药，如平胃散；胃肠积滞，脘腹胀痛，大便秘结，多配大黄、枳实等，如大承气汤、小承气汤、厚朴三物汤。

2. 用于痰饮喘咳、梅核气　本品能燥湿化痰，降气平喘。治素有喘咳，复感风寒而发者，与桂枝、杏仁等同用，如桂枝加厚朴杏子汤；痰湿壅肺，胸闷咳喘，配紫苏子、橘皮等药，如苏子降气汤；痰凝气滞之梅核气，多与半夏、茯苓等相配，如半夏厚朴汤。

【用法用量】煎服，3～10g。

【饮片应用】厚朴生用辛味峻烈，对咽喉有刺激性，故生品一般不作内服；厚朴姜炙用，可消除对咽喉的刺激性，并长于和胃止呕。

【使用注意】体虚及孕妇慎用。

【现代研究】

1. 化学成分　主要含挥发油、厚朴酚、异厚朴酚、四氢厚朴酚、木兰箭毒碱等成分。

2. 药理作用　本品对肺炎球菌、白喉杆菌、溶血性链球菌、枯草杆菌、志贺菌属、金黄色葡萄球菌等有抑制作用；对肠管小剂量出现兴奋，大剂量则为抑制；对支气管亦有兴奋作用；有降压作用；木兰箭毒碱能使运动神经末梢麻痹，引起全身骨骼肌松弛。

【附药】厚朴花

为木兰科植物厚朴或凹叶厚朴植物的干燥花蕾。春季花未开放时采摘，稍蒸后，晒干或低温干燥。苦，微温。归脾、胃经。功效芳香化湿，理气宽中。用于脾胃湿阻气滞，胸脘痞闷胀满，纳谷不香。煎服，3～9g。

　知识链接

厚朴与苍术的异同

二药药性均辛苦温，具有燥湿之功，治疗湿阻中焦证，常相须为用。但厚朴以苦味为重，苦降下气，消积除胀满；又下气消痰平喘，既可除无形之湿满，又可消有形之实满，为消除胀满的要药。而苍术辛散温燥为主，有较强的燥湿运脾之功，又可祛风湿，发表。

砂仁《药性论》
Sharen

本品为姜科植物阳春砂 *Amomum villosum* Lour.、绿壳砂 *Amomum villosum* Lour. Var. *xanthioides* T. L. Wu et Senjen 或海南砂 *Amomum longiligulare* T. L.Wu. 的干燥成熟果实。阳春砂主产于广东、广西等地；海南砂主产于广东、海南及湛江地区；绿壳砂主产于越南、泰国、印度尼西亚等地。以阳春砂质量为优。夏、秋季果实成熟时采收，晒干或低温干燥。用时打碎，生用。

【处方用名】砂仁　阳春砂

【药性】辛，温。归脾、胃、肾经。

【功效】化湿开胃，温脾止泻，理气安胎。

【临床应用】

1. 用于湿阻中焦、脾胃气滞证　本品有良好的化湿醒脾，行气温中之功。凡湿阻或气滞所致脾胃不和诸证均为常用。尤宜于寒湿气滞者，常配厚朴、枳实等药；脾虚气滞，多与党参、茯苓等同用，如香砂六君子汤。

2. 用于脾胃虚寒吐泻　本品有开胃止呕，温脾止泻之效。单用研末吞服，或与干姜、附子等同用。

3. 用于气滞胎动不安及妊娠恶阻　本品治妊娠气滞，胎动不安，可与紫苏梗等同用；妊娠呕逆不能食，单用炒熟研末服，名缩砂散；治气血不足之胎动不安，可与人参、白术、熟地等同用，如泰山磐石散。

【用法用量】煎服，3～6g，后下。

【饮片应用】生砂仁辛香，长于化湿行气；盐砂仁可缓辛燥之性，温而不燥，引药下行，增强温中暖肾、理气安胎之作用。

【使用注意】阴虚有热者忌服。

【现代研究】

1. 化学成分　阳春砂主要含挥发油，油中主要成分为右旋樟脑、乙酸龙脑酯、龙脑、柠檬烯、橙花叔醇等，并含皂苷。缩砂主要含挥发油，油中主要成分为樟脑、萜烯等成分。

2. 药理作用　本品具有抗溃疡、抑制胃酸分泌、增进胃肠运动及抗血小板聚集作用。

佩兰《神农本草经》
Peilan

本品为菊科植物佩兰 *Eupatorium fortunei* Turcz. 的干燥地上部分。主产于江苏、河北、浙江、山东等地。夏、秋二季分两次采割，晒干，生用或鲜用。

【处方用名】佩兰

【药性】辛，平。归脾、胃、肺经。

【功效】芳香化湿，醒脾开胃，发表解暑。

【临床应用】

1. 用于湿阻中焦证　芳香化湿之功似藿香而力稍逊，每与之相须为用。治脾经湿热之脾瘅证，口中甜腻、多涎、口臭，可单用煎汤服，如兰草汤，或配伍黄芩、厚朴、藿香等。为治脾瘅证要药。

2. 用于外感暑湿或湿温初起　既能化湿，又能解暑。治暑湿证，多与藿香、青蒿等同用；治湿温初起，可与滑石、薏苡仁、藿香等同用。

【用法用量】煎服，3～10g。鲜品加倍。

【现代研究】

1. 化学成分　主要含挥发油，油中含聚伞花素、香豆精、乙酸橙花醇酯、邻香豆酸、麝香草氢醌等；还含有三萜类等成分。

2. 药理作用　本品水煎剂对白喉杆菌、金黄色葡萄球菌、变形杆菌、伤寒杆菌均有抑制作用；所含伞花烃、乙酸橙花醇酯对流感病毒有直接抑制作用；挥发油灌胃具有明显的祛痰作用。

广藿香与佩兰的异同

二药均有化湿、解暑之功效,用于治疗湿阻中焦证及暑湿外感或湿温初起,常相须为用,但广藿香的作用强于佩兰。然佩兰性平,善治脾经湿热的脾瘅证;广藿香还有止呕的作用,用于治疗湿阻中焦的呕吐。

豆蔻 《开宝本草》
Doukou

本品为姜科植物白豆蔻 *Amomum kravanh* Pierre ex Gagnep. 或爪哇白豆蔻 *Amomum compactum* Soland ex Maton 的干燥成熟果实。前者习称"原豆蔻",主产于柬埔寨、泰国、越南;后者习称"印尼白蔻",主产于印度尼西亚。我国云南、海南、广东、广西等地亦有栽培。又名白豆蔻。秋季果实由绿色转成黄绿色时采收,晒干。生用,用时捣碎。

【处方用名】白豆蔻　白豆蔻仁　白蔻仁

【药性】辛,温。归肺、脾、胃经。

【功效】化湿行气,温中止呕,开胃消食。

【临床应用】

1. 用于湿滞中焦及脾胃气滞证　本品性极芳香,功用似砂仁,常与之相须为用,或配厚朴、陈皮等药。亦治湿温初起,胸闷不饥、舌苔浊腻者。湿偏盛,配薏苡仁、杏仁等品,如三仁汤;热偏盛,配黄芩、滑石等药,如黄芩滑石汤。湿阻中焦,脘痞不食,苔白腻,常配鸡内金等药,能芳香醒脾,开胃进食。

2. 用于呕吐　本品最宜于胃寒湿阻气滞者。单用为末服,或与藿香、半夏等同用,如白豆蔻汤;小儿胃寒吐乳,可与砂仁、甘草共研细末服。

【用法用量】煎服,3~6g,后下。

【使用注意】热性呕吐者不宜用。

【现代研究】

1. 化学成分　主要含挥发油,油中主要成分为桉叶素、β-蒎烯、α-萜品醇、α-松油醇、葎草烯及其环氧化物。

2. 药理作用　本品能促进胃液分泌,增进胃肠蠕动,制止肠内异常发酵,祛除胃肠积气;并能止呕。

草豆蔻 《名医别录》
Caodoukou

本品为姜科植物草豆蔻 *Alpinia katsumadai* Hayata 的干燥近成熟种子。主产于广东、云南、广西等地。夏、秋季采收,晒至九成干,或用水略烫,晒至半干,除去果皮,取出种子团,晒干。捣碎,生用。

【处方用名】草豆蔻　草蔻　草蔻仁

【药性】辛,温。归脾、胃经。

【功效】燥湿行气,温中止呕。

【临床应用】

1. 用于寒湿中阻,脾胃气滞证　本品温燥之性较胜,为作用较强的燥湿温中、止呕止泻之品。可配半夏、陈皮等,如豆蔻汤;脘腹冷痛,恶心呕吐者,多与半夏、生姜等同用。

2. 用于虚寒夹湿久泻　本品常与炒白术、煨木香等配伍,如草豆蔻汤。

【用法用量】煎服,3～6g。

【使用注意】阴虚血少者忌用。

【现代研究】

1. 化学成分　主要含挥发油、黄酮类等成分。

2. 药理作用　本品煎剂对金黄色葡萄球菌、志贺菌属及大肠杆菌有抑制作用;对豚鼠离体肠管低浓度呈兴奋,高浓度则为抑制作用;挥发油对离体肠管为抑制作用。

草果《饮膳正要》
Caoguo

本品为姜科植物草果 *Amomum tsao-ko* Crevost et Lemaire 的干燥成熟果实。主产于云南、广西、贵州等地。秋季果实成熟时采收。晒干或低温干燥。将原药炒至焦黄色并微鼓起,捣碎取仁用;或将净果仁姜汁微炒用。

【处方用名】草果　草果仁　姜草果仁

【药性】辛,温。归脾、胃经。

【功效】燥湿温中,截疟除痰。

【临床应用】

1. 用于寒湿中阻证　本品辛香温燥,辣味浓烈,具较强的燥湿散寒之功。常与砂仁、厚朴等同用。

2. 用于疟疾　本品尤以寒湿偏盛者为宜,多配常山、知母等药,如常山饮;若山岚瘴气,或秽浊湿邪气所致的瘴疟,常与柴胡、槟榔等同用。

【用法用量】煎服,3～6g。

【饮片应用】草果仁辛温燥烈,长于燥湿散寒、除痰截疟;姜草果仁可缓和燥烈之性,长于温中止呕。

【使用注意】阴虚血少者忌用。

【现代研究】

1. 化学成分　主要含挥发油,油中含 α- 蒎烯、β- 蒎烯、1, 8- 桉油素、对 - 聚伞花素等;还含淀粉、油脂、微量元素等成分。

2. 药理作用　本品所含 α- 蒎烯和 β- 蒎烯有镇咳祛痰作用;1, 8- 桉油素有镇痛、解热、平喘等作用;β- 蒎烯有较强大的抗炎作用,并有抗真菌作用;还能抑制胃肠运动,少量口服有轻度利尿作用。

课堂互动
1. 既能化湿,又能行气的药物有哪些?
2. 治疗脾瘅证的要药是何药? 功效是什么?

（龚道锋）

复习思考题

1. 试述化湿药的含义、作用、适应证及使用注意。

2. 广藿香、苍术的功效及临床应用是什么?

3. 试比较下列药物的功效及临床应用之异同:广藿香与佩兰;苍术与厚朴;砂仁与豆蔻。

EB-10-3

扫一扫,测一测

PPT 课件

ER-11-2

知识导览

第十一章　利水渗湿药

凡以通利水道、渗利水湿为主要功效，用以治疗水湿内停病证的药物，称为利水渗湿药。

本章药物味多甘淡，性平或寒凉，主入膀胱、小肠及五脏。有利水消肿，利尿通淋，利湿退黄等作用。主要用于水肿、小便不利、淋证、黄疸、湿疮、泄泻、带下、湿温、湿痹等水湿内停的多种病证。

根据其性能特点，本章药物分为利水消肿药、利尿通淋药及利湿退黄药三类。临床应用时，须根据不同病证，选择相应药物配伍。如水肿骤起兼表证，配宣肺发汗药；水肿日久，脾肾阳虚，配温补脾肾药；热淋、湿温、黄疸、泄泻、疮疹等，与清热药配伍；热伤血络致尿血，与凉血止血药配伍；湿痹，与祛风湿药配伍。

因气行则水行，气滞则水停，故本章药物又常与行气药配伍，以提高疗效。本章药物易耗伤津液，对阴虚津伤、肾虚遗精遗尿者，应慎用或忌用。有些药物有较强的通利作用，孕妇应慎用。

第一节　利水消肿药

本类药物味多甘淡，性平或寒凉，多入小肠、肺、肾、膀胱经。淡能利水渗湿，服药后能使小便通畅，尿量增多，具有利水消肿作用，用于水湿内停所致的水肿、小便不利，以及泄泻、痰饮等证。

茯苓《神农本草经》
Fuling

本品为多孔菌科真菌茯苓 *Poria cocos*（Schw.）Wolf 的干燥菌核。多寄生于松科植物赤松或马尾松等树根上。主产于云南、湖北、安徽、四川等地。7～9 月采挖，阴干。生用。

【处方用名】茯苓　白茯苓　云苓　朱茯苓

【药性】甘、淡，平。归心、肺、脾、肾经。

【功效】利水渗湿，健脾，宁心。

【临床应用】

1. 用于水肿、小便不利　本品既补又利,性平力缓,利水而不伤正气,为利水渗湿之要药。无论寒热虚实,各种水肿均可用之。治水湿停滞,常与猪苓相须为用,如五苓散;脾肾阳虚,常配附子、白术等,如真武汤;水热互结,多与滑石、阿胶等配伍,如猪苓汤。

2. 用于脾虚诸证　本品治脾胃虚弱,食少、体倦乏力,与党参、白术等配用,如四君子汤;脾虚停饮,胸胁支满、目眩心悸,常配桂枝、白术等,如苓桂术甘汤;脾虚泄泻,常与党参、山药等同用,如参苓白术散。

3. 用于心悸、失眠　本品健脾益心而宁心安神。治心脾两虚,多与黄芪、当归等同用,如归脾汤;水气凌心之心悸,常与桂枝、白术等同用,如茯苓甘草汤。

【用法用量】煎服,10～15g。

【饮片应用】茯苓、白茯苓、云茯苓、云苓去皮,蒸熟,切片,晒干用,偏于健脾宁心;朱茯苓、辰茯苓、朱砂拌茯苓,取白茯苓净片,用朱砂2%拌匀后用,可增强宁心安神的作用。

【现代研究】

1. 化学成分　主要含 β- 茯苓聚糖、茯苓酸、蛋白质、卵磷脂、脂肪、组氨酸、胆碱、麦角甾醇等成分。

2. 药理作用　本品具有明显的利尿、镇静、抗溃疡、保肝、降血糖、抗肿瘤、增加心肌收缩力等作用。茯苓多糖能增强免疫功能,还有延缓衰老等作用。

【附药】茯苓皮　茯神　赤茯苓

1. 茯苓皮　为茯苓菌核的黑色外皮。性味同茯苓,功偏利水消肿。多用于皮肤水肿、小便不利,常配桑白皮、大腹皮等,如五皮饮。煎服,15～30g。

2. 茯神　为茯苓菌核中带有松根者。功偏宁心安神,用于心悸、失眠、健忘等症。煎服,10～15g。

3. 赤茯苓　为茯苓的干燥菌核近外皮部的淡红色部分。味甘、淡,性凉。功效行水,利湿热。多用于水湿内停兼有热象者。煎服,15～30g。

薏苡仁《神农本草经》
Yiyiren

本品为禾本科植物薏米 *Coix lacryma-jobi* L. var. *ma-yuen*(Roman.)Stapf 的干燥成熟种仁。主产于福建、河北、辽宁等地。秋季果实成熟时采收植株,晒干,打下果实,再晒干,除去外壳、黄褐色种皮和杂质,收集种仁。生用或炒用。

【处方用名】薏苡仁　苡仁　米仁　麸炒薏仁

【药性】甘、淡,凉。归脾、胃、肺经。

【功效】利水渗湿,健脾止泻,除痹,排脓,解毒散结。

【临床应用】

1. 用于小便不利、水肿　本品甘补淡渗,既渗湿,又健脾,尤善治脾虚湿滞之证,常与茯苓相须为用。治水湿内停之水肿、小便不利,常配猪苓、泽泻;脾虚湿盛之水肿腹胀、食少泄泻,多配白术、黄芪等药。

2. 用于脾虚湿盛、食少泄泻　本品既泻且补,标本兼顾。尤善治脾虚湿盛之泄泻,常配党参、白术等,如参苓白术散。

3. 用于肺痈、肠痈　本品能上清肺热,下利肠胃之湿而清热排脓。治肺痈胸痛、咳吐脓痰,常配苇茎、桃仁等,如苇茎汤;肠痈,多配附子、败酱草等,如薏苡附子败酱散。

4. 用于湿痹筋脉拘挛　本品渗湿除痹,性寒,尤其适用于湿热痹痛。治风湿身痛发热,常配麻黄、杏仁等,如麻杏薏甘汤;治湿痹筋脉挛急疼痛者,常配苍术、防风等药,如薏苡仁汤;风湿热痹,多配防己、滑石等,如宣痹汤;湿温初起及暑温夹湿,头痛恶寒,常配杏仁、白蔻仁等,如三仁汤。

5. 用于扁平疣、癌肿　本品能解毒散结,可用于扁平疣、癌肿等。治扁平疣,多配红花、煅牡蛎、板蓝根、大青叶等药;用于癌症,常配抗癌药。

【用法用量】煎服,9～30g。孕妇慎用。

【饮片应用】清利湿热宜生用;健脾宜炒用。

【现代研究】

1. 化学成分　主要含薏苡仁油、薏苡多糖、薏苡仁酯、脂肪油、氨基酸等成分。

2. 药理作用　本品具有抗肿瘤、阻止或降低横纹肌痉挛作用,对子宫呈兴奋作用,能降血糖、解热、镇静、镇痛等作用。

知识链接

茯苓、薏苡仁的异同

茯苓、薏苡仁,均既利水渗湿,又能健脾。二者具有利而兼补的特点,用于治疗水肿及脾虚诸证。且茯苓性平和缓,利水渗湿、健脾之力较薏苡仁为强,还能宁心安神,治心脾两虚。而薏苡仁性凉,虽利水渗湿、健脾之力较茯苓为缓,但能清热除痹,排脓,解毒散结,治肺痈、肠痈,湿热痹证,扁平疣,癌症等。除入汤剂、丸散外,亦可作粥食用,为食疗佳品。

泽泻 《神农本草经》
Zexie

本品为泽泻科植物东方泽泻 *Alisma orientale*(Sam.)Juzep. 或泽泻 *Alisma plantago-aquatica* Linn. 的干燥块茎。主产于福建、四川、江西等地。冬季茎叶开始枯萎时采挖,除去须根和粗皮。切后片,干燥。生用、麸炒或盐水炒用。

【处方用名】泽泻　麸炒泽泻　盐泽泻

【药性】甘、淡,寒。归肾、膀胱经。

【功效】利水渗湿,泄热,化浊降脂。

【临床应用】

1. 用于水肿、小便不利、痰饮、泄泻　本品利水渗湿强于茯苓,常与茯苓、猪苓相须为用,如五苓散;若水湿痰饮之眩晕,可配白术,如泽泻汤;妇女妊娠浮肿,气喘息促,常与桑白皮、槟榔等同用。对湿困脾胃,水谷不分之水泻,常与苍术、厚朴、陈皮等配伍,如胃苓汤。

2. 用于湿热带下、淋浊　本品性寒既清膀胱之热,又泄肾之虚火,尤其适用于下焦湿热之证。治下焦湿热黄白带下、小便淋浊,常配龙胆、车前子等,如龙胆泻肝汤。对肾阴不足,相火偏亢之遗精、潮热,则与熟地黄、山茱萸、牡丹皮等配伍,能泻相火而保真阴,如六味地黄丸。

3. 用于高脂血症　本品利水渗湿,可化浊降脂,多用于高脂血症,常与决明子、荷叶、生山楂、制首乌等药同用。

【用法用量】煎服,6～10g。

【饮片应用】麸炒,寒性略缓,兼和胃,适用于脾胃阳虚,水湿停留;盐水炒,入肾,增其利尿功用,且不伤阴。

【现代研究】

1. 化学成分　主要含泽泻醇及三萜酮醇衍生物、挥发油、天门冬素、树脂等。

2. 药理作用　本品具有利尿作用，增加尿素与氯化物的排泄，对肾炎患者的利尿作用更为显著。还有降血脂、降血压、降血糖、抗炎等作用。

猪苓《神农本草经》
Zhuling

本品为多孔菌科真菌猪苓 *Polyporus umbellatus* (Pers.) Fries 的干燥菌核。主产于陕西、河北、四川、云南等地。春、秋二季采挖，干燥。切片，生用。

【处方用名】猪苓

【药性】甘、淡，平。归肾、膀胱经。

【功效】利水渗湿。

【临床应用】用于水肿、小便不利、泄泻　本品利水渗湿力强于茯苓，而无补益、安神之功。单用即可取效，常与茯苓相须为用，如五苓散；治水热互结，热伤阴津，小便不利，则配泽泻、阿胶等，如猪苓汤。

【用法用量】煎服，6～12g。

【现代研究】

1. 化学成分　主要含猪苓多糖、麦角甾醇、猪苓酮、粗蛋白等成分。

2. 药理作用　本品煎剂有利尿的作用，多糖有抗肿瘤和防治肝炎的作用，提取物或醇提水溶部分均能增强网状内皮吞噬功能，增强血小板聚集作用。

课堂互动

猪苓与茯苓在功效、临床应用上有何区别？

冬瓜皮《开宝本草》
Dongguapi

本品为葫芦科植物冬瓜 *Benincasa hispida* (Thunb.) Cogn. 的干燥外层果皮。全国各地均产。食冬瓜时，洗净，削去外层果皮，晒干。生用。

【处方用名】冬瓜皮

【药性】甘，凉。归脾、小肠经。

【功效】利水消肿。

【临床应用】

1. 用于水肿　本品偏热者为宜。单用力薄，常与茯苓、猪苓等配用。

2. 用于暑热烦渴　本品性凉，有清热解暑作用。治暑热烦渴，单用或与西瓜皮煎汤代茶饮；亦可用于暑湿，多与薏苡仁、滑石等同用。

【用法用量】煎服，9～30g。

【现代研究】**化学成分**　主要含蜡类及树脂类物质，还含有胡萝卜素、烟酸、葡萄糖、有机酸、维生素等成分。

【附药】冬瓜子

为冬瓜的种子。又称冬瓜仁。性味与冬瓜皮相同。功能清肺化痰，利湿排脓。用于肺热咳嗽、肺痈、肠痈、带下、白浊等。煎服，10～15g。

大腹皮《开宝本草》
Dafupi

本品为棕榈科植物槟榔 *Areca catechu* L. 的干燥果皮。主产于海南、云南、广西、广东、台湾等地。冬季至次春采收未成熟的果实,煮后干燥,纵剖两瓣,剥取果皮,习称"大腹皮"。春末至秋初采收成熟果实,煮后干燥,剥取果皮,打松,晒干,习称"大腹毛"。生用。

【处方用名】大腹皮

【药性】辛,微温。归脾、胃、大肠、小肠经。

【功效】利水消肿,行气宽中。

【临床应用】

1. 用于水肿、脚气肿痛 本品既开宣肺气而通利水道,又行气导滞以消除胀满。治脾失运化,水湿泛滥之头面四肢悉肿、脘腹胀满、小便不利,常配桑白皮、茯苓皮等,如五皮散;脚气、小便不利,与木瓜、槟榔等同用,如大腹皮散。

2. 用于肠胃气滞证 本品辛散温通,性善下行,有行气宽中、疏通导滞作用。治食积气滞之脘腹痞胀、嗳气吞酸、大便秘结或泻而不爽等症,常配山楂、莱菔子等;湿阻气滞,腹胀纳呆、大便不爽,常与藿香、厚朴等同用。

【用法用量】煎服,5～10g。

【现代研究】

1. 化学成分 主要含槟榔碱、槟榔次碱、α-儿茶素等成分。

2. 药理作用 本品能兴奋胃肠道平滑肌、促进胃肠动力,有促进纤维蛋白溶解、杀绦虫等作用。

香加皮《中药志》
Xiangjiapi

本品为萝藦科植物杠柳 *Periploca sepium* Bge. 的干燥根皮。主产于吉林、辽宁、山西、内蒙古、河南、河北、山东等地。春、秋二季采挖,剥取根皮。阴干或晒干。生用。

【处方用名】香加皮 北五加皮

【药性】辛、苦,温;有毒。归肝、肾、心经。

【功效】利水消肿,祛风湿,强筋骨。

【临床应用】

1. 用于水肿、小便不利 本品单用,或与大腹皮、茯苓皮等配伍。

2. 用于风湿痹痛 若关节拘挛疼痛,常与续断、杜仲等同用,煎服或泡酒服。

3. 用于肝肾不足、筋骨痿软无力 本品有一定的祛风湿、强筋骨作用,常与桑寄生、杜仲等同用。

【用法用量】煎服,3～6g。或浸酒,入丸、散服。

【使用注意】有毒,不宜过量服用。中毒可见恶心呕吐,腹泻,全身震颤,甚至死亡。

【现代研究】

1. 化学成分 主要含强心苷、香加皮苷和杠柳毒苷等成分。

2. 药理作用 本品具有强心、升压、抗肿瘤、抗炎、兴奋神经系统等作用。

赤小豆《神农本草经》
Chixiaodou

本品为豆科植物赤小豆 *Vigna umbllata* Ohwi et Ohashi 或赤豆 *Vigna angularis* Ohwi et Ohashi

的干燥成熟种子。前者主产于广东、广西、江西等地,后者全国大部分地区均产。秋季果实成熟而未开裂时拔取全株,晒干,打下种子,除去杂质,晒干。生用。

【处方用名】赤小豆

【药性】甘、酸,平。归心、小肠经。

【功效】利水消肿,解毒排脓。

【临床应用】

1. 用于水肿、小便不利　本品性平和,善下行,为滋养性利水消肿药。治肾气虚弱之水肿,腰以下肿甚者,单用本品煎服,或与白茅根、桑白皮等同用。

2. 用于痈疮肿毒　本品多与清热解毒药配伍应用。

3. 用于黄疸　本品治急黄,身如金色,常与茵陈、栀子等同用;黄疸初起有表证者,与麻黄、连翘等同用,如麻黄连翘赤小豆汤。

【用法用量】煎服,9～30g。外用适量。

第二节　利尿通淋药

本类药物大多苦寒,或甘淡性寒,主入膀胱、肾经。善走下焦,功能清利下焦湿热、利尿通淋。多用治小便短赤、热淋、血淋、石淋、膏淋及小便混浊等病证。

车前子《神农本草经》
Cheqianzi

本品为车前科植物车前 *Plantago asiatica* L. 或平车前 *Plantago depressa* Willd. 的干燥成熟种子。前者分布全国各地,后者分布北方各地。夏、秋二季种子成熟时采收果穗,晒干,搓出种子。生用或盐水炙用。

【处方用名】车前子　炒车前子　盐车前子

【药性】甘,寒。归肝、肾、肺、小肠经。

【功效】清热利尿通淋,渗湿止泻,明目,祛痰。

【临床应用】

1. 用于热淋、水肿、小便不利　本品尤善清热利尿通淋。治热淋,常配滑石、木通等药,如八正散;水肿、小便不利,兼热者尤宜,多与茯苓、猪苓等同用。若久病肾虚,水肿腰以下为甚,常与牛膝、熟地黄、山茱萸等同用,如济生肾气丸。

2. 用于泄泻　本品能利水湿、分清浊而止泻,即"利小便以实大便",善治大肠湿盛而小便不利之水泻,可单用研末,米汤送服;或与白术、茯苓等同用。

3. 用于目赤肿痛、目黯昏花　本品治肝经风热之目赤肿痛,与菊花、决明子等同用;肝肾不足之目黯昏花、视物不清,常配熟地黄、菟丝子等,如驻景丸。

4. 用于肺热咳嗽痰多　本品能清肺化痰以止咳,常配瓜蒌、黄芩等药。

【用法用量】煎服,9～15g,包煎。

【饮片应用】炒车前子,寒性稍缓,去水湿而不伤脾气,适于脾虚泄泻;盐车前子,盐水炒,增强利水之功。

【现代研究】

1. 化学成分　主要含车前烯醇、车前子碱、胆碱、二氧黄酮苷、黏液质、琥珀酸、脂肪油等成分。

2. 药理作用　本品具有显著利尿、排石作用,同时还能镇咳、祛痰,对各种杆菌和葡萄球菌有抑制作用。

【附药】车前草

本品为车前科植物车前或平车前的干燥全草。性味功用同车前子。还能凉血、解毒。用于痈疮肿毒,热痢,血热出血等。内服或用鲜品捣烂外敷。煎服,9~30g。鲜品加倍。

滑石 《神农本草经》
Huashi

本品为硅酸盐类矿物滑石族滑石,主含含水硅酸镁[$Mg_3(Si_4O_{10})(OH)_2$]。主产于山东、江西、广西、辽宁等地。全年可采。研粉或水飞用。

【处方用名】滑石　滑石粉　飞滑石　水飞滑石

【药性】甘、淡,寒。归膀胱、肺、胃经。

【功效】利尿通淋,清热解暑。外用:祛湿敛疮。

【临床应用】

1. 用于热淋、石淋　本品甘淡质滑,性寒质重,功善利尿通淋、清热降泄兼排石。为治湿热淋证之要药,尤善治石淋。治热淋,常配车前子、木通等,如八正散;石淋,常与海金沙、金钱草等配伍,如二金排石汤。

2. 用于暑热烦渴、湿温初起　本品既善清热解暑,又能渗湿利尿,为治暑湿常用药。治暑热烦渴、小便不利,每与甘草同用,如六一散;湿温初起,头痛恶寒、胸闷,常配薏苡仁、杏仁等,如三仁汤。

3. 用于湿疹、湿疮　本品外用有清热收湿敛疮之功。治湿疹、湿疮,可单用,或与煅石膏、黄柏等为末,撒布患处;痱子,可与薄荷、甘草等制成痱子粉外用。

【用法用量】煎服,10~20g。包煎。外用适量。

【现代研究】

1. 化学成分　主要含硅酸镁、氧化铝、氧化镍等成分。

2. 药理作用　本品有吸附和收敛作用,能保护创面,吸收分泌物,促进结痂。对伤寒杆菌与副伤寒甲杆菌、脑膜炎球菌有抑制作用。

知识链接

滑石与车前子的异同

二药均能利水通淋、收敛渗湿止泻,均能治淋证水肿、小便不利。其性寒清热,故尤宜于热淋涩痛、小便短赤,暑湿泄泻或湿热泄泻,常相须为用。但滑石能清解暑热,外用祛湿敛疮;车前子能清肝明目,清肺化痰。

石韦 《神农本草经》
Shiwei

本品为水龙骨科植物庐山石韦 *Pyrrosia sheareri*(Bak.)Ching、石韦 *Pyrrosia lingua*(Thunb.)Farwell 或有柄石韦 *Pyrrosia petiolosa*(Christ)Ching 的干燥叶。主产于浙江、江苏、湖北、河北、河南等地。全年均可采收。除去根茎及根,晒干或阴干。切段,生用。

【处方用名】石韦

【药性】甘、苦，微寒。归肺、膀胱经。

【功效】利尿通淋，清肺止咳，凉血止血。

【临床应用】

1. 用于湿热淋证　本品有良好的利尿通淋作用，为治湿热淋证之常用药，又能凉血止血兼排石，故为治石淋、血淋之良药。治石淋，常配金钱草、海金沙等药；血淋，多与蒲黄、小蓟等同用；热淋，每与车前子、瞿麦等配伍。

2. 用于肺热咳喘　本品可与槟榔等分为末，姜汤送服，如石韦散。

3. 用于血热出血证　本品治吐血、衄血、崩漏，多与地榆、槐花等同用。

【用法用量】煎服，6～12g。

【现代研究】

1. 化学成分　主要含β-谷甾醇、芒果苷、异芒果苷等成分。

2. 药理作用　本品具有抗病毒、镇咳、祛痰等作用，煎剂对金黄色葡萄球菌、大肠杆菌有不同程度的抑制作用。

通草《本草拾遗》
Tongcao

本品为五加科植物通脱木 *Tatrapanax papyrifer*（Hook.）K. Koch 的干燥茎髓。主产于贵州、云南、四川、广西、台湾等地。秋季割取茎，截成段，趁鲜时取出茎髓，理直，晒干。切厚片，生用。

【处方用名】通草

【药性】甘、淡，微寒。归肺、胃经。

【功效】清热利尿，通气下乳。

【临床应用】

1. 用于湿热淋证　本品甘淡渗湿，清降力缓，通利而不伤正气。治膀胱湿热，小便不利，淋沥涩痛，常与滑石、白茅根等同用。

2. 用于产后乳汁不畅或乳少　本品入胃经，能通胃气上达而下乳汁，常配猪蹄、穿山甲等，如通乳汤。

【用法用量】煎服，3～5g。

【使用注意】孕妇慎用。

【现代研究】

1. 化学成分　主要含肌醇、多聚戊糖、葡萄糖、氨基酸类、微量元素等成分。

2. 药理作用　本品具有利尿作用，并能增加尿钾排出量，还有促进乳汁分泌等作用。

海金沙《嘉祐本草》
Haijinsha

本品为海金沙科植物海金沙 *Lygodium japonicum*（Thunb.）Sw. 的干燥成熟孢子。主产于广东、江苏、湖南、浙江等地。秋季孢子未脱落时采收藤叶，晒干，搓揉或打下孢子，除去藤叶。生用。

【处方用名】海金沙

【药性】甘、咸，寒。归膀胱、小肠经。

【功效】清利湿热，通淋止痛。

【临床应用】**用于各种淋证**　本品咸寒通泄,甘缓止痛。功专利尿通淋止痛,尤善止尿道疼痛而兼排石,为治诸淋尿道涩痛之要药。尤以石淋、血淋为佳。治石淋,常与金钱草、牛膝等同用;血淋,常配小蓟、白茅根等;膏淋,多与萆薢等同用;热淋,常与车前子、木通等同用。

【用法用量】煎服,6～15g。宜包煎。

【现代研究】

1. 化学成分　主要含高丝氨酸、脂肪油、咖啡酸、香豆酸等成分。

2. 药理作用　本品具有利尿排石作用,同时对葡萄球菌、福氏志贺菌、铜绿假单胞菌、伤寒杆菌等有抑制作用,还有利胆等作用。

木通 《神农本草经》
Mutong

本品为木通科植物木通 *Akebia quinata*(Thunb.)Decne.、三叶木通 *Akebia trifoliata*(Thunb.)Koidz. 或白木通 *Akebia trifoliata*(Thunb.)Koidz. var. *australis*(Diels)Rehd. 的干燥藤茎。主产于江苏、湖南、湖北。秋季采收,截取茎部,除去细枝,阴干。切片,生用。

【处方用名】木通

【药性】苦,寒。归心、小肠、膀胱经。

【功效】利尿通淋,清心除烦,通经下乳。

【临床应用】

1. 用于淋证、水肿　本品能利尿通淋,使湿热下行从小便排出。膀胱湿热淋证,与车前子、滑石等配伍,如八正散;水肿,多与猪苓、桑白皮等配伍。

2. 用于心烦尿赤、口舌生疮　本品苦寒之品,通利而清降,可上清心经之火,下泄小肠经之热。治疗心火上火,口舌生疮,或心火下移于小肠而致的心烦尿赤,多与生地、竹叶、甘草配伍,如导赤散。

3. 用于经闭乳少　本品通经下乳。治血瘀经闭,可与丹参、桃仁、红花等同用;乳汁短少或不通,可与穿山甲、王不留行等配伍。

此外,本品还能利血脉、通关节,配桑枝、薏苡仁,治疗湿热痹痛。

【用法用量】煎服,3～6g。

【使用注意】孕妇慎用。

【现代研究】

1. 化学成分　主要含齐墩果酸、木通皂苷、白桦脂醇、木通苯乙醇苷 B、豆甾醇等成分。

2. 药理作用　本品具有利尿和抗炎作用;对乙型链球菌、志贺菌属、大肠杆菌、金黄色葡萄球菌有一定的抑制作用;还有抗血栓作用。

【附药】川木通　关木通

1. 川木通　本品为毛茛科植物小木通或绣球藤的干燥藤茎。苦,寒。归心、小肠、膀胱经。功能利尿通淋,清心除烦,通经下乳。适用于热淋,水肿脚气,口舌生疮,心烦尿赤,血瘀经闭,乳少等症。煎服,3～6g。

2. 关木通　本品为马兜铃科东北马兜铃的干燥藤茎。苦,寒。归心、小肠、膀胱经。功能清热利尿通淋,通经下乳。适用于热淋,口舌生疮,经闭乳少,湿热痹痛等症。煎服,3～6g。用量60g 水煎服,可致急性肾衰竭。为保证用药安全,国家已于 2004 年下文停用关木通的用药标准,现多以木通替代。

瞿麦《神农本草经》
Qumai

本品为石竹科植物瞿麦 *Dianthus superbus* L. 和石竹 *Dianthus chinensis* L. 的干燥地上部分。主产于河北、河南、辽宁等地。夏、秋季花果期采割。干燥。生用。

【处方用名】瞿麦

【药性】苦,寒。归心、小肠经。

【功效】利尿通淋,活血通经。

【临床应用】

1. 用于淋证　本品善清心与小肠之火,导热下行而利尿通淋。治热淋,常配萹蓄、木通等药,如八正散;血淋,与小蓟、琥珀等同用;石淋,与金钱草、海金沙配伍。

2. 用于血热瘀阻经闭、月经不调　本品常与桃仁、红花等配伍。

【用法用量】煎服,9～15g。

【使用注意】孕妇慎用。

【现代研究】

1. 化学成分　主要含花色苷、丁香油酚、水杨酸甲酯、皂苷、糖类等成分。

2. 药理作用　本品煎剂有利尿作用,其穗的作用较强。还有降血压及抑制杆菌、葡萄球菌的作用。

地肤子《神农本草经》
Difuzi

本品为藜科植物地肤 *Kochia scoparia*(L.)Schrad. 的干燥成熟果实。全国大部分地区均产。秋季果实成熟时割取全草,晒干,打下果实,除去杂质。生用。

【处方用名】地肤子

【药性】辛、苦,寒。归肾、膀胱经。

【功效】清热利湿,祛风止痒。

【临床应用】

1. 用于热淋　本品苦寒降泄,清热利湿通淋。治膀胱湿热之小便不利、淋沥涩痛,常配木通、瞿麦等,如地肤子汤。

2. 用于湿疹、风疹、皮肤瘙痒、阴痒　本品能清热利湿,祛风止痒,为皮肤科之常用药。治湿疹、风疹、皮肤瘙痒,常配黄柏、白鲜皮等;下焦湿热,外阴湿痒,多与苦参、蛇床子等煎汤外洗。

【用法用量】煎服,9～15g。外用适量,煎汤熏洗。

【现代研究】

1. 化学成分　主要含三萜皂苷、脂肪油等成分。

2. 药理作用　本品对多种皮肤真菌有抑制作用。水提取物有抑制单核 - 巨噬系统的吞噬功能及迟发型超敏反应。

萆薢《神农本草经》
Bixie

本品为薯蓣科植物绵萆薢 *Dioscorea spongiosa* J. Q. Xi, M. Mizuno et W. L. Zhao、福州薯蓣

Dioscorea futschauensis Uline ex R. Kunth 或粉背薯蓣 *Dioscorea hypoglauca* Palibin 的干燥根茎。前二种称"绵萆薢"，主产于浙江、福建等地；后一种称"粉萆薢"，主产于浙江、安徽、江西等地。秋、冬二季采挖，除去须根。切片、晒干。生用。

【处方用名】萆薢　绵萆薢　粉萆薢

【药性】苦，平。归肾、胃经。

【功效】利湿去浊，祛风除痹。

【临床应用】

1. 用于膏淋、白浊　本品善利湿而分清去浊，为治膏淋之要药。治下焦虚寒之小便混浊、色白如米泔，常配益智、石菖蒲等，如萆薢分清饮；若湿热渗入膀胱，尿赤白浊，每与黄柏、石菖蒲等配用。

2. 用于风湿痹证　本品有祛风除湿，通络止痛之效。治风寒湿痹，关节屈伸不利，可配羌活、独活等；湿热痹痛，多与黄柏、防己等同用。

此外，还可用治妇女带下属湿盛者。

【用法用量】煎服，10～15g。绵萆薢生用，长于祛风湿；粉萆薢生用，长于利湿浊。

【现代研究】

1. 化学成分　主要含薯蓣皂苷等多种甾体皂苷，还含鞣质、蛋白质、淀粉等成分。

2. 药理作用　本品总皂苷有显著降低动脉粥样硬化斑块发生率的作用。所含薯蓣皂苷有抗真菌作用。还有抗骨质疏松、抗痛风、抗心肌缺血、抗肿瘤等作用。

萹蓄 《神农本草经》
Bianxu

本品为蓼科植物萹蓄 *Polygonum aviculare* L. 的干燥地上部分。全国各地均产。夏季叶茂盛时采收，除去根和杂质。晒干。生用。

【处方用名】萹蓄

【药性】苦，微寒。归膀胱经。

【功效】利尿通淋，杀虫，止痒。

【临床应用】

1. 用于热淋、血淋　本品苦寒清降，专除膀胱湿热而利尿通淋。治热淋，小便淋沥涩痛，与车前子、瞿麦等同用，如八正散；血淋，与小蓟、白茅根等配伍。

2. 用于湿疹、阴痒、虫积腹痛　本品苦能燥湿，微寒清热。用于皮肤湿疹、湿疮、阴痒带下，可单用本品或配蛇床子、地肤子煎汤外洗；本品又善"杀三虫"，用治蛔虫病、蛲虫病、钩虫病，煎汤空腹服，或配驱虫药，或加米醋煎服。

【用法用量】煎服，9～15g。鲜品加倍。外用适量，煎洗患处。

【现代研究】

1. 化学成分　主要含萹蓄苷、槲皮素、咖啡酸、槲皮苷、钾盐、绿原酸等成分。

2. 药理作用　本品具有利尿作用。对葡萄球菌、福氏志贺菌、铜绿假单胞菌及多种皮肤真菌有抑制作用。有驱蛔虫、蛲虫及缓下作用。水及乙醇提取物能促进血液凝固，增强子宫张力。静脉注射有降压作用。

灯心草 《开宝本草》
Dengxincao

本品为灯心草科植物灯心草 *Juncus effusus* L. 的干燥茎髓。主产于江苏、四川、云南、贵州等地。夏末至秋季割取茎,晒干,取出茎髓,理直,扎成小把。生用或煅炭用。

【处方用名】灯心草 灯心炭

【药性】甘、淡,微寒。归心、肺、小肠经。

【功效】清心火,利小便。

【临床应用】

1. 用于热淋 本品单用药力薄弱,常与车前子、滑石等同用。

2. 用于心烦失眠、小儿夜啼 本品多与蝉蜕、钩藤等药同用,亦可单用煎汤服。

【用法用量】煎服,1～3g。或入丸、散。灯心草、灯草、白灯草,去皮,晒干用;朱灯心,用朱砂拌匀,有清心安神的作用;青黛拌灯心草,用青黛拌匀,增强清热作用;灯心草灰,焖煅成黑灰,用于吹喉。

【现代研究】

1. 化学成分 主要含纤维、蛋白质、多聚糖,还含脂肪油等成分。

2. 药理作用 灯心草有利尿和止血的作用。有确切的镇静和催眠作用。对金黄色葡萄球菌、白念珠菌、枯草芽孢杆菌、草分枝杆菌、环状芽孢杆菌有一定的抗菌作用。水提取物有一定的抗氧化作用。

冬葵子《神农本草经》
Dongkuizi

本品为锦葵科植物冬葵 *Malva verticillata* L. 的干燥成熟种子。全国各地均有分布。夏、秋季果实成熟时采收。生用或捣碎用。

【处方用名】冬葵子

【药性】甘,寒。归大肠、小肠、膀胱经。

【功效】利尿通淋,下乳,润肠通便。

【临床应用】

1. 用于淋证、水肿 本品甘寒性缓,质润滑利而通淋。治热淋,常与海金沙、萹蓄等同用;血淋,多与蒲黄、生地黄等配伍;水肿,每与茯苓、泽泻等同用。

2. 用于产后乳汁不下、乳房胀痛 本品滑润利窍,有通乳之功。用于产后乳汁不通,乳房胀痛,常与穿山甲、王不留行等同用。

3. 用于肠燥便秘 本品常与火麻仁、桃仁、杏仁、郁李仁等同用。

【用法用量】煎服,3～9g。

【使用注意】本品寒润滑利,脾虚便溏及孕妇慎用。

【现代研究】

1. 化学成分 主要含脂肪油、蛋白质、多种微量元素等成分。

2. 药理作用 本品提取的中性多糖,能明显增强单核吞噬细胞系统的吞噬活性。

第三节 利湿退黄药

本类药物大多苦寒,入脾、胃、肝、胆经,以利胆退黄为主要功效。主要用于湿热黄疸,亦可用治湿疮、湿疹、湿温等病证。湿热黄疸,常与清热泻火解毒药配伍;寒湿阴黄,则须与化湿药、温里药配用。

茵陈 《神农本草经》
Yinchen

本品为菊科植物滨蒿 *Artemisia scoparia* Waldst. etKit. 或茵陈蒿 *Artemisia capillaris* Thunb. 的干燥地上部分。主产于陕西、山西、安徽等地。春季幼苗高 6～10cm 时采收或秋季花蕾长成至花初开时采割。春季采收的习称"绵茵陈"，秋季采割的称"花茵陈"。除去杂质及老茎，晒干。生用。

【处方用名】茵陈蒿　茵陈　绵茵陈

【药性】苦、辛，微寒。归脾、胃、肝、胆经。

【功效】清利湿热，利胆退黄。

【临床应用】

1. 用于黄疸　本品善清利湿热退黄，为治黄疸要药，无论阴黄、阳黄均可用之，性寒尤其适用于阳黄。治身目发黄、色鲜明之阳黄，常配栀子、大黄等，如茵陈蒿汤；若脾胃寒湿，身目晦黯黄色之阴黄，每配附子、干姜等，如茵陈四逆汤；黄疸湿重热轻，小便不利，常配茯苓、泽泻等，如茵陈五苓散。

2. 用于湿温、湿疮、湿疹　本品既清利湿热，治湿温邪在气分，发热困倦、胸闷腹胀，常与黄芩、藿香等同用，如甘露消毒丹；又止痒，治湿疮、湿疹，多与黄柏、苦参等同用，或煎汤外洗。

【用法用量】煎服，6～15g。外用适量，煎汤熏洗。

【使用注意】血虚萎黄慎用。

【现代研究】

1. 化学成分　主要含挥发油，油中主要成分为 β- 蒎烯、茵陈素、茵陈烯酮等成分。

2. 药理作用　本品具有显著利胆、保肝作用；能降压、解热、抗肿瘤；对某些皮肤真菌及结核杆菌有抑制作用；能抑制流感病毒。

金钱草 《本草纲目拾遗》
Jinqiancao

本品为报春花科植物过路黄 *Lysimachia christinae* Hance 的干燥全草，习称大金钱草。主产于四川。夏、秋二季采收。晒干。生用。

【处方用名】金钱草

【药性】甘、咸，微寒。归肝、胆、肾、膀胱经。

【功效】利湿退黄，利尿通淋，解毒消肿。

【临床应用】

1. 用于湿热黄疸　本品善清肝胆之火，除下焦湿热，为治湿热黄疸之良药。常与茵陈、栀子等同用。

2. 用于石淋、热淋　本品有较强的利尿通淋、排石作用，为治石淋之要药。治石淋，可单用大剂量煎汤代茶饮，或配海金沙、鸡内金，如三金排石汤；热淋，小便不利、淋沥涩痛，每与萹蓄、瞿麦等同用。

3. 用于恶疮肿毒、毒蛇咬伤　本品可单用鲜品捣烂取汁服，并以渣外敷，或与蒲公英、紫花地丁等同用。此外，以鲜品捣汁涂患处，治烧烫伤。

【用法用量】煎服，15～60g；鲜品加倍。外用适量。

【现代研究】

1. 化学成分　主要含甾醇、鞣质、黄酮类、挥发油、胆碱和氨基酸等成分。

2. 药理作用　本品水煎剂能明显促进胆汁分泌，使胆管泥沙状结石易于排出；有镇痛、抑菌和抗炎的作用；对体液免疫、细胞免疫均有抑制；抑制皮肤移植排斥反应出现的时间。

知识拓展

不同地区应用的金钱草

全国各地作为金钱草用的植物还有：①唇形科植物活血丹 *Glechoma longituba*（Nakai）Kupr.，药材称连钱草、江苏金钱草，江苏、浙江一带习用；②豆科植物广金钱草 *Desmodium styracifolium*（Osb.）Merr.，药材称广金钱草，广东、广西一带习用；③伞形科植物白毛天胡荽 *Hydrocotyle sibthorpiodes* Lam.Var.Batrachium（Hance）Hand.Mazz.，药材称江西金钱草，江西一带习用；④旋花科植物马蹄金 *Dichondra repens* Forst.，药材称小金钱草，四川部分地区习用。

虎杖《名医别录》
Huzhang

本品为蓼科植物虎杖 *Polygonum cuspidatum* Sieb. et Zucc. 的干燥根茎和根。主产于江苏、江西、山东、四川等地。春、秋二季采挖，除去须根。趁鲜切短段或厚片，晒干。生用。

【处方用名】虎杖

【药性】微苦，微寒。归肝、胆、肺经。

【功效】利湿退黄，清热解毒，散瘀止痛，止咳化痰。

【临床应用】

1. 用于湿热黄疸、淋浊带下　本品为清热利湿退黄之良药。前者，常配茵陈、栀子等；后者，多与萆薢、薏苡仁等同用。

2. 用于痈疮肿毒、烧烫伤、毒蛇咬伤　本品治痈疮肿毒，单用煎汤内服或烧灰外贴；烧烫伤，单研末，或与地榆、冰片研末，麻油调敷；毒蛇咬伤，煎汤内服，或鲜品捣烂外敷。

3. 用于血瘀经闭、痛经、跌打损伤、癥瘕　本品有活血散瘀止痛之功，治经闭、痛经，常配益母草、当归等；跌打损伤、瘀血肿痛，每与乳香、没药等同用；癥瘕积聚，多与三棱、莪术等同用。

4. 用于肺热咳嗽　本品可单味煎服，或与黄芩、枇杷叶等同用。

此外，还有泻热通便作用，可用于热结便秘。

【用法用量】煎服，9～15g。外用适量，制成煎液或油膏涂敷。

【使用注意】孕妇慎服。

【现代研究】

1. 化学成分　主要含虎杖苷、大黄素、大黄素甲醚、黄酮类、白藜芦醇、多糖等成分。

2. 药理作用　本品具有泻下、镇咳祛痰、止血、降血压、降血脂、镇痛作用。煎剂对肝损伤具有保护作用；能抑制某些病毒及金黄色葡萄球菌、铜绿假单胞菌、溶血性链球菌、伤寒杆菌、志贺菌属、大肠杆菌等；还有抗炎、抗氧化、抗肿瘤等作用。

玉米须《滇南本草》
Yumixu

本品为禾本科植物玉蜀黍 *Zea mays* L. 的花柱及柱头。全国各地均产。常在秋后剥取玉米时收集。鲜用或晒干生用。

【处方用名】玉米须

【药性】甘,平。归膀胱、肝、胆经。

【功效】利湿退黄,利水消肿。

【临床应用】

1. 用于黄疸　本品药性平和,故阴黄、阳黄均可配用。单用大剂量煎服,或配金钱草、茵陈等。

2. 用于水肿、小便不利、淋证　本品性味甘平,作用温和而力弱。可单用大剂量长期煎服,或与冬瓜皮、车前子等配用。

【用法用量】煎服,30~60g。鲜者加倍。

【现代研究】

1. 化学成分　主要含有黄酮类、萜类、甾醇类、皂苷类、多糖、氨基酸和有机酸等成分。

2. 药理作用　本品具有促进胆汁分泌和利尿作用;有增加血中凝血酶原含量及血小板数,加速血液凝固作用;还有抑制蛋白质的排泄及降血压作用。

垂盆草《本草纲目拾遗》
Chuipencao

本品为景天科植物垂盆草 *Sedum sarmentosum* Bunge 的干燥全草。全国各地均产。夏、秋季采收。切段晒干,生用或鲜用。

【处方用名】垂盆草

【药性】甘、淡,凉。归肝、胆、小肠经。

【功效】利湿退黄,清热解毒。

【临床应用】

1. 用于湿热黄疸　本品可与茵陈、栀子等同用。

2. 用于痈疮肿毒、毒蛇咬伤　本品可用鲜品捣汁服,并以汁外涂,渣外敷。

【用法用量】煎服,15~30g。外用适量。

【现代研究】

1. 化学成分　主要含甲基异石榴皮碱等生物碱、果糖、景天庚糖、蔗糖等成分。

2. 药理作用　本品具有保肝作用,对葡萄球菌、伤寒杆菌、链球菌、白念珠菌等有抑制作用。

地耳草《植物名实图考》
Diercao

本品为藤黄科植物地耳草 *Hypericum japonicum* Thunb. ex Murray 的干燥全草。主产于广西、四川、广东、湖南等地。夏、秋季采收。晒干。生用。

【处方用名】地耳草　田基黄

【药性】苦,凉。归肝、胆经。

【功效】利湿退黄,清热解毒,活血消肿。

【临床应用】

1. 用于湿热黄疸　本品作用平和,可单用煎服或与茵陈、金钱草等同用。

2. 用于肺痈、肠痈、痈疮肿毒　本品多与清热解毒药配伍,内服或鲜品捣烂外敷。

3．用于跌打损伤　本品可单用鲜品捣烂外敷，或与活血化瘀疗伤药同用。

【用法用量】煎服，15～30g；鲜品加倍。外用适量。

【现代研究】

1．化学成分　主要含槲皮苷、田基黄灵素、地耳草素等成分。

2．药理作用　本品低浓度流浸膏对肠管有兴奋作用，高浓度呈痉挛收缩。有保肝、抗肿瘤、抗疟、抗菌等作用。

（陈昭玲）

? 复习思考题

1. 利水渗湿药的含义、功效、适应证、分类、注意事项是什么？

2. 滑石的功效及临床应用是什么？

3. 下列各组药物的功效及适应证有何异同？

茯苓与薏苡仁；茯苓与猪苓、泽泻；车前子与滑石；通草与木通。

4. 茵陈在治疗黄疸方面有何特点？

5. 金钱草在排石方面有何特点？

ER-11-3

扫一扫，测一测

第十二章 温 里 药

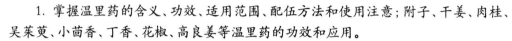

1. 掌握温里药的含义、功效、适用范围、配伍方法和使用注意；附子、干姜、肉桂、吴茱萸、小茴香、丁香、花椒、高良姜等温里药的功效和应用。
2. 熟悉附子、干姜、肉桂在功效和应用方面的异同点及使用注意。
3. 了解荜澄茄、胡椒、母丁香等温里药的功效与应用。

凡以温里祛寒为主要功效，治疗里寒证的药物，称温里药，又名祛寒药。

本章药物味辛而性温热，偏走脏腑，主入心、脾、胃、肝、肾经，主要具有温里散寒、温经止痛之功，有的药物还能助阳、回阳，主要用于里寒证。

本章药物具体作用因归经不同而各异。主入脾、胃经者，能温中散寒止痛，用于脾胃受寒或脾胃虚寒证，症见脘腹冷痛、呕吐泻利、舌淡苔白等；主入肺经者，能温肺化饮，用治肺寒痰饮证，症见咳喘痰鸣、痰白清稀、舌淡苔白滑等；主入肝经者，能暖肝散寒止痛，用于肝经寒证，症见少腹冷痛、痛经、寒疝作痛及厥阴头痛等；主入肾经者，能温肾助阳，用治肾阳不足证，症见阳痿宫冷、腰膝冷痛、夜尿频多、滑精遗尿等；主入心、肾两经者，能温阳通脉，用于心肾阳虚证，症见心悸怔忡、畏寒肢冷、小便不利、肢体浮肿等，或能回阳救逆，治疗亡阳厥逆证，症见畏寒蜷卧、汗出神疲、四肢厥逆、脉微欲绝等。

使用温里药时应根据不同证候进行相应的配伍。如外寒内侵兼表证者，配辛温解表药；寒凝气滞血瘀者，配理气活血药；寒湿内蕴，配芳香化湿药或温燥祛湿药；脾肾阳虚，配温补脾肾药；亡阳气脱，配大补元气药。

本章药物辛热燥烈，用量不宜过大；久服易伤阴助火，凡属实热证、阴虚火旺、津血亏虚者忌用；孕妇慎用。

附子《神农本草经》
Fuzi

本品为毛茛科植物乌头 *Aconitum carmichaelii* Debx. 的子根的加工品。主产于四川、湖南、湖北等地。6 月下旬至 8 月上旬采挖，除去母根、须根及泥沙。加工炮制成盐附子、黑顺片、白附片、炮附片、淡附片。

【处方用名】附子　附片　炮附片　淡附片
【药性】辛、甘，大热；有毒。归心、肾、脾经。
【功效】回阳救逆，补火助阳，散寒止痛。
【临床应用】

1. 用于亡阳证　本品辛甘大热，纯阳燥烈，为"回阳救逆第一要药"。治久病体虚，阳气衰微，阴寒内盛，或大吐、大汗、大泻所致四肢厥冷、冷汗自出、脉微欲绝之亡阳证，常与干姜相须为用，如四逆汤；久病气虚欲脱，或出血过多，气随血脱之气脱亡阳证，多与人参配伍，如参附汤；

阳虚不固，汗出不止，每与黄芪同用，如芪附汤。现代多制成参附注射液、四逆注射液静脉滴注，以治疗休克。

2. 用于阳虚证 本品既能复散失之亡阳，又助不足之元阳，可用治一身上下内外阳气衰微、阴寒内盛之证。治肾阳不足，命门火衰之腰膝冷痛、夜尿频多、阳痿宫寒等症，常与肉桂相须为用，如肾气丸；脾肾阳虚，寒湿内侵的脘腹冷痛、大便溏泄，多配党参、干姜等药，如附子理中丸；脾肾阳虚之阴寒水肿，每与白术、茯苓等配伍，如真武汤；心阳衰弱，胸痹心痛、心悸气短，多与人参、桂枝相配；脾阳不足，寒湿内阻之阴黄证，常与茵陈、干姜等同用，如茵陈四逆汤；阳虚外感风寒表证，见恶寒发热、无汗、脉沉弱，多配麻黄、细辛等，如麻黄附子细辛汤。

3. 用于寒湿痹痛证 本品有较强的散寒止痛作用。治风寒湿痹，周身骨节疼痛，尤善治寒痹痛剧者，常配桂枝、甘草等药，如甘草附子汤。

【用法用量】煎服，3～15g。宜先煎，久煎（一般先煎半小时以上，以降低毒性）。

【饮片应用】生附子有毒，多外用；淡附片毒性降低，长于回阳救逆；炮附片毒性大减，长于温肾暖脾、补命门之火。

【使用注意】阴虚阳亢及孕妇忌用。反半夏、瓜蒌、贝母、白蔹、白及、天花粉。因有毒，内服必须炮制。若炮制、煎法不当或过量，可引起中毒。

【现代研究】

1. 化学成分 主要含乌头碱、次乌头碱、新乌头碱、去甲乌头碱等成分。

2. 药理作用 本品具有明显的强心作用；对蛋清性关节肿有消炎作用；对垂体、肾上腺皮质系统有兴奋作用；附子煎剂有抑制凝血和抗血栓形成的作用；有显著的抗炎作用；有抗心肌缺血、镇痛、镇静等作用。

干姜 《神农本草经》
Ganjiang

本品为姜科植物姜 *Zingiber officinale* Rosc. 的干燥根茎。主产于四川、广东、广西、湖北、贵州等地。均系栽培。冬季采挖，除去须根和泥沙，晒干或低温干燥。趁鲜切片晒干或低温烘干者称为"干姜片"。生用。

【处方用名】干姜

【药性】辛，热。归脾、胃、肾、心、肺经。

【功效】温中散寒，回阳通脉，温肺化饮。

【临床应用】

1. 用于脾胃寒证 本品主入脾胃而长于温中散寒，无论外寒内侵之实寒，或脾胃阳气不足之虚寒均可应用。治脾胃实寒腹痛吐泻，单研末服即效，或配附子、高良姜等药，如二姜丸；脾胃虚寒，脘腹冷痛、呕吐泄泻，常与党参、白术等同用，如理中丸。

2. 用于亡阳证 本品有温心助阳，回阳通脉之效。治心肾阳虚，阴寒内盛之四肢厥逆、脉微欲绝之亡阳证，每与附子相须为用，既助其回阳救逆，又降低其毒性，如四逆汤。

3. 用于寒饮伏肺喘咳 本品有较强的温肺化饮作用。症见形寒背冷、咳喘痰多清稀者，常配麻黄、细辛等药，如小青龙汤。

【用法用量】煎服，3～10g。

【使用注意】本品辛热燥烈，凡阴虚内热、血热妄行者忌用。

【现代研究】

1. 化学成分 主要含挥发油，油中主要成分是姜烯、水芹烯、姜烯酮、姜辣素、姜酮、姜醇等。还含多种氨基酸、淀粉等成分。

2. 药理研究　本品能直接兴奋心脏而强心；有显著止呕作用，能保护胃黏膜，抑制胃酸，降低胃酸浓度；有升压、镇静、镇痛、止咳、降血脂等作用。

肉桂《神农本草经》
Rougui

本品为樟科植物肉桂 *Cinnamomum cassia* Presl 的干燥树皮。主产于广东、广西、海南、云南等地。多于秋季剥取，刮去栓皮者称肉桂心；粗枝条皮或生长六七年之幼树树干皮者，称官桂。阴干。生用。

【处方用名】肉桂

【药性】辛、甘，大热。归肾、脾、心、肝经。

【功效】补火助阳，引火归元，散寒止痛，温经通脉。

【临床应用】

1. 用于肾阳虚证　本品善补命门之火而助阳，为治命门火衰之要药。治肾阳不足，命门火衰所致畏寒肢冷、腰膝软弱、男子阳痿、遗精滑精，女子宫寒不孕、夜尿频多等，常与附子相须为用，并配熟地黄等，如桂附八味丸；下元虚冷，虚阳上浮之面赤、虚喘、汗出、心悸、尺脉微弱者，每与山茱萸、五味子等配伍，以引火归元。

2. 用于寒凝诸痛　本品善治寒邪内侵或脾胃虚寒所致脘腹冷痛、呕吐、泄泻等，可单研末吞服，或配高良姜、干姜等；脾肾阳虚之腹痛呕吐、四肢厥冷、食少便溏、完谷不化，常配附子、干姜等药，如桂附理中丸；治疗风寒湿痹，尤宜寒痹腰痛，与独活、桑寄生等同用，如独活寄生汤；治疗胸阳不振，寒邪内侵所致胸痹心痛，与附子、干姜等同用，如桂附丸；治疗寒疝腹痛，与小茴香、吴茱萸等同用。

3. 用于寒凝血瘀证　本品用于治疗寒凝血瘀之痛经、经闭，常配当归、川芎等，如少腹逐瘀汤。治疗阳虚寒凝，血瘀痰阻之阴疽，常与鹿角胶、芥子、麻黄等同用，如阳和汤。

另外，在补气益血方剂中少量配用本品，能温运阳气，鼓舞气血化生，助阳生阴长，用治久病体虚、气血不足等证，如十全大补汤、人参养荣汤。

【用法用量】煎服，1～5g。研末冲服，每次1～2g。

【使用注意】阴虚火旺者忌服，能助阳动血，有出血倾向及孕妇慎用。畏赤石脂。

【现代研究】

1. 化学成分　主要含挥发油，油中主要成分为桂皮醛，还含肉桂醇、肉桂醇醋酸酯、肉桂酸、醋酸苯丙酯、香豆素等成分。

2. 药理研究　本品具有扩张血管、促进血液循环、增加冠脉及脑血流量、抗心肌缺血、抑制血小板聚集等作用。能保护胃黏膜和抗溃疡，缓解胃肠痉挛性疼痛。能镇静、镇痛、解热、抗惊厥。有杀菌作用，对多种致病性皮肤真菌有抑制作用。

> ### 知识链接
>
> #### 附子与肉桂、干姜的异同
>
> 三药性味均辛热，都能温中散寒止痛，用治脾胃寒证。然干姜主入脾、胃，长于温中散寒、健运脾阳而止呕；附子、肉桂味甘大热，散寒止痛力强，善治多种阴寒内盛之证，两药还能补火助阳，用治脾、肾阳虚证。肉桂还能温通经脉，用治寒凝经脉之阴疽、痛经等；附子、干姜均能回阳救逆，但附子力强于干姜，而干姜能降低附子的毒性，常相须为用，用治亡阳证。干姜还能温肺化痰，用治肺寒痰饮咳喘。

吴茱萸《神农本草经》
Wuzhuyu

本品为芸香科植物吴茱萸 *Euodia rutaecarpa*（Juss.）Benth.、石虎 *Euodia rutaecarpa*（Juss.）Benth. var. *officinalis*（Dode）Huang 或疏毛吴茱萸 *Euodia rutaecarpa*（Juss.）Benth. var. *bodinieri*（Dode）Huang 的干燥近成熟果实。主产于贵州、广西、湖南、浙江、四川等地。8～11 月果实尚未开裂时，剪下果枝，晒干或低温烘干，除去枝、叶、果梗等杂质。生用或炒制用。

【处方用名】吴茱萸　制吴茱萸　盐吴茱萸

【药性】辛、苦，热；有小毒。归肝、脾、胃、肾经。

【功效】散寒止痛，降逆止呕，助阳止泻。

【临床应用】

1. 用于寒滞肝脉诸痛证　本品善能疏肝解郁、祛寒止痛，为治肝寒气滞诸痛之要药。治寒疝腹痛，常配小茴香、川楝子等药，如导气汤；冲任虚寒，瘀血阻滞痛经，每与当归、桂枝等配伍，如温经汤；寒湿郁结，脚气肿痛，又与槟榔、木瓜等配用，如鸡鸣散；厥阴头痛，多与人参、生姜等同用，如吴茱萸汤。

2. 用于呕吐吞酸　本品有温中散寒，疏肝降逆止呕之效。治肝火犯胃，肝胃不和所致呕吐吞酸，常配黄连，如左金丸；胃寒呕吐，常与半夏、生姜等同用。

3. 用于五更泄泻　本品有温脾益肾，助阳止泻之功。为治脾肾阳虚，五更泄泻之常用药，常配伍补骨脂、肉豆蔻、五味子等药，如四神丸。

此外，以本品为末，醋调敷足心（涌泉穴），可治口疮，现代用以治疗高血压。

【用法用量】煎服，2～5g。外用适量。

【饮片应用】吴茱萸生品有小毒；炮制后毒性降低，具有散寒止痛、疏肝降逆、助阳止泻的作用；盐吴茱萸入肾经，宜用于疝气疼痛。

【使用注意】辛热燥烈，易耗气动火，不宜多服、久服。阴虚火旺者忌服。

【现代研究】

1. 化学成分　主要含挥发油及吴茱萸碱、吴茱萸次碱、吴茱萸酸、吴茱萸啶酮、吴茱萸苦素、吴茱萸精等成分。

2. 药理作用　本品具有镇痛、抗溃疡、止呕、降血压等作用。能抑制血小板聚集，抗血栓形成。对子宫有兴奋作用，能兴奋中枢，引起视力障碍、神经错觉等。

小茴香《新修本草》
Xiaohuixiang

本品为伞形科植物茴香 *Foeniculum vulgare* Mill. 的干燥成熟果实。全国各地均有栽培。秋季果实初熟时采割植株，晒干，打下果实，除去杂质。生用或盐水炒用。

【处方用名】小茴香　盐小茴香

【药性】辛，温。归肝、肾、脾、胃经。

【功效】散寒止痛，理气和胃。

【临床应用】

1. 用于寒疝腹痛、睾丸偏坠胀痛、少腹冷痛、痛经　本品有温肾暖肝，散寒止痛之功。为治寒疝腹痛，睾丸偏坠胀痛之常用药。治寒疝腹痛，常配乌药、川楝子等药，如天台乌药散，或单用炒热，布裹温熨腹部；肝气郁滞，睾丸偏坠胀痛，每与橘核、荔枝核等同用；肝经受寒，少腹冷痛，或虚寒痛经,又与当归、肉桂等配伍。

2. 用于胃寒气滞之脘腹胀痛、呕吐食少　本品可与高良姜、木香等同用。

【用法用量】煎服,3～6g。外用适量。

【饮片应用】小茴香生品辛散之性较强,功专中焦;盐小茴香辛散之性缓和,专行下焦。

【现代研究】

1. 化学成分　主要含挥发油,油中主要成分为反式茴香脑、小茴香酮、柠檬烯等,还有脂肪酸和脂肪油等成分。

2. 药理作用　本品能兴奋肠平滑肌,有利胆、抗溃疡、镇痛等作用;对真菌、孢子菌、鸟分枝杆菌、金黄色葡萄球菌有杀灭作用;小茴香分离的植物聚多糖有抗肿瘤作用。

【附药】八角茴香

本品为木兰科植物八角茴香的干燥成熟果实。又名大茴香。秋、冬二季果实由绿变黄时采摘,置沸水中略烫后干燥或直接干燥。药性、功用似小茴香而药力较弱,多作食物调味品。用法用量同小茴香。

丁香《药性论》
Dingxiang

本品为桃金娘科植物丁香 *Eugenia caryophyllata* Thunb. 的干燥花蕾。主产于坦桑尼亚、马来西亚、印度尼西亚,我国海南、广东也有栽培。当花蕾由绿转红时采收。晒干。生用。

【处方用名】丁香

【药性】辛,温。归脾、胃、肺、肾经。

【功效】温中降逆,补肾助阳。

【临床应用】

1. 用于胃寒呕吐、呃逆　本品辛温气香,暖脾胃而行气滞,尤善降逆,为治胃寒呃逆之要药。治胃寒呕吐,常配半夏、生姜等药;虚寒呃逆,多与党参、柿蒂等配伍,如丁香柿蒂汤;脾胃虚寒呕吐、食少泄泻等,多与砂仁、白术等配伍。

2. 用于脘腹冷痛　本品常与小茴香、高良姜等同用,如丁香止痛散。

3. 用于肾虚阳痿、宫冷　本品常与淫羊藿、巴戟天、附子等同用。

【用法用量】煎服,1～3g。研末外敷适量。

【使用注意】畏郁金。

【现代研究】

1. 化学成分　主要含挥发油,油中主要成分是丁香油酚、乙酰丁香油酚,还含有水杨酸甲酯等成分。

2. 药理作用　本品能促进胃液分泌、增强消化力,减轻恶心呕吐,缓解腹部气胀。对葡萄球菌、链球菌及多种杆菌有抑制作用。并有杀螨作用。有镇痛、抗惊厥、抗血小板聚集、抗血栓、抗凝、抗腹泻、利胆、抗缺氧等作用。

【附药】母丁香

本品为桃金娘科植物丁香的干燥近成熟果实。又名鸡舌香。药性功效与公丁香相似而力弱。用法用量、使用注意同公丁香。

花椒《神农本草经》
Huajiao

本品为芸香科植物青椒 *Zanthoxylum schinifolium* Sieb.et Zucc. 或花椒 *Zanthoxylum*

bungeanum Maxim. 的干燥成熟果皮。我国大部分地区都有分布,以四川产者为佳,又名川椒、蜀椒,为道地药材。秋季采收成熟果实,晒干,除去种子和杂质。生用或炒用。

【处方用名】花椒 炒花椒

【药性】辛,温。归脾、胃、肾经。

【功效】温中止痛,杀虫止痒。

【临床应用】

1. 用于脾胃寒证 本品治脾胃虚寒,脘腹冷痛、呕吐,常与干姜、党参等同用,如大建中汤;若寒湿中阻,腹痛吐泻,常配苍术、厚朴等药。

2. 用于蛔虫腹痛、湿疹瘙痒、阴痒 本品治虫积腹痛、手足厥冷,常配乌梅、黄柏等药,如乌梅丸;湿疹瘙痒、妇人阴痒,可单用,或与苦参、黄柏等煎汤外洗。

此外,本品又为常用的食用调味品。

【用法用量】煎服,3~6g。外用适量,煎汤熏洗。

【饮片应用】花椒生品辛热之性强,长于杀虫止痒;炒后辛散作用缓和,长于温中散寒。

【现代研究】

1. 化学成分 主要含挥发油、生物碱、脂肪酸、香豆素、木脂素等成分。

2. 药理作用 本品对动物实验有抗胃溃疡形成的作用,挥发油对皮肤真菌有抑制和杀灭作用,其中羊毛小孢子菌和红色毛癣菌最敏感,并能杀疥螨;有镇痛抗炎作用。

【附药】椒目

本品为花椒的种子。苦,寒。归肺、肾、膀胱经。功能利水消肿,降气平喘。用于水肿胀满、痰饮喘咳等。煎服,3~10g。

高良姜《名医别录》
Gaoliangjiang

本品为姜科植物高良姜 *Alpinia officinarum* Hance 的干燥根茎。主产于广东、广西、台湾等地。夏末秋初采挖,除去须根和残留的鳞片,洗净,切段,晒干。生用。

【处方用名】高良姜 良姜

【药性】辛,热。归脾、胃经。

【功效】温胃止呕,散寒止痛。

【临床应用】

1. 用于胃寒腹痛 本品长于温中散寒而止痛。治胃寒脘腹冷痛,常与炮姜相须为用,如二姜丸;胃寒肝郁,脘腹胀痛,多与香附同用,如良附丸。

2. 用于胃寒呕吐 本品治寒邪内侵,呕吐泄泻,常与半夏、生姜等同用;虚寒呕吐,多与党参、白术等配伍。

【用法用量】煎服,3~6g。研末服,每次3g。

【现代研究】

1. 化学成分 主要含挥发油,高良姜素及辛辣成分高良姜酚等成分。

2. 药理作用 本品能促进胃液及胃酸的分泌,有止泻、抗溃疡、镇痛的作用;对多种细菌有不同程度的抑制作用;水提取物有抗血小板聚集作用。

荜澄茄《开宝本草》
Bichengqie

本品为樟科植物山鸡椒 *Litsea cubeba*(Lour.)Pers. 的干燥成熟果实。主产于广东、广西、四川、湖北、湖南等地。秋季果实成熟时采收。晒干。生用。

【处方用名】荜澄茄

【药性】辛,温。归脾、胃、肾、膀胱经。

【功效】温中散寒,行气止痛。

【临床应用】

1. 用于胃寒脘腹冷痛、呕逆等证　本品单用或与高良姜、丁香等同用。

2. 用于寒疝腹痛　本品常与乌药、小茴香、吴茱萸等同用。

【用法用量】煎服,1～3g。

【现代研究】

1. 化学成分　主要含挥发油,油中主要成分为柠檬醛、柠檬烯、香茅醛等。

2. 药理作用　本品有抗胃溃疡、抗腹泻、抗心律失常、改善心肌缺血的作用;能松弛气管平滑肌而有平喘作用。

胡椒《新修本草》
Hujiao

本品为胡椒科植物胡椒 *Piper nigrum* L. 的干燥近成熟或成熟果实。主产于海南、广东、广西、云南等地。秋末至次春果实呈黯绿色时采收,晒干,为黑胡椒;果实变红时采收,水浸数日,擦去果肉,晒干,为白胡椒。生用,用时打碎。

【处方用名】胡椒

【药性】辛,热。归胃、大肠经。

【功效】温中散寒,下气,消痰。

【临床应用】

1. 用于胃寒腹痛、呕吐泄泻等证　本品味辛性热,能温中散寒止痛,治疗胃寒腹痛、呕吐,单用研末入猪肚中炖服,或配伍高良姜、荜茇等;治反胃及不思饮食,配半夏、姜汁为丸;脾胃虚寒之泄泻,配吴茱萸、白术。

2. 用于癫痫证　本品辛散温通,能下气行滞、消痰宽胸,治疗痰气郁滞、蒙蔽清窍的癫痫痰多,与荜茇等分为末服。

【用法用量】煎服,1～3g。研末吞服,每次 0.6～1.5g。外用适量。

【现代研究】

1. 化学成分　主要含挥发油,油中主要成分为胡椒醛、二氢香芹醇,尚含胡椒碱等。

2. 药理作用　口服本品能促进大鼠胆汁分泌,并有抗炎作用。胡椒油有抗氧化作用。

（龚道锋）

? 　**复习思考题**

1. 试述温里药的含义、性能特点、功效、适用范围、配伍原则及使用注意。

2. 附子适用于哪些阳虚证?常与哪些药配伍?怎样降低其毒性?

3. 下列各组药物性味、功效及主治有何不同?

附子、干姜与肉桂;肉桂与桂枝。

ER-12-3

扫一扫,测一测

第十三章　理　气　药

PPT 课件

知识导览

凡以疏理气机为主要作用，治疗气滞或气逆证的药物，称为理气药，又称行气药。其中作用特强的药物，又谓破气药。

理气药大多辛香苦温，主入肝、脾、肺经。辛能行散，苦能降泄，温能通行，故有疏理气机，行气、降气、破气解郁、散结的作用。主要适用于气机不畅的气滞及气逆证。部分药物有燥湿、化痰等作用。

一般气滞证与肝、脾、胃有关；气逆证与肺、胃有关。如肝气郁滞，见胸胁满痛、乳房胀痛、疝气疼痛、月经不调、痛经、闭经等症；脾胃气滞，见脘腹胀痛、不思饮食、呕恶反酸、便秘或腹泻等症；肺失宣降，见胸闷不畅、咳嗽气喘等症。

使用本章药物，应根据药物特点，并针对不同病情，做相应选择和配伍。如脾胃气滞因饮食积滞，配消食药或泻下药；湿浊中阻，配化湿药；脾胃气虚，配补中益气药；兼寒兼热者，当配温里药或清热药；肝血不足所致肝气郁滞者，配养血柔肝药；兼瘀血阻滞者，配活血化瘀药；肺气壅滞者，配化痰止咳平喘药。

本章药物辛温香燥，易耗气伤阴，故气虚、阴亏者慎用。破气药孕妇应忌用。因其气味芳香，故不宜久煎。若以麸炒则缓和药性，醋炙则增强入肝止痛的作用。

陈皮《神农本草经》
Chenpi

本品为芸香科植物橘 *Citrus reticulata* Blanco 及其栽培变种的干燥成熟果皮。以陈久者为良，故称陈皮。主产于广东、福建、四川、浙江、江西等地。广东新会产者称新会皮、广陈皮。采收成熟果实，剥取果皮，晒干，切丝生用。

【处方用名】陈皮　土制陈皮　麸制陈皮　蜜制陈皮

【药性】苦、辛，温。归肺、脾经。

【功效】理气健脾，燥湿化痰。

【临床应用】

1. 用于脾胃气滞证　本品辛行苦燥温通，为理气健脾之要药。凡脾胃气滞之呕泻及湿阻气滞者尤为适宜。治脾胃气滞较甚，脘腹胀痛较剧，常与木香、枳壳等配伍；尤善治寒湿中阻、脾胃气滞之脘腹胀痛、呕泻，常配苍术、厚朴等药，如平胃散；脾虚气滞之腹痛喜按、食后腹胀、纳呆便溏，常配党参、白术等，如异功散；肝气乘脾，腹痛泄泻，常与白术、白芍等同用，如痛泻要方。

2. 用于痰湿壅滞证　本品苦温而燥，善燥湿、温化寒湿痰涎，为治痰之要药，尤善治寒痰、湿痰。治湿痰壅滞之胸闷咳嗽气促、痰多色白，常与半夏相须为用，如二陈汤；寒痰咳嗽，痰多清稀，常配干姜、细辛等；痰湿阻滞之呕呃，常与生姜配伍，如橘皮汤。

此外，在补益方中少佐本品以助脾运，使补而不滞。

【用法用量】煎服，3～10g。

【饮片应用】土制陈皮，取其温中理气、化痰止咳之功效；麸制陈皮芳香燥湿醒脾而温胃；蜜制陈皮，润肺而止咳。

【现代研究】

1. 化学成分　主要含挥发油、黄酮类化合物、微量元素等成分。

2. 药理作用　本品对胃肠平滑肌有抑制作用，缓解胃肠痉挛，促进胃液分泌，有助消化、抗溃疡、利胆溶石作用；能扩张气管而祛痰平喘；有利胆、抗凝、升压抗氧化、抗过敏、抗休克、强心、抗肿瘤、抑菌、抗紫外线辐射、避孕、杀虫等作用。

【附药】橘核　橘络　橘叶　橘红

1. 橘核　为橘及其栽培变种的干燥成熟种子。苦，平，归肝、肾经。长于理气、散结、止痛。用于疝气、睾丸肿痛、乳房结块等。煎服，3～9g。

2. 橘络　为橘及其栽培变种的中果皮和内果皮之间的纤维束群。甘、苦，平。归肝、肺经。功能行气通络，化痰止咳。用于痰滞经络之胸胁作痛、咳嗽。煎服，3～5g。

3. 橘叶　为橘及其栽培变种的干燥叶。辛、苦，平。主入肝经。疏肝行气，散结消肿。用于胁肋疼痛、乳痈、乳房结块等。煎服，6～10g。

4. 橘红　为橘及其栽培变种的干燥外层果皮。性味归经同陈皮。功效理气宽中，燥湿化痰。适用于咳嗽痰多，食积伤酒，呕恶痞闷。煎服，3～10g。

枳实 《神农本草经》
Zhishi

本品为芸香科植物酸橙 *Citrus aurantium* L. 及其栽培变种或甜橙 *Citrus sinensis* Osbeck 的干燥幼果。主产于四川、江西、福建、浙江、江苏、湖南等地。5～6月采收自落的果实，自中部横切为两半，晒干或低温干燥，较小者直接晒干或低温干燥。切片，生用或麸炒用。

【处方用名】枳实　麸炒枳实

【药性】苦、辛、酸，微寒。归脾、胃经。

【功效】破气消积，化痰散痞。

【临床应用】

1. 用于食积气滞、脘腹痞满证　本品辛散苦泄，为破气除痞、消积导滞之要药。治食积不化，脘腹痞满胀痛，常配山楂、神曲等；热结便秘、腹满胀痛，多配大黄、厚朴等，如大承气汤；湿热积滞，脘痞腹痛、泻痢后重，每与大黄、黄连等配用，如枳实导滞丸；脾虚食积，食后脘腹痞满者，常与白术同用，如枳术丸。

2. 用于痰浊阻滞、胸脘痞满证　本品行气化痰而消痞，破气除满而止痛。治胸阳不振，痰阻胸痹，每与薤白、桂枝等配伍，如枳实薤白桂枝汤；痰热结胸，常配黄连、瓜蒌等，如小陷胸加枳实汤；脾虚痰滞，寒热互结，心下痞满，食欲不振者，配伍半夏曲、黄连等，如枳实消痞丸。

此外，治气虚下陷的子宫脱垂、脱肛、胃下垂、胃扩张等证，多与黄芪、升麻、柴胡等补气升阳药同用,以增强疗效。

【用法用量】煎剂,3~10g。炒后药性较平和。

【饮片应用】生枳实以破气化痰为主,但破气作用猛烈,有伤正气之虑;麸炒枳实可缓其峻烈之性,以散结消痞为主。

【使用注意】孕妇及脾胃虚弱者慎用。

【现代研究】

1. 化学成分 主要含挥发油如α-水茴香萜,生物碱如乙酰去甲辛弗林,黄酮类成分如橙皮苷等成分。

2. 药理作用 本品能兴奋胃肠平滑肌,使胃肠收缩节律增加;兴奋子宫,使子宫收缩有力。有明显持久升压作用,增加冠脉血流量,有强心、抗过敏、抗炎、增强免疫等作用。

【附药】枳壳

本品为芸香科植物酸橙及其栽培变种的干燥未成熟果实。性味归经与枳实相似,但作用较缓和。功效理气宽中,行滞消胀。用于胸胁气滞,胀满疼痛,食积不化,痰饮内停,脏器下垂。煎服,3~10g。孕妇慎用。

木香《神农本草经》
Muxiang

本品为菊科木香 *Aucklandia lappa* Decne. 的干燥根。主产于云南,称云木香。原产于印度、巴基斯坦、缅甸,从广东进口,称广木香。秋、冬季采挖,除去泥沙和须根,晒干或烘干。生用或煨用。

【处方用名】木香 煨木香

【药性】辛、苦,温。归脾、胃、大肠、三焦、胆经。

【功效】行气止痛,健脾消食。

【临床应用】

1. 用于脾胃气滞诸证 本品善行脾胃气滞,为行气止痛要药,又健脾消食,随证配伍无论虚实皆可用之。治脾胃气滞,脘腹胀痛,常配砂仁、藿香等,如木香调气散;脾虚气滞,脘腹胀满、食少便溏,多与党参、白术等同用,如香砂六君子汤。

2. 用于大肠气滞、泻下后重 本品善行大肠之气滞,为治湿热泻痢、里急后重之要药,常与黄连相配,如香连丸;食积气滞,腹满胀痛,或泻痢后重,多与枳实、槟榔等配伍,如木香槟榔丸。

3. 用于肝胆气滞证 本品既行气健脾,又疏肝利胆。治湿热郁蒸,气机阻滞之脘腹胁肋胀痛、黄疸,常与柴胡、郁金、茵陈、大黄等同用。

此外,因能理气健脾,在滋补剂中加少许,可使补而不滞。

【用法用量】煎服,3~6g。

【饮片应用】生用行气力强;煨用性缓而实肠止泻。

【现代研究】

1. 化学成分 主要含挥发油、木香醇、木香碱、胆胺、有机酸等成分。

2. 药理作用 本品对胃肠道有兴奋和抑制的双向作用;有促进消化液分泌、促进胃肠蠕动、促进胆囊收缩、抗消化性溃疡作用。松弛气管平滑肌而解痉,对伤寒杆菌、志贺菌属、大肠杆菌及多种真菌有抑制作用。有利尿、镇痛及促进纤维蛋白溶解作用。有抗炎、抗肿瘤、扩张血管、抑制血小板聚集等作用。

香附 《名医别录》
Xiangfu

本品为莎草科植物莎草 *Cyperus rotundus* L. 的干燥根茎。全国大部分地区均产。秋季采挖，燎去毛须，置沸水中略煮或蒸透后晒干，或燎后直接晒干。生用或醋炙用。

【处方用名】香附　醋香附　酒香附

【药性】辛、微苦、微甘，平。归肝、脾、三焦经。

【功效】疏肝解郁，理气宽中，调经止痛。

【临床应用】

1. 用于肝郁气滞诸痛证　本品为疏肝解郁，行气止痛之要药。肝气郁滞诸痛，无论寒热虚实均可配用。治胁肋胀痛，常配柴胡、白芍等，如柴胡疏肝散；寒凝气滞之脘腹胀痛者，常与高良姜配伍，如良附丸；寒疝腹痛，多与小茴香、乌药等配伍；肝气犯胃所致脘腹胀痛，又与木香、佛手等同用。

2. 用于肝郁月经不调、痛经、乳房胀痛等　本品为妇科疏肝调经止痛之要药，李时珍誉为"气病之总司，女科之主帅也"。治月经不调、痛经经闭，多与柴胡、当归等配伍；乳房结块，可与青皮、橘核等同用。

【用法用量】煎服，6～10g。

【饮片应用】生香附行气解郁，调经止痛；醋香附，专入肝经，疏肝止痛作用增强；酒香附能通经脉、散结滞，用于寒疝腹痛。

【现代研究】

1. 化学成分　主要含挥发油，还有糖类、酚类、生物碱、苷类、黄酮类等成分。

2. 药理作用　本品有雌激素样作用；对子宫有抑制作用，能降低其收缩力和张力；对金黄色葡萄球菌及真菌有抑制作用；有镇痛、解热、强心及降压等作用；香附水煎剂可明显增加胆汁流量，促进胆汁分泌，并对肝细胞有保护作用。

青皮 《本草图经》
Qingpi

本品为芸香科植物橘 *Citrus reticulata* Blanco 及其栽培变种的干燥幼果或未成熟果实的果皮。产地同陈皮。5～6月间收集自落的幼果，晒干，称"个青皮"；7～8月间采收未成熟果实，在果皮上纵剖成四瓣至基部，除尽瓤瓣晒干，称"四花青皮"。生用或醋炙用。

【处方用名】青皮　醋青皮　麸炒青皮

【药性】苦、辛，温。归肝、胆、胃经。

【功效】疏肝破气，消积化滞。

【临床应用】

1. 用于肝气郁结诸重证　本品辛散苦泄，性峻烈，善沉降，疏肝胆，破气滞。治肝郁气滞，胸胁胀痛，多配柴胡、郁金等药；乳房胀痛或结块，常配柴胡、橘叶等；乳痈初起，配金银花、蒲公英等药；疝气肿痛，每与小茴香、橘核等同用，如天台乌药散；气滞血瘀之胁下癥块，又配三棱、莪术等，如大七气汤。

2. 用于食积气滞重证　本品善行散降泄，消积化滞。常配神曲、山楂等，如青皮丸；食积气滞甚，腹痛大便不通，多与大黄、槟榔等同用。

【用法用量】煎服，3～10g。

【饮片应用】麸炒缓和药性;醋炒增强疏肝止痛作用;破气生用。

【使用注意】性燥烈,耗气伤正,气虚及孕妇慎用。

【现代研究】

1. 化学成分　本品所含成分与陈皮相似,但对羟福林含量较高。还含多种氨基酸,如谷氨酸、天冬氨酸、脯氨酸等成分。

2. 药理作用　本品所含挥发油对胃肠道有温和的刺激作用,能促进消化液的分泌,排出肠内积气,能抑制肠管平滑肌而解痉。对胆囊平滑肌有舒张作用,有利胆、显著升压作用。对心肌的兴奋性、收缩性、传导性和自律性均有明显的正向作用。有祛痰、扩张支气管、平喘作用。

知识链接

青皮与陈皮的异同

二者同出一物,皆能行气除胀,用治脾胃气滞、食积气滞等证,常相须为用。青皮性峻,沉降下行,主疏肝破气、消积化滞,主治肝气郁滞,食积气滞,疝气疼痛,气滞血瘀,癥瘕痞块等证。陈皮性缓,温和不峻,主理脾肺之气,长于理气调中、燥湿化痰,主治脾胃气滞,湿浊中阻,痰湿、寒痰咳嗽,为治痰之要药。

沉香《神农本草经》
Chenxiang

本品为瑞香科植物白木香 *Aquilaria sinensis*(Lour.)Gilg 含有树脂的木材。主产于海南、广东、广西、台湾等地。全年均可采收,割取含树脂的木材,除去不含树脂的部分,阴干。锉末或磨粉,生用。

【处方用名】沉香

【药性】辛、苦,微温。归脾、胃、肾经。

【功效】行气止痛,温中止呕,纳气平喘。

【临床应用】

1. 用于胸腹胀痛　本品芳香辛散,温通祛寒,善祛胸腹阴寒而行气止痛。治寒凝气滞之胸腹胀痛,常配木香、乌药等,如沉香四磨汤;脾胃虚寒之脘腹冷痛,多与附子、干姜等同用,如沉香桂附丸。

2. 用于胃寒呕吐　本品为温中降逆止呕呃之良药。治寒邪犯胃,呕吐清水,常配陈皮、荜澄茄等;胃寒久呃,每与丁香、柿蒂等同用。

3. 用于虚喘证　本品质重下行,有温肾散寒、纳气平喘之效。治下元虚冷、肾不纳气之气逆喘息,常与肉桂、附子等配用,如黑锡丹;若上盛下虚之痰饮喘咳,常与紫苏子、半夏等同用,如苏子降气汤。

【用法用量】煎服,1~5g,后下。或磨汁冲服,或入丸、散剂。

【使用注意】气虚下陷,阴虚火旺者忌用。

【现代研究】

1. 化学成分　主要含白木香醛、白木香酸、沉香螺旋醇、树脂等成分。

2. 药理研究　本品对小肠运动有抑制作用,有促进消化液分泌及胆汁分泌作用,此外还有镇静、镇痛、平喘、抗菌等作用。

川楝子《神农本草经》
Chuanlianzi

本品为楝科植物川楝 *Melia toosendan* Sieb. et Zucc. 的干燥成熟果实。全国各地均产，以四川产者为佳。冬季果实成熟时采收。晒干。用时捣破，生用或麸炒用。

【处方用名】川楝子　炒川楝子　盐川楝子

【药性】苦，寒；有小毒。归肝、小肠、膀胱经。

【功效】疏肝泄热，行气止痛，杀虫。

【临床应用】

1. 用于肝郁化火诸痛证　本品善清肝火，泄郁热，且能行气止痛。常与延胡索相使为用，如金铃子散；治肝胃不和之脘腹、胁肋作痛及疝痛伴热象者，常与柴胡、白芍等同用；寒疝腹痛，以本品炒用，或配小茴香、吴茱萸等药，如导气汤。

2. 用于虫积腹痛　本品尤其适用于蛔虫腹痛，每与槟榔、使君子等配伍。

此外，以本品焙黄研末，制为软膏涂敷，可用治头癣。

【用法用量】煎服，5～10g。外用适量。炒用寒性降低。

【饮片应用】生川楝子有小毒，长于杀虫、疗癣、止痛；炒后寒性缓和，毒性降低，长于疏肝泄热，行气止痛；盐川楝子能引药下行，长于疗疝止痛。

【使用注意】苦寒有毒，不可过量或持续服用。脾胃虚弱者不宜用。

【现代研究】

1. 化学成分　主要含川楝素、异川楝素、楝树碱、黄酮、多糖、山萘醇及脂肪油等成分。

2. 药理作用　本品所含川楝素具有驱蛔作用，作用缓慢而持久，对猪蛔虫、蚯蚓、水蛭等有明显的杀灭作用；能兴奋肠管平滑肌，使其张力和收缩力增加；有松弛奥迪括约肌，收缩胆囊，促进胆汁排泄的作用。对金黄色葡萄球菌及皮肤真菌有抑制作用；此外，还有抗炎、抗肿瘤、镇痛、抗氧化等作用。

乌药《本草拾遗》
Wuyao

本品为樟科植物乌药 *Lindera aggregata* (Sims) Kos-term. 的干燥块根。主产于浙江、安徽、江西、陕西等地。全年均可采挖。趁鲜切片，晒干。生用或麸炒用。

【处方用名】乌药　麸炒乌药

【药性】辛，温。归肺、脾、肾、膀胱经。

【功效】行气止痛，温肾散寒。

【临床应用】

1. 用于寒凝气滞之胸腹诸痛证　本品善顺气散寒以止痛，又上走肺、脾，疏胸膈之气。治胸胁闷痛，常与薤白、瓜蒌皮等同用；脘腹胀痛，可与木香、吴茱萸等配伍；寒疝腹痛，常配小茴香、青皮等，如天台乌药散；经行腹痛，多与香附、当归等同用，如乌药汤。

2. 用于遗尿、尿频　本品能温肾散寒，除膀胱冷气，治下元虚冷、小便频数、遗尿，常配益智、山药等，如缩泉丸；若小便不通、少腹急迫者，可单味研末，饭后米汤调服。

【用法用量】煎服，6～10g。

【饮片应用】生乌药行气止痛，温肾散寒；麸炒乌药减缓其烈性。

【现代研究】

1. **化学成分** 主要含挥发油、异喹啉生物碱、呋喃倍半萜及其内酯、黄酮类等成分。

2. **药理作用** 本品对胃肠道平滑肌有兴奋和抑制的双向调节作用，能促进消化液的分泌；有兴奋大脑皮质、促进呼吸、兴奋心肌、加速血液循环、升高血压作用；此外，还有保肝、镇痛、抗炎、抗菌、抗凝、抗肿瘤、抗组胺等作用。

薤白 《神农本草经》
Xiebai

本品为百合科植物小根蒜 *Allium macrostemon* Bge. 和薤 *Allium chinensis* G. Don 的干燥鳞茎。主产于江苏、东北、河北、湖北、浙江等地。夏、秋季采挖，除去须根，蒸透或置沸水中烫透，晒干。生用。

【处方用名】薤白

【药性】辛、苦，温。归心、肺、胃、大肠经。

【功效】通阳散结，行气导滞。

【临床应用】

1. **用于胸痹证** 本品辛开苦降，温通滑利，善宣通胸中之阳气，温散阴寒痰浊之凝滞，疏通胸中气机而行气宽胸，为治胸痹之要药。治寒痰停滞胸中，胸阳不振之胸闷胸痛，常与瓜蒌相须为用，并配半夏、桂枝等，如瓜蒌薤白白酒汤、瓜蒌薤白半夏汤、枳实薤白桂枝汤等；痰瘀胸痹，须与丹参、红花等同用。

2. **用于胃肠气滞、泻痢后重** 本品治胃肠气滞，腹胀腹泻，可与木香、砂仁等配伍；湿热壅滞胃肠，泻痢后重，常配黄柏、黄连等。

【用法用量】煎服，5～10g。

【使用注意】气虚无滞及胃弱纳呆、不耐蒜味者不宜用。

【现代研究】

1. **化学成分** 主要含挥发油，其主要成分为甲基烯丙基三硫，此外还含有前列腺素、皂苷、氮化合物等成分。

2. **药理作用** 本品能促进纤维蛋白溶解，降低血脂，抑制血小板聚集，抑制动脉平滑肌细胞增生；能明显促进肠管炭末输送，有一定的抗泻下作用；有抗菌、抗肿瘤镇痛、抗炎等作用。

佛手 《滇南本草》
Foshou

本品为芸香科植物佛手 *Citrus medica* L. var. *sarcodactylis* Swingle 的干燥果实。主产于四川、广东、浙江、福建等地。秋季果实尚未变黄或刚变黄时采收，纵切成薄片，晒干或低温干燥。生用。

【处方用名】佛手

【药性】辛、苦、酸，温。归肝、脾、胃、肺经。

【功效】疏肝理气，和胃止痛，燥湿化痰。

【临床应用】

1. **用于肝郁气滞证** 本品辛香苦泄温通，善疏肝解郁，行气止痛。治肝气郁结之胁痛、胸闷，常与柴胡、香附等同用。

2. 用于脾胃气滞证　本品行气导滞,调和脾胃。治肝胃不和,脾胃气滞之脘腹胀痛、呕恶食少等症,常与木香、砂仁等配伍。

3. 用于痰湿壅肺证　本品既燥湿化痰,又疏肝理气止痛。尤其适用于久咳痰多、胸胁作痛之症,常与半夏、陈皮等同用。

【用法用量】煎服,3～10g。

【现代研究】

1. 化学成分　果皮主要含挥发油,油中主要成分为柠檬油素。果实主要含佛手内酯、柠檬内酯以及黄酮、多糖等成分。

2. 药理作用　对肠道平滑肌有明显抑制作用,缓解肠痉挛;能扩张冠状动脉,增加冠脉血流量,高浓度时能抑制心肌收缩力、减缓心率、降低血压;有一定的祛痰、平喘作用;此外,有抗应激、调节免疫、抗肿瘤等作用。

柿蒂《名医别录》
Shidi

本品为柿树科植物柿 *Diospyros kaki* Thunb. 干燥宿萼。主产于四川、广东、福建、山东、河北、河南等地。冬季果实成熟时采摘。晒干。生用。

【处方用名】柿蒂　蒸柿蒂

【药性】苦、涩,平。归胃经。

【功效】降逆止呃。

【临床应用】用于呃逆证　无论寒、热、虚、实均可配用,为止呃之要药。属虚寒者,常与丁香相使为用,如丁香柿蒂汤;属胃热者,与黄连、芦根等同用;若痰阻气滞者,常与旋覆花、半夏等配伍。

【用法用量】煎服,5～10g。

【饮片应用】生柿蒂降逆止呃;蒸柿蒂可提高其煎出效果。

【现代研究】

1. 化学成分　主要含齐墩果酸、熊果酸、桦皮酸、β- 谷甾醇、鞣质及糖苷等成分。

2. 药理作用　本品具有抗心律失常、镇静、催眠、抗生育等作用。

檀香《名医别录》
Tanxiang

本品为檀香科植物檀香 *Santalum album* L. 树干的干燥心材。主产于广东、云南、台湾等地。四季均可采伐,但夏季采伐为佳。镑片或劈成小碎块入药。生用。

【处方用名】檀香

【药性】辛,温。归脾、胃、心、肺经。

【功效】行气温中,开胃止痛。

【临床应用】用于寒凝气滞胸痹、胃脘冷痛、呕吐食少　本品芳香醒脾,利膈宽胸。常配细辛、延胡索等,治寒凝气滞胸痹,如宽胸丸。亦可单用研末,干姜汤送服,或配沉香、白豆蔻等,治胃脘冷痛、呕吐食少。

【用法用量】煎服,2～5g。或入丸、散。

【现代研究】

1. 化学成分　主要含挥发油,油中主要成分为倍半萜类化合物。

2. 药理作用 本品动物实验对小鼠有中枢镇静作用；对志贺菌属、结核杆菌有抑制作用；有利尿作用。

荔枝核《本草衍义》
Lizhihe

本品为无患子科植物荔枝 *Litchi chinensis* Sonn. 的干燥成熟种子。主产于福建、广东、广西、四川等地。夏季采收成熟果实，除去果皮和肉质假种皮。晒干。生用或盐水炒用。用时捣碎。

【处方用名】荔枝核　盐荔枝核

【药性】甘、微苦，温。归肝、肾经。

【功效】行气散结，祛寒止痛。

【临床应用】

1. 用于寒疝腹痛、睾丸肿痛 本品善于疏肝理气，行气散结，散寒止痛。治寒疝腹痛，配吴茱萸、小茴香等药，如疝气内消丸；睾丸肿痛，多与川楝子、橘核等同用。

2. 用于肝郁气滞血瘀痛经、产后腹痛 本品入肝经血分，善行血中之气，温经散寒而止痛。常与香附研末服，如蠲痛散；或与当归、川芎等同用。

此外，尚可治肝胃不和之胃脘久痛，常与木香研末服，如荔香散。

【用法用量】煎服，5～10g。或入丸、散剂。

【饮片应用】生用理气散结，祛寒止痛；盐荔枝核行血中之气，疗疝止痛。

【现代研究】

1. 化学成分 主要含多糖、皂苷及黄酮类化合物等成分。

2. 药理作用 本品具有降血糖、调血脂、抑制病毒、抗氧化、抗肿瘤及抗肝损伤等作用。

甘松《本草纲目》
Gansong

本品为败酱科植物甘松 *Nardostachys jatamansi* DC. 的干燥根及根茎。主产于四川、甘肃、青海等地。春、秋季采挖。晒干或阴干。切段，生用。

【处方用名】甘松

【药性】辛、甘，温。归脾、胃经。

【功效】理气止痛，开郁醒脾。外用：祛湿消肿。

【临床应用】

1. 用于中焦寒凝气滞、脘腹胀痛 本品辛香温散，善醒脾暖胃，行脾胃气滞而止痛。常配砂仁、木香等；或配粳米，以粥为食。

2. 用于脾胃不和证 本品为醒脾开胃之良药。治思虑伤脾或寒郁气滞，纳呆腹胀、倦怠气短等症，多与香附、白豆蔻等同用。

【用法用量】煎服，3～6g。外用适量，泡汤漱口或煎汤洗脚或研末敷患处。

【现代研究】

1. 化学成分 主要含甘松醇、广藿香醇、甘松酮等成分。

2. 药理作用 本品具有镇静、降血压、抗癫痫、抗惊厥、抗心律不齐、抗心肌缺血、抑菌、抗溃疡等作用；能使支气管扩张，对离体平滑肌有拮抗作用。

香橼 《本草纲目》
Xiangyuan

本品为芸香科植物枸橼 *Citrus medica* L. 或香圆 *Citrus wilsonii* Tanaka 的干燥成熟果实。主产于浙江、江苏、四川、广东、广西等地。秋季果实成熟时采收，趁鲜切片，晒干或低温干燥。生用。

【处方用名】香橼

【药性】辛、苦、酸，温。归肝、脾、肺经。

【功效】疏肝理气，宽中，化痰。

【临床应用】用于肝郁气滞、脾胃气滞及痰湿壅滞诸证　本品辛苦清香，功用与佛手相似，但行气与止痛之效次之，而化痰之功略胜，常与之相须为用。

【用法用量】煎服，3～10g。

【现代研究】

1. **化学成分**　主要含挥发油、柠檬酸、橙皮苷、苹果酸、鞣质、维生素C等成分。

2. **药理作用**　本品具有促进胃肠蠕动，健胃及祛痰作用；尚有抗炎、抗病毒等作用。

玫瑰花 《食物本草》
Meiguihua

本品为蔷薇科植物玫瑰 *Rosa rugosa* Thunb. 的干燥花蕾。主产于浙江、江苏。春末夏初花将开放时分批采摘，及时低温干燥。生用。

【处方用名】玫瑰花

【药性】甘、微苦，温。归肝、脾经。

【功效】行气解郁，和血，止痛。

【临床应用】

1. **用于肝胃不和之胸胁脘腹胀痛、食少呕恶**　本品芳香行气，味苦疏泄，既能疏肝，又能和胃。可配伍香附、砂仁、佛手等药。

2. **用于月经不调、经前乳房胀痛**　本品善于疏肝行气而止痛，治疗肝郁气滞之月经不调，可与当归、白芍、川芎等同用。

3. **跌仆伤痛**　本品味苦疏泄，温通血脉。常配伍川芎、当归、赤芍等药。

【用法用量】煎服，3～6g。

【现代研究】

1. **化学成分**　主要含玫瑰油、丁香油酚、脂肪油、槲皮苷、鞣质、有机酸等成分。

2. **药理作用**　本品可促进胆汁分泌。

绿萼梅 《本草纲目》
Lü'emei

本品为蔷薇科植物梅 *Prunus mume*（Sieb.）Sieb. et Zucc. 的干燥花蕾。又名梅花。入药分白梅花、红梅花两种。白梅花主产于江苏、浙江等地；红梅花主产于四川、湖北等地。初春花未开放时采摘，及时低温干燥。生用。

【处方用名】绿萼梅　梅花

【药性】微酸,平。归肝、胃、肺经。

【功效】疏肝和中,化痰散结。

【临床应用】

1. 用于肝胃气滞证 本品常与柴胡、佛手等同用。

2. 用于梅核气 本品可与半夏、厚朴等配伍。

3. 用于瘰疬疮毒 本品能化痰散结。治瘰疬痰核,疮疡肿毒,常与夏枯草、玄参、连翘等同用。

【用法用量】煎服,3～5g。

【现代研究】

1. 化学成分 主要含挥发油,油中主要成分为苯甲醛、苯甲酸、4-松油烯醇、棕榈酸、异丁香油粉等;还含酯苷类、酚苷类、黄酮类等成分。

2. 药理作用 本品所含黄酮类成分具有清除自由基,抑制醛糖还原酶和抗血小板凝集的作用;总黄酮及金丝桃苷可通过抑制酪氨酸酶活性,从而干扰黑色素的生物合成,减轻皮肤色素沉着,改善肤色。

刀豆《救荒本草》
Daodou

本品为豆科植物刀豆 *Canavalia gladiata* (Jacq.) DC. 的干燥成熟种子。主产于江苏、安徽、湖北、四川等地。秋季采收成熟果实,剥取种子,晒干。生用。

【处方用名】刀豆

【药性】甘,温。归胃、肾经。

【功效】温中,下气,止呃。

【临床应用】

1. 用于虚寒呃逆、呕吐 本品善温中和胃,降逆止呕。常与丁香、柿蒂等同用。

2. 用于肾虚腰痛 本品能助肾阳而强腰。治肾虚腰痛,常与桑寄生、杜仲等同用。

【用法用量】煎服,6～9g。或烧存性研末服。

【现代研究】

1. 化学成分 主要含刀豆氨酸、尿素酶、蛋白质、红细胞凝集素、淀粉、脂肪等成分。

2. 药理作用 本品所含刀豆红细胞凝集素有免疫调节作用,洋刀豆红细胞凝集素有抗肿瘤作用等。

九香虫《本草纲目》
Jiuxiangchong

本品为蝽科昆虫九香虫 *Aspongopus chinensis* Dallas 的干燥体。主产于云南、四川、贵州、广西等地。11月至次年3月前捕捉,置适宜容器内,用酒少许将其闷死,取出阴干;或沸水中烫死,取出,晒干或烘干。生用,或用文火微炒用。

【处方用名】九香虫 炒九香虫

【药性】咸,温。归肝、脾、肾经。

【功效】理气止痛,温中助阳。

【临床应用】

1. 用于肝胃气滞、胸胁胀痛 本品咸温香散,能温通行滞而止痛。治肝胃不和及寒郁中焦所致脘闷腹胀、胁痛、胃脘疼痛等症,多与郁金、延胡索等配伍。

2.用于肾阳不足证　本品能温肾助阳,壮阳起痿,常与淫羊藿、巴戟天等同用。

【用法用量】煎服,3～9g。或入丸、散。

【饮片应用】生九香虫有特异臭气,炒后气香,增强其行气、温补肾阳之作用。

【现代研究】

1.化学成分　主要含蛋白质、甲壳素、维生素、脂肪、尿嘧啶、黄嘌呤等成分。

2.药理作用　本品对伤寒杆菌、副伤寒杆菌、福氏志贺菌、金黄色葡萄球菌有较强的抗菌作用。

（龚道锋）

 复习思考题

　1.本章药物,哪些偏于理脾胃气滞?哪些偏于疏肝理气?哪些偏于降上逆之气?

　2.陈皮与青皮、枳实与枳壳的性能功效及主治有何异同?

　3.香附、木香均善行气止痛,其作用特点有何不同?

第十四章 消食药

PPT课件

1. 掌握消食药的含义、功效、适用范围、分类、配伍原则及使用注意；山楂、神曲、鸡内金的性味、归经、功效、临床应用、主要配伍药对以及使用注意；山楂与鸡内金在功效及应用方面的异同。

2. 熟悉山楂与谷芽、麦芽、莱菔子的性能特点、临床应用。

3. 了解稻芽、鸡矢藤的性能特点、临床应用。

知识导览

凡以消积导滞、促进消化为主要功效，用以治疗饮食积滞病证的药物，称为消食药。

本章药物大多甘、平，作用较缓和，主入脾、胃二经，具有消食化积、健运脾胃、开胃和中作用，主要用于治疗饮食积滞所致的脘腹胀满、嗳气吞酸、恶心呕吐、不思饮食、大便失常，以及脾胃虚弱、消化不良等证。

使用本章药物时，应根据食积的性质及其兼证，选择并配伍相应的药物。若宿食停积、气机阻滞者，当配理气药以行气导滞；若脾胃气虚、运化无力者，须配健脾益胃药以消补并用、标本兼顾；若中焦虚寒者，宜配温里药以温运脾阳、散寒消食；若兼湿浊中阻者，宜配芳香化湿药以化湿醒脾、消食开胃；若食积化热，可配伍清热药，或配苦寒轻下之品以泄热导滞。

消食药以祛邪为主，虽多数力缓，但仍有耗气之弊，故气虚而无积滞者慎用。

山楂《新修本草》
Shanzha

本品为蔷薇科植物山里红 *Crataegus pinnatifida* Bge. *var. major* N. E. Br. 或山楂 *Crataegus pinnatifida* Bge. 的干燥成熟果实。全国大部分地区均产。秋季果实成熟时采收，切片，晒干。

【处方用名】山楂　焦山楂　山楂炭

【药性】酸、甘，微温。归脾、胃、肝经。

【功效】消食化积，行气散瘀。

【临床应用】

1. 用于肉食积滞证　本品为消化油腻肉积之要药。治肉食积滞之脘腹胀满、嗳气吞酸、腹痛便溏，单服即效，或与神曲、麦芽共炒焦入药；食积气滞，脘腹胀痛较甚者，可配青皮、枳实等同用；治伤食泻痢腹痛，以焦山楂煎服，或配木香、槟榔等同用；若脾虚食滞，可配党参、白术等同用。

2. 用于气滞血瘀证　本品能通行气血、化瘀散结而治瘀阻肿痛。治瘀滞胸胁作痛，常配川芎、桃仁等同用；妇人产后瘀阻腹痛、恶露不尽，或痛经、经闭，多与红花、当归等同用；疝气作痛，可与橘核、荔枝核等配伍。

【用法用量】煎服，9～12g。大剂量30g。

【饮片应用】生用偏于活血祛瘀;炒用偏于消食化积;炒焦偏于消食止泻。

【使用注意】多食本品可引起胃酸过多,故胃酸分泌过多者慎用。

【现代研究】

1. **化学成分**　本品主要含黄酮类、三萜皂苷类、亚油酸、鞣质、糖类、蛋白质及维生素 C、无机盐等。

2. **药理作用**　能增加胃中的酶类及胃液分泌量,促进消化。所含脂肪酶可促进脂肪分解。所含多种有机酸能提高蛋白酶的活性,使肉食易于消化。有收缩子宫、强心、抗心律失常、增加冠脉血流量、扩张血管、降低血压、降血脂等作用,对志贺菌属及大肠杆菌有较强的抑制作用。

莱菔子《日华子本草》
Laifuzi

本品为十字花科植物萝卜 *Raphanus sativus* L. 的干燥成熟种子,别名萝卜子。全国各地均产。夏季果实成熟时采收植株,晒干,搓出种子,再晒干。用时捣碎。

【处方用名】莱菔子　炒莱菔子

【药性】辛、甘,平。归肺、脾、胃经。

【功效】消食除胀,降气化痰。

【临床应用】

1. **用于食积气滞证**　本品主消淀粉性食积,兼能行气消胀,故善治食积气滞、脘腹胀满,常与山楂、陈皮等配伍,如保和丸。

2. **用于痰盛气喘证**　本品具有降气化痰,止咳平喘之效。治痰涎壅盛,胸闷咳喘,常与芥子、紫苏子同用,如三子养亲汤。

【用法用量】煎服,5～12g。

【饮片应用】生用偏于祛痰;炒用偏于消食除胀。

【使用注意】辛散耗气,气虚及无食积、痰滞者慎用。不宜与人参同用。

【现代研究】

1. **化学成分**　本品主要含芥子酸、亚油酸、亚麻酸、硬脂酸等,尚含芥子碱及挥发油等。

2. **药理作用**　能增强兔离体回肠的节律性收缩,抑制胃排空,提高胃幽门部环行肌紧张性和降低胃底纵行肌紧张性。其提取液有明显的降血压作用。有一定的镇咳、祛痰作用,并能降低血清胆固醇水平,防止冠状动脉粥样硬化。水提取物尚有抑菌作用。

鸡内金《神农本草经》
Jineijin

本品为雉科动物家鸡 *Gallus gallus domesticus* Brisson 的干燥沙囊内壁。全国各地均产。杀鸡后,取出鸡肫,立即取下内壁,洗净,晒干。

【处方用名】鸡内金　炒鸡内金　醋鸡内金

【药性】甘,平。归脾、胃、小肠、膀胱经。

【功效】健胃消食,涩精止遗,通淋化石。

【临床应用】

1. **用于饮食积滞证**　本品具有较强的消食化积、运脾健胃作用,广泛用于各种饮食积滞证。轻者,单味研末服即效;较重者,常配山楂、青皮同用;小儿脾虚疳积,可与白术、使君子等配伍。

2．用于遗精遗尿 本品有固精缩尿之功。肾虚遗尿，常配桑螵蛸、覆盆子等同用；肾虚遗精，可与芡实、菟丝子等配伍。

3．用于石淋 本品可化结石，用治石淋或胆结石，常配金钱草、海金沙等同用。

【用法用量】煎服，3～10g；研末服，每次1.5～3g，效果强于煎剂。

【饮片应用】生用偏于攻积、通淋化石；炒用偏于健脾消积；醋制偏于疏肝健脾。

【使用注意】脾虚无积滞者慎用。

【现代研究】

1．化学成分 本品主要含胃激素、淀粉酶、微量胃蛋白酶、角蛋白及多种氨基酸等。

2．药理作用 能使胃液的分泌量、酸度增高，胃运动加强，排空加快。能加速从尿中排出放射性锶。

课堂互动

山楂、神曲、麦芽、莱菔子、鸡内金均有消积导滞之功，用于饮食积滞时如何区别应用？

神曲《药性论》
Shenqu

本品为面粉和其他药物混合后经发酵而成的加工品。别名六神曲。全国各地均产，但规格、工艺略有差别。以面粉或麸皮与杏仁泥、赤小豆粉，及鲜青蒿、鲜苍耳、鲜辣蓼自然汁为原料，混合拌匀，使干湿适宜，放入筐内，覆以麻叶或楮叶，保温发酵一周，长出黄菌丝时取出，切成小块，晒干即成。生用或炒用。

【处方用名】神曲 炒神曲 焦神曲

【药性】甘、辛，温。归脾、胃经。

【功效】消食和胃。

【临床应用】用于饮食积滞证 本品作用温和，善消淀粉性食积，又健脾开胃，略兼解表，尤适宜伤食发热泄泻或外感兼食滞者，常与麦芽、山楂共炒焦入药，称"焦三仙"；若脾胃虚弱，食滞中阻，可配党参、陈皮等同用，如健脾丸。

此外，凡丸剂中有金石、贝壳类药物者，可用神曲糊丸以助消化，如磁朱丸。

【用法用量】煎服，6～15g。

【饮片应用】生用偏于健脾开胃；炒用偏于消食和胃；炒焦用偏于消食止泻。

【现代研究】

1．化学成分 本品主要含酵母菌、淀粉酶、维生素B复合体、麦角甾醇、蛋白质及脂肪、挥发油等。

2．药理作用 本品能促进消化，增进食欲，维持正常消化功能，具有维生素B族的作用。

麦芽《药性论》
Maiya

本品为禾本科植物大麦 *Hordeum vulgare* L. 的成熟果实经发芽干燥的炮制加工品。全国各地均产。将麦粒用水浸泡后，保持适宜温、湿度，待幼芽长至约0.5cm时，晒干或低温干燥。

【处方用名】麦芽 炒麦芽 焦麦芽

【药性】甘，平。归脾、胃、肝经。

【功效】消食和胃，回乳消胀。

【临床应用】

1. 用于食积证　本品善促进淀粉性食物的消化，长于消米面薯芋积滞，常与山楂、神曲等配伍；小儿乳食停滞，单煎服或研末冲服；脾虚食少、食后饱胀，与党参、白术等同用。

2. 用于断乳及乳房胀痛　本品有回乳之功，可单用生麦芽或炒麦芽 120g（或生、炒麦芽各 60g），煎服，对妇女断乳或乳汁郁积之乳房胀痛有效。

此外，本品兼能疏肝解郁，可用治肝气郁滞或肝胃不和之证。

【用法用量】煎服，10～15g。大剂量 30～120g。

【饮片应用】生用偏于消食，兼能疏肝；炒用偏于开胃消食，兼回乳；炒焦用偏于消食止泻。

【使用注意】哺乳期妇女不宜使用。

【现代研究】

1. 化学成分　本品主要含淀粉酶、转化糖酶、葡萄糖、卵磷脂及微量大麦芽碱等。

2. 药理作用　本品含有助消化、降血糖作用。对乳汁分泌有双向调节作用，小剂量催乳，大剂量回乳。大麦碱具有类似麻黄碱作用，并有抗真菌作用。还有降血脂和保肝作用。

知识链接

山楂与神曲、麦芽的异同

　　三药均有消食化积之功，治疗食积常相须为用，共炒焦后入药合称"焦三仙"，善治一切食积。山楂善消油腻肉食积滞，并能行气散瘀。神曲善消面食积滞，略兼解表之功。麦芽善消米面薯芋积滞；兼回乳消胀、疏肝解郁，用治断乳、肝气郁结证。

稻芽 《名医别录》
Daoya

本品为禾本科植物稻 *Oryza sativa* L. 的成熟果实经发芽干燥的炮制加工品。全国大部分地区均产。将稻谷用水浸泡后，保持适宜的温、湿度，待须根长至约 1cm 时，干燥。以芽完整、色黄、粒大、饱满者为佳。生用、炒黄或炒焦用。

【处方用名】稻芽　炒稻芽　焦稻芽

【药性】甘，温。归脾、胃经。

【功效】消食和中，健脾开胃。

【临床应用】食积不消，腹胀口臭，脾胃虚弱，不饥食少　本品消食和中，健脾开胃，作用和缓，助消化而不伤胃气。主治米面薯芋类食积不化和脾虚食滞证，功似麦芽，亦常与麦芽相须为用，以提高疗效。

【用法用量】煎服，9～15g。

【饮片应用】炒稻芽偏于消食，用于不饥食少；焦稻芽善化积滞，用于积滞不化。

【现代研究】

1. 化学成分　主要成分为淀粉酶，含量较麦芽低。还含有蛋白质、脂肪油、淀粉、麦芽糖、腺嘌呤、胆碱，及天冬氨酸、γ- 氨基丁酸等 18 种氨基酸等。

2. 药理作用　所含淀粉酶能帮助消化，但本品所含的 α 和 β- 淀粉酶量较少，其消化淀粉的功能不及麦芽。实验表明，谷芽可通过抑制肥大细胞组织胺释放而具有抗过敏活性。

【其他】过去曾以稻、粟、黍等植物的果实发芽作谷芽入药，认为药效亦相近。1985年版《中国药典》始将粟芽以"谷芽"为正名收载，并同时收载且单列稻芽。

谷芽《本草纲目》
Guya

本品为禾本科植物粟 *Setaria italica*（L.）Beauv. 的成熟果实经发芽干燥的炮制加工品。全国各地均产。将粟谷用水浸泡后，保持适宜的温、湿度，待须根长至约0.6cm时，晒干或低温干燥。生用或炒用。

【处方用名】谷芽　炒谷芽　焦谷芽

【药性】甘，温。归脾、胃经。

【功效】消食和中，健胃开胃。

【临床应用】用于食积停滞证　本品功似麦芽而力较缓，常与之相须为用。治食滞脘腹胀满，可配山楂、神曲等同用；脾虚食少、体倦乏力、面色无华，常配党参、白术等同用。

【用法用量】煎服，9～15g。

【使用注意】胃下垂者忌用。

【饮片应用】生用偏于开胃消食、下气除胀；炒用偏于开胃消食；炒焦用偏于消食止泻。

【现代研究】

1. **化学成分**　本品主要含蛋白质、淀粉、淀粉酶、麦芽糖、脂肪油等。

2. **药理作用**　本品增加消化液的分泌，可促进消化。

鸡矢藤《生草药性备要》
Jishiteng

本品为茜草科植物鸡矢藤 *Paederia scandens*（Lour.）Merr. 或毛鸡矢藤 *Paederia scandens*（Lour.）Merr. var. *tomentosa*（Bl.）Hand.-Mazz. 的地上部分及根。主产我国南方各地。夏季采收地上部分，秋冬挖掘根部。地上部分切段，根部切片，晒干。生用。

【处方用名】鸡矢藤

【药性】甘、苦，微寒。归脾、胃、肝、肺经。

【功效】消食健胃，化痰止咳，清热解毒，止痛。

【临床应用】

1. **用于饮食积滞，小儿疳积**　本品为食积腹痛之良药。治食积腹胀腹泻，单煎服即效，或配山楂、神曲等同用；若脾胃虚弱，饮食不化，常与党参、白术等同用；小儿疳积，可用其根与猪小肚炖服。

2. **用于热痰咳嗽**　本品有清热化痰止咳之功。单用煎服即效，或配瓜蒌皮、胆南星等同用。

3. **用于热毒泻痢，咽喉肿痛，疮痈肿毒**　本品能泻火解毒，消肿止痛。单用煎服，或配黄芩、金银花等同用；外治痈疮疖肿、烫火伤，亦可用鲜嫩叶洗净捣烂外敷。

4. **用于多种痛证**　本品有良好的止痛作用。可用治胃肠疼痛、胆绞痛、肾绞痛、痛经、分娩疼痛、神经痛及外伤、骨折、手术后疼痛等。尤以注射剂效佳。

【用法用量】煎服，15～60g。外用适量，捣敷或煎水洗。

【现代研究】

1. **化学成分**　主要含鸡屎藤苷、生物碱、鸡屎藤次苷、齐墩果酸、熊果酚苷等。

2．药理作用　本品腹腔注射液对小鼠有明显镇痛作用；有抗惊厥、镇静及局部麻醉作用；醇浸剂有降压作用；所含总生物碱能抑制离体肠肌收缩，而增强离体子宫收缩力；亦有一定的抗菌、抗病毒活性。

（曾姣飞）

扫一扫，测一测

复习思考题

1. 何谓消食药？其功效及适应证有哪些？
2. 简述鸡内金的功效及应用。
3. 何谓"焦三仙"？

第十五章 驱虫药

PPT 课件

学习目标

1. 掌握驱虫药的含义、功效、适用范围、分类、配伍原则及使用注意；槟榔的性味、归经、功效、临床应用、主要配伍药对以及使用注意。

2. 熟悉使君子、苦楝皮的性能特点、临床应用。

3. 了解雷丸、榧子、南瓜子、鹤虱、鹤草芽药的性能特点、临床应用。

知识导览

凡以驱除或杀灭人体内寄生虫为主要功效，用以治疗虫证为主的药物，称为驱虫药。

本章药物多具毒性，主入脾、胃、大肠经，对人体内寄生虫特别是肠道内寄生虫有毒杀、麻痹作用，能促使其排出体外。因此，驱虫药主要用于肠道寄生虫病，如蛔虫病、蛲虫病、绦虫病、钩虫病、姜片虫病等。虫证患者多表现为绕脐腹痛，食欲不振，或善饥多食，嗜食异物，肛门、耳、鼻瘙痒，甚则出现面色萎黄、形瘦腹大、浮肿乏力。如寄生虫感染较轻，则上述症状不明显，只有大便检查时才被发现。凡此，均当服用驱虫药，以求根治。此外，对其他部位的寄生虫感染，如血吸虫、阴道滴虫等亦可应用。

使用本章药物时，应根据寄生虫的种类及患者体质的强弱、证情的缓急，选用适当的驱虫药，并进行适当的配伍。如便秘者，当配伍泻下药；兼有积滞者，可配伍消积导滞药；脾虚者，应配伍健脾药；体虚者，应先补后攻，或攻补兼施。

驱虫药宜在空腹时服用，使药物充分作用于虫体而保证疗效。对于毒性较大的驱虫药，要注意用量、用法，以免中毒或损伤正气；同时孕妇及老弱患者亦当慎用。对发热或腹痛剧烈者，暂时不宜驱虫，待症状缓解后，再使用驱虫药物。

槟榔《名医别录》
Binglang

本品为棕榈科植物槟榔 *Areca catechu* L. 的干燥成熟种子。别名大腹子。主产于海南、福建、云南、广西、台湾等地。春末至秋初采收成熟果实，用水煮后，干燥，剥去果皮，取出种子，晒干。浸透切片或捣碎用。

【处方用名】槟榔　炒槟榔　槟榔炭

【药性】苦、辛，温。归胃、大肠经。

【功效】杀虫，消积，行气，利水，截疟。

【临床应用】

1. 用于多种肠道寄生虫病　本品为广谱驱虫药，对绦虫、蛔虫、蛲虫、钩虫、姜片虫都有作用。尤对绦虫病疗效最佳，单用或与南瓜子配伍；蛔虫、蛲虫，常与使君子、苦楝皮等同用；姜片虫，常与乌梅、甘草等配伍；钩虫，多与贯众、榧子等同用。

2. 用于食积气滞证　本品能行气消积以导滞，兼缓泻而通便。治食积气滞，泻痢后重，常与木香、青皮等同用，如木香槟榔丸；小儿疳积，可单用，或与芦荟、使君子、胡黄连等配伍，如芦荟肥儿丸。

3. 用于水肿，脚气肿痛　本品辛温行气又利水，可治水肿喘息、二便不利，常与商陆、木通等同用，如疏凿饮子；寒湿脚气肿痛，多与木瓜、吴茱萸等同用，如鸡鸣散。

4. 用于疟疾　本品可用治疟疾寒热久发不止，常与常山、草果配伍，如截疟七宝饮。

【用法用量】煎服，3～10g。驱绦虫、姜片虫时，可用至30～60g。

【饮片应用】生用作用较强；炒用作用较缓；炒焦用长于消食导滞。

【使用注意】脾虚便溏或气虚下陷者忌用。

【现代研究】

1. 化学成分　本品主要含槟榔碱、槟榔次碱及去甲基槟榔碱等生物碱。

2. 药理作用　槟榔碱对猪绦虫有较强的作用，能麻痹全虫体；对牛绦虫则仅能麻痹头部和未成熟节片。对蛲虫、蛔虫、钩虫、鞭毛虫、姜片虫等亦有驱杀作用。对血吸虫的感染有一定的预防效果。水浸液对皮肤真菌、流感病毒有抑制作用。槟榔碱有拟胆碱作用。

使君子《开宝本草》
Shijunzi

本品为使君子科植物使君子 *Quisqualis indica* L. 的干燥成熟果实。别名留求子。主产于四川、广东、广西、云南、贵州等地。秋季果皮变紫黑时采收，晒干或烘干。用时捣碎，或去壳取仁。

【处方用名】使君子　使君子仁　炒使君子仁

【药性】甘，温。归脾、胃经。

【功效】杀虫消积。

【临床应用】

1. 用于蛔虫病，蛲虫病　本品善驱蛔虫和蛲虫。因味甘气香，质润通便而为儿科驱蛔之要药。轻证，单用炒香嚼服；重证，可配苦楝皮、芜荑等同用，如使君子散。蛲虫病，可与百部、大黄等同用。

2. 用于小儿疳积　本品既驱虫，又健脾消积。治小儿疳积，腹痛有虫、面色萎黄、形瘦腹大等，可单用炒食，或配白术、神曲等同用，如肥儿丸。

【用法用量】煎服，9～12g；使君子仁6～9g，多入丸散或单用，作1～2次分服。小儿每岁1～1.5粒，炒香嚼服，每日总量不超过20粒。

【饮片应用】生用杀虫力强；炒用健脾消积力强。

【使用注意】大量服用易引起呃逆、眩晕、呕吐等反应。若与浓茶同服，亦能引起呃逆、腹泻，故服用时当忌饮浓茶。

【现代研究】

1. 化学成分　本品主要含使君子酸、胡芦巴碱、脂肪油等。

2. 药理作用　对蛔虫、蛲虫有较强麻痹作用。其驱虫的有效成分主要是使君子酸及脂肪油，亦有报告与所含的吡啶有关。水浸剂对某些皮肤真菌有抑制作用。

苦楝皮《名医别录》
Kulianpi

本品为楝科植物川楝 *Melia toosendan* Sieb. et Zucc. 或楝 *Melia azedarach* L. 的干燥树皮或根皮。别名川楝皮。全国大部分地区均产。春、秋二季剥取，晒干。生用。

【处方用名】苦楝皮

【药性】苦，寒；有毒。归肝、脾、胃经。

【功效】杀虫，疗癣。

【临床应用】

1. 用于蛔虫、蛲虫、钩虫病　本品为作用较强的广谱驱虫药，可用于多种肠道寄生虫病。治蛔虫，单用煎服，或配槟榔、使君子等同用，如化虫丸；蛲虫，常配百部、乌梅，煎取浓液，每晚保留灌肠，连用2～4天；钩虫，可与石榴皮同煎服。

2. 用于疥癣湿疮　本品外用有清热燥湿，杀虫止痒作用。治疥疮、头癣、体癣、湿疮、湿疹等，常单用研末，以醋或猪脂调涂患处。

【用法用量】煎服，3～6g。外用适量，研末，用猪脂调敷患处。

【使用注意】有毒，不宜过量或持续服用。体虚者慎用，孕妇及肝肾功能不全者慎用。

【现代研究】

1. 化学成分　本品主要含川楝素、苦楝萜醇内酯、苦楝碱、鞣质、树脂等，川楝素为驱蛔有效成分。

2. 药理作用　川楝素能增强骨骼肌及平滑肌的收缩，大剂量能引起大鼠呼吸衰竭。其醇提物有抗溃疡、止泻、利胆、镇静、抗炎和抗血栓形成的作用。

雷丸《神农本草经》
Leiwan

本品为白蘑科真菌雷丸 *Omphalia lapidescens* Schroet. 的干燥菌核。别名雷实。主产于四川、贵州、云南、湖北、广西等地。秋季采挖，洗净，晒干。研粉生用。

【处方用名】雷丸　雷丸粉

【药性】微苦，寒；有小毒。归胃、大肠经。

【功效】杀虫消积。

【临床应用】

1. 用于多种肠道寄生虫病　本品可驱杀多种肠道寄生虫。尤以驱杀绦虫为佳，可单味研末吞服，或配南瓜子、槟榔等同用；治钩虫、蛔虫，常配槟榔、苦楝皮、牵牛子等同用，如追虫丸；蛲虫，则与大黄、牵牛子等配伍。

2. 用于小儿疳积　本品有杀虫消食之功，可治小儿疳积，多与使君子、槟榔、榧子等同用，如雷丸散。

【用法用量】15～21g，不宜入煎剂，一般研粉服，每次5～7g，饭后温开水调服，每日3次，连用3天。

【使用注意】不宜入煎剂。含蛋白酶，加热至60℃左右即易被破坏而失效。

【现代研究】

1. 化学成分　本品主要含雷丸素、雷丸多糖、氨基酸、钙、镁、铝等成分。

2. 药理作用　本品浸出液能通过雷丸蛋白酶分解绦虫蛋白质从而破坏绦虫虫体。醇提取物有抑制作用；雷丸多糖能增强机体的免疫功能，还有明显的抗炎作用。

榧子《名医别录》
Feizi

本品为红豆杉科植物榧 *Torreya grandis* Fort. 的干燥成熟种子。别名榧实。主产于安徽、福建、江苏、浙江、湖南、湖北等地。秋季种子成熟时采收，除去肉质假种皮，洗净，晒干。去壳取仁，生用或炒用。

【处方用名】榧子　榧子仁　炒榧子

【药性】甘，平。归肺、胃、大肠经。

【功效】杀虫消积，润肺止咳，润燥通便。

【临床运用】

1. **用于虫积腹痛证**　本品甘平而不伤胃，既杀虫，又通便，有利虫体排出，尤对各种肠道寄生虫之腹痛有效。治蛔虫，常与使君子、苦楝皮等同用；钩虫，单用，或配伍槟榔、贯众等；绦虫，可与槟榔、南瓜子等同用。

2. **用于肠燥便秘证**　本品味甘质润而滑肠通便，常与火麻仁、郁李仁等同用。

3. **用于肺燥咳嗽证**　本品有润肺燥、止咳嗽之功，但力较弱，以轻证为宜，常与川贝母、沙参等同用。

【用法用量】煎服，9～15g。

【使用注意】大便溏薄者不宜用。

【现代研究】

1. **化学成分**　本品主要含脂肪油，其中主要成分为亚油酸、硬脂酸、油酸，并含葡萄糖、多糖、挥发油、鞣质等成分。

2. **药理作用**　本品含驱除猫绦虫的有效成分；浸膏体外对猪蛔虫、蚯蚓、蚂蟥有毒害作用；5%煎剂2小时可杀死血吸虫尾蚴；脂肪油有驱钩虫作用。

南瓜子《现代实用中药》
Nanguazi

本品为葫芦科植物南瓜 *Cucurbita moschata*（Duch.）Poiret 的成熟种子。主产于浙江、江苏、河北、山东、山西、四川等地。夏、秋间果实成熟时采收，取子。晒干。研粉生用。

【处方用名】南瓜子

【药性】甘，平。归胃、大肠经。

【功效】杀虫。

【临床应用】用于绦虫病　本品甘平无毒，杀虫而不伤正气。对绦虫有显著疗效，常与槟榔相须，用时先将生南瓜子60～120g，连壳研细，冷开水调服，2小时后用槟榔60～120g煎服，再过0.5小时用开水冲服芒硝15g。

此外，南瓜子研末服，亦可用治蛔虫病及血吸虫病，但需大剂量。

【用法用量】研粉，60～120g，冷开水调服。

【现代研究】

1. **化学成分**　本品主要含南瓜子氨酸为驱虫主要成分，还含有脂肪油、蛋白质及维生素、胡萝卜素等。

2. **药理作用**　其有效成分南瓜子氨酸对绦虫的中段及后段有麻痹作用，并与槟榔有协同作用。对血吸虫幼虫有抑制和杀灭作用，使成虫虫体萎缩、生殖器退化、子宫内虫卵减少，但不能杀灭。

鹤虱《新修本草》
Heshi

本品为菊科植物天名精 *Carpesium abrotanoides* L. 的干燥成熟果实。别名鬼虱。主产于山西、河南、贵州、陕西、甘肃等地。秋季果实成熟时采收,晒干。生用或炒用。

【处方用名】鹤虱　炒鹤虱

【药性】苦、辛,平;有小毒。归脾、胃经。

【功效】杀虫消积。

【临床应用】用于虫积腹痛,小儿疳积　本品可用于多种肠道寄生虫病,治蛔虫、蛲虫、绦虫及钩虫引起的虫积腹痛,常配槟榔、使君子等同用,如化虫丸;小儿疳积,常与党参、麦芽等同用。

【用法用量】煎服,3～9g。或入丸、散。外用适量。

【使用注意】孕妇及体弱者慎用。

【现代研究】

1. 化学成分　本品主要含挥发油,其主要成分为天名精内酯、天名精酮、天名精素、格瑞尼林、埃瓦林、埃瓦内酯等成分。

2. 药理作用　本品有驱蛔虫作用。其酊剂能杀死绦虫。天名精内酯能使小鼠在短暂兴奋后即转入抑制,四肢肌肉松弛,并呈麻醉状态。

鹤草芽《中华医学杂志》
Hecaoya

本品为蔷薇科植物龙牙草 *Agrimonia pilosa* Ledeb. 的冬芽。主产于湖北、浙江、江苏等地。冬、春季新株萌发前挖取根茎,去老根及棕褐色绒毛,留取幼芽,晒干。研粉生用。

【处方用名】鹤草芽

【药性】苦、涩,凉。归肝、小肠、大肠经。

【功效】杀虫。

【临床应用】用于绦虫病　本品善驱杀绦虫,并有泻下作用,有利于虫体排出,为治绦虫病之要药。单味研粉,晨起空腹顿服即效,一般在服药后5～6小时可排出虫体。

此外,本品制成栓剂,治疗滴虫性阴道炎,有一定疗效。

【用法用量】研粉吞服,每日 30～45g;小儿 0.7～0.8g/kg。晨起空腹顿服。

【使用注意】有效成分几乎不溶于水,故不宜入煎剂。

【现代研究】

1. 化学成分　本品主要含鹤草酚、仙鹤草内酯、仙鹤草醇、芹黄素,儿茶酚、鞣质等。

2. 药理作用　鹤草酚主要作用于绦虫头节,对颈节、体节亦有作用,能抑制虫体的糖原分解。鹤草酚有促进动物体内血吸虫转移,虫体萎缩、退化,甚至杀死成虫的作用。对阴道滴虫、囊虫等亦有抑杀作用。

（曾姣飞）

? 复习思考题

1. 用南瓜子驱虫的最有效方法是什么?
2. 为什么鹤草芽、雷丸只宜作散剂服用,而不入煎剂?
3. 驱虫药的使用注意事项有哪些?

ER-15-3

扫一扫,测一测

知识导览

第十六章 止 血 药

1. 掌握止血药的含义、功效、适用范围、分类、配伍原则及使用注意；小蓟、地榆、白茅根、三七、茜草、白及、仙鹤草、艾叶等药的性味、归经、功效、临床应用、主要配伍药对以及使用注意；大蓟与小蓟、槐花与地榆、白茅根与芦根在功效及应用方面的异同。

2. 熟悉大蓟、槐花、侧柏叶、蒲黄、藕节、血余炭、棕榈炭、炮姜、灶心土等药的性能特点、临床应用。

3. 了解苎麻根、降香、花蕊石、紫珠叶等药的性能特点、临床应用。

凡以制止体内外出血为主要功效，用以治疗出血证的药物，称为止血药。

本章药物多味苦涩或甘，其性寒、温有异，主入心、肝二经，兼入脾经，均入血分。苦既可清泄血分之热，又能散瘀血之阻滞；涩能收敛血流而止血；甘而缓和药性，具有减缓血行，制止体内外出血之功。适用于各种出血病证，如咳血、咯血、吐血、衄血、便血、尿血、崩漏、紫癜及外伤出血等证。

根据止血药药性特点，可分为凉血止血药、化瘀止血药、收敛止血药和温经止血药四类。

使用本章药物时，应根据出血证的不同病因和病情，进行合理选择与配伍，如血热所致出血，可选择凉血止血药，配伍清热泻火药和清热凉血药同用；阴虚火旺所致出血，可选择凉血止血药，配伍滋阴降火药、潜阳药同用；瘀血所致出血，可选择化瘀止血药，配伍行气活血药同用；虚寒性出血，可选择温经止血药或收敛止血药，配伍益气健脾温阳药同用；若出血过多，气随血脱者，应急投大补元气之药以益气固脱、摄血，不可单用止血药。除此之外，对于下部之便血、痔血、崩漏、月经过多等病证，可适当配伍升举之品同用；而对于上部之吐血、衄血等病证，宜适当配伍降火降气之品同用。

一般而言，部分止血药炒炭后可增强止血效果，因炒炭后药味多为苦涩，其止血作用增强。但不可拘泥，有些药物生用止血效果更佳。临床应以提高疗效为用药原则。对出血兼有瘀血或出血初期，不宜单独使用凉血止血药和收敛止血药，以防恋邪留瘀。

第一节 凉血止血药

本类药物味多苦、甘，药性寒凉，主入肝、心、大肠经。有凉血止血之效，主要适用于血热妄行的出血病证，以出血量多而色鲜红，伴心烦、口渴、便秘、尿黄、舌红、苔黄、脉数等为特点。为增强凉血止血之效，可配伍清热凉血药同用。某些药物用鲜品捣汁内服，可增强其疗效。本类药物易于凉遏留瘀，当中病即止，不宜过量久服，原则上不宜用于虚寒性出血。

小蓟 《名医别录》
Xiaoji

本品为菊科植物刺儿菜 *Cirsium setosum*（Willd.）MB. 的干燥地上部分。别名刺儿菜。全国大部区均产。夏、秋季花开时采收，晒干。生用或炒炭用。

【处方用名】小蓟　小蓟炭

【药性】甘、苦，凉。归心、肝经。

【功效】凉血止血，散瘀解毒消痈。

【临床应用】

1. 用于血热出血证　本品用治血热妄行之吐血、咯血、衄血、便血、崩漏等，常与大蓟、白茅根同用，如十灰散。

2. 用于热毒痈肿　本品为疗疮痈肿毒之常用药。可单用鲜品捣烂外敷，亦可配乳香、没药等同用，如神效方。

此外，本品兼能利尿，尤宜治尿血、血淋，常配侧柏叶、大蓟等同用，如小蓟饮子。

【用法用量】煎服，5～12g。鲜品可用至30～60g。外用适量。

【饮片应用】生用偏于凉血消肿；炒炭偏于止血。

【现代研究】

1. 化学成分　本品主要含生物碱、黄酮、简单酚酸及绿原酸等。

2. 药理作用　能加速止血；有降低胆固醇、利胆、利尿、强心、升压、抑菌等作用。

大蓟 《名医别录》
Daji

本品为菊科植物蓟 *Crsium japonicum* Fisch. ex DC. 的干燥地上部分。主产于安徽、山东、江苏等地。夏、秋季花开时割取地上部分，晒干。生用或炒炭用。

【处方用名】大蓟　大蓟炭

【药性】甘、苦，凉。归心、肝经。

【功效】凉血止血，散瘀解毒消痈。

【临床应用】

1. 用于血热出血证　功用似小蓟而力强，为血热出血之要药。尤多用于吐血、咯血及崩漏等症。单用浓煎服，或鲜品捣汁服均可，亦可配小蓟、侧柏叶等同用，如十灰散。

2. 用于热毒痈肿　本品为痈肿疮毒常用之品。单用鲜品捣汁服，或捣烂后敷患处，亦可配其他清热解毒药同用。

【用法用量】煎服，9～15g。鲜品可用至30～60g。外用适量。炒炭多入丸、散剂。

【饮片应用】生用偏于凉血消肿；炒炭偏于止血。

【现代研究】

1. 化学成分　本品主要含三萜、甾体类、挥发油类、黄酮苷类化合物及长链炔醇类。

2. 药理作用　能缩短凝血时间；有降压作用；对人型结核杆菌及单纯性疱疹病毒有抑制作用。

知识链接

大蓟与小蓟的异同

二药均以凉血止血、散瘀解毒消痈为主要功效，主治血热引起的出血证及热毒疮疡。大蓟凉血止血、散瘀解毒消痈较小蓟强。小蓟兼有清热利尿之功，常用于治热淋、血淋及尿血。

地榆《神农本草经》
Diyu

　　本品为蔷薇科植物地榆 *Sanguisorba officinalis* L. 或长叶地榆 *Sanguisorba officinalis* L. var. *longifolia*（Bert.）Yü et Li 的干燥根。前者主产于东北及内蒙古、山西、陕西等地；后者主产于安徽、浙江、江苏、江西等地，习称"绵地榆"。春季将发芽时或秋季植株枯萎后采挖，除去须根。干燥。生用或炒炭用。

【处方用名】地榆　地榆炭

【药性】苦、酸、涩，微寒。归肝、大肠经。

【功效】凉血止血，解毒敛疮。

【临床应用】

　　1．用于血热出血证　　本品苦寒降泄，尤善治下部血热出血证。治便血、痔血多用，常与槐花相须为用；崩漏下血，常配生地黄、蒲黄等；下痢脓血、里急后重者，多配黄连、木香等同用。

　　2．用于水火烫伤，湿疹，痈疽肿毒等证　　本品为治水火烫伤之要药，单用研末，或配大黄研末，麻油调敷；湿疹及皮肤溃烂，多配苦参、大黄以药汁湿敷，或配煅石膏、枯矾研末外搽患处；痈疽初起未成脓者，煎汁浸洗；已成脓者，单用其叶，或配清热解毒药，捣烂外敷。

【用法用量】煎服，9～15g。可入丸、散剂。外用适量。

【饮片应用】生用偏于清热凉血；炒炭偏于止血。

【使用注意】大面积烧伤，不宜外涂，以防引起中毒性肝炎。

【现代研究】

　　1．化学成分　　本品主要含地榆皂苷 A～E 等，亦含酚酸类化合物、鞣质，少量维生素 A。

　　2．药理作用　　可促进烧、烫伤伤口的愈合；有较强抗炎作用。对伤寒杆菌、脑膜炎球菌、钩端螺旋体等有抑制作用，对志贺菌属作用较强。

槐花《日华子本草》
Huaihua

　　本品为豆科植物槐 *Sophora japonica* L. 的干燥花及花蕾。前者习称"槐花"，后者称"槐米"。主产于辽宁、河北、河南、山东、安徽等地。夏季花开放或花蕾形成时采收，及时干燥。生用、炒用或炒炭用。

【处方用名】槐花　炒槐花　槐花炭

【药性】苦，微寒。归肝、大肠经。

【功效】凉血止血，清肝泻火。

【临床应用】

　　1．用于血热出血证　　本品功似地榆，善治下部血热出血证。治血热所致便血、痔血，常与地榆相须为用，如榆槐脏连丸；大肠热盛，出血鲜红，多配栀子同用，如槐花散。

　　2．用于肝火上炎之目赤头痛　　常配夏枯草、菊花等同用。现代用槐花煎汤代茶饮，治疗高血压和预防脑出血。

【用法用量】煎服，5～10g。外用适量。

【饮片应用】生用偏于清热降火；炒炭偏于止血。

【现代研究】

　　1．化学成分　　本品主要含芸香苷、槲皮素、鞣质等。

2. 药理作用　能缩短出、凝血时间,炒炭后作用增强;能减少心肌耗氧量;有抑菌作用。

【附药】槐角

本品为豆科植物槐的干燥成熟果实。性能功用与槐花相似,但止血之效弱于槐花,而清热泻火之功较强,且能润肠。常用于痔疮肿痛之痔血、便血。煎服,6～9g。孕妇慎服。

知识链接

槐花与地榆的异同

二药均以凉血止血为主要功效,治疗血热妄行引起的出血证,常相须用于血热之便血、痔血。槐花兼清肝明目,治肝火上炎之头痛、目赤。地榆善清下焦血分之热,有收敛之性,止血力较强,月经过多及崩漏常用;又能解毒敛疮,善治水火烫伤;对湿疹、疮疡、热毒血痢有效。

白茅根 《神农本草经》
Baimaogen

本品为禾本科植物白茅 *Imperata cylindrica* Beauv. var. *major*（Nees）C. E. Hubb. 的干燥根茎。全国大部分地区均有分布。春、秋季采挖。晒干,除去须根及膜质叶鞘。切段生用或炒炭用。

【处方用名】白茅根　茅根　茅根炭

【药性】甘,寒。归肺、胃、膀胱经。

【功效】凉血止血,清热利尿。

【临床应用】

1. 用于血热出血证　本品尤善治上部火热出血。治鼻衄,鲜品捣汁服用;咯血,多与藕同取鲜品煮汁服;因其性寒降,能利尿,又为膀胱湿热之尿血、血淋常用,可单味大剂量煎服,或配大蓟、小蓟等同用,如十灰散。

2. 用于水肿,小便不利及湿热黄疸证　治水肿、小便不利,单用,或配车前子、赤小豆等同用;湿热黄疸,多配茵陈、栀子等同用。

3. 用于胃热呕吐,肺热咳嗽及热病烦渴　治胃热呕吐,常配葛根同用,如茅根汤;肺热咳嗽,常配桑白皮同用,如神汤。

【用法用量】煎服,9～30g;鲜品可用 30～60g。

【饮片应用】生用偏于凉血、清热利尿;炒炭偏于止血。

【现代研究】

1. 化学成分　本品主要含淀粉、糖类及简单酸类和钾盐、三萜烯、5 羟色胺、白茅素、白头翁毒等。

2. 药理作用　能缩短出、凝血时间;有利尿、镇痛和抗炎、抑菌作用;有抗乙型肝炎病毒作用。

侧柏叶 《名医别录》
Cebaiye

本品为柏科植物侧柏 *Platycladus orientalis*（L.）Franco 的干燥枝梢及叶。全国各地均产。多在夏、秋季采收。阴干。生用或炒炭用。

【处方用名】侧柏叶　柏叶　侧柏炭

【药性】苦、涩，寒。归肺、肝、脾经。

【功效】凉血止血，化痰止咳，生发乌发。

【临床应用】

1. 用于各种出血证　本品苦涩性寒，兼收敛止血之功，为治各种出血病证之要药，尤以血热出血疗效最佳。治血热妄行之吐血、衄血，常配鲜生地黄、鲜艾叶等，如四生丸；肠风、痔血或血痢，可配槐花、地榆等同用；崩漏下血，多配芍药等同用；虚寒性出血，血色紫黯者，则与艾叶、炮姜等同用。

2. 用于肺热咳嗽痰多证　本品可单用，或配黄芩、瓜蒌等同用。

3. 用于血热脱发及须发早白　以本品为末，和麻油涂之，或制成酊剂外涂。

【用法用量】煎服，6～12g。外用适量。

【饮片应用】生用偏于祛痰止咳；炒炭偏于止血。

【现代研究】

1. 化学成分　本品主要含挥发油0.26%，其主要成分为α-侧柏酮、侧柏烯、小茴香酮、槲皮苷、黄酮类及多种微量元素等。

2. 药理作用　槲皮苷及鞣质等可缩短出、凝血时间；有抑菌、镇咳、祛痰、平喘、镇静作用。

苎麻根《名医别录》
Zhumagen

本品为荨麻科多年生草本 *Boehmeria nivea*（L.）Gaud. 的干燥根和根茎。主产于江苏、山东、陕西等地。冬春季采挖。晒干。切片生用。

【处方用名】苎麻根

【药性】甘，寒。归心、肝经。

【功效】凉血止血，安胎，清热解毒。

【临床应用】

1. 用于血热出血证　治血热妄行之吐血、衄血、尿血、崩漏、紫癜等，可单味煎服，亦可配其他止血药同用。

2. 用于胎漏下血，胎动不安　本品为清热安胎之要药。可单用或配当归、阿胶等同用，如苎根汤。

3. 用于热毒痈肿　以外用为主，鲜根捣烂外敷，或与清热解毒药共用。

此外，本品尚有利尿作用，可治疗淋证、水肿等证。

现代治疗上消化道出血有效，习惯性流产亦多用。

【用法用量】煎服，10～30g。鲜品可用30～60g，捣汁服用。外用适量。

【现代研究】

1. 化学成分　本品主要含酚类、三萜甾醇、绿原酸、咖啡酸等。

2. 药理作用　其咖啡酸有止血作用；对金黄色葡萄球菌有抑制作用。

第二节　化瘀止血药

本类药物味多苦泄，药性寒温皆有，主入肝经。功善止血又化瘀，有止血不留瘀的特点。适用于瘀血内阻、血不循经的出血病证，以出血色紫黯或夹有血块，或疼痛部位固定不移，或有包块等，舌质紫黯或有紫斑、紫点，脉涩为特点。部分药物尚有消肿止痛作用，常用于跌打损伤、瘀滞心腹疼痛、经闭、痛经等证。本类药物多具行散之性,孕妇及出血无瘀者应慎用。

三七《本草纲目》
Sanqi

本品为五加科植物三七 *Panax notoginseng*(Burk.)F. H. Chen 的干燥根和根茎。主产于云南、广西等地,别名田七。秋季花开前采挖,洗净,分开主根、支根及根茎,干燥。支根习称"筋条",根茎习称"剪口"。切片,或捣碎,或碾细粉生用。

【处方用名】三七片　三七粉

【药性】甘、微苦,温。归肝、胃经。

【功效】散瘀止血,消肿定痛。

【临床应用】

1.用于各种出血证　本品功善止血,又能化瘀生新,有止血不留瘀、化瘀不伤正的特点,治诸内外出血病证,无论有无瘀滞,均可使用,但兼瘀者尤为适宜。单用内服或外敷,即有良效,亦可配花蕊石、血余炭等同用,如化血丹。

2.用于跌打损伤、瘀肿疼痛　本品能活血化瘀、消肿止痛,为伤科要药。可单用内服或外敷,亦可配当归、土鳖虫等同用,如跌打丸等。

此外,本品还广泛用于胸痹心痛、积聚癥瘕、血瘀经闭、痛经及产后瘀阻腹痛等证。另民间常将本品与猪肉炖服,治虚损劳伤。

【用法用量】煎服,3～9g。多研末吞服,每次1～3g。或入丸、散剂。外用适量。

【使用注意】孕妇慎服。

【现代研究】

1.化学成分　本品主要含人参皂苷、三七皂苷、三七素、黄酮苷、氨基酸等。

2.药理作用　能缩短出凝血时间;能抑制血小板聚集及溶栓;对各种药物诱发的心律失常有保护作用;能降低血压及心肌耗氧量;能扩张脑血管,增加脑血管流量;提高免疫功能;有造血、抗炎、镇痛、抗衰老、预防肿瘤等作用。

茜草《神农本草经》
Qiancao

本品为茜草科植物茜草 *Rubia cordifolia* L. 的干燥根及根茎。主产于陕西、安徽、江苏、山东、河南、陕西等地。春、秋季采挖,晒干。生用或炒炭用。

【处方用名】茜草　茜草炭

【药性】苦,寒。归肝经。

【功效】凉血,祛瘀,止血,通经。

【临床应用】

1.用于血热夹瘀出血证　本品既能化瘀止血,又兼凉血止血,尤善治血热兼瘀出血证。治血热妄行之吐血、衄血、便血、尿血,常配大蓟、侧柏叶等同用,如十灰散;肠风便血,多配黄芩、槐角等同用;血热崩漏,多与生地黄、生蒲黄等同用。

2.用于血瘀经闭,跌打损伤,风湿痹痛等证　本品治血瘀经闭,多配当归、红花等同用;跌打损伤,可泡酒服,或配三七、乳香等同用;风湿痹痛,可单用浸酒服,或配鸡血藤、延胡索等同用。

【用法用量】煎服,6～10g。

【饮片应用】生用或酒炒偏于活血通经；炒炭长于止血。

【使用注意】孕妇慎用。

【现代研究】

1. **化学成分** 本品主要含大叶茜草素、茜草萘酸、茜草双酯、茜草素、茜黄素等。

2. **药理作用** 能促进血液凝固，升高白细胞；有镇咳、祛痰作用；对金黄色葡萄球菌、肺炎球菌、流感杆菌和部分皮肤真菌有抑制作用；能抑制碳酸钙结石的形成。

蒲黄 《神农本草经》
Puhuang

本品为香蒲科植物水烛香蒲 *Typha angustifolia* L.、东方香蒲 *Typha orientalis* Presl 或同属植物的干燥花粉。主产于江苏、安徽、浙江、山东等地。夏季采收蒲棒上部的黄色雄花序，晒干后碾轧，筛取花粉。生用或炒炭用。

【处方用名】蒲黄 炒蒲黄 蒲黄炭

【药性】甘，平。归肝、心包经。

【功效】止血，化瘀，通淋。

【临床应用】

1. **用于各种出血证** 本品不论寒热出血皆可选用，尤宜属实夹瘀者。治血热出血，可单味冲服，或与白茅根、大蓟等同用；虚寒性出血，血色黯淡者，配炮姜、艾叶等同用；外敷可治外伤出血。

2. **用于瘀滞诸痛证** 本品能化瘀止痛，治各种瘀滞疼痛，妇科尤为常用。治瘀滞胸痛、胃脘疼痛及产后瘀阻腹痛、痛经等症，常与五灵脂相须为用，如失笑散。

3. **用于血淋尿血** 本品治热结膀胱者，常配生地黄、冬葵子等，如蒲黄散。

【用法用量】煎服，5～10g。包煎。外用适量。

【饮片应用】生用偏于利尿；炒用偏于止血。

【使用注意】孕妇慎用。

【现代研究】

1. **化学成分** 本品主要含黄酮类（异鼠李素、槲皮素等）、甾类（香蒲甾醇、β-谷甾醇等）及脂肪油、生物碱及氨基酸等。

2. **药理作用** 有较好的凝血作用；能降低血压、增加冠脉流量、改善微循环、减轻心肌缺血性病变；对离体子宫有兴奋性作用；有降血脂、抗炎、镇痛、利胆、利尿、平喘及抗缺血再灌注作用。

降香 《证类本草》
Jiangxiang

本品为豆科植物降香檀 *Dalbergia odorifera* T. Chen 的树干和根的干燥心材。主产海南、广东、广西、云南等地。全年均可采集，除去边材，劈成小块，阴干。生用。

【处方用名】降香

【药性】辛，温。归肝、脾经。

【功效】化瘀止血，理气止痛。

【临床应用】

1. **用于瘀阻出血证** 本品为伤科常用之品。治刀伤出血，可单研末外敷；血瘀或气火上逆之内伤吐、咯、衄血者,多配牡丹皮、郁金等同用。

2. 用于血瘀气滞疼痛 治胸痹猝痛,常配丹参、川芎等同用;胃脘疼痛,多配蒲黄、五灵脂等同用;胸胁疼痛,多配郁金、丝瓜络等同用;跌打肿痛,多与乳香、没药等同用。

3. 用于秽浊内阻脾胃之吐泻腹痛 常配藿香、木香等同用。

【用法用量】煎服,宜后下,9～15g。研末吞服1～2g。外用适量。

【现代研究】

1. 化学成分 本品主要含挥发油和异黄酮等成分。挥发油的主要成分为苦橙油醇等,异黄酮的主要成分为异柄花素、降香黄酮等。

2. 药理作用 本品能使血瘀证动物模型的全血黏度降低,还可降低血浆黏度,抑制血小板凝集;可促进小鼠实验性微循环障碍血流的恢复,其抗肾上腺素所致的微动脉动收缩作用较强;还有镇静、镇痛、抑制胆囊收缩等作用。

藕节 《药性论》
Oujie

本品为睡莲科植物莲 *Nelumbo nucifera* Gaertn. 的干燥根茎节部。主产于浙江、江苏、安徽、湖南、湖北等地。秋、冬季采挖根茎,切取节部。晒干。生用或炒炭用。

【处方用名】藕节 藕节炭

【药性】甘、涩,平。归肝、肺、胃经。

【功效】收敛止血,化瘀。

【临床应用】用于各种出血证 本品既化瘀止血,又兼收敛止血,有止血而不留瘀之特点,但药力较弱,须配止血药同用。多用于吐血、咯血、衄血,可单用鲜品,或与荷叶顶同用;血热出血,多配生地黄、大蓟等同用,如小蓟饮子;虚寒出血,常配艾叶、炮姜等同用。

【用法用量】煎服,9～15g;鲜品30～60g,捣汁饮。

【现代研究】

1. 化学成分 本品主要含淀粉、鞣质、维生素、氨基酸和蛋白质等。

2. 药理作用 本品能缩短凝血时间。

花蕊石 《嘉祐本草》
Huaruishi

本品为变质岩类岩石蛇纹大理岩。主含碳酸钙(CaCO$_3$)。主产于河南、山西、浙江、江苏、湖南、四川等地。全年可采。洗净干燥,砸成碎块,生用或煅用,研末。

【处方用名】花蕊石 花乳石 煅花蕊石

【药性】酸、涩,平。归肝经。

【功效】化瘀止血。

【临床应用】用于各种出血证 本品酸涩而平,既化瘀止血,又收敛止血,长于治出血兼瘀滞者。治吐、咯、便血等症,可单用研末,童便调服,如花蕊石散,或配三七、血余炭等,如化血丹;外伤出血,可研末外掺伤口;跌打损伤,血瘀肿痛,常配乳香、没药等同用。

【用法用量】煎服,4.5～9g。打碎先煎。研末,每次1～1.5g。外用适量。

【使用注意】孕妇忌用。

【现代研究】

1. 化学成分 本品主要含碳酸钙、碳酸镁,还含有少量铁盐、铝盐、锌、铜、钴、镍、铬、镉、铅等成分。

2.药理作用　20%花蕊石混悬液灌胃，能缩短正常小鼠凝血时间，并有明显抗惊厥作用。

第三节　收敛止血药

本类药大多味涩，或为炭类，或质黏，且大多性平，或寒凉，主入肝、胃、肺经。长于收敛止血，广泛用于各种出血证，以虚损或外伤出血更为适宜。本类药味涩收敛，易留瘀恋邪，临床多配化瘀止血药或活血化瘀药同用，若出血有瘀或出血初期邪实者，当慎用。

白及 《神农本草经》
Baiji

本品为兰科植物白及 *Bletilla striata* (Thunb.) Reichb. f. 的干燥块茎。主产于贵州、四川、湖南、湖北、河南、浙江等地。夏、秋季采挖，除去须根。置沸水中煮或蒸至无白心，晒至半干，除去外皮，晒干。生用。

【处方用名】白及　白及粉

【药性】苦、甘、涩，微寒。归肺、肝、胃经。

【功效】收敛止血，消肿生肌。

【临床应用】

1.用于体内外诸出血证　本品质黏味涩，为收敛止血要药，尤长于治肺、胃出血证。治体内外出血证，单用研末，糯米汤调服，如独圣散；肺阴不足，干咳咯血者，多配枇杷叶、阿胶等，如白及枇杷丸；肺气不足，多配人参、黄芪等同用；吐血、便血，配乌贼骨同用，如乌及散；外伤出血，研末外掺或水调外敷。

2.用于疮疡肿毒，烫伤及肛裂、手足皲裂等证　本品为外科消肿生肌常用药。治痈肿初起，单用，或与金银花、乳香等同用，如内消散；痈肿已溃，久不收口，多与黄连、贝母等研粉外敷，如生肌干脓散；烫伤、肛裂、手足皲裂，多研末外用，麻油调敷。

【用法用量】煎服，6～15g。入丸、散剂，每次2～6g，研末，每次3～6g。外用适量。

【使用注意】不宜与乌头类药材同用。

【现代研究】

1.化学成分　本品主要含菲类衍生物、胶质和淀粉等。

2.药理作用　能显著缩短出、凝血时间；对胃黏膜损伤有保护作用；能促进烫伤创面愈合；对人型结核杆菌、白念珠菌等有抑制作用；还有抗肿瘤、抗菌作用。

仙鹤草 《滇南本草》
Xianhecao

本品为蔷薇科植物龙芽草 *Agrimonia pilosa* Ledeb. 的干燥地上部分。主产于浙江、江苏、湖北等地。夏、秋季茎叶茂盛时采收。晒干。生用或炒炭用。

【处方用名】仙鹤草　仙鹤草炭

【药性】苦、涩，平。归心、肝经。

【功效】收敛止血，截疟，止痢，解毒，补虚。

【临床应用】

1. 用于多种出血证 本品其性平和,无论寒热虚实均可用。治血热妄行出血证,常配鲜生地黄、牡丹皮等同用;虚寒出血证,配艾叶、党参等同用。

2. 用于泻痢 本品能收敛止泻、止血,尤宜于血痢及久病泻痢。治久泻久痢,单用即效;血痢,常配地榆、铁苋菜等同用。

3. 用于疟疾,滴虫性阴道炎 前者,大剂量单用;后者,可煎浓汁,冲洗阴道。

4. 用于脱力劳伤 有补虚、强壮的作用,常与大枣同用,或配党参、龙眼肉等同用。

此外,本品还用于疮疖痈肿,有解毒消肿之功。

【用法用量】煎服,6～12g,大剂量可用至30～60g。外用适量。

【现代研究】

1. 化学成分 本品主要含仙鹤草B、维生素K、苯三酚缩合体、黄酮、有机酸类化合物。

2. 药理作用 有促凝血作用;能加强心肌收缩,使心率减慢。对猪肉绦虫,囊尾蚴、幼虫,莫氏绦虫,短壳绦虫,疟原虫和阴道滴虫有抑杀作用;有抗肿瘤、抗菌、镇痛作用。

血余炭《神农本草经》
Xueyutan

本品为人发制成的炭化物。人发用碱水洗去油垢,清水漂净,晒干,焖煅成炭用。

【处方用名】血余炭

【药性】苦,平。归肝、胃经。

【功效】收敛止血,化瘀,利尿。

【临床应用】

1. 用于各种出血证 有与棕榈炭相似的收涩止血作用,而药力稍次,又能散瘀,故有止血不留瘀之特点。治吐血、衄血,常配三七、花蕊石等,如化血丹;崩漏下血,可单用或酒服;血淋,配生地黄、蒲黄等同用;便血、痔血,配槐花、侧柏叶等同用。

2. 用于小便不利、黄疸 治小便不利或点滴不通,多配滑石、冬葵子等,如滑石白鱼散;瘀阻黄疸,可配猪膏同用,如猪膏发煎。

【用法用量】煎服,5～10g;研末每次1.5～3g。外用适量。

【现代研究】

1. 化学成分 本品主要含优角蛋白、脂肪、黑色素等成分。

2. 药理作用 本品能缩短出、凝血时间及血浆复钙时间,血余炭煎剂对金黄色葡萄球菌、伤寒杆菌有较强的抑制作用。

棕榈炭《本草拾遗》
Zonglütan

本品为棕榈科植物棕榈 *Trachycarpus fortunei*(Hook. f.)H.Wendl. 的干燥叶柄及叶鞘纤维。主产于长江以南各地。全年可采,采割旧叶柄下延部分和鞘片,除去纤维状棕毛。晒干。煅炭用。

【处方用名】棕榈炭

【药性】苦、涩,平。归肝、肺、大肠经。

【功效】收敛止血。

【临床应用】用于各种出血证 本品苦涩性平,收敛性强,为收敛止血要药,以出血日久无瘀滞者为宜。治崩漏多用,可为末,淡酒送服,或配血余炭、侧柏叶等同用;血热妄行之咯血、吐血者，配大蓟、牡丹皮等，如十灰散；虚寒性崩漏下血者，多配乌梅、炮姜等；崩漏不止，属脾不统血、冲任不固者，多配黄芪、乌贼骨等同用；便血，配艾叶等，如棕艾散。

【用法用量】煎服，3～10g。研末服1～1.5g。

【使用注意】出血兼有瘀滞，湿热下痢初起者慎用。

【现代研究】

1. **化学成分**　本品主要含木犀草素、原儿茶醛、原儿茶酸等成分。

2. **药理作用**　本品有止血作用。陈棕皮炭、陈棕炭及陈棕的水煎液均能缩短小鼠出血、凝血时间。

紫珠叶《本草拾遗》
Zizhuye

本品为马鞭草科植物杜虹花 *Callicarpa formosana* Rolfe 的干燥叶。主产于长江以南各省。夏、秋季枝叶茂盛时采集，晒干。生用或研末用。

【处方用名】紫珠叶　紫珠

【药性】苦、涩，凉。归肝、肺、胃经。

【功效】凉血收敛止血，散瘀解毒消肿。

【临床应用】

1. **用于各种出血证**　本品兼凉血之功，对血热出血者尤宜，且对肺胃出血证效佳。治呕血、咯血、衄血，常配大蓟、白及等同用；便血、痔血，多配地榆、槐花等同用；血淋、尿血，多配小蓟、白茅根等同用；外伤出血，可外敷或研末填塞。

2. **用于痈疽疮毒，毒蛇咬伤，烧烫伤**　治烧烫伤，可煎液湿敷或研粉撒敷；痈肿，可用鲜品捣敷，并煮汁内服。

临床报道用本品水煎温敷，对化脓性皮肤溃疡有良效。

【用法用量】煎服，3～15g。研末服，1.5～3g。外用适量。

【现代研究】

1. **化学成分**　本品主要氨基酸、酚类、鞣质、还原性物质、苷类、黄酮和内酯等。

2. **药理作用**　可缩短出、凝血时间；对金黄色葡萄球菌、白色葡萄球菌、链球菌、大肠杆菌、伤寒杆菌、铜绿假单胞菌、福氏志贺菌等有抑制作用。

第四节　温经止血药

本类药物性多温热，主入肝、脾二经。以温内脏、益脾阳、固冲脉而止出血为功用特点，适用于脾不统血、冲脉不固之虚寒性出血病证。以出血日久，色黯淡为特征。部分药物尚有温经散寒功效，可用于脾胃及下焦虚寒之呕吐、泄泻、腹痛、痛经、月经不调等证。若脾不统血者，应配伍益气健脾之品同用；若肾虚冲脉失固者，宜配益肾暖宫补摄之品同用。本类药性温热，热盛火旺之出血者忌用。

艾叶《名医别录》
Aiye

本品为菊科植物艾 *Artemisia argyi* Levl. et Vant. 的干燥叶。主产于山东、安徽、河北、湖北等地。夏季花未开时采摘。晒干或阴干。

【处方用名】艾叶 艾叶炭 醋艾叶炭

【药性】辛、苦,温;有小毒。归肝、脾、肾经。

【功效】温经止血,散寒调经。外用:祛湿止痒。

【临床应用】

1. 用于虚寒性出血证 本品为温经止血之要药。尤善治崩漏、胎漏下血,常配阿胶、地黄等,如胶艾汤;脾阳亏虚,统摄无权之吐衄、便血,多配党参、干姜等同用;血热出血,可用鲜品配生地黄、生荷叶等,如四生丸。

2. 用于虚寒性月经不调、痛经及腹痛 本品又为妇科温经散寒、调经止痛之要药。治妇女宫寒不孕、经行腹痛,常配香附、吴茱萸等,如艾附暖宫丸;脾胃虚寒引起的腹中冷痛,多配干姜、陈皮等同用,或单味煎服,或炒热后熨敷脐部。

3. 用于虚寒性的胎动不安 常配阿胶、桑寄生等同用。

4. 用于带下,湿疹,疥癣 本品治妇女寒湿带下,单用即效,或配伍干姜、苍术等同用;皮肤湿疹、疥癣,单用或配黄柏、花椒等煎水外洗,或配枯矾研末外敷。

此外,将艾绒制成艾条、艾炷等,用以灸治,可使热气内注,具有温煦气血、透达经络的作用。

【用法用量】煎服,3～9g。外用适量,供灸治或熏洗用。

【饮片应用】炒炭偏于温经止血;绒制用于灸法;醋炙偏于散寒止痛。

【现代研究】

1. 化学成分 本品主要含挥发油、黄酮类、萜类、苯丙素类、有机酸类、甾体类、多糖类等。

2. 药理作用 能缩短出、凝血时间;有平喘、镇咳及祛痰、抗过敏作用,对肺炎球菌,甲、乙溶血型链球菌,奈瑟菌属有抑制作用;水浸剂或煎剂对多种细菌、致病真菌、病毒有抑制作用;对子宫平滑肌有兴奋作用。

炮姜《珍珠囊》
Paojiang

本品为干姜的炮制加工品。主产于四川、贵州等地。干姜用砂烫至鼓起,表面为棕褐色,或炒炭至外表色黑,内至棕褐色。

【处方用名】炮姜 姜炭

【药性】辛、热。归脾、胃、肾经。

【功效】温经止血,温中止痛。

【临床应用】

1. 用于虚寒性出血 为治疗脾阳虚、脾不统血之出血证的要药。治血痢不止,可单用为末,米汤送服;吐血、便血,多配人参、附子等同用;崩漏下血,多配棕榈炭、乌梅炭等同用。

2. 用于虚寒腹痛、腹泻 治寒凝腹痛,常与高良姜,如二姜丸;寒邪直中之水泻,单用有效;中焦虚寒,腹痛吐泻,多配人参、白术等同用;脾肾阳虚,腹痛久泻,多配炮附子、煨肉豆蔻等,如火轮丸;产后血虚寒凝,小腹疼痛,多与当归、川芎等,如生化汤。

【用法用量】煎服,3～9g。

【现代研究】

1. 化学成分 本品主要含挥发油、树脂、淀粉等。

2. 药理作用 能缩短出、凝血时间;对胃溃疡有抑制作用。

干姜、生姜、炮姜的异同

生姜辛温,长于发汗解表,又能温中止呕,温肺止咳,用于外感风寒、胃寒呕吐、风寒咳嗽。干姜辛热,燥烈之性较强,长于温中散寒,又能回阳通脉,温肺化饮,用于中焦寒证、亡阳证、寒饮咳喘证。炮姜辛热,善温经止血,又能温中止痛,用于虚寒性出血、腹痛、腹泻。所以,古人有"生姜走而不守,干姜能走能守,炮姜守而不走"之说。

灶心土《名医别录》
Zaoxintu

本品为久烧木柴或杂草的土灶内底部中心的焦黄土块。全国农村均有。将柴火灶或烧柴火的窑中烧结的土块取下,用刀削去焦黑部分及杂质即可。

【处方用名】灶心土　伏龙肝

【药性】辛,温。归脾、胃经。

【功效】温中止血,止呕,止泻。

【临床应用】

1. 用于脾虚出血　本品为温经止血之要药,脾虚不统血之各种出血证均可用之。对吐血、便血疗效更佳,常配附子、阿胶等,如黄土汤。

2. 用于虚寒性呕吐,反胃及妊娠呕吐　本品治脾胃虚寒呕吐,常配半夏、干姜等同用;反胃、妊娠呕吐,可单用研细,米汤送服,或配姜汁、砂仁等同用。

3. 用于脾胃虚寒之脘腹疼痛,久泻不止　治脾虚久泻,常配附子、白术等同用;胎前下痢,产后不止,以山楂、黑糖为丸,本品煎汤代水送服,如伏龙肝汤。

【用法用量】布包,先煎,15～30g;或用60～120g,煎汤代水。

【现代研究】

1. 化学成分　本品主要含硅酸、氧化铝、氧化铁、氧化铅、氧化镁、氧化钠、氧化钾、氧化钙等成分。

2. 药理作用　本品可使血管收缩,分泌物减少;有缩短凝血时间,抑制纤维蛋白溶解酶,增加血小板活性等作用。

课堂互动

本章中有哪些药物既能止血又兼能祛瘀?

(曾姣飞)

? 复习思考题

1. 止血药共分几类,各类有何特点?

2. 为什么说三七为化瘀止血之要药?

3. 临床如何随证选用止血药?

4. 凉血止血药与清热凉血药均能用于血热出血证,试分析其主要区别。

第十七章　活血化瘀药

PPT 课件

知识导览

学习目标

1. 掌握活血化瘀药的含义、功效、适用范围、分类、配伍原则及使用注意；川芎、延胡索、郁金、姜黄、丹参、桃仁、红花、益母草、牛膝的性味、归经、功效、临床应用、主要配伍药对以及使用注意；川芎、延胡索与郁金，乳香与没药，桃仁与红花，川牛膝与怀牛膝，三棱与莪术在功效及应用方面的异同。

2. 熟悉乳香、没药、五灵脂、鸡血藤、土鳖虫、骨碎补、自然铜、马钱子、莪术、三棱等药的性能特点、临床应用。

3. 了解马鞭草、王不留行、泽兰、干漆、月季花、苏木、血竭、刘寄奴、儿茶、水蛭、穿山甲、虻虫、斑蝥等药的性能特点、临床应用。

凡以通利血脉、促进血行、消散瘀血为主要功效，用以治疗瘀血证的药物，称为活血化瘀药，又称活血祛瘀药。作用和缓者，称活血药或祛瘀药；作用较强者，又称破血药或逐瘀药。

本类药物多性温，部分药物味性寒或性平；多味辛，个别药物味苦、咸或兼味甘；主升浮，主入心、肝经，个别药物有毒。具有止痛、调经、破血消癥、疗伤消肿、活血消痈等功效。主要用于血瘀证，如胸、腹、头痛，积聚癥瘕，中风不遂，麻木顽痹，跌打肿痛，疮疡痈肿，血行不畅之月经不调、经闭、痛经、产后腹痛等。

由于血瘀证成因不同，活血化瘀药功效、主治各异，故而将活血化瘀药分为活血止痛药、活血调经药、活血疗伤药和破血消癥药四类。

本章药物应用时，要辨清血瘀证之部位，依据病情选择适宜的活血化瘀药，并作相应的配伍。气血间关系密切，气滞可致血瘀，血瘀也常兼有气滞，"气行则血行"，故常与行气药配伍；若寒凝血瘀者，宜与温里药配伍；若瘀热互结者，宜与清热凉血药并用；若风湿痹痛者，宜与祛风湿药并用；若癥瘕、积聚者，可与软坚散结药配伍；若正气不足，或因虚致瘀者，则应与补虚药配伍，以扶正祛邪。

出血证而无瘀血者忌用；孕妇慎用或禁用；体虚而兼瘀血者，尤其是月经过多、血虚经闭者，虽有瘀血证，也应慎用活血化瘀药。活血化瘀力较强、有毒性的活血化瘀药物，临证应用时注意中病即止，不可过用，以免克伐太过，损伤阳气。

第一节　活血止痛药

本类药物性温，味或辛、或苦、或咸，多归心、肝经，既入血分，又入气分，具有活血行气止痛之功效。适用于气滞血瘀诸痛证，如瘀血所致的头痛、胸胁痛、心腹痛、痛经、产后瘀滞腹痛、痹痛及跌打损伤等。部分药物兼有清心凉血、利胆退黄、消肿生肌、通络等作用，适用于热病神昏、癫痫发狂、血热吐衄、黄疸尿赤、疮疡不敛及风湿痹痛等。

川芎《神农本草经》
Chuanxiong

本品为伞形科植物川芎 *Ligusticum chuanxiong* Hort. 的干燥根茎。主产于四川。夏季当茎上的节盘显著突出，并略带紫色时采挖，除去泥沙，晒后烘干，再去须根。洗净、润透，切厚片，干燥。生用、或酒炙用。

【处方用名】川芎　酒川芎

【药性】辛，温。归肝、胆、心包经。

【功效】活血行气，祛风止痛。

【临床应用】

1. 用于瘀血证　本品辛温香窜，主入肝经，既活血化瘀，又善止痛，故常用于多种瘀血疼痛，如胸痹心痛、胸胁刺痛、跌仆肿痛、月经不调、经闭痛经、癥瘕腹痛。又因本品以活血为主而兼行气开郁，为"血中气药"，故为血瘀气滞痛证之要药。治胸中血瘀，症见胸痛、痛如针刺而有定处、舌质黯红或有瘀点、脉弦紧者，常与当归、桃仁、红花等同用，如血府逐瘀汤；若肝气郁结，症见胁肋疼痛、善太息、苔薄、脉弦者，常与香附、柴胡、白芍等同用，即柴胡疏肝散；若中风偏瘫之气虚血瘀，常配黄芪、当归、红花、地龙，如补阳还五汤；若跌仆损伤，瘀肿疼痛，常与乳香、没药、三七等同用。本品"下行血海"，可"调经水"，为妇科活血调经之要药。冲任虚寒，瘀血阻滞，症见漏下不止或经停不至、脉细而涩者，常与当归、吴茱萸、桂枝等同用，如温经汤；若产后瘀阻腹痛，症见恶露不下、小腹刺痛、脉迟细者，常与当归、桃仁、炮姜等同用，如生化汤。

2. 用于头痛、风湿痹痛　本品主升散，可"上行头目"，能祛风止痛，为治头痛之要药。无论风寒、风热、风湿、血虚、血瘀等头痛均可随证配伍应用，故有"头痛不离川芎"之说。治外感风邪头痛，症见偏正头痛，或恶风发热头痛，舌苔薄白、脉浮者，常与薄荷、荆芥等同用，如川芎茶调散；若风热头痛，常与菊花等同用，如川芎散；若风湿头痛，常与羌活等同用，如羌活胜湿汤；若血虚头痛，常与当归等同用；而血瘀头痛，常与麝香等同用，如通窍活血汤。

本品辛散温通，能祛风止痛、活血通痹，可用于治疗风寒湿痹，关节疼痛，常与独活、桑寄生、秦艽等同用，如独活寄生汤。

课堂互动

如何理解"头痛不离川芎"之说？

【用法用量】煎服，3～10g。

【饮片应用】生川芎活血行气，祛风止痛；酒炙川芎增强活血行气止痛作用；亦有醋炙以增强止痛作用者。

【使用注意】本品温燥，故阴虚火旺、妇女月经过多及孕妇均当慎用。

【现代研究】

1. 化学成分　主要含川芎嗪、阿魏酸、藁本内酯、川芎内酯、挥发油、维生素 A、叶酸、蔗糖等成分。

2. 药理作用　川芎嗪能抑制血管收缩、扩张冠状动脉、增加冠脉血流量、降低心肌耗氧、改善微循环、抑制血小板聚集、预防血栓形成、扩张脑血管、降低外周血管阻力等。此外，有镇痛、镇静、解痉、降低血压、抑菌、调节免疫功能、促进子宫收缩、抗维生素 E 缺乏、保护胃黏膜、促进骨痂形成、抗肿瘤等作用。

延胡索 《雷公炮炙论》
Yanhusuo

本品为罂粟科植物延胡索 *Corydalis yanhusuo* W. T. Wang 的干燥块茎。又名元胡、玄胡索、元胡索。主产于浙江、江苏、湖北等地。夏初茎叶枯萎时采挖，去须根，置沸水中煮或蒸至无白心时取出，晒干。切厚片或用时捣碎。生用或醋炙用。

【处方用名】延胡索　醋延胡索　酒延胡索

【药性】辛、苦，温。归肝、脾经。

【功效】活血，行气，止痛。

【临床应用】**用于气血瘀滞诸痛证**　本品辛散温通，主入肝经，作用温和，既能活血，又能行气，而且具有良好的止痛作用，为活血行气止痛之要药。《本草纲目》载："能行血中气滞，气中血滞，专治一身上下诸痛。"治气机郁滞不通，气郁化火，症见胸胁脘腹诸痛、舌红、苔黄、脉弦数者，常与川楝子同用，如金铃子散；治胸痹心痛，可配瓜蒌、川芎等；若膈下瘀血证，症见肚腹积块、痛处不移、舌黯红或有瘀斑、脉弦者，常与桃仁、红花、当归等同用，如膈下逐瘀汤。治妇女气滞血瘀心腹作痛，或连腰胁，或引肩臂，月经不调，与当归、蒲黄等同用，如延胡索汤；若产后恶露不净，小腹作痛，配当归、桂心，如延胡索散。若跌仆损伤，瘀肿疼痛，可单用本品研末以酒送服，亦常与乳香、没药、三七等同用。

【用法用量】煎服，3～10g。研末吞服，每次 1.5～3g。

【饮片应用】生延胡索活血行气止痛；醋炙延胡索可增强柔肝缓急止痛作用；酒炙增强活血行气作用。

【使用注意】本品孕妇慎用。

【现代研究】

1. 化学成分　主要含延胡索甲素、延胡索乙素、延胡索丙素、延胡索丁素等多种生物碱，还有淀粉、挥发油、树脂等成分。

2. 药理作用　延胡索甲素、延胡索乙素、延胡索丙素和延胡索丑素有较强的镇痛作用；还能扩张冠状动脉、增加冠脉血流量、抗心肌缺血、提高耐缺氧能力、抗心律失常、抑制血小板聚集、降低血压等。此外，延胡索有镇痛、镇静、抗炎、抑菌、减少胃酸分泌、抗溃疡、抗惊厥、抗肿瘤等作用。

郁金 《药性论》
Yujin

本品为姜科植物温郁金 *Curcuma wenyujin* Y. H. Chen et C. Ling、姜黄 *Curcuma longa* L.、广西莪术 *Curcuma kwangsiensis* S. G. Lee et C. F. Liang 或蓬莪术 *Curcuma phaeocaulis* Val. 的干燥块根。前两者分别习称"温郁金""黄丝郁金"，其余按性状不同习称"桂郁金"或"绿丝郁金"。别名玉金。主产于浙江、四川、广西等地。冬季茎叶枯萎后采挖，除去细根，蒸或煮至透心，干燥，切薄片。

【处方用名】郁金　酒郁金　醋郁金

【药性】辛、苦，寒。归肝、心、肺经。

【功效】活血止痛，行气解郁，清心凉血，利胆退黄。

【临床应用】

1. 用于气滞血瘀所致的胸、腹、胁刺痛，及月经失调、经闭等　本品辛散苦泄，性寒清热，主入肝经，既能活血止痛，又能行气解郁，为血瘀气滞痛证之要药。因其味苦性寒，入血分，能活血凉血，尤善于治疗血瘀气滞而有郁热者。治血瘀气滞之胸痹、胁肋胀痛，常与木香同用，如颠倒木金散；若气滞血瘀，肝郁化热，症见经行腹痛、乳房胀痛、脉弦者，常与柴胡、香附等同用，如宣郁通经汤。

2. 用于热病神昏、癫痫发狂　本品辛散苦泄，性寒，入肝、心经，能清心凉血、解郁开窍，湿浊蒙蔽清窍所致胸脘痞闷、神志不清，常与石菖蒲、竹沥等同用，如菖蒲郁金汤；若痰浊蒙蔽心窍所致癫痫发狂，常与白矾、牛黄等同用，如白金丸。

3. 血热吐衄及妇女倒经、尿血、血淋　本品苦泄性寒以清泄火热，辛行入肝经以疏肝解郁，性寒入血分以凉血止血，善治肝郁化火、气火上逆、迫血妄行之吐血、衄血、妇女倒经及热结于下焦，常与生地黄、栀子等同用，如生地黄汤。

4. 用于湿热黄疸　本品苦寒清泄，主入肝、胆经，能清理肝胆湿热退黄。治湿热黄疸，常与茵陈、栀子、大黄等清热利湿退黄药同用；若肝胆结石，胆胀胁痛，常与金钱草等利胆排石之品同用。

【用法用量】煎服，3～10g。

【饮片应用】醋炙后用，以增强柔肝缓急止痛之效。

【使用注意】本品能活血化瘀，对子宫有兴奋作用，故孕妇慎用。不宜与丁香、母丁香同用。

【现代研究】

1. 化学成分　主要含挥发油、姜黄素、淀粉、脂肪油、多糖等成分。

2. 药理作用　郁金有保护肝细胞、促进肝细胞再生、去脂和抑制肝细胞纤维化的作用，能对抗肝脏毒性病变。姜黄素和挥发油能防止斑块形成、抑制血小板聚集、降低全血黏度、缓解高脂血症、抗心律失常等。郁金水煎剂、挥发油对多种皮肤真菌有抑制作用，郁金对多种细菌也有抑制作用。郁金也有一定的抗炎、止痛作用。此外，郁金还有抗早孕作用。

知识链接

川芎、延胡索与郁金的异同

三药均能活血、行气、止痛，用于血瘀气滞痛证。川芎有"血中气药"之称，广泛用于血瘀气滞所致的胸、胁、腹诸痛证；然延胡索作用温和，能"行血中气滞，气中血滞，故专治一身上下诸痛"，为止痛之要药，无论何种痛证均可应用，尤其对内脏诸痛最为擅长；而郁金能行气解郁，为"血分之气药"，适用于气郁血滞之疼痛。

川芎又"上行头目"，为治头痛之要药，风寒、风湿、风热、血虚、血瘀头痛皆宜；且祛风通络止痛，治风湿痹痛。郁金又解郁开窍、清心凉血、利胆退黄，治热病神昏、癫痫、吐血、衄血、倒经、尿血、血淋、湿热黄疸等证。

姜黄《新修本草》
Jianghuang

本品为姜科植物姜黄 *Curcuma longa* L. 的干燥根茎。主产于四川、福建等地。冬季茎叶枯萎时采挖，蒸或煮至透心，晒干，除去须根，切厚片。

【处方用名】姜黄

【药性】辛、苦，温。归脾、肝经。

【功效】破血行气，通经止痛。

【临床应用】

1. 气滞血瘀所致的心、胸、胁、腹痛，经闭、产后腹痛及跌打损伤　本品辛散温通，既入血分,又入气分,亦为血中气药,能活血行气止痛。且祛瘀力强,广泛用于寒凝、血瘀、气滞诸痛证。治胸胁刺痛,常与枳壳、桂心等同用,如推气散;若心痛不可忍,常与当归、乌药、木香同用,如姜黄散;若经闭痛经,产后瘀阻腹痛,常与当归、川芎等同用,如姜黄散;若癥瘕,常与三棱、莪术等同用。

2. 用于风湿肩臂疼痛、跌仆肿痛 本品辛散苦燥温通,通经止痛,能外散风寒、内行气血,长于行肢臂而除痹痛,为治风湿肩臂疼痛之良药。治风寒湿痹,肩臂疼痛,常与羌活、防风等同用,如蠲痹汤;若跌仆损伤,瘀肿疼痛,常与乳香、没药等同用,如姜黄汤;若颈椎病,颈项痛且活动不利、上肢麻木,多与葛根、威灵仙、鸡血藤等配伍。

【用法用量】煎服,3～10g。外用适量。

【使用注意】"功力烈于郁金",孕妇慎用。

【现代研究】

1. 化学成分 主要含姜黄酮、莪术酮、丁香烯龙脑等挥发油,还有姜黄素、多种微量元素等成分。

2. 药理作用 姜黄素能降低血液黏度、降血脂、抑制血小板聚集、增加纤溶酶活性、降血压等。此外,姜黄还有促进子宫收缩、抗溃疡、保护肝脏、保护胃黏膜、利胆、增加胆汁的生成和分泌、抗炎、抑菌、解痉、抗氧化、抗生育、抗肿瘤等作用。

乳香《名医别录》
Ruxiang

本品为橄榄科植物乳香树 *Boswellia carterii* Birdw. 及同属植物 *Boswellia bhaw-dajiana* Birdw. 树皮渗出的树脂。分为索马里乳香和埃塞俄比亚乳香,每种乳香又分为乳香珠和原乳香。主产于索马里、埃塞俄比亚等地。春、夏二季采收,打碎。生用或醋炙用。

【处方用名】乳香 炒乳香 醋乳香

【药性】辛、苦,温。归心、肝、脾经。

【功效】活血定痛,消肿生肌。

【临床应用】

1. 用于血瘀气滞诸痛证 本品辛香走窜,内能宣通脏腑,外能透达经络,既能活血定痛,又能行散滞气,常与没药相须为用。治胸痹心痛,常与丹参、川芎等同用;若胃脘疼痛,常与延胡索、香附等同用,如手拈散;若经闭痛经,产后瘀阻腹痛,常与当归、丹参等同用,如活络效灵丹;治风寒湿痹,肢体疼痛,常与羌活、独活、川芎等同用,如蠲痹汤。

2. 用于跌打损伤、痈肿疮疡 本品辛香走窜,活血定痛,消肿生肌,既可内服,又可外用,为外伤科常用之要药。治跌打损伤,常与儿茶、红花、血竭等同用,如七厘散;治疮疡肿毒,红肿热痛,常与没药、金银花、穿山甲等同用,如仙方活命饮;若疮疡溃后,久不收口,可与没药同用,研末外敷,如海浮散。

【用法用量】煎服或入丸、散,3～5g。外用适量,研末调敷。

【饮片应用】生用活血行气力大;醋炙柔肝缓急止痛著;炒后减轻不良反应。

【使用注意】本品气味辛烈,对胃有较强的刺激性,易致恶心、呕吐,内服宜制后入丸散用。外用消肿生肌可生用。孕妇及胃弱者慎用。

【现代研究】

1. 化学成分 主要含乳香脂酸等树脂,还含有树胶、阿魏酸、挥发油等成分。

2. 药理作用 乳香能降低血小板黏附性等。乳香有明显的镇痛、抗菌、抗炎作用,能抑制炎症,加速炎症渗出排泄、吸收,促进伤口愈合。

没药《开宝本草》
Moyao

　　本品为橄榄科植物地丁树 *Commiphora myrrha* Engl. 或哈地丁树 *Commiphora molmol* Engl. 的干燥树脂。分为天然没药和胶质没药。主产于索马里、埃塞俄比亚、印度等地。11月至次年2月采收，打碎。生用或醋炙用。

　　【处方用名】没药　炒没药　醋没药

　　【药性】辛、苦，平。归心、肝、脾经。

　　【功效】散瘀定痛，消肿生肌。

　　【临床应用】**用于血瘀气滞诸痛证，及跌打损伤、痈肿疮疡**　本品功效、主治、用法及配伍原则等，均与乳香相似。《本草纲目》载："乳香活血，没药散血，皆能止痛消肿生肌，故二药每每相兼而用。"治心腹疼痛不可忍者，可配乳香、穿山甲。血瘀胃脘疼痛，配五灵脂、延胡索。治气滞血瘀之月经不调、经行腹痛，配当归、红花等。治产后恶露不尽、脐腹痛如锥刺难忍，配芍药、桃仁、水蛭等。治风湿入络，百节昼夜疼痛，亦可用本品治疗，如没药散。治跌打损伤，瘀肿疼痛，配红花、乳香等。治疮痈溃破久不收口，可与乳香研末外敷。

　　【用法用量】3～5g，炮制去油，多入丸散用。外用适量，研末调敷。

　　【饮片应用】生用活血行气力大；醋炙柔肝缓急止痛著；炒后减轻不良反应。

　　【使用注意】本品气味辛烈，对胃有较强的刺激性，易致恶心、呕吐，内服宜制后入丸散用。外用消肿生肌可生用。孕妇及胃弱者慎用。

　　【现代研究】

　　1. **化学成分**　主要含没药树脂、没药酸、树胶、挥发油、苦味质、桂皮醛、氧化酶等成分。

　　2. **药理作用**　没药所含的挥发油和树脂等能降血脂、降低高胆固醇血症、防止动脉粥样斑块的形成等。此外，没药还有抑菌、抗炎、镇痛、抗肿瘤、抑制子宫平滑肌收缩、保护肝脏、促进肠蠕动、对黏膜有收敛作用等。

知识链接

乳香与没药的异同

　　二药均是树脂类药物，均能活血止痛、消肿生肌，治胸痹心痛、胃脘疼痛、经闭痛经、产后瘀阻、癥瘕腹痛、风湿痹痛、跌打损伤、痈肿疮疡等证，常相须为用。但乳香偏于活血行气，血瘀气滞者多用；而没药则以散瘀止痛之功见长，瘀血阻滞者多用。

五灵脂《开宝本草》
Wulingzhi

　　本品为鼯鼠科动物复齿鼯鼠 *Trogopterus xanthipes* Milne-Edwards 的干燥粪便。据外形不同，有"灵脂块"与"灵脂米"两类。主产于河北、山西、甘肃等地。全年均可采收，晒干。生用或醋炙用。

　　【处方用名】五灵脂　灵脂　炒五灵脂　醋五灵脂　酒五灵脂

　　【药性】苦、甘，温。归肝、脾经。

　　【功效】活血止痛，化瘀止血。

　　【临床应用】

　　1. **用于瘀血阻滞诸痛证**　本品苦泄温通，专入肝经血分，能活血止痛，为治疗血瘀诸痛证之要药。"凡经、产、跌打诸瘀,心、腹、胁、肋诸痛皆疗",常与蒲黄相须为用,如失笑散。治胸痹刺痛,常与丹参、川芎等同用;若脘腹刺痛,常与延胡索、香附等同用,如手拈散;若经闭痛经,产后瘀阻腹痛,常与当归、香附等同用,如膈下逐瘀汤;若跌打损伤,常与乳香、没药等同用,研末外敷。

2. 用于瘀血阻滞出血证 本品入血分,既能活血止痛,又能化瘀止血,止血而不留瘀,为治疗出血夹瘀之常用药。治血瘀崩漏,症见非月经期阴道出血、色紫黯夹块、少腹刺痛,可单用本品炒后研末,温酒调服,如五灵脂散,亦常与三七、蒲黄等同用。

3. 用于蛇虫咬伤 本品与雄黄酒灌服,药渣外敷治毒蛇咬伤。

【用法用量】煎服,3～10g,包煎。或入丸、散。外用适量。

【饮片应用】生五灵脂活血止痛,多外用;炒五灵脂长于化瘀止血;醋炙五灵脂增强止痛作用、矫臭矫味;酒炙五灵脂增强活血化瘀作用。

【使用注意】血虚无瘀及孕妇慎用。不宜与人参同用。

【现代研究】

1. 化学成分 主要含尿嘧啶等含氮物质,乌苏酸等三萜类成分,铁等微量元素,醇类等挥发性成分,维生素A类物质等成分。

2. 药理作用 五灵脂能改善脑缺血、增加冠脉流量、改善微循环、降低血液黏度、抑制血小板聚集、降低冠脉阻力、降低心肌耗氧量、提高耐缺氧能力等。此外,五灵脂还有抗炎、抑菌、抗溃疡、调节免疫功能、缓解平滑肌痉挛、抗应激性损伤等作用。

马鞭草《名医别录》
Mabiancao

本品为马鞭草科植物马鞭草 *Verbena officinalis* L. 的干燥地上部分。别名龙牙草、马鞭梢。全国大部分地区均产。6～8月花开时采割,晒干,切段。

【处方用名】马鞭草

【药性】苦,凉。归肝、脾经。

【功效】活血散瘀,解毒,利水,退黄,截疟。

【临床应用】

1. 用于癥瘕积聚、经闭痛经 本品味苦性凉,主入肝经,为"凉血破血之药",能活血散瘀,尤宜于血瘀有热者,可单用本品,亦常与丹参、莪术等同用。

2. 用于喉痹、痈肿 本品味苦性凉,能清热解毒,内服外用均可。疮疡肿毒,常与蒲公英、野菊花等同用;咽喉肿痛,喉痹,可单用本品鲜用捣汁服,亦常与牛蒡子、射干等同用。

3. 用于水肿、黄疸 本品既能活血利尿,又能清热解毒,用于水肿实证可单用本品加酒煎服,亦常与茯苓等同用;用于湿热黄疸,可配茵陈、山栀子等。

4. 用于疟疾 本品能截疟,"为常用之截疟药",用于疟疾寒热,可单用鲜品捣汁和酒服,亦常与青蒿、官桂等同用,如截疟青蒿丸。

此外,单用本品水煎服,亦可用于治疗感冒发热。

【用法用量】煎服,5～10g。外用适量,捣敷或煎水洗。

【使用注意】孕妇慎用。

【现代研究】

1. 化学成分 主要含马鞭草苷、马鞭草醇、β-谷甾醇、熊果酸、腺苷、挥发油、鞣质等成分。

2. 药理作用 马鞭草具有抗炎、镇痛、抗肿瘤、镇咳、兴奋子宫平滑肌、改善疟疾症状和抑杀疟原虫等作用。

第二节 活血调经药

本类药物性温或微寒、平，味辛，或苦，或甘，主入肝经。具有活血化瘀、调经止痛之功效。适用于瘀血阻滞所致的月经不调、经闭、痛经、产后恶露不下、瘀阻腹痛等。亦可用于其他瘀血所致胸腹胁部刺痛、癥瘕积聚、跌打损伤、疮疡肿毒等。部分药物兼有凉血、养血、补肝肾、通经、止痛、清热解毒、疏肝行气、利水消肿、润肠、止咳、通乳、利尿通淋、消积杀虫等作用，还可用治瘀热互结、气虚血亏、肝肾不足、风湿痹痛、肠燥便秘、咳嗽、乳汁不通、淋证、虫积腹痛、瘀血阻滞所致的疼痛、疮疡肿毒、肝气郁滞、水肿等兼瘀血证者。

丹参《神农本草经》
Danshen

本品为唇形科植物丹参 *Salvia miltiorrhiza* Bge. 的干燥根和根茎。全国大部分地区均有，主产于江苏、安徽、四川、山西等地。春、秋二季采挖，晒干，切厚片。生用或酒炙用。

【处方用名】丹参 酒丹参

【药性】苦，微寒。归心、肝经。

【功效】活血祛瘀，通经止痛，清心除烦，凉血消痈。

【临床应用】

1. 瘀血所致多种病证 本品药性平和，可祛瘀生新，活血而不伤正，前人有"一味丹参散，功同四物汤"之说。因其性偏微寒，血瘀有热者尤为适宜。又因其寒性不甚，故广泛用于瘀血所致的各种病证。本品为治疗瘀血阻滞之经产病证之要药。治妇人瘀血阻滞之月经不调、痛经、经闭、产后瘀滞腹痛，可单味研末酒调服，如丹参散；亦常配同类活血调经之品，如当归、益母草等。治血脉瘀阻之胸痹心痛、脘腹疼痛，可配行气止痛之品，如丹参饮中与砂仁、檀香同用；若治癥瘕积聚，常与三棱、莪术、皂角刺等同用；若血瘀气滞所致心腹疼痛、腿疼臂疼、跌仆肿痛、疮疡肿毒、癥瘕积聚等，常与乳香、没药、当归同用，如活络效灵丹；若风湿热痹，关节红肿热痛，常与忍冬藤、秦艽等同用。

课堂互动

如何理解"一味丹参散，功同四物汤"之说？

2. 用于疮疡肿痛 本品性寒凉血，又能活血消肿之功，多用于热毒瘀阻所致疮痈肿痛，常与金银花、连翘等同用，如消乳汤。

3. 用于心烦不眠 本品性寒，主入心经，能清心凉血、除烦安神，治温热病热入营分之身热夜甚、高热神昏、心烦少寐、时有谵语、斑疹隐隐、舌红绛、脉细数，常与生地、黄连、麦冬等同用，如清营汤；若阴虚血少、神志不安证，症见心悸失眠、虚烦、手足心热、舌红少苔、脉细数，常与酸枣仁、五味子、麦冬等同用，如天王补心丹。

【用法用量】煎服，10～15g。外用适量。

【饮片应用】生丹参活血止痛，清心除烦；酒炙丹参增强活血化瘀作用。

【使用注意】孕妇慎用。不宜与藜芦同用。

【现代研究】

1. 化学成分　主要含丹参酮、丹参新酮、丹参酸、丹参素、维生素 E 等成分。

2. 药理作用　丹参能扩张冠状动脉、减慢心率、增加冠脉血流量、改善心肌缺血、改善微循环、提高耐缺氧能力、保护心肌、降低血液黏度、抑制血小板聚集、促进纤维蛋白溶解、抑制血栓形成、降血脂、抗动脉粥样硬化、降低血压、降血糖等。此外，丹参还有镇静、镇痛、抑菌、抗炎、调节免疫功能、抗过敏、抗肿瘤、保护肝脏、保护胃黏膜、促进溃疡愈合、抗肝纤维化、改善肾功能等作用。

知识拓展

临证用药心得

对于病程长久的（久病入血分）胃脘痛（包括溃疡病在内），往往虚实并见，寒热交错出现，我常用丹参饮[丹参 30g、檀香 6g（后下）、砂仁 3g]活瘀调气，配合良附丸（高良姜 9g、香附 9g）、百合汤（百合 30g、乌药 9g）同用，瘀血明显者，还可加失笑散（五灵脂、蒲黄），再结合具体病情加减二三味药，大部分取得了良好效果。

（焦树德．用药心得十讲[M]．2 版．北京：人民卫生出版社，1979.）

红花《新修本草》
Honghua

本品为菊科植物红花 *Carthamus tinctorius* L. 的干燥花。主产于河南、四川、浙江等地。夏季花色由黄变红时采摘，阴干或晒干。生用。

【处方用名】红花

【药性】辛，温。归心、肝经。

【功效】活血通经，散瘀止痛。

【临床应用】

1. 用于经闭、痛经、恶露不行　本品色赤通心入血分，辛行温通，既能活血化瘀，又能通经止痛，为治疗经产血瘀证之常用药。治瘀血阻滞之经闭、痛经、产后恶露不行，常与桃仁相须为用。治妇人腹中血气刺痛，可单用本品酒煎服，如红兰花酒；亦可与桃仁、当归、川芎等同用，如膈下逐瘀汤。若血瘀痛经，症见妇女经期提前量多、夹血块、经行腹痛，常与桃仁、当归、川芎等同用，如桃红四物汤。若产后瘀阻腹痛，常与蒲黄、荷叶等同用，如红花散。

2. 用于胸痹心痛、胸胁刺痛、瘀滞腹痛、癥瘕痞块　本品能活血化瘀，为治疗血瘀诸痛证之常用药，多用于瘀血阻滞之胸腹胁刺痛及癥瘕积聚。治胸痹心痛，常与丹参、桂枝、瓜蒌等同用；若胸中血瘀证，症见胸痛、痛如针刺而有定处、舌质黯红或有瘀点、脉涩，常与桃仁、川芎、当归等同用，如血府逐瘀汤；若瘀血留于胁下，症见胁肋刺痛、胁下瘀肿、痛不可忍，常与桃仁、大黄、柴胡等同用，如复元活血汤；若癥瘕积聚，常与桃仁、三棱、莪术等同用。

3. 用于跌仆损伤、疮疡肿痛　本品能活血化瘀，通经止痛，为治疗跌打损伤瘀肿疼痛之要药，可单用本品制为红花油、红花酊涂擦；亦常与血竭、乳香、没药等同用，如七厘散；若疮疡肿痛，可单用本品捣取汁服，亦常与当归、赤芍、连翘等同用。

此外，本品能活血化瘀，可用于血热瘀滞，斑疹紫黯，常与当归、紫草、大青叶等同用，如当归红花饮。

【用法用量】煎服，3～10g。外用适量。

【使用注意】孕妇及有出血倾向者慎用。

【现代研究】

1. 化学成分　主要含红花黄色素、红花苷、前红花苷、硬脂酸、花生酸、红花油等成分。

2. 药理作用　红花所含红花黄色素与红花苷能扩张冠状动脉、改善心肌缺血、抗心律失常、降低血液黏度、降血脂、抑制血小板聚集、抗血栓形成、降低血压、提高耐缺氧能力等。此外，还有镇痛、镇静、抗炎、抗惊厥、促进子宫收缩、调节免疫功能等作用。

【附药】西红花

本品为鸢尾科植物番红花的干燥柱头。又名"藏红花""番红花"。主产于欧洲，我国已有栽培。药性味甘，平；归心、肝经。功能活血化瘀，凉血解毒，解郁安神。治经闭，产后瘀阻，癥瘕，温毒发斑，其活血化瘀之力在红花之上；亦治忧郁痞闷，惊悸发狂。煎服，1～3g；或沸水泡服。孕妇慎用。

桃仁《神农本草经》
Taoren

本品为蔷薇科植物桃 *Prunus persica*（L.）Batsch 或山桃 *Prunus davidiana*（Carr.）Franch. 的干燥成熟种子。主产于山东、陕西、河北等地。果实成熟后采收，除去果肉和核壳，取出种子，晒干，用时捣碎。生用或炒用。

【处方用名】桃仁　山桃仁　炒桃仁　炒山桃仁

【药性】苦、甘，平。归心、肝、大肠经。

【功效】活血祛瘀，润肠通便，止咳平喘。

【临床应用】

1. 用于经闭痛经、癥瘕痞块、跌仆损伤　本品祛瘀力较强，有破血之功。治瘀血阻滞之经闭、痛经、产后腹痛、癥瘕痞块、跌仆损伤，常与红花相须为用。治血瘀痛经，妇女经期提前、量多、夹血块，经行腹痛，常与桃仁、当归、川芎等同用，如桃红四物汤；若产后瘀血腹痛，症见恶露不下、小腹刺痛、脉迟细者，常与当归、炮姜、川芎等同用，如生化汤；若瘀血蓄积之癥瘕痞块，常与桂枝、牡丹皮、赤芍等同用，如桂枝茯苓丸；若下焦蓄血证，症见少腹急结、小便自利、夜间发热、谵语烦躁、经闭、痛经、脉沉实而涩，常与大黄、芒硝、桂枝等同用，如桃核承气汤；若瘀血留于胁下，症见胁肋刺痛、胁下瘀肿、痛不可忍，常与红花、大黄、柴胡等同用，如复元活血汤。

2. 用于肺痈、肠痈　本品能活血祛瘀以消痈，为治疗肺痈及肠痈之常用药。治热毒壅肺、痰瘀互结之肺痈，症见咳嗽痰多、甚则咳吐腥臭脓血、胸中隐隐作痛、舌红、苔黄腻、脉滑数，常与苇茎、冬瓜仁、薏苡仁等同用，如苇茎汤；若湿热瘀滞之肠痈初起，症见右下腹疼痛拒按、甚则局部肿痞、牵引则剧痛、发热、舌苔薄黄而腻、脉滑数，常与大黄、芒硝、牡丹皮等同用，如大黄牡丹汤。

3. 用于肠燥便秘　本品为种仁类药物，富含油脂，能润肠通便，治肠燥便秘。治脾胃有热、大便秘结、不思饮食，常与当归、火麻仁、大黄等同用，如润肠丸；若津枯便秘，症见大便干燥、艰涩难出、舌燥少津、脉细涩，常与杏仁、柏子仁、郁李仁等同用，如五仁丸。

4. 用于咳嗽气喘　本品苦泄，能止咳平喘，用于咳嗽气喘，可单用本品煮粥食，亦常与杏仁同用，如双仁丸。

【用法用量】煎服，5～10g。

【饮片应用】生桃仁活血祛瘀力强；炒桃仁长于和血润肠。

【使用注意】孕妇及便溏者慎用。其所含的苦杏仁苷，可水解产生氢氰酸，内服过多有中枢神经损害，可出现头痛、头晕、呕吐、腹痛、心悸、抽搐，甚至呼吸衰竭。外用过量对皮肤黏膜有刺激性，可出现皮肤刺痛、红疹等过敏反应。

【现代研究】

1. 化学成分　主要含脂质、氨基酸、蛋白质、苦杏仁苷、苯甲醛、微量元素、蔗糖、葡萄糖、维生素 B_1 等成分。

2. 药理作用　桃仁能增加脑血流量、降低血管阻力、改善血流动力学、减少心肌耗氧量、抗凝血、抑制血小板聚集、降低血液黏度、抗血栓形成等。此外，还有镇痛、镇咳、抗肺纤维化、抗炎、抗菌、抗过敏、抗肿瘤、抗渗出、促进胆汁分泌、促进子宫收缩、保肝等作用。

知识链接

桃仁与红花的异同

　　二药均能活血祛瘀，治多种血瘀证，如妇科瘀血阻滞经产诸证、胸腹胁痛、癥瘕积聚、跌仆损伤、疮痈肿毒等证，常相须为用。但桃仁性沉降，祛瘀力较强，瘀血在局部有形者多用之；且活血消痈，润肠通便，止咳平喘，可治肺痈、肠痈、肠燥便秘、咳嗽气喘。而红花辛散温通，质轻升浮，活血力较缓，其活血通经、散瘀止痛作用力较好，瘀血在全身无定处者多用之；能活血化瘀消斑，可治瘀滞之斑疹紫黯。

益母草《神农本草经》
Yimucao

　　本品为唇形科植物益母草 *Leonurus japonicus* Houtt. 的新鲜或干燥地上部分。全国大部分地区均产。鲜品春季幼苗期至初夏花前期采割；干品夏季茎叶茂盛、花未开或初开时采割，晒干，切段或晒干。生用或熬膏用。

【处方用名】益母草　干益母草

【药性】苦、辛，微寒。归肝、心包、膀胱经。

【功效】活血调经，利尿消肿，清热解毒。

【临床应用】

1. 用于月经不调、经闭痛经、恶露不尽　本品辛行苦泄，入血分，功善活血调经，为治疗妇科经产病的要药。血瘀经产诸证多用，故有"益母"之称。治瘀血阻滞的月经不调、痛经、经闭，可单用本品熬膏服，如益母草膏；亦常与川芎、当归、赤芍等同用，如益母丸；若产后恶露不尽，瘀阻腹痛，或难产、胎死腹中，即可单味煎汤或熬膏服，亦常与当归、川芎、乳香等同用，如送胞汤；若跌打损伤，瘀肿疼痛，可与川芎、乳香、没药等同用。

2. 用于水肿尿少　本品既能利水消肿，又能活血化瘀，尤宜于水瘀互结之水肿，可单用本品，或与白茅根、车前草等同用；若血热及瘀滞之血淋、尿血，常与车前子、石韦、木通等同用。

3. 用于疮痈肿毒　本品既能活血化瘀，又能清热解毒。治疮痈肿毒，可单用本品煎汤外洗或鲜品捣敷，亦可与黄柏、苦参、蒲公英等同用，煎汤内服。

【用法用量】煎服，9～30g；鲜品12～40g。外用适量，鲜品捣敷或煎汤外洗。

【使用注意】孕妇慎用。

【现代研究】

1. 化学成分　主要含益母草碱、水苏碱、苯甲酸、洋芹素、亚麻酸、月桂酸、油酸等成分。

2. 药理作用　益母草所含益母草碱等能扩张血管、增加冠脉流量、减慢心率、降低血液黏度、抑制血小板聚集、抑制血栓形成、增加冠脉流量、改善微循环、降低血管阻力、降低血压、保护心肌缺血再灌注损伤等。此外，还有利尿、改善肾功能、促进子宫收缩、抑菌、抗着床、抗早孕、兴奋呼吸中枢等作用。

【附药】茺蔚子

本品为唇形科植物益母草的干燥成熟果实。秋季果实成熟时采收，晒干。生用或炒用。药性辛、苦，微寒；归心包、肝经。有活血调经，清肝明目之功。治月经不调，经闭痛经，恶露不尽，肝热头痛，目赤肿痛，目生翳障。煎服，5～10g。瞳孔散大者慎用。

牛膝 《神农本草经》
Niuxi

本品为苋科植物牛膝 *Achyranthes bidentata* Bl. 的干燥根。主产于河南、河北、山西等地，以产于河南怀庆者为道地药材，称怀牛膝，是著名的四大怀药之一。冬季茎叶枯萎时采挖，去须根，晒干，切段。生用或酒炙。

【处方用名】牛膝　酒牛膝　盐牛膝

【药性】苦、甘、酸，平。归肝、肾经。

【功效】逐瘀通经，补肝肾，强筋骨，利尿通淋，引血下行。

【临床应用】

1. 用于经闭、痛经　本品苦泄，入肝、肾经，性善下行，能逐瘀通经，用于瘀血阻滞证，为治疗妇科经产瘀血诸证之常用药。治瘀血阻滞之经闭、痛经、产后瘀阻腹痛，常与当归、桃仁、红花等同用，如血府逐瘀汤；若胞衣不下，常与当归、瞿麦、冬葵子等同用，如牛膝汤；若扭挫伤筋，常与续断、当归、红花等同用，如舒筋活血汤。

2. 用于腰膝酸痛、筋骨无力　本品苦泄甘补，入肝、肾经，既能逐瘀通经，又能补肝肾、强筋骨，性善下行，长于治疗下半身腰膝关节疼痛，为治疗肝肾不足证的常用药，常用于肾虚腰痛和久痹腰膝酸痛无力。若肝肾不足，阴虚内热之痿证，症见腰膝酸软、筋骨痿弱、眩晕、耳鸣、舌红少苔、脉细弱，常与黄柏、知母、龟甲等同用，如虎潜丸（现名壮骨丸）；若肝肾不足，腰膝酸软无力，常与杜仲、续断等同用，如续断丸；痹证日久，气血不足，症见腰膝疼痛、肢节屈伸不利、苔白、脉细弱，常与独活、桑寄生、杜仲等同用，如独活寄生汤；若湿热下注之痿痹，症见两脚麻木肿痛、痿软无力，常与苍术、黄柏同用，如三妙丸。

3. 用于淋证、水肿　本品既能利尿通淋，又能活血化瘀，为治疗下焦水饮内停病证之常用药，"血不利则为水"，故尤宜于水瘀互结之水肿。治热淋、血淋、石淋，常与冬葵子、瞿麦、萹蓄等同用，如牛膝汤；若肾阳虚水肿，症见腰重脚肿、小便不利，常与附子、车前子、茯苓等同用，如加味肾气丸。

4. 用于头痛、眩晕、牙痛、口疮、吐血、衄血　本品苦泄，性善下行，能引上炎之火（血）下行，"能引诸药下行"，多用于肝阳上亢和火热上炎之证。治阴虚阳亢之头痛、眩晕，症见头目眩晕、目胀耳鸣、头痛、脉弦长有力，常与代赭石、生龙骨、白芍等同用，如镇肝熄风汤；若胃热阴虚，症见头痛、牙痛、齿衄、舌红苔黄而干，常与石膏、知母、麦冬等同用，如玉女煎；若火热上炎，迫血妄行之吐血、衄血，常与郁金、栀子等同用。临床用药欲其下行者，可用本品作为引经药。

【用法用量】煎服，5～12g。

【饮片应用】生牛膝长于活血通经、利水通淋、引火（血）下行；酒炙牛膝能增强活血化瘀之力；亦有用盐水炙以增强补益肝肾之功者。

【使用注意】孕妇慎用。

【现代研究】

1. 化学成分 主要含牛膝皂苷等三萜皂苷类化合物,还含有蜕皮甾酮、牛膝甾酮、多糖、生物碱、香豆素等成分。

2. 药理作用 牛膝所含总皂苷、齐墩果酸、多糖等能扩张血管、降低血液黏度、强心、降低血压、降低胆固醇、抗凝血、降血脂等。此外,还有利尿、调节免疫功能、镇痛、抗炎、抗肿瘤、抗衰老、降血糖、保护肝脏、改善肝功能、促进子宫收缩、抗生育、抗着床、抗早孕等作用。

【附药】川牛膝

本品为苋科植物川牛膝的干燥根。主产于四川、贵州、云南等地。秋、冬二季采挖,去芦头、须根,晒或烘至半干,堆放回润,再烘干或晒干,切薄片。药性甘、微苦,平;归肝、肾经。具有逐瘀通经,通利关节,利尿通淋之功。用于经闭,癥瘕,胞衣不下,跌仆损伤,风湿痹痛,足痿筋挛,尿血,血淋。煎服5～10g。孕妇慎用。

🌐 **知识链接**

川牛膝与怀牛膝的异同

二药来源于不同植物,均能活血通经,引火(血)下行,补肝肾,强筋骨,利尿通淋,治疗血阻滞之经闭、痛经,腰膝酸痛、筋骨无力,尿血、血淋等。但川牛膝长于活血通经,通利关节;怀牛膝长于补肝肾,强筋骨。

鸡血藤《本草纲目拾遗》
Jixueteng

本品为豆科植物密花豆 *Spatholobus suberectus* Dunn 的干燥藤茎。主产于广西、云南等地。秋、冬二季采收,去枝叶,晒干,切片。生用。

【处方用名】鸡血藤

【药性】苦、甘,温。归肝、肾经。

【功效】活血补血,调经止痛,舒筋活络。

【临床应用】

1. 用于月经不调、经闭、痛经 本品苦泄甘缓,入血分,既能活血,又能补血,苦而不燥,温而不烈,性较和缓,用于血瘀、血虚之证,为妇科调经之要药。妇人血瘀、血虚之月经病均可应用。治疗血阻滞之月经不调、经闭、痛经,常与当归、川芎、红花等同用;若血虚月经不调、经闭、痛经,常与当归、熟地黄、白芍等同用,或熬膏服,如鸡血藤膏。

2. 用于风湿痹痛、麻木瘫痪、血虚萎黄 本品既能养血活血,又能舒筋活络,为治疗经脉不畅、络脉不和病证的常用药。治风湿痹痛,肢体麻木,常与独活、川芎、牛膝等同用;若中风手足麻木,肢体瘫痪,常与黄芪、当归、地龙等同用;若血虚不能养筋之肢体麻木,血虚萎黄,常与黄芪、当归等同用。

【用法用量】煎服,9～15g。或熬膏服。

【现代研究】

1. 化学成分 主要含异黄酮类化合物、黄酮类化合物、儿茶素类化合物、鸡血藤醇等甾体类化合物、三萜类化合物等成分。

2. 药理作用 鸡血藤能增加动脉血流量、降低血管阻力、抗动脉粥样硬化、抑制血小板聚集、降血脂等。此外，还有抗炎、抗病毒、调节免疫功能、抗肿瘤、镇静、抗早孕、促进骨髓造血功能、促进肝细胞再生等作用。

王不留行 《神农本草经》
Wangbuliuxing

本品为石竹科植物麦蓝菜 *Vaccaria segetalis* (Neck.) Garcke 的干燥成熟种子。主产于河北、山东等地。夏季果实成熟、果皮尚未开裂时采割植株，打下种子，晒干。生用或炒用。

【处方用名】王不留行　炒王不留行

【药性】苦，平。归肝、胃经。

【功效】活血通经，下乳消肿，利尿通淋。

【临床应用】

1. 用于经闭、痛经　本品苦泄，能活血通经，走而不守，可用于瘀血阻滞之经产病证。治瘀血阻滞之经闭、痛经，常与当归、川芎、红花等同用；若妇人难产，或胎死腹中，常与酸浆草、五灵脂、刘寄奴等同用，如胜金散。

2. 用于乳汁不下、乳痈肿痛　本品能活血通经，下乳消肿，为治疗产后乳汁不下之常用药。治气血不畅，乳汁不通，常与穿山甲相须为用，如涌泉散；若产后气血不足，乳汁稀少，常与黄芪、当归等同用，如滋乳汤；若乳痈初起，常与蒲公英、夏枯草、瓜蒌等同用。

3. 用于淋证涩痛　本品既能活血化瘀，又能利尿通淋，尤宜于水瘀互结之水肿。治淋证，常与石韦、瞿麦、滑石等同用。

【用法用量】5～10g。

【饮片应用】生王不留行长于消肿；炒王不留行药性偏温，活血通经之功较强。

【使用注意】孕妇慎用。

【现代研究】

1. 化学成分　主要含王不留行皂苷、黄酮苷、脂肪酸、单糖、蛋白质等成分。

2. 药理作用　王不留行能收缩血管平滑肌等。此外，还有抗早孕、抗炎、镇痛、抗肿瘤、促进乳汁分泌、促进子宫收缩等作用。

泽兰 《神农本草经》
Zelan

本品为唇形科植物毛叶地瓜儿苗 *Lycopus lucidus* Turcz. var. *hirtus* Regel 的干燥地上部分。全国大部分地区均产。夏、秋二季茎叶茂盛时采割，晒干，切段。生用。

【处方用名】泽兰

【药性】苦、辛，微温。归肝、脾经。

【功效】活血调经，祛瘀消痈，利水消肿。

【临床应用】

1. 用于月经不调、经闭痛经、产后瘀血腹痛　本品辛散苦泄温通，性较平和，入血分，功善活血调经，为妇科经产瘀血病证之常用药，常与益母草相须为用。治瘀血阻滞之月经不调、经闭、痛经，产后瘀血腹痛，常与当归、川芎、香附等同用，如泽兰汤；若跌打损伤，瘀肿疼痛，可单用本品捣敷，亦常与当归、红花、桃仁等同用。

2. 用于疮痈肿毒　本品既能活血化瘀，又能消痈散结。治疮痈肿毒，可单用本品捣碎外敷，亦常与金银花、黄连、赤芍等同用，如夺命丹。

3. **用于水肿、腹水**　本品既能活血化瘀,又能利水消肿,尤宜于水瘀互结之水肿。治产后水肿,常与防己同用,等分为末,醋汤调服;若大腹水肿,常与益母草、茯苓、防己等同用。

【用法用量】煎服,6～12g。外用适量。

【使用注意】孕妇慎用。

【现代研究】

1. **化学成分**　主要含挥发油、葡萄糖苷、泽兰糖、半乳糖、果糖、黄酮苷、鞣质等成分。

2. **药理作用**　泽兰能降低血液黏度、抑制血小板聚集、抗血栓形成、抗凝血、增强纤溶活性、强心、改善微循环、调节血脂等。此外,还有利胆、保肝等作用。

干漆《神农本草经》
Ganqi

本品为漆树科植物漆树 *Toxicodendron vernicifluum*(Stokes)F. A. Barkl. 的树脂经加工后的干燥品。主产于湖北、四川、云南等地。一般收集盛漆器具底留下的漆渣,干燥。用时捣碎,炒至焦枯黑烟尽,存性用。

【处方用名】干漆

【药性】辛,温;有毒。归肝、脾经。

【功效】破瘀通经,消积杀虫。

【临床应用】

1. **用于瘀血经闭、癥瘕积聚**　本品辛行温通、破瘀通经作用较强,多用于瘀血阻滞重症。因其有毒,常与养血药物同用,破瘀不伤正。治经闭、癥瘕,配牛膝,以生地黄汁为丸服,如万病丸。若瘀血内停之干血痨,症见形体虚羸、肌肤甲错、闭经、舌质紫黯或有瘀斑、脉迟涩,常与大黄、桃仁、水蛭等同用,如大黄䗪虫丸;癥瘕积聚,可单用本品研末,醋煮面糊和丸,热酒送服。

2. **用于虫积腹痛**　本品能消积杀虫,可单用本品,亦常与苦楝皮、槟榔等同用。

【用法用量】煎服,2～5g。外用适量,烧烟熏。

【使用注意】孕妇及对漆过敏者禁用。

【饮片应用】生干漆毒性较强;煅干漆毒性和刺激性有所减低。

【现代研究】

1. **化学成分**　本品是生漆中的漆酚在虫漆酶的作用下在空气中氧化生成的黑色树脂物质。

2. **药理作用**　干漆有拮抗组胺、乙酰胆碱的作用,能兴奋呼吸中枢。

月季花《本草纲目》
Yuejihua

本品为蔷薇科植物月季 *Rosa chinensis* Jacq. 的干燥花。又名月月红。全国大部分地区均产。全年均可采收,花微开时采摘,阴干或低温干燥。生用。

【处方用名】月季花

【药性】甘,温。归肝经。

【功效】活血调经,疏肝解郁。

【临床应用】**用于气滞血瘀之月经不调、闭经、痛经、胸胁胀痛**　本品气味芳香温通,入肝经,通达气血,既能活血调经,又能疏肝解郁,治气滞血瘀之月经不调、闭经、痛经、胸胁胀痛,可单用本品开水泡服,亦常与玫瑰花、香附等同用。

此外,本品活血化瘀,亦可用于跌打伤痛、疮疡肿毒等,可单用本品研末,酒冲服,亦可配伍其他药物。

【用法用量】煎服,3~6g。外用适量。

【使用注意】孕妇慎用。

【现代研究】

1. 化学成分 主要含挥发油、萜醇类化合物、没食子酸、苦味酸、槲皮苷、鞣质等成分。

2. 药理作用 月季花有抗真菌、抑制血小板聚集、调节免疫功能、利尿、抗肿瘤、抗病毒、抗氧化等作用。

第三节 活血疗伤药

本类药物味辛、苦、咸,主入肝、肾经。辛行苦泄,故以活血化瘀、消肿止痛、续筋接骨为主要功效,主要用于跌打损伤、瘀肿疼痛、骨折筋伤等伤科疾患。亦可用于其他瘀血所致胸腹胁部刺痛、癥瘕积聚、月经不调、经闭、痛经、产后瘀阻腹痛、疮疡肿毒等。部分药物兼有止痛、止血、生肌敛疮、收湿、补肾强骨、消斑、消食、化痰等作用,还可用治瘀肿疼痛、外伤出血、吐血、衄血、疮疡不敛、湿疹、湿疮、痔疮、肾虚腰痛、筋骨痿软、斑秃、白癜风、食积腹痛、咳嗽等兼瘀血证者。

土鳖虫《神农本草经》
Tubiechong

本品为鳖蠊科昆虫地鳖 *Eupolyphaga sinensis* Walker. 或冀地鳖 *Steleophaga plancyi*(Boleny)的雌虫干燥体。又名䗪虫、土元、地鳖虫。主产于湖北、湖南、江苏、河南等地。捕捉后,置沸水中烫死,晒干或烘干。生用或炒用。

【处方用名】土鳖虫 炒土鳖虫

【药性】咸,寒;有小毒。归肝经。

【功效】破血逐瘀,续筋接骨。

【临床应用】

1. 用于跌打损伤、筋伤骨折 本品味咸性寒,主入肝经,性善走窜,活血化瘀力较强,能破血逐瘀、续筋接骨,为伤科常用药,多用于骨折筋伤、瘀肿疼痛,可外用亦可内服。可单用本品研末调敷,或研末黄酒冲服,亦常与骨碎补、乳香、自然铜等同用,如接骨紫金丹;若骨折筋伤后期,筋骨软弱无力,常与续断、杜仲等同用,如壮筋续骨丸。

2. 用于血瘀经闭、产后瘀阻腹痛、癥瘕痞块 本品入血分,能破血逐瘀,多用于瘀血阻滞重症,为治疗血瘀经产病及癥瘕痞块之常用药。治血瘀经闭,产后瘀阻腹痛,常与大黄、桃仁等同用,如下瘀血汤;若瘀血内停之干血痨,症见形体虚羸、肌肤甲错、闭经、舌质紫黯或有瘀斑、脉迟涩,常与水蛭、虻虫、干漆、大黄、桃仁等同用,如大黄䗪虫丸;若脘腹癥瘕积聚,按之不移,痛有定处,或女子经闭,常与鳖甲、大黄、桃仁等同用,如鳖甲煎丸。而热毒血瘀致舌强硬肿胀,亦可用本品与食盐煎水含漱,如煎含䗪虫汤。

【用法用量】煎服,3~10g;研末,1~1.5g。外用适量。

【使用注意】本品活血化瘀力较强,具有小毒,故孕妇禁用。

【现代研究】

1. 化学成分　主要含多种活性蛋白酶、氨基酸类、不饱和脂肪酸、微量元素、生物碱、挥发油等成分。

2. 药理作用　土鳖虫提取物能促进骨损伤愈合、降低心肌耗氧量、抑制血小板聚集、调节血脂、抗血栓形成、抗动脉粥样硬化、降低总胆固醇、抗凝血等。此外，还有保肝、抗肿瘤、抗缺氧、抗突变、调节免疫功能等作用。

自然铜《雷公炮炙论》
Zirantong

本品为硫化物类矿物黄铁矿族黄铁矿，主含二硫化铁（FeS_2）。主产于四川、广东、湖南、云南等地。采挖后，除去杂石，用时砸碎或研末。生用或煅至黯红、醋淬至表面呈黑褐色，光泽消失并酥松用。

【处方用名】自然铜　煅自然铜

【药性】辛，平。归肝经。

【功效】散瘀止痛，续筋接骨。

【临床应用】**用于跌打损伤、筋骨折伤、瘀肿疼痛**　本品辛散，归肝经，入血分，能活血化瘀止痛、续筋接骨疗伤，长于促进骨折愈合，为伤科续筋接骨之要药，内服外用均可。治跌打损伤，瘀肿疼痛，常与乳香、没药、当归、羌活同用，为末，酒送服，如自然铜散；亦常与苏木、乳香、血竭等同用，如八厘散；外用常与土鳖虫、骨碎补同用，研末白蜜调敷。

【用法用量】煎服，3～9g，宜先煎；多入丸散服，醋淬研末服每次0.3g。外用适量。

【使用注意】孕妇慎用。不宜久服。

【现代研究】

1. 化学成分　主要含二硫化铁，其中硫占53.4%、铁占46.6%，还含有铝、镁、钙、锌、砷、镍、铜等20余种微量元素。

2. 药理作用　自然铜能促进骨折愈合、促进碎骨溶解、促进网状细胞和血红蛋白的增生等。此外，还有抑制多种病原性真菌等作用。

苏木《新修本草》
Sumu

本品为豆科植物苏木 *Caesalpinia sappan* L. 的干燥心材。主产于广东、广西、台湾、云南等地。多于秋季采伐，除去白色边材，干燥，锯成长约3cm的段，再劈成片或碾成粗粉。生用。

【处方用名】苏木

【药性】甘、咸，平。归心、肝、脾经。

【功效】活血祛瘀，消肿止痛。

【临床应用】

1. 用于跌打损伤、骨折筋伤、瘀滞肿痛　本品味咸入血分，既能活血祛瘀，又能消肿止痛，为伤科要药，善治"扑损瘀血"，内服外用均可。常与乳香、没药、血竭、自然铜等同用，如八厘散。

2. 用于经闭痛经、产后瘀阻、胸腹刺痛、痈疽肿痛　本品能活血化瘀止痛，可用于瘀血阻滞诸痛证。治瘀血阻滞经闭痛经，常与川芎、当归、红花等同用，如通经丸；产后瘀阻腹痛，《新修本草》以苏木五两水煎或酒煮服；若胸腹刺痛，常与丹参、川芎、延胡索等同用；若痈疽肿痛，常与金银花、连翘、白芷等同用。

【用法用量】煎服，3～9g。亦有外用者。

【使用注意】孕妇慎用。

【现代研究】

1. 化学成分　主要含巴西苏木素、原苏木素、苏木查尔酮、苏木酚等，还有挥发油、鞣质、有机酸等成分。

2. 药理作用　苏木能抑制血小板聚集、增强心肌收缩力等。此外，还有镇痛、抗炎、镇静、催眠、抗肿瘤、抗惊厥、降血糖、对抗士的宁和可卡因的中枢兴奋作用，以及抑制白喉杆菌、金黄色葡萄球菌、伤寒杆菌等作用。

骨碎补《药性论》
Gusuibu

本品为水龙骨科植物槲蕨 *Drynaria fortunei*（Kunze）J. Sm. 的干燥根茎。主产于浙江、陕西、湖南、福建等地。全年均可采挖，干燥，或再燎去茸毛（鳞片），切厚片。生用或砂烫用。

【处方用名】骨碎补　烫骨碎补

【药性】苦，温。归肝、肾经。

【功效】疗伤止痛，补肾强骨。外用：消风祛斑。

【临床应用】

1. 用于跌仆闪挫、筋骨折伤　本品入肝、肾经，既能活血疗伤止痛，又能补肾强筋骨，为伤科之要药，内服外用均可。治跌仆损伤，可单用本品浸酒服，亦可水煎服；或与没药、自然铜、龟甲等同用，如骨碎补散。

2. 用于肾虚腰痛、筋骨痿软、耳鸣耳聋、牙齿松动　本品性温助阳，入肾经，能温补肾阳，强筋健骨，可用于治疗肾阳虚损之证。治肾虚腰痛脚弱，常与补骨脂、牛膝等同用，如神效方；若肾虚耳鸣、耳聋、牙齿松动，常与熟地黄、山茱萸、杜仲等同用；若肾虚久泻，既可单用本品研末，入猪肾中煨熟食之，亦可与补骨脂、益智、吴茱萸、肉豆蔻、山药、菟丝子等同用。

3. 用于斑秃、白癜风　本品外用能消风祛斑，可用于治疗斑秃、白癜风，可单用本品浸酒，取浸液外涂；亦可与斑蝥同用，浸酒外涂。

【用法用量】煎服，3～9g，烫骨碎补更趋温补，补肾强骨宜用。外用适量，研末捣敷或浸酒擦患处。

【使用注意】内服宜砂烫，使其有效成分易于煎出。阴虚内热、血虚风燥者、孕妇慎用。

【现代研究】

1. 化学成分　主要含骨碎补双氢黄酮苷、柚皮苷，还含有骨碎补酸、甾醇、少量淀粉、葡萄糖等成分。

2. 药理作用　骨碎补能促进骨折愈合、推迟骨细胞的退行性病变、促进骨对钙的吸收、提高血钙和磷水平，骨碎补水煎醇沉液能抗动脉粥样硬化斑块形成、降低胆固醇，骨碎补多糖和骨碎补双氢黄酮苷能够降血脂、强心等。此外，骨碎补双氢黄酮苷有镇静、镇痛等作用。

马钱子《本草纲目》
Maqianzi

本品为马钱科植物马钱 *Strychnos nux-vomica* L. 的干燥成熟种子。原名番木鳖。主产于印度、越南、泰国，以及我国云南、广东、海南岛等地。冬季采收成熟果实，取出种子，晒干，研末用。用砂烫至鼓起并显棕褐色或深棕色后用。经上述饮片应用后粉碎成细粉，测定士的宁含量，加入适量淀粉，使含量合乎规定，混匀，称马钱子粉。

【处方用名】生马钱子　制马钱子　马钱子粉

【药性】苦，温；有大毒。归肝、脾经。

【功效】通络止痛，散结消肿。

【临床应用】

1. 用于跌打损伤、骨折肿痛　本品苦泄散结，功善止痛，能通络止痛，散结消肿，为伤科疗伤止痛之良药，内服外用均可。治跌打损伤，骨折肿痛，常与麻黄、乳香、没药等同用，如九分散；亦可与乳香、红花、血竭等同用，如八厘散。

2. 用于风湿顽痹、麻木瘫痪　本品善"开通经络，透达关节"，且止痛力强，为治疗风湿顽痹、拘挛疼痛、麻木瘫痪之常用药。可单用本品，亦可与麻黄、乳香、全蝎、地龙等同用；若手足麻木，半身不遂，可与当归、乳香、人参、穿山甲等同用。

3. 用于痈疽疮毒、咽喉肿痛　本品苦泄，能散结消肿，有大毒，能以毒攻毒，可用于痈疽、恶疮、丹毒、咽喉肿痛等。治痈疽疮毒，可单用本品研末外敷，亦常与穿山甲、乳香等同用，如马钱散；若喉痹肿痛，可单品研末吹喉，或配山豆根、青木香等分研末吹喉，如番木鳖散。

【用法用量】0.3～0.6g，炮制后入丸散用。外用适量，研末调敷。

【饮片应用】生马钱子，毒性剧烈，只外用；制马钱子、马钱子粉，毒性降低，可内服。

【使用注意】本品孕妇禁用；不宜多服久服及生用；运动员慎用；有毒成分能经皮肤吸收，外用不宜大面积涂敷。

【现代研究】

1. 化学成分　主要含士的宁、马钱子碱、番木鳖次碱等生物碱，还有脂肪油、蛋白质、绿原酸等成分。

2. 药理作用　马钱子所含士的宁首先兴奋脊髓反射，其次兴奋延髓的呼吸中枢和血管运动中枢，提高大脑皮质的感觉中枢；马钱子碱有明显镇痛、抗血栓、改善微循环、增加血流量作用。此外，马钱子碱有祛痰、止咳、抗肿瘤、抗炎、抑菌、促进消化、增强食欲等作用。

血竭《雷公炮炙论》
Xuejie

本品为棕榈科植物麒麟竭 *Daemonorops draco* Bl. 果实渗出的树脂经加工制成。主产于我国广东、台湾，以及印度尼西亚、马来西亚等地。采集成熟果实捣烂，置布袋内榨取树脂，然后煎熬成糖浆状，冷却凝固成块；或将成熟果实充分晒干，加入贝壳同入笼中强力振摇，使松脆的树脂脱落，筛去果鳞杂质，用布包起入热水使软化成块，再取出冷却。打成碎粒或研成细末用。

【处方用名】血竭

【药性】甘、咸，平。归心、肝经。

【功效】活血定痛，化瘀止血，生肌敛疮。

【临床应用】

1. 用于跌打损伤、心腹瘀痛　本品味咸，入血分，归心、肝经，能活血定痛，可用于伤科及血瘀疼痛诸证，为伤科之要药，内服外用均可。治跌打损伤，疼痛难忍，常与当归、赤芍、没药等同用，如麒麟血散；若瘀血阻滞心腹刺痛，或产后瘀血阻滞腹痛，经闭，痛经，常与当归、莪术、三棱等同用。

2. 用于外伤出血　本品既能活血定痛，又能化瘀止血，止血不留瘀，用于瘀血阻滞、血不归经的出血,尤宜于外伤出血。可单用本品研末外敷,亦常与儿茶、乳香、没药等同用,如七厘散。

3. 用于疮疡不敛　本品活血化瘀止痛,敛疮生肌,用于疮疡久溃不敛。可用本品与铅丹研末外涂,如血竭散。

【用法用量】研末,1~2g,或入丸剂。外用研末撒或入膏药用。

【使用注意】孕妇禁服;月经期慎用。

【现代研究】

1. 化学成分　主要含血竭素、血竭红素、去甲基血竭素、去甲基血竭红素,还有黄烷醇、查耳酮、树脂酸等成分。

2. 药理作用　血竭水煎醇沉液能镇痛、抑制血小板聚集、抗血栓形成、降血脂、降低血细胞比容等。此外,有降血糖、抗炎、调节免疫功能、抑制金黄色葡萄球菌、白色葡萄球菌及多种致病真菌的作用。

刘寄奴《新修本草》
Liujinu

本品为菊科植物奇蒿 *Artemisia anomala* S. Moore 的干燥地上部分。主产于江苏、江西、浙江、湖南。7~9月开花时割取地上部分,晒干,切段。生用。

【处方用名】刘寄奴　南刘寄奴

【药性】苦,温。归心、肝、脾经。

【功效】散瘀止痛,止血疗伤,活血通经,消食化积。

【临床应用】

1. 用于跌打损伤、瘀肿疼痛、创伤出血　本品能活血疗伤,通经止痛,止血,可用于伤科病证,"疗金疮、止血为要药"。治跌打损伤,瘀肿疼痛,可单用本品研末酒调服,亦常与骨碎补、延胡索等同用,如流伤饮;若创伤出血,可单用鲜品捣烂外敷,亦常与茜草、五倍子等同用,如止血黑绒絮。

2. 用于血瘀经闭、产后瘀阻腹痛　本品辛行苦泄温通,归心、肝经,入血分,辛温通行,其性善走,能破血通经,散瘀止痛,可用于瘀血阻滞经产病证。治血瘀经闭,产后瘀阻腹痛,常与桃仁、红花、当归、川芎、益母草等同用。若产后恶露不尽,脐腹疼痛,壮热憎寒,咽干烦渴,常与知母、当归、桃仁等同用,如刘寄奴汤。

3. 用于食积腹痛　本品味辛香而苦,兼入脾经,既能醒脾开胃,又能消食化积,用于食积不化,脘腹胀痛,可单用本品煎服,亦常与山楂、麦芽、鸡内金、白术、枳壳等同用。

【用法用量】煎服,6~10g。外用适量,研末撒或调敷,亦可鲜品捣烂外敷。

【使用注意】孕妇忌用。

【现代研究】

1. 化学成分　主要含香豆精、异泽兰黄素、脱肠草素、西米杜鹃醇、奇蒿黄酮、奇蒿内酯醇,还有挥发油等成分。

2. 药理作用　刘寄奴水煎液能促进血液循环、抗缺氧、增加冠脉流量、促进血凝等。此外,有缓解平滑肌痉挛、保肝、利胆、抑制宋内志贺菌、福氏志贺菌等作用。

儿茶《饮膳正要》
Ercha

本品为豆科植物儿茶 *Acacia catechu*(L. f.) Willd. 的去皮枝、干的干燥煎膏。主产于云南、广西等地。冬季采收枝、干,除去外皮,砍成大块,加水煎煮,浓缩,干燥,用时打碎。生用。

【处方用名】儿茶

【药性】苦、涩,微寒。归肺、心经。

【功效】活血止痛,止血生肌,收湿敛疮,清肺化痰。

【临床应用】

1. 用于跌仆伤痛 本品苦泄,入血分,能活血化瘀止痛,治跌打损伤、瘀肿疼痛,可单用本品,亦常与血竭、自然铜、乳香、没药等同用。

2. 用于外伤出血、吐血衄血 本品味苦涩,既能活血化瘀,又能收敛止血,可用于多种内外伤出血病证,因其性微寒,故尤宜于血热夹瘀之出血证。治外伤出血,常与血竭、白及、龙骨等同用,如止血散;若内伤出血之吐衄、便血、崩漏等,既可单用本品煎服,亦常与大黄、虎杖等同用。

3. 用于疮疡不敛、湿疹、湿疮 本品味涩,性微寒,既能收敛生肌,又能收湿敛疮,外用可用于多种外科病证。治疮疡溃烂流水,久不收口,常与乳香、没药、冰片等同用,研末外敷,如腐尽生肌散;若湿疹、湿疮,常与龙骨、轻粉、炉甘石等同用。

4. 用于肺热咳嗽 本品味苦,性微寒,入肺经,内服能清肺化痰,治肺热咳嗽,可与桑叶、苏子、硼砂等同用,如安肺宁嗽丸,亦可与黄芩、瓜蒌等同用。

【用法用量】1～3g,包煎;多入丸散服。外用适量,研末调敷。

【使用注意】孕妇慎用。

【现代研究】

1. 化学成分 主要含儿茶鞣酸、赭朴鞣酸、瑟色素、半乳糖、鼠李糖等成分。

2. 药理作用 儿茶能降血压、抑制纤维蛋白的溶解等。此外,有抑制皮肤真菌、金黄色葡萄球菌、杆菌等作用。

第四节 破血消癥药

本类药物味辛、苦、咸,性温,多有毒性,主入肝经血分。辛行苦泄咸软,温通,药性峻猛,走而不守,故以破血消癥为主要功效,活血作用较强,易耗血、动血、伤阴、耗气,主要用于瘀血阻滞所致的癥瘕积聚证,瘀血阻滞时间较长、程度较重。亦可用于瘀血阻滞所致的经闭、胸腹胁部刺痛、跌打损伤、疮痈肿毒等。部分药物兼有止痛、通经、行气破气、化痰软坚、消积、通乳、攻毒蚀疮等作用,还可用治瘀肿疼痛、中风偏瘫、风湿痹痛、气结痰凝、乳汁不通、顽癣、赘疣、食积等兼瘀血证者。

莪术 《药性论》
Ezhu

本品为姜科植物蓬莪术 *Curcuma phaeocaulis* Val.、广西莪术 *Curcuma kwangsiensis* S. G. Lee et C. F. Liang 或温郁金 *Curcuma wenyujin* Y. H. Chen et C. Ling 的干燥根茎。后者习称"温莪术"。主产于广西、四川、浙江、广东等地。冬季茎叶枯萎后采挖,蒸或煮至透心,晒干或低温干燥后除去须根和杂质,切厚片。生用或醋炙。

【处方用名】莪术 醋莪术

【药性】辛、苦,温。归肝、脾经。

【功效】行气破血，消积止痛。

【临床应用】

1. 用于癥瘕痞块、瘀血经闭、胸痹心痛　本品辛行苦泄温通，既能入血分，又能入气分，既能破血逐瘀，又能行气止痛，活血化瘀力较强，为破血消癥之要药。善于治疗血瘀气结之癥瘕积聚证，因其性温，多用于寒凝血瘀气滞诸痛重症，常与三棱相须为用。治经闭腹痛，腹中痞块，常与三棱、当归、香附等同用，如莪术散；若胁下痞块，常与三棱、柴胡、鳖甲等同用；若胸痹心痛，常与丹参、川芎等同用；若体虚，瘀血久留不去，常与黄芪、党参等同用；若跌打损伤，瘀血疼痛，常与当归、骨碎补、苏木等同用，如十三味总方。

2. 用于食积气滞、脘腹胀痛　本品辛散苦泄，既能行气止痛，又能消食化积，可治食积气滞，脘腹胀痛，常与青皮、槟榔等同用，如莪术丸；若脾虚食积，脘腹胀痛，常与党参、白术、黄芪等同用。

【用法用量】煎服，6～9g。外用适量。

【饮片应用】生莪术破血行气，消积；醋炙莪术长于止痛。

【使用注意】孕妇、月经过多禁用。

【现代研究】

1. 化学成分　主要含挥发油，还有莪术醇、莪术酮、姜黄酮、姜黄素等成分。

2. 药理作用　莪术水提取液能抑制血小板聚集、改善微循环、促进动脉血流，莪术水提醇沉液抑制血栓形成等。此外，有抗肿瘤、调节免疫功能、抑菌、抗炎、镇痛、抗病毒、抗溃疡、保肝、抗早孕、延缓衰老、升高白细胞等作用。

三棱《本草拾遗》
Sanleng

本品为黑三棱科植物黑三棱 *Sparganium stoloniferum* Buch.-Ham. 的干燥块茎。主产于江苏等地。冬季至次年春采挖，削去外皮，晒干。生用或醋炙后用。

【处方用名】三棱　醋三棱

【药性】辛、苦，平。归肝、脾经。

【功效】破血行气，消积止痛。

【临床应用】

1. 用于癥瘕痞块、瘀血经闭、痛经、胸痹心痛　本品苦辛平，既能入气分，又能入血分，破血之力较强，为破血消癥之要药，多用于血瘀气结之重症。常与莪术相须为用，如三棱丸；治癥瘕痞块，常与大黄、桃仁等同用；若瘀血阻滞之经闭、痛经，常与红花、当归等同用。若胸痹心痛，可配川芎、延胡索等。

2. 用于食积气滞、脘腹胀痛　本品辛行苦泄，既能消积，又能行气，多用于食积气滞，脘腹胀痛，常与青皮、麦芽等同用，如三棱煎。

【用法用量】煎服，5～10g。

【饮片应用】生三棱破血行气之力较强；醋炙三棱长于止痛。

【使用注意】孕妇禁用；不宜与芒硝、玄明粉同用。

【现代研究】

1. 化学成分　主要含对苯二酚、苯乙醇、棕榈酸等挥发油，还有甾体皂苷、山柰酚、有机酸等成分。

2. 药理作用　三棱所含总黄酮能抑制血小板聚集、抗血栓形成，水煎剂能降低血液黏度、延长凝血酶时间等。此外，有镇痛、抑制肺癌和胃癌、促进子宫收缩等作用。

三棱与莪术的异同

二药均能破血行气、消积止痛，治血瘀气滞之癥瘕痞块、经闭、胸痹心痛，食积气滞、脘腹疼痛等证，常相须为用。但莪术苦辛温香，行气之力较强，能破血中之气，偏于破气消积。而三棱苦平不香，破血之力较强，能破气中之血，偏于破血通经。

水蛭《神农本草经》
Shuizhi

本品为水蛭科动物蚂蟥 *Whitmania pigra* Whitman、水蛭 *Hirudo nipponica* Whitman 或柳叶蚂蟥 *Whitmania acranulata* Whitman 的干燥全体。又名蚂蟥。全国大部分地区均产。夏、秋二季捕捉，用沸水烫死，晒干或低温干燥，切段。生用或用滑石粉烫至微鼓起后用。

【处方用名】水蛭　炒水蛭

【药性】咸、苦，平；有小毒。归肝经。

【功效】破血通经，逐瘀消癥。

【临床应用】

1．用于血瘀经闭、癥瘕痞块、跌仆损伤、心腹疼痛　本品味咸苦，入血分，力峻效宏，破血逐瘀之力较强，多用于癥瘕积聚和瘀血阻滞之重症，常与虻虫相须为用。治瘀血阻滞经闭，癥瘕痞块，常与桃仁、虻虫、大黄等同用，如抵当汤；若兼体虚者，可与人参、当归等同用，如化癥回生丹；若跌打损伤，常与苏木、自然铜等同用，如接骨火龙丹；若瘀血内阻，心腹疼痛，大便不通，常与大黄、牵牛子等同用，如夺命散。

2．用于中风偏瘫　本品既能破血逐瘀，又能通经活络，用于中风偏瘫，可与地龙、当归、红花等同用。

【用法用量】煎服，1～3g；研末冲服，每次 0.3～0.5g。

【饮片应用】生水蛭长于破血逐瘀；用滑石粉烫后毒性降低。

【使用注意】孕妇禁用。

【现代研究】

1．化学成分　主要含蛋白质、水蛭素、肝素、抗血栓素、组胺样物质，还有多种氨基酸、微量元素等成分。

2．药理作用　水蛭煎剂能改善血液流变学、改善微循环、抗凝血、降血脂、降低血压、抑制动脉粥样硬化斑块形成、对肾缺血有保护作用，水蛭素能抗肿瘤、抑制血小板聚集、溶解血栓等。此外，有调节免疫功能、终止妊娠、抗炎、减少蛋白尿、促进血肿吸收等作用。

穿山甲《名医别论》
Chuanshanjia

本品为鲮鲤科动物穿山甲 *Manis pentadactyla* Linnaeus 的鳞甲。主产于广西、贵州、广东、云南、福建等地。收集鳞甲，洗净，晒干，用时捣碎。生用或砂烫至鼓起或砂烫至鼓起再醋淬。

【处方用名】穿山甲　炮山甲　醋山甲

【药性】咸，微寒。归肝、胃经。

【功效】活血消癥，通经下乳，消肿排脓，搜风通络。

【临床应用】

1. 用于经闭、癥瘕　本品性善走窜，能活血消癥，善于治疗瘀血阻滞之经闭、癥瘕。治瘀血阻滞之经闭，常与当归、红花、桃仁等同用，如化瘀汤；若瘀血日久痼结，癥瘕集聚于内，常与干漆、鳖甲、大黄等同用，如穿山甲散。

2. 用于乳汁不通　本品性善走窜，功善通经下乳，为治疗产后乳汁不下之要药，常与王不留行相须为用，"穿山甲，王不留，妇人服了乳长流"。可单用本品，研末酒送服，如涌泉散；或与王不留行、漏芦、通草等同用；若气血不足之乳汁稀少，常与黄芪、党参、当归同用；若肝气郁滞所致乳汁不下、乳房胀痛，常与当归、柴胡、川芎等同用，如下乳涌泉散。

3. 用于痈肿疮毒、瘰疬　本品既能活血化瘀，又能消肿排脓，用于痈肿疮毒，可使未成脓者消散，已成脓者速溃，为治疗疮疡肿痛之常用药。治痈肿疮毒初起，症见红肿热痛、苔薄白或黄、脉数有力，常与金银花、天花粉、乳香、没药、当归等同用，如仙方活命饮；若痈脓成而未溃，常与黄芪、当归、皂角刺等同用，如透脓散；若瘰疬，常与夏枯草、浙贝母、玄参等同用。

4. 用于风湿痹痛、中风瘫痪、麻木拘挛　本品性善走窜，外透经络，既能活血化瘀，又能搜风通络，可用于经络不通之证。治风湿痹痛，关节不利，麻木拘挛，常与川芎、羌活、蕲蛇、蜈蚣等同用；若中风瘫痪，手足不举，可与川乌、红海蛤研末调敷，如趁风膏；亦可与黄芪、红花等同用。

【用法用量】一般炮制后用，煎服，5～10g。研末冲服，每次1～1.5g。

【饮片应用】炮山甲质地松脆、有效成分易于煎出，且矫正了腥臭气味；醋炙引药入肝经。

【使用注意】孕妇慎用；痈疽已溃者慎用。

【现代研究】

1. 化学成分　主要含多种氨基酸、硬脂酸、胆甾醇，以及挥发油、水溶性生物碱、多种微量元素等成分。

2. 药理作用　穿山甲水煎液能抗凝血、降低血液黏度、扩张血管、降低外周阻力、增加动脉血流量、延长凝血时间等。此外，有抗炎、调节机体免疫功能、升高白细胞、抗心肌缺氧等作用。

【按语】2020年6月5日，国家林业和草原局发布公告，将穿山甲属所有种由国家二级保护野生动物调整为国家一级保护野生动物。这标志着，当前在我国自然分布的中华穿山甲，以及据文献记载我国曾有分布的马来穿山甲和印度穿山甲将受到严格保护。

虻虫 《神农本草经》
Mengchong

本品为虻科昆虫复带虻 *Tabanus bivittatus* Matsumura 的雌虫体。全国大部分地区均产，以畜牧区为多。5～6月间捕捉，沸水烫或稍蒸，晒干，一般去翅足。生用或炒用。

【处方用名】虻虫　牛虻　焙虻虫　米炒虻虫

【药性】苦，微寒；有小毒。归肝经。

【功效】破血逐瘀，消癥散积。

【临床应用】

1. 用于血瘀经闭、癥瘕痞块　本品味苦性微寒，性猛有毒，归肝经，入血分，能破血逐瘀，多用于瘀血重症，常与水蛭、土鳖虫等同用，如化癥回生丹。治血瘀经闭，产后恶露不下，脐腹作痛，常与熟地黄、水蛭、桃仁同用，如地黄通经丸；若瘀血内停之干血痨，症见形体虚羸、肌肤甲错、闭经、舌质紫黯或有瘀斑、脉迟涩，常与水蛭、干漆、大黄、桃仁等同用，如大黄䗪虫丸。

2. 用于跌打损伤、瘀肿疼痛　本品破血逐瘀，可治跌打损伤，瘀肿疼痛。以本品与牡丹皮共研为末酒送服，亦常与乳香、没药、三七等同用。

【用法用量】煎服，1~1.5g；研末冲服，每次0.3g。

【饮片应用】生虻虫破血力强；焙或者米炒虻虫毒性降低。

【使用注意】孕妇禁用。

【现代研究】

1. 化学成分　主要含蛋白质，钙、镁、磷等微量元素，胆甾烯醇，胆甾醇等成分。

2. 药理作用　虻虫水提取物能抗凝、抑制血小板聚集、活化纤维蛋白溶解系统、降低血液黏度、改善血液流变学，醇提取物能溶血、增加耐缺氧能力等。此外，有抗炎、镇痛、抗肿瘤、促进子宫收缩等作用。

 知识链接

土鳖虫、水蛭与虻虫的比较

三药均为破血逐瘀之品，对于跌打损伤、血瘀经闭、癥瘕积聚等证均可配伍。然虻虫破血之力最强，水蛭次之，土鳖虫则较缓和。故临床土鳖虫应用广泛，多用于跌打损伤之证。水蛭、虻虫多用于血瘀重证，以癥瘕积聚为主。

斑蝥《神农本草经》
Banmao

本品为芫青科昆虫南方大斑蝥 *Mylabris phalerata* Pallas 或黄黑小斑蝥 *Mylabris cichorii* Linnaeus 的干燥体。主产于辽宁、河南、江苏、山东等地。夏、秋二季捕捉，闷死或烫死，晒干。生用或米拌炒至米呈黄棕色后，除去头、翅、足用。

【处方用名】斑蝥　米斑蝥

【药性】辛，热；有大毒。归肝、胃、肾经。

【功效】破血逐瘀，散结消癥，攻毒蚀疮。

【临床应用】

1. 用于癥瘕、经闭　本品味辛性热，辛行温通，入血分，能破血逐瘀、散结消癥，常用于瘀血重症。治瘀血阻滞之经闭、癥瘕积聚，常与桃仁、大黄等同用，如斑蝥通经丸。可治多种癌症，尤其善于治疗肝癌和胃癌，可取鸡蛋叩一小孔，放入去头足翅的斑蝥1~3只，烤熟去斑蝥，食蛋，每天1只。

2. 用于顽癣、瘰疬、赘疣、痈疽不溃、恶疮死肌　本品辛散，有大毒，外用能以毒攻毒，消肿散结，攻毒蚀疮。治顽癣，可单用本品微炒研末，蜂蜜调敷；若痈疽肿硬不破，可单用本品研末，和蒜捣膏贴之；若瘰疬、瘘疮，常与白矾、白砒、青黛等同用，研末外掺，如生肌干脓散。《吉林中草药》以斑蝥一个、甘遂一钱，共为细末，醋调和外涂治牛皮癣。治疗传染性软疣或寻常疣，以斑蝥、雄黄研粉，蜂蜜调制成膏，用胶布固定于疣面，经10~15小时，疣便浮离皮肤。

此外，本品外敷易刺激皮肤发疱，可作发疱疗法，用其发疱的作用治疗面瘫、风湿痹痛等多种疾病。

【用法用量】0.03~0.06g，炮制后多入丸、散用。外用适量，研末或浸酒醋，或制油膏涂敷患处。

【饮片应用】生斑蝥毒性大，多外用；米炒斑蝥降低毒性。

【使用注意】本品有大毒，内服宜慎；孕妇禁用；不宜大面积用。

【现代研究】

1. 化学成分　主要含斑蝥素,还有油脂、蚁酸、色素等成分。

2. 药理作用　斑蝥所含斑蝥素有抑制腹水型肝癌、肺癌、食管癌、贲门癌、胃癌、乳腺癌、网织细胞瘤等作用。此外,斑蝥素对皮肤和黏膜有强烈的刺激作用,以及调节免疫功能、升高白细胞、抗炎、抗病毒、抑菌、促雌激素样作用。

（袁继伟）

复习思考题

扫一扫,测一测

1. 活血化瘀药有哪些功效?其适应证是什么?

2. 川芎"上行头目、下行血海"的含义是什么?

3. 牛膝按品种分有哪两种?其功效有何不同?

4. 益母草和香附都能调经,为调经止痛之要药,临床应用上应如何区别?

第十八章　化痰止咳平喘药

PPT 课件

知识导览

凡以祛痰或消痰为主要功效，用以治疗痰证的药物，称为化痰药；凡以制止咳嗽、平定喘息为主要功效，用以治疗咳嗽、气喘病证的药物，称为止咳平喘药。

本类药物大多味辛、苦或甘，主入肺经，辛能宣通肺气，苦能燥湿化痰、降泄肺气，甘能润燥，功能化痰、止咳、平喘。化痰药主治各种痰证，如痰饮阻肺之痰多喘咳，痰蒙清窍之眩晕、昏厥、癫痫，肝风夹痰之惊厥、中风，以及痰阻经络之瘿瘤、瘰疬、阴疽流注等病证，皆可用化痰药治之。止咳平喘药用于外感、内伤所致的各种咳嗽和喘息之证。

痰有寒痰、湿痰、热痰、燥痰之分，化痰药之药性又有温燥与凉润之别，故本章药物一般分为温化寒痰药、清化热痰药及止咳平喘药三类。

使用本类药物时，除应根据病证不同，有针对性地选择相应的化痰药及止咳平喘药外，还因痰、咳、喘三者常相互兼杂，故治疗上化痰药与止咳平喘药常配伍使用。若属外感者，配解表药；若里热者，配清热泻火药；若里寒者，配温里散寒药；若虚劳者，配补虚药。此外，治疗眩晕、癫痫、惊厥、中风痰迷等病证，则当配平肝息风、开窍、安神药；若瘿瘤、瘰疬，应配软坚散结药；若阴疽流注、麻木肿痛者，配温阳散寒通滞药。另外，因为"脾为生痰之源"，痰易阻滞气机，故本章药又常与健脾燥湿药及理气药同用。

使用本类药物时应注意，凡咳嗽兼咯血者，不宜使用温燥之性强烈的刺激性化痰药；麻疹初起，虽有咳嗽，不宜单用止咳药，以免恋邪而致久咳不止及影响麻疹的透发，对具有收敛之性及温燥之品尤当忌用。

第一节　温化寒痰药

本类药物药性温燥，有温化寒痰和燥湿化痰作用。主要用于寒痰、湿痰证，症见咳嗽气喘、痰多色白、舌苔白腻等；亦可用于寒痰、湿痰所致的眩晕、肢体麻木、阴疽流注等。

半夏《神农本草经》
Banxia

本品为天南星科植物半夏 *Pinellia ternata*（Thunb.）Breit. 的干燥块茎。主产于四川、湖北、江苏、安徽等地。夏、秋二季采挖，洗净，除去外皮及须根，晒干。生用或炙用。

【处方用名】清半夏　生半夏　法半夏　姜半夏

【药性】辛，温；有毒。归脾、胃、肺经。

【功效】燥湿化痰，降逆止呕，消痞散结。

【临床应用】

1. 用于湿痰、寒痰证　本品辛温性燥，具有燥湿化痰、温化寒痰之功，为治湿痰要药，亦可用于寒痰证。治湿痰咳嗽，常与陈皮、茯苓等同用，如二陈汤；若痰湿上扰，头痛眩晕者，可与天麻、白术等同用，如半夏白术天麻汤；若寒痰咳嗽，可与干姜、细辛等配伍，如小青龙汤。

2. 用于多种呕吐　本品入胃经，善降胃气而止呕，为止呕要药，随配伍可用于多种呕吐。治痰饮或胃寒呕吐，常与生姜相须为用，如小半夏汤；若胃热呕吐，常与黄连、竹茹等同用，如黄连橘皮竹茹半夏汤；若胃虚呕吐，常与人参等同用，如大半夏汤；若妊娠呕吐，多与苏梗、砂仁等同用。

3. 用于结胸、心下痞、梅核气　本品既善燥湿化痰，又能消痞散结。治痰热结胸，常与瓜蒌、黄连同用，如小陷胸汤；若寒热互结之心下痞满，常与干姜、黄连等同用，如半夏泻心汤；若痰气互结之梅核气，常配厚朴、紫苏等，如半夏厚朴汤。

4. 用于瘿瘤、痰核、痈疽肿毒等　本品内服能消痰散结，外用消肿止痛。治瘿瘤、痰核，常与海藻、浙贝母等同用，如海藻玉壶汤；若痈疽发背、无名肿毒及毒蛇咬伤等，可用生品研末调敷或鲜品捣敷。

此外，半夏还能燥湿和胃，可用于痰浊内阻、胃气不和之失眠，常与秫米同用，如半夏秫米汤。

【用法用量】煎服，3～9g，内服一般炮制后使用；外用适量，磨汁涂或研磨以酒调敷患处。

【饮片应用】生半夏有毒，只供外用，长于消肿散结止痛；姜半夏，长于降逆止呕；法半夏，长于燥湿健脾；清半夏，长于燥湿化痰；半夏曲，长于化痰消食。

【使用注意】本品性温燥，阴虚燥咳及咳血者应慎用；不宜与乌头类药材同用。

【现代研究】

1. 化学成分　含β-谷甾醇、葡萄糖苷、多种氨基酸、蛋白质、挥发油、皂苷、左旋盐酸麻黄碱、胆碱、生物碱及少量脂肪、多糖、淀粉等成分。

2. 药理作用　半夏各种炮制品均有明显的止咳作用；可抑制呕吐中枢而发挥镇吐作用，能显著抑制胃液分泌，水煎醇沉液对多原因所致的胃溃疡有显著的预防和治疗作用；所含多糖、生物碱具有抗肿瘤作用；水浸剂对实验性室性心律失常和室性期前收缩有明显的对抗作用；煎剂可降低眼内压，还有镇静催眠、降血脂作用。

知识链接

半夏的炮制品

半夏经过不同方法的炮制后所得中药饮片的功效各有侧重。生半夏多外用，消肿散结；清半夏长于燥湿化痰；姜半夏偏于降逆止呕；法半夏善和胃燥湿。半夏入药应根据不同的病证特点，合理选用相应的炮制品，以保证其临床应用的安全、有效。半夏炮制品根据炮制的工艺不同，其成品在性状上也略有不同。

清半夏

取净半夏,大小分开,用8%白矾溶液浸泡或煮至内无干心,口尝微有麻舌感,取出,洗净,切厚片,干燥。每100kg净半夏,煮法用白矾12.5kg,浸泡法用白矾20kg。

成品为椭圆形、类圆形或不规则的片状。切面淡灰色至灰白色或黄白色至黄棕色,可见灰白色点状或短线状维管束迹。质脆,易折断,断面略呈粉性或角质样。气微,味微涩、微有麻舌感。

姜半夏

取净半夏,大小分开,用水浸泡至内无干心时,取出;另取生姜切片煎汤,加白矾与半夏共煮透,取出,晾干,或晾至半干,干燥;或切薄片,干燥。每100kg净半夏,用白矾12.5kg、生姜25kg。

本品呈片状、不规则颗粒状或类球形。表面为棕色至棕褐色。切面淡黄棕色,常具角质样光泽。质硬脆。气微香,味淡、微有麻舌感,嚼之略黏牙。

法半夏

取半夏,大小分开,用水浸泡至内无干心,取出;另取甘草适量,加水煎煮二次,合并煎液,倒入用适量水制成的石灰液中,搅匀,加入上述已浸透的半夏,浸泡,每日搅拌1～2次,并保持浸液pH为12以上,至剖面黄色均匀,口尝微有麻舌感时,取出,洗净,阴干或烘干,即得。每100kg净半夏,用甘草15kg、生石灰10kg。

该品呈类球形或破碎成不规则颗粒状。表面淡黄白色、黄色或棕黄色。质较松脆或硬脆,断面黄色或淡黄色,颗粒者质稍硬脆。气微,味淡略甘、微有麻舌感。

天南星《神农本草经》
Tiannanxing

本品为天南星科植物天南星 *Arisaema erubescens*（Wall.）Schott、异叶天南星 *Arisaema heterophyllum* Bl. 或东北天南星 *Arisaema amurense* Maxim. 的干燥块茎。主产于河南、江苏、辽宁等地。秋、冬二季茎叶枯萎时采挖,除去须根及外皮,干燥。生用或制用。

【处方用名】生天南星　制天南星

【药性】苦、辛,温;有毒。归肺、肝、脾经。

【功效】燥湿化痰,祛风止痉。外用:散结消肿。

【临床应用】

1. **用于湿痰、寒痰证**　本品苦温燥烈,燥湿化痰之功甚强。治湿痰阻肺之痰多、咳嗽,常与半夏、陈皮等配伍,如导痰汤;若寒痰咳嗽,常与干姜、细辛等同用;若肺热咳嗽,可与黄芩同用。

2. **用于风痰证**　本品既燥湿化痰,又走经络,善祛风痰而止痉,为治风痰之要药。治风痰眩晕,常与半夏、天麻等配伍,如玉壶丸;若中风之半身不遂、口眼㖞斜等,常与川乌、半夏等同用,如青州白丸子;若癫痫,可与僵蚕、全蝎等同用;若破伤风,常与防风、白芷等同用,如玉真散。

3. **用于痈疽肿痛、毒蛇咬伤**　本品外用能消肿散结止痛。治痈疽肿痛,单用生品研末以醋调敷;若毒蛇咬伤,则与雄黄研末外敷。

【用法用量】煎服,3～10g;外用生品适量。

【饮片应用】生天南星长于祛风止痉;制天南星毒性降低,长于燥湿化痰。

【使用注意】本品燥烈有毒,阴虚燥痰及孕妇忌用。

【现代研究】

1. 化学成分 本品含三萜皂苷、苯甲酸、氨基酸、D- 甘露醇、多糖、秋水仙碱及微量元素等；其毒性成分为苛辣性毒素。

2. 药理作用 天南星水煎剂具有祛痰作用，含有的皂苷对胃黏膜有刺激性，口服时能反射性增加支气管、气管分泌液，使痰液变稀而起到祛痰作用，但饮片应用品无祛痰作用；煎剂具有明显镇静、镇痛作用，并能延长戊巴比妥钠的催眠而有协同作用；不同品种均有一定程度的抗惊厥作用；乙醇提取物对心律失常有明显的拮抗作用；所含 D- 甘露醇结晶有抑瘤活性。

【附药】胆南星

本品为制天南星的细粉与牛、羊或猪胆汁经加工而成；或为生天南星细粉与牛、羊、猪胆汁经发酵加工而成。性味苦、微辛，凉。归肺、肝、脾经。功能清热化痰，息风定惊。主治痰热咳嗽、咯痰黄稠，中风痰迷，癫狂惊痫等。煎服，3～6g。

知识链接

半夏与天南星的异同

二药生品外用均能消肿散结止痛，用于治疗痈疽肿毒；炮制后内服都能燥湿化痰，用于治疗寒痰证、湿痰证。但半夏辛散，专理脾肺湿痰，为治寒痰、湿痰证之要药；又能降逆止呕、消痞散结，用于治疗多种呕吐及胸腕痞闷、结胸、梅核气、胸痹、瘰疬、痰核等。而天南星温燥之性胜于半夏，长于走经络、祛风痰而止痉，善治风痰、顽痰证。

旋覆花《神农本草经》
Xuanfuhua

本品为菊科植物旋覆花 *Inula japonica* Thunb. 或欧亚旋覆花 *Inula britannica* L. 的干燥头状花序。主产于河南、河北、江苏等地。夏、秋二季花开时采收，除去杂质，阴干或晒干。生用或蜜炙用。

【处方用名】旋覆花 蜜旋覆花

【药性】苦、辛、咸，微温。归肺、脾、胃、大肠经。

【功效】降气，消痰，行水，止呕。

【临床应用】

1. 用于咳喘痰多、胸膈痞满 本品苦降辛开，能降气化痰而平喘，消痰行水而除满。治寒痰咳喘，常与紫苏子、半夏等同用；若痰热咳喘，常配桑白皮、瓜蒌等；若顽痰，多配海浮石、海蛤壳等化痰软坚之品。

2. 用于噫气、呕吐 本品善降胃气而止呕噫。治痰浊中阻，胃气上逆之噫气、呕吐、胃脘胀满不适者，常与赭石、半夏、生姜等配伍，如旋覆代赭汤。

【用法用量】煎服，3～9g，包煎。

【饮片应用】生旋覆花，能够降气化痰止呕；蜜旋覆花长于润肺止咳。

【使用注意】阴虚劳嗽，津伤燥咳者忌用。

【现代研究】

1. 化学成分 本品含黄酮类、倍半萜内酯类和萜类化合物，如槲皮素、异槲皮素、咖啡酸、绿原酸、旋覆花固醇等。

2. 药理作用 旋覆花所含黄酮类成分能保护组胺引起的支气管痉挛，并能对抗离体支气管痉挛，但较氨茶碱的作用慢而弱；水煎剂有显著镇咳作用；所含绿原酸及咖啡酸有较广的抑菌作用，对金黄色葡萄球菌、肺炎球菌、乙型溶血性链球菌、铜绿假单胞菌等均有抑制作用，能增加胃酸分泌；绿原酸能提高胃肠平滑肌张力，促进胆汁分泌。

白附子《中药志》
Baifuzi

为天南星科植物独角莲 *Typhonium giganteum* Engl. 的干燥块茎。主产于河南、甘肃、湖北等地。习惯以河南禹县产者质量为佳，故又叫禹白附。秋季采挖，除去须根及外皮，晒干。生用或制后切片用。

【处方用名】生白附子　禹白附　制白附子

【药性】辛，温；有毒。归胃、肝经。

【功效】祛风痰，定惊搐，解毒散结，止痛。

【临床应用】

1. 用于风痰诸证　本品辛温燥烈，善祛风痰而解痉，为治风痰要药。治风痰阻络之口眼歪斜，常与全蝎、僵蚕同用，如牵正散；若风痰壅盛之惊风、癫痫，常配天南星、天麻等；若破伤风，常与防风、天麻等同用。

2. 用于痰厥头痛、眩晕　本品既可祛风痰，又能止痛，其性上行，善治头面诸疾。治痰厥头痛、眩晕，常配半夏、天南星等；若偏头痛，常与川芎、白芷等同用。

3. 用于瘰疬痰核、毒蛇咬伤　可用鲜品捣烂外敷，亦可与其他解毒药同用。

【用法用量】煎服，3～6g，一般炮制后用；外用生品适量，捣烂、熬膏或研末以酒调敷患处。

【使用注意】孕妇慎用；生品内服宜慎。

【现代研究】

1. 化学成分　本品含 β-谷甾醇、皂苷、生物碱、肌醇、尿嘧啶、黏液质等成分。

2. 药理作用　白附子生品及炮制品均有显著祛痰作用，β-谷甾醇有镇咳祛痰作用，但无平喘作用；生、制品对巴比妥均有协同镇静催眠作用，还有抗惊厥、抗破伤风作用；对结核杆菌有一定的抑制作用；煎剂及混悬液对实验动物关节肿胀有较强的抗炎作用。

芥子《名医别录》
Jiezi

本品为十字花科植物白芥 *Sinapis alba* L. 或芥 *Brassica juncea* (L.) Czern et Coss. 的干燥成熟种子。前者习称"白芥子"，后者习称"黄芥子"。白芥子主产于安徽、河南等地；黄芥子各地均有栽培，而以河南、安徽产量最大。夏末秋初果实成熟时割取植株，晒干，打下种子，除去杂质。生用或炒黄用。

【处方用名】芥子　炒芥子

【药性】辛，温。归肺经。

【功效】温肺豁痰利气，散结通络止痛。

【临床应用】

1. 用于寒痰喘咳、悬饮　本品辛散温通，能散肺寒，化痰饮，利气机，通经络。治寒痰喘咳，常与紫苏子、莱菔子同用，如三子养亲汤；若悬饮，咳喘，常配甘遂、大戟等，如控涎丹。

2. 用于肢体麻木、关节肿痛及阴疽流注　本品辛散开泄，善祛"皮里膜外"之痰，消肿散结止痛。治痰湿阻络之肢体麻木、关节肿痛，常与马钱子、没药等同用，如白芥子散；若痰湿流注，阴疽肿毒，常与肉桂、鹿角胶等同用，如阳和汤。

【用法用量】煎服，3～9g；外用适量。

【使用注意】本品辛温走散，耗气伤阴，久咳肺虚、阴虚火旺者忌用；消化道溃疡、出血者忌用；外敷能刺激皮肤黏膜，有发疱作用，皮肤过敏者忌用。

【现代研究】

1. 化学成分　本品含芥子苷、芥子碱、芥子酶、脂肪油、氨基酸等成分。

2. 药理作用　芥子小剂量能引起反射性气管分泌，而有祛痰作用；芥子苷水解后的产物芥子油有较强的刺激作用，可致皮肤充血、发疱；芥子粉能使唾液分泌，淀粉酶活性增加，小量可刺激胃黏膜，增加胃液、胰腺的分泌，大量可引起呕吐；水浸液对皮肤真菌有抑制作用。

白前 《名医别录》
Baiqian

本品为萝藦科植物柳叶白前 *Cynanchum stauntonii*（Decne.）Schltr.ex Lévl. 或芫花叶白前 *Cynanchum glaucescens*（Decne.）Hand. -Mazz. 的干燥根茎及根。主产于浙江、江苏、安徽等地。秋季采挖，洗净，晒干。生用或蜜炙用。

【处方用名】白前　蜜白前

【药性】辛、苦，微温。归肺经。

【功效】降气，消痰，止咳。

【临床应用】用于痰多、咳喘　本品微温不燥，长于祛痰、降肺气而平咳喘，无论寒、热、外感、内伤、新久咳喘均可用之。尤以痰湿或寒痰阻肺，肺失宣降者为宜。治外感风寒咳嗽，常配荆芥、桔梗等，如止嗽散；若肺热咳喘，可与桑白皮、葶苈子等同用。

【用法用量】煎服，3～10g。

【饮片应用】生白前，长于降气化痰；蜜炙白前，长于润肺止咳。

【使用注意】用量不宜过大，有胃溃疡和出血倾向者慎用。

【现代研究】

1. 化学成分　柳叶白前根茎中含华北白前醇、β- 谷甾醇、高级脂肪酸等；芫花叶白前根中含白前皂苷 A～K、白前皂苷元 A、白前皂苷元 B、白前新皂苷 A、白前新皂苷 B 及白前二糖等。

2. 药理作用　白前的柳叶白前醇、醚提取物有较明显的镇咳和祛痰作用；水提取物有一定的祛痰和抗炎作用，并具有镇痛及抗血栓作用。芫花叶白前各种提取物均有明显镇咳作用；水、醇提取物具有明显祛痰作用；水提取物还有显著的抗炎作用。

皂荚 《神农本草经》
Zaojia

本品为豆科植物皂荚 *Gleditsia sinensis* Lam. 的干燥成熟果实和不育果实。前者称大皂荚；后者称猪牙皂，又称小皂荚，均入药。别名皂角。主产于四川、河北、陕西等地。秋季采摘，晒干。切片，生用或炒用。

【处方用名】皂荚　皂角　大皂荚　长皂荚　长皂角

【药性】辛、咸，温；有小毒。归肺、大肠经。

【功效】祛痰开窍，散结消肿。

【临床应用】

1. 用于顽痰阻肺、咳喘痰多　本品辛散走窜之性强，能通利气道，软化胶结之顽痰。治痰饮阻肺之胸闷咳喘、咯痰不爽，可用皂荚研末，以蜜为丸，枣汤送服，即皂荚丸。

2. 用于痰涎壅盛之闭证　本品味辛而性窜，有通窍开噤之功。治中风、痰厥、癫痫等窍闭证，常配细辛共研为散，吹鼻取嚏而开窍，如通关散。

【用法用量】入丸散，1~1.5g；外用适量，研末吹鼻取嚏或研末调敷患处。

【使用注意】本品辛散走窜，非顽痰实证体壮者不宜轻投；孕妇、气虚阴亏及有出血倾向者禁用。

【现代研究】

1. 化学成分　本品含三萜类皂苷、鞣质、蜡醇、豆甾醇、谷甾醇、聚糖、树胶等成分。

2. 药理作用　皂荚所含三萜类皂苷能刺激胃黏膜而反射性地促进呼吸道黏液的分泌，从而产生祛痰作用；对革兰阴性肠内致病菌、皮肤真菌、阴道滴虫有抑制作用；煎剂对离体大鼠子宫有兴奋作用；用量过大，可引起中毒，甚至死亡。

【附药】皂角刺

为豆科植物皂荚的干燥棘刺。性味辛，温，归肝、胃经。功能消肿托毒，排脓，杀虫。用于疮疡初起或脓成不溃，外治疥癣、麻风等。煎服，3~10g。外用适量。

第二节　清化热痰药

本类药物多甘寒或凉润，有清化热痰、润燥化痰的作用，部分药物味咸，兼能软坚散结。适用于热痰、燥痰证，症见咳嗽气喘、痰黄质稠或痰少难咯、唇舌干燥；部分药物还可用于癫痫、中风、瘿瘤、瘰疬等。

川贝母《神农本草经》
Chuanbeimu

本品为百合科植物川贝母 *Fritillaria cirrhosa* D. Don、暗紫贝母 *Fritillaria unibracteata* Hsiao et K. C. Hsia、甘肃贝母 *Fritillaria przewalskii* Maxim.、梭砂贝母 *Fritillaria delavayi* Franch.、太白贝母 *Fritillaria taipaiensis* P. Y. Li 或瓦布贝母 *Fritillaria unibracteata* Hsiao et K. C. Hsia var. *wabuensis*(S. Y. Tang et S. C. Yue)Z. D. Liu,S.Wang et S. C. Chen 的干燥鳞茎。按性状不同分别习称"松贝""青贝""炉贝"和"栽培品"。主产于四川、青海、云南、甘肃等地。夏、秋二季或积雪融化后采挖，除去须根、粗皮，晒干或低温干燥。生用。

【处方用名】川贝母　川贝

【药性】苦、甘，微寒。归肺、心经。

【功效】清热润肺，化痰止咳，散结消痈。

【临床应用】

1. 用于肺虚久咳、肺热燥咳　本品味苦、甘，性寒，能清肺润肺、化痰止咳，为治内伤久咳、燥痰、热痰之要药。治阴虚久咳，常配百合、麦冬等，如百合固金汤；若肺虚劳嗽，常与百部、沙参等配伍；若肺热咳嗽，常与知母同用，即二母散；若肺燥咳嗽，常配杏仁、麦冬等，如贝母散。

2. 用于瘰疬、乳痈、肺痈　本品苦寒，能清热化痰，消肿散结。治热毒壅结之乳痈、肺痈，常与鱼腥草、蒲公英等配伍；若痰火郁结之瘰疬，常与玄参、牡蛎等同用。

【用法用量】煎服，3~10g。研末冲服，每次1~2g。

【使用注意】不宜与乌头类药材同用。

【现代研究】

1. 化学成分 本品含生物碱,主要有川贝碱、白炉贝素、西贝素、炉贝碱、松贝碱甲、松贝碱乙、青贝碱等。还含琼贝酮、代拉文酮等。另含无机元素及川贝母皂苷。

2. 药理作用 川贝母所含生物碱、总皂苷部分具有明显的祛痰作用,总生物碱及非生物碱部分均有镇咳作用;西贝碱有解痉作用;川贝碱和西贝碱有降压作用;贝母总碱有抗溃疡作用。

浙贝母《本草正》
Zhebeimu

本品为百合科植物浙贝母 *Fritillaria thunbergii* Miq. 的干燥鳞茎。主产于浙江,别名象贝、大贝、浙贝。初夏植株枯萎时采挖,洗净。大小分开,大者除去芯芽,习称"大贝";小者不去芯芽,习称"珠贝"。分别撞擦,除去外皮,拌以煅过的贝壳粉,吸去擦出的浆汁,干燥;或取鳞茎,大小分开,洗净,除去芯芽,趁鲜切成厚片,干燥。生用。

【处方用名】浙贝母

【药性】苦,寒。归肺、心经。

【功效】清热化痰止咳,解毒散结消痈。

【临床应用】

1. 用于风热咳嗽、痰热咳嗽 本品味苦性寒,能清泄肺热、化痰止咳,常用于外感风热或痰热郁肺之咳嗽。治风热咳嗽,常与桑叶、牛蒡子等同用;若痰热咳嗽,可与知母、瓜蒌等配伍。

2. 用于瘰疬、乳痈、肺痈 本品性味苦寒,清泄力大,善于清热化痰,散结消痈。治痰火瘰疬,常与玄参、牡蛎等配伍,如消瘰丸;若热毒疮痈、乳痈,常配连翘、蒲公英、牛蒡子等;若肺痈,常配鱼腥草、芦根等。

课堂互动

川贝母和浙贝母在临床应用上的主要区别是什么?

【用法用量】煎服,5～10g。

【使用注意】不宜与川乌、草乌、附子同用。

【现代研究】

1. 化学成分 从浙贝母中共分得十多种生物碱,包括贝母素甲、贝母素乙、贝母辛、浙贝宁、浙贝素、丁香脂素、2、5-二甲基苯脂等。尚含胆碱、脂肪酸、β-谷甾醇及大量淀粉。

2. 药理作用 浙贝母祛痰效力略强于川贝母;所含生物碱有明显的镇咳作用;能松弛支气管平滑肌,表现一定的平喘作用。贝母素甲、贝母素乙能镇痛、镇静,并有扩瞳效应。浙贝母生物碱能兴奋子宫,对离体动物心脏有抑制作用,并有降压作用。去氢浙贝母碱能抑制唾液分泌,对肠道有松弛作用。

知识链接

川贝母与浙贝母的异同

二药均能清热化痰、散结消肿,治痰热咳嗽、瘰疬疮痈。但川贝母味甘偏润,长于润肺化痰,善治肺热燥咳及肺虚久咳;而浙贝母苦寒,清泄力大,长于清热化痰散结,善治外感风热或痰火郁结咳嗽、瘰疬疮痈等。

瓜蒌《神农本草经》
Gualou

本品为葫芦科植物栝楼 *Trichosanthes kirilowii* Maxim. 或双边栝楼 *Trichosanthes rosthornii* Harms 的干燥成熟果实。主产于河北、河南、浙江、山东等地。秋季果实成熟时，连果梗剪下，置通风处阴干。生用。

【处方用名】瓜蒌 蜜瓜蒌

【药性】甘、微苦，寒。归肺、胃、大肠经。

【功效】清热涤痰，宽胸散结，润燥滑肠。

【临床应用】

1. 用于痰热咳喘 本品甘寒质润，苦寒清热，善清肺热、润肺燥。治痰热内结之咳嗽痰黄、质稠难咯、胸闷不畅，常配黄芩、胆南星等，如清气化痰丸；若燥热伤肺之咯痰不爽者，常与川贝母、桔梗、天花粉等同用，如贝母瓜蒌散。

2. 用于胸痹、结胸 本品既能清肺胃之热而化痰，又能利气散结而宽胸。治痰气互结、胸阳不通之胸痹，常与薤白、半夏等配伍，如瓜蒌薤白半夏汤；若痰热结胸，常与黄连、半夏同用，即小陷胸汤。

3. 用于痈肿 本品味苦性寒，能清热散结消肿，善治各种痈肿。治肺痈，常与鱼腥草、桃仁等同用；若肠痈，常配败酱草、薏苡仁等；若乳痈初起，多与蒲公英、牛蒡子等同用。

4. 用于肠燥便秘 本品甘寒质润，入大肠经，能润燥滑肠。治肠燥便秘，常配火麻仁、郁李仁等。

【用法用量】煎服，9～15g。

【饮片应用】瓜蒌皮（单用壳），长于清热化痰，宽胸利气；瓜蒌仁（单用种子），长于润肺化痰，润肠通便；瓜蒌、全瓜蒌（壳、子同用）则三方面功效均有。

【使用注意】不宜与乌头类药材同用。

【现代研究】

1. 化学成分 果实含三萜皂苷、有机酸、树脂、糖类和色素；果皮含少量挥发油、多种氨基酸及生物碱等；种子主要含有油脂、甾醇、三萜苷等。

2. 药理作用 瓜蒌中分离得到的氨基酸具有良好的祛痰效果，所含天冬氨酸能促进细胞免疫，有利于减轻炎症，减少分泌物，并使痰液黏度下降而易于咯出。煎剂或浸剂对革兰阳性和阴性致病菌均有抑制作用。对某些皮肤真菌也有抑制作用。醇提取物能明显降低胃酸分泌和胃酸浓度，抑制溃疡形成。瓜蒌能扩张冠状动脉，增加冠脉流量；全瓜蒌有较强的抗癌作用。

【附药】瓜蒌子 瓜蒌皮

1. 瓜蒌子 为葫芦科植物栝楼或双边栝楼的干燥成熟种子。味甘，性寒，归肺、胃、大肠经。功能润肺化痰，滑肠通便。用于燥咳痰黏，肠燥便秘等。煎服，9～15g。反乌头。

2. 瓜蒌皮 为葫芦科植物栝楼或双边栝楼的干燥成熟果皮。味甘，性寒，归肺、胃经。功能清热化痰，利气宽胸。用于痰热咳嗽，胸闷胸痛。煎服，6～10g。反乌头。

桔梗《神农本草经》
Jiegeng

本品为桔梗科植物桔梗 *Platycodon grandiflorum*（Jacq.）A.DC. 的干燥根。主产于东北、华北地区。春、秋二季采挖，洗净，除去须根，晒干。生用。

【处方用名】桔梗

【药性】苦、辛,平。归肺经。

【功效】宣肺,利咽,祛痰,排脓。

【临床应用】

1.用于肺气失宣之咳嗽痰多 本品辛散苦泄,善于开宣肺气、祛痰宽胸,治疗咳嗽痰多,无论寒热皆可应用。治风寒咳嗽,常与杏仁、紫苏等配伍,如杏苏散;若风热咳嗽,常配桑叶、菊花等,如桑菊饮;若痰阻气滞之胸闷、咳嗽等,常与枳壳、瓜蒌皮等同用。

2.用于咽痛,失音 本品善宣肺利咽开音,为治咽喉肿痛、声音嘶哑之要药。治外邪犯肺之咽痛失音,常与甘草相配,如桔梗汤;若热毒炽盛之咽喉肿痛,常配射干、板蓝根、牛蒡子等。

3.用于肺痈 本品辛散上行,善宣肺祛痰排脓。治肺痈之咳嗽胸痛、咯痰腥臭,常与甘草同用,即桔梗汤,或配伍鱼腥草、金银花等以增强清热解毒之力。

【用法用量】煎服,3～10g。

【使用注意】用量过大易致恶心呕吐。

【现代研究】

1.化学成分 本品主要含桔梗皂苷,亦含甾体及其糖苷、脂肪油、脂肪酸、维生素等。

2.药理作用 桔梗及所含皂苷能增强呼吸道黏蛋白的释放,表现为较强的祛痰作用。煎剂、水提取物均有良好的止咳效果。单用无明显平喘作用,但配伍或复方则作用明显。并有抗菌、抗炎、增强免疫作用。能抑制胃液分泌和抗溃疡,还有降低血压和胆固醇、镇静、镇痛、解热、抗过敏等作用。水提取物有明显保肝作用,水与醇提取物均有降血糖作用,石油醚提取物有抗癌、抗氧化作用。

竹茹 《本草经集注》
Zhuru

本品为禾本科植物青秆竹 Bambusa tuldoides Munro、大头典竹 Sinocalamus beecheyanus (Munro) McClure var. *pubescens* P. F. Li 或淡竹 Phyllostachys nigra (Lodd.) Munro var. *henonis* (Mitf.) Stapf ex Rendle 的茎秆的干燥中间层。主产于长江流域和南方各地。全年均可采制,取新鲜茎,除去外皮,将稍带绿色的中间层刮成丝条,或削成薄条,捆扎成束,阴干。生用或姜汁炙用。

【处方用名】竹茹　姜竹茹

【药性】甘,微寒。归肺、胃、心、胆经。

【功效】清热化痰,除烦,止呕。

【临床应用】

1.用于肺热咳嗽、痰热心烦不眠 本品善清痰热而除烦。治肺热咳嗽,咯痰黄稠,常与瓜蒌、黄芩等配伍;若痰火内扰之心烦不眠,常配枳实、半夏、茯苓等,如温胆汤。

2.用于胃热呕吐 本品善清胃热而止呕逆,为治胃热呕逆之常用药。治胃热呕吐,与黄连、黄芩等配伍;若胃虚有热呕吐者,常与人参、陈皮等配伍,如橘皮竹茹汤;若胎热恶阻呕吐,可配黄芩、枇杷叶等。

【用法用量】煎服,5～10g。

【饮片应用】竹茹生品,长于清化痰热;姜竹茹长于降逆止呕。

【现代研究】

1.化学成分 主含生物碱、鞣质、皂苷、氨基酸、酯酸、还原糖、三萜等成分。

2.药理作用 竹茹对白色葡萄球菌、大肠杆菌、枯草杆菌、伤寒杆菌等均有较强的抑制作用。

前胡《名医别录》
Qianhu

本品为伞形科植物白花前胡 *Peucedanum praeruptorum* Dunn 的干燥根。主产于浙江、江西、四川等地,浙江产者为道地药材。冬季至次春茎叶枯萎或未抽花茎时采挖,晒干或低温干燥。生用或蜜炙用。

【处方用名】前胡　蜜前胡　炒前胡

【药性】苦、辛,微寒。归肺经。

【功效】降气化痰,散风清热。

【临床应用】

1. 用于痰热咳喘　本品辛散苦降,性寒清热,能宣降肺气,化痰止咳。治痰热壅肺之咳喘胸闷、咯痰黄稠,常配桑白皮、苦杏仁等,如前胡散。

2. 用于风热咳嗽　治外感风热之身热头痛、咳嗽痰多,常与桑叶、桔梗等配伍;若风寒咳嗽,常配苏叶、苦杏仁等,如杏苏散。

【用法用量】煎服,3～10g。或入丸、散剂。

【现代研究】

1. 化学成分　本品主含多种类型的香豆素及其苷类,主要成分为前胡醇、前胡苷、紫花前胡素、白花前胡素甲等。

2. 药理作用　前胡煎剂可显著增加呼吸道黏液分泌,且持续时间较长,有祛痰作用。并能扩张血管,增加冠状动脉血流量,减少心肌耗氧量,降低心肌收缩力,抗心衰,抗血小板聚集,降血压;还有抗炎、抗菌、镇静、解痉、抗过敏、抗溃疡等作用。

课堂互动

白前与前胡在性味、功效、应用上有何区别?

瓦楞子《本草备要》
Walengzi

本品为蚶科动物毛蚶 *Arca subcrenata* Lischke、泥蚶 *Arca granosa* Linnaeus 或魁蚶 *Arca inflata* Reeve 的贝壳。主产于山东、浙江、广东等沿海地区。秋、冬季至次年春季捕捞,洗净,置沸水中略煮,去肉,干燥。生用或煅用。

【处方用名】瓦楞子　煅瓦楞子

【药性】咸,平。归肺、胃、肝经。

【功效】消痰化瘀,软坚散结,制酸止痛。

【临床应用】

1. 用于顽痰胶结、瘰疬、瘿瘤　本品味咸,能消痰软坚散结,治瘰疬、瘿瘤,多与海藻、昆布等同用。

2. 用于癥瘕痞块　本品既能消痰软坚,又能化瘀散结。用治气滞血瘀及气滞痰凝之癥瘕痞块,可单用,醋淬为丸,或配三棱、莪术等。

3. 用于肝胃不和、胃痛泛酸　本品煅用可制酸止痛,治胃痛泛酸,可与甘草研粉同用,既能制酸，又能止痛。

【用法用量】煎服，9～15g，宜打碎先煎。

【饮片应用】生瓦楞子，长于消痰散结；煅瓦楞子，长于制酸止痛。

【现代研究】

1. **化学成分**　本品主要成分为碳酸钙，并含有机质、镁、铁、硅酸盐、磷酸盐等成分。

2. **药理作用**　瓦楞子所含碳酸钙能中和胃酸，减轻胃溃疡疼痛。

海藻《神农本草经》
Haizao

本品为马尾藻科植物海蒿子 *Sargassum pallidum*（Turn.）C. Ag. 或羊栖菜 *Sargassum fusiforme*（Harv.）Setch. 的干燥藻体。主产于山东、辽宁、浙江、福建、广西等沿海地区。夏、秋二季采捞，晒干。生用。

【处方用名】海藻

【药性】苦、咸，寒。归肝、胃、肾经。

【功效】消痰软坚散结，利水消肿。

【临床应用】

1. **用于瘿瘤、瘰疬、睾丸肿痛**　药性及功用似昆布，但药力较弱，常相须为用，能消痰软坚散结。治瘰疬，常与玄参、夏枯草等配伍；若瘿瘤，常与昆布、浙贝母等同用；若睾丸肿痛，常配橘核、川楝子等，如橘核丸。

2. **用于痰饮、水肿**　本品能利水消肿，但作用较弱。治痰饮、水肿，多与茯苓、猪苓等利水渗湿药同用。

【用法用量】煎服，6～12g。

【使用注意】反甘草。

【现代研究】

1. **化学成分**　本品含褐藻酸、甘露醇、钾、碘等成分；

2. **药理作用**　海藻所含碘化物可预防和纠正缺碘引起的地方性甲状腺功能不足，并能抑制甲状腺功能亢进和基础代谢率增高，从而减轻症状。有抗凝血作用，提取物藻酸双酯钠具有抗凝血、降低血黏度及改善微循环的作用。羊栖菜多糖表现显著的抗高血压和降低血胆固醇的效果。褐藻糖胶对脊髓灰质炎病毒、柯萨奇病毒等病毒有明显的抑制作用。水浸剂及醇提取物对流感病毒有抑制作用。海藻多糖具有抗幽门螺杆菌作用。海藻水浸剂及醇提取物在体外，对人型结核杆菌及某些真菌有抗菌作用。多种提取物表现抗肿瘤活性。

昆布《名医别录》
Kunbu

本品为海带科植物海带 *Laminaria japonica* Aresch. 或翅藻科植物昆布 *Ecklonia kurome* Okam. 的干燥叶状体。主产于山东、辽宁、浙江等地。夏、秋二季采捞，晒干。生用。

【处方用名】昆布

【药性】咸，寒。归肝、胃、肾经。

【功效】消痰软坚散结，利水消肿。

【临床应用】同海藻，常与海藻相须为用。

【用法用量】煎服，6～12g。

【现代研究】

1. 化学成分　本品含藻胶酸、昆布素、半乳聚糖等多糖类、海带氨酸等氨基酸、维生素 B_1、维生素 B_2、维生素 C、维生素 P 及胡萝卜素、碘、钾等无机盐。

2. 药理作用　昆布内含有丰富的碘，可纠正因缺碘引起的甲状腺功能不足，同时可以暂时抑制甲状腺功能亢进患者的基础代谢率，使症状减轻。昆布多糖能明显增强体液免疫功能，能提高外周血细胞的数量。能温和、有效地降低高血压患者的收缩压和舒张压。并有降血糖、镇咳、抗辐射、抗肿瘤等作用。

知识链接

海藻与昆布的异同

　　二药均能消痰软坚散结、利水消肿，治瘿瘤、瘰疬、睾丸肿痛、痰饮、水肿等证，常相须为用。治瘿瘤、瘰疬等，二药常配伍清热解毒散结药，以增强疗效。治睾丸肿痛，常与疏肝行气散结之品配伍。二药利水消肿作用较弱，常配伍利水渗湿药。

竹沥《名医别录》
Zhuli

　　本品为禾本科植物青杆竹 *Bambusa tuldoides* Munro、大头典竹 *Sinocalamus beecheyanus* (Munro) McClure var. *pubescens* P. F. Li 或淡竹 *Phyllostachys nigra*（Lodd.）Munro var. *henonis*（Mitf.）Stapf ex Rendle 新鲜的茎秆经火烤灼而流出的淡黄色澄清液汁。主产于长江流域和南方各地。全年均可采制。现一般用安瓿瓶密封保存备用，也可熬膏瓶贮，称竹沥膏。

【处方用名】竹沥　淡竹沥　竹沥水　竹油　竹沥油　竹沥清

【药性】甘，寒。归心、肺、肝经。

【功效】清热滑痰，定惊利窍。

【临床应用】

1. 用于痰热咳喘　本品甘寒滑利，祛痰力强，用治痰热郁肺之咳喘、痰稠难咯、顽痰胶结等，常配半夏、黄芩等，如竹沥达痰丸。

2. 用于中风痰迷、惊痫癫狂　本品性寒入心经，能涤痰开窍定惊。治中风口噤、癫狂，可配伍姜汁灌服；小儿惊风，常与胆南星、牛黄等配伍。

【用法用量】冲服，15～30ml。

【使用注意】本品性寒滑利，寒痰及便溏者忌用。

【现代研究】

1. 化学成分　本品含酚性成分、有机酸、多种氨基酸、糖类等。

2. 药理作用　竹沥有明显镇咳、祛痰作用。对新生隐球菌、烟曲霉菌、白念珠菌均有明显的抑菌作用，并具有抗炎作用。

天竺黄《蜀本草》
Tianzhuhuang

　　本品为禾本科植物青皮竹 *Bambusa textilis* McClure 或华思劳竹 *Schizostachyum chinense* Rendle 等秆内分泌液干燥后的块状物。主产于广西、广东、云南等地。秋、冬二季采收。生用。

竹茹、竹沥、天竺黄均来源于竹,在功效、应用上有何区别?

【处方用名】天竺黄

【药性】甘,寒。归心、肝经。

【功效】清热豁痰,凉心定惊。

【临床应用】**用于热病神昏、中风癫痫、小儿痰热惊风**　本品甘寒,入心、肝经,善清心、肝之热,豁痰定惊。治小儿痰热惊风,多与麝香、胆南星等同用,如抱龙丸;若热病神昏,常配牛黄、连翘等;若中风痰壅、癫痫等,常与郁金、石菖蒲等同用。

【用法用量】煎服,3～9g。

【现代研究】

1.**化学成分**　天竺黄主要含有硅酸盐、无机元素及少量氨基酸等。

2.**药理作用**　天竺黄具有心血管及神经保护、镇咳、祛痰、解热、抗炎、镇静和抗惊厥作用。

海蛤壳《神农本草经》
Haigeqiao

本品为帘蛤科动物文蛤 *Meretrix meretrix* Linnaeus 或青蛤 *Cyclina sinensis* Gmelin 的贝壳。沿海地区均产。夏、秋二季捕捞,去肉,洗净,晒干。生用或煅用,碾成细粉或水飞用。

【处方用名】海蛤壳　蛤壳　煅蛤壳　蛤粉

【药性】苦、咸,寒;归肺、肾、胃经。

【功效】清热化痰,软坚散结,制酸止痛。外用:收湿敛疮。

【临床应用】

1.**用于痰热咳喘**　本品咸寒,入肺经,能清肺热而化痰止咳。治肺热咳喘,常与海浮石、瓜蒌等配伍;若痰火郁结之胸胁疼痛、咯吐痰血,常与青黛同用,如黛蛤散。

2.**用于瘿瘤、痰核**　本品味咸,能软坚散结。治瘿瘤、痰核,常与海藻、昆布等同用。

【用法用量】煎服,6～15g,宜先煎;蛤粉包煎。

【现代研究】

1.**化学成分**　海蛤壳含碳酸钙、氨基酸,以及多种微量元素。

2.**药理作用**　海蛤壳有利尿、抗炎、止血作用。尚有降低动物过氧化脂质,提高超氧化物歧化酶作用。文蛤水解液具有降糖、降脂作用。

礞石《嘉祐本草》
Mengshi

本品为变质岩类黑云母片岩或绿泥石化云母碳酸盐片岩,称"青礞石";变质岩类蛭石片岩或水黑云母片岩,称"金礞石"。前者主产于江苏、湖南、湖北、四川等地,后者主产于河南、河北等地。全年可采。煅用。

【处方用名】礞石　青礞石　煅青礞石　金礞石　煅礞石

【药性】甘、咸,平。归肺、心、肝经。

【功效】坠痰下气,平肝镇惊。

【临床应用】

1. 用于顽痰、老痰　本品质重沉降,有镇坠之功,善消痰下气,治顽痰老痰,常配沉香、黄芩、大黄等,如礞石滚痰丸。

2. 用于癫狂、惊痫　本品既消痰下气,又平肝镇惊,为治惊痫之良药。治痰热惊风抽搐,煅用为末,薄荷汁和白蜜调服;痰积惊痫,癫狂躁扰,便秘者,可用礞石滚痰丸逐痰降火定惊。

【用法用量】煎服,10~15g,打碎布包先煎。多入丸、散服,3~6g。

【使用注意】非痰热实证不宜用;脾胃虚寒、小儿慢惊风及孕妇忌用。

【现代研究】

1. 化学成分　青礞石含硅酸盐、镁、铁、铝等成分;金礞石含云母与石英、钾、铁、镁、锰、铝、硅酸等成分。

2. 药理作用　礞石有化痰、泻下等作用。

海浮石《本草拾遗》
Haifushi

本品为胞孔科动物脊突苔虫 *Costazia aculeata* Canu et Bassler 和瘤苔虫 *Costazia costazii* Audouin 的骨骼;或火山喷出的岩浆形成的多孔状石块。前者习称"石花",主产于福建、浙江等地;后者习称"浮石",主产于辽宁、福建、山东、广东等地。全年可采,捞出洗净晒干。捣碎生用或水飞用。

【处方用名】海浮石　煅海浮石　浮石　煅浮石

【药性】咸,寒。归肺、肾经。

【功效】清热化痰,软坚散结,利尿通淋。

【临床应用】

1. 用于痰热喘咳　本品性寒,入肺经,善清肺热而化痰止咳。治痰热壅肺之咳嗽气喘、咯痰黄稠,常与瓜蒌、贝母等配伍;若肝火灼肺之痰中带血,常与青黛、栀子等同用,如咳血方。

2. 用于瘿瘤、瘰疬　常配海藻、牡蛎等软坚散结之品。

此外,本品有一定的利尿通淋作用,用治热淋、血淋、石淋等。

【用法用量】煎服,10~15g。宜打碎先煎。

【现代研究】

1. 化学成分　脊突苔虫的骨骼主含碳酸钙,并含少量镁、铁等成分;多孔状石块主要含二氧化硅及氯、镁等成分。

2. 药理作用　海浮石有促进尿液分泌及祛除支气管分泌物的作用。

胖大海《本草纲目拾遗》
Pangdahai

本品为梧桐科植物胖大海 *Sterculia lychnophora* Hance 的干燥成熟种子。别名"通大海"。主产于泰国、柬埔寨、越南、马来西亚等国。4~6月果实成熟开裂时,采收种子,晒干。生用。

【处方用名】胖大海

【药性】甘,寒。归肺、大肠经。

【功效】清热润肺,利咽开音,润肠通便。

【临床应用】

1. 用于肺热声哑、干咳无痰、咽喉肿痛　本品甘寒,质轻入肺,能清宣肺气,润肺化痰,利咽开音。可单味泡服，或配桔梗、蝉蜕等药。

2. 用于热结便秘　本品甘寒，入大肠经，能清泄火热，润肠通便。治热结便秘，可单味泡服，或配清热泻下药，以增强疗效。

【用法用量】沸水泡服或煎服，2～3枚。

【现代研究】

1. 化学成分　胖大海种子外层主要成分为胖大海素，果皮含半乳糖、戊糖等成分。

2. 药理作用　胖大海所含胖大海素对血管平滑肌有收缩作用；能改善黏膜炎症；减轻痉挛性疼痛；水浸液具有缓泻作用；还有降压作用。

第三节　止咳平喘药

本类药物药味或辛、或苦、或甘，药性或温或寒，主要具有止咳平喘作用，适用于咳嗽、喘息之证。部分药物兼有润肠通便、利水消肿、清利湿热、解痉止痛等功效，还可用于肠燥便秘、水肿、胸腔积液、腹水、湿热黄疸、心腹疼痛、癫痫等病证。喘咳证又有寒、热、虚、实之不同，外感、内伤之异，临床应用时须审证求因，选择适宜的药物，并做相应的配伍。

苦杏仁《神农本草经》
Kuxingren

本品为蔷薇科植物山杏 *Prunus armeniaca* L.var.ansu Maxim.、西伯利亚杏 *Prunus sibirica* L.、东北杏 *Prunus mandshurica*（Maxim.）Koehne 或杏 *Prunus armeniaca* L. 的干燥成熟种子。主产于东北、华北、西北、内蒙古等地区。夏季采收成熟果实，除去果肉及核壳，取出种子，晒干。生用或炒用。用时捣碎。

【处方用名】杏仁　苦杏仁　炒苦杏仁

【药性】苦，微温；有小毒。归肺、大肠经。

【功效】降气止咳平喘，润肠通便。

【临床应用】

1. 用于咳嗽气喘　本品味苦而降，善降泄肺气而止咳平喘，为治咳喘之要药。凡咳嗽喘满，无论新久、寒热、虚实，随证配伍均可应用。治风寒咳嗽，常与麻黄、甘草同用，即三拗汤；若风热咳嗽，常配桑叶、菊花等，如桑菊饮；若燥热咳嗽，常与桑叶、沙参等同用，如桑杏汤；若肺热咳喘，常与石膏等同用，如麻杏石甘汤。

2. 用于肠燥便秘　本品质润滑肠，味苦下气而润肠通便。常与柏子仁、桃仁等同用，如五仁丸。

【用法用量】煎服，5～10g。宜打碎入煎。生品入煎剂后下。

【使用注意】有小毒，内服不宜过量，以免中毒；大便溏泻及婴儿慎用。

【现代研究】

1. 化学成分　苦杏仁含苦杏仁苷、苦杏仁苷酶、樱叶酶、油酸、亚油酸、棕榈酸、蛋白质等成分。

2. 药理作用　苦杏仁所含苦杏仁苷分解后产生的氢氰酸能抑制呼吸中枢而起到镇咳、平喘作用，过量则会引起中毒；所含蛋白质有明显的抗炎及镇痛作用；苦杏仁苷还有抗突变作用。苦杏仁油对蛔虫、钩虫及伤寒杆菌、副伤寒杆菌有抑制作用，且有润肠通便作用。

【附药】甜杏仁

为蔷薇科植物杏或山杏的某些栽培品种而其味甘甜的成熟种子。性味甘、平，功能润肺止咳,主要用于虚劳咳嗽或津伤便秘。煎服,5～10g。

百部《名医别录》
Baibu

本品为百部科植物直立百部 *Stemona sessilifolia*（Miq.）Miq.、蔓生百部 *Stemona japonica*（Bl.）Miq. 或对叶百部 *Stemona tuberosa* Lour. 的干燥块根。主产于安徽、江苏、山东、湖北、浙江、四川等地区。春、秋二季采挖,除去须根,置沸水中略烫或蒸至无白心,取出,晒干。生用或蜜炙用。

【处方用名】百部 蜜百部 炙百部

【药性】甘、苦,微温。归肺经。

【功效】润肺下气止咳,杀虫灭虱。

【临床应用】

1. 用于新久咳嗽、百日咳、肺痨咳嗽 本品甘润苦降,微温不燥,功善润肺止咳,无论外感、内伤、暴咳、久嗽,皆可用之。治风寒咳嗽,常配伍荆芥、桔梗等,如止嗽散;若气阴两虚之久咳不止,常配黄芪、沙参等,如百部汤;若肺虚痨嗽,常配阿胶、川贝母等,如月华丸;若百日咳,常配贝母、紫菀等。

2. 用于蛲虫、阴道滴虫、头虱疥癣、阴痒 治蛲虫病,以本品浓煎,睡前保留灌肠;阴道滴虫,单用,或配蛇床子、苦参等煎汤坐浴外洗;若头虱、疥癣,可制成 20% 乙醇溶液,或 50% 水煎剂外搽患处。

【用法用量】煎服,3～9g。外用适量。

【饮片应用】生百部,长于止咳化痰,灭虱杀虫;蜜百部,长于润肺止咳。

【现代研究】

1. 化学成分 百部主要含多种生物碱类成分,如百部碱、原百部碱、直立百部碱、对叶百部碱、百部定碱、异百部定碱、蔓生百部碱等;还含芝麻素等。

2. 药理作用 百部所含的对叶百部碱有显著镇咳作用。百部乙醇提取液对肺炎球菌、金黄色葡萄球菌、乙型溶血性链球菌、铜绿假单胞菌、大肠杆菌、枯草杆菌、白念珠菌等多种病菌都有不同程度的抑制作用;5%～50% 百部醇浸液及水浸液对头虱、体虱、阴虱均有一定的杀灭作用,百部对头虱的杀灭作用最强。对各种皮肤真菌也有抑制作用。此外,百部碱尚有一定的镇静、镇痛作用。

紫苏子《名医别录》
Zisuzi

本品为唇形科植物紫苏 *Perilla frutescens*（L.）Britt. 的干燥成熟果实。主产于江苏、安徽、河南、湖北、浙江、河北等地。秋季果实成熟时采收。晒干。生用或微炒。用时捣碎。

【处方用名】紫苏子 苏子 炒紫苏子

【药性】辛,温。归肺经。

【功效】降气化痰,止咳平喘,润肠通便。

【临床应用】

1. 用于咳嗽气喘 本品质润性降,善于降肺气、消痰涎而止咳喘。治痰壅气逆之咳嗽气喘,常与芥子、莱菔子同用,如三子养亲汤;若上盛下虚之喘咳,常配肉桂、厚朴等,如苏子降气汤。

2. 用于肠燥便秘 本品富含油脂，能润肠通便。治疗肠燥便秘，常与火麻仁、杏仁等同用。

【用法用量】煎服，3～10g。或入丸、散。

【使用注意】阴虚咳喘及脾虚便溏者慎用。

【饮片应用】生紫苏子，长于降气化痰，润肠；炒紫苏子，长于降气平喘。

【现代研究】

1. 化学成分 紫苏子主要含脂肪酸类成分如油酸、亚麻酸、亚油酸等，酚酸类成分如迷迭香酸等；还含氨基酸、维生素与微量元素等。

2. 药理作用 紫苏子及其炮制品多种提取物有不同程度镇咳、祛痰、平喘作用，其镇咳成分较分散，平喘成分的水溶性大。紫苏子的脂肪油提取物有降血脂作用。炒紫苏子醇提取物有抗炎、抗过敏、增强免疫作用。此外，紫苏子还有抗氧化、改善学习记忆作用；抗肝损伤、抗病原微生物和改善血液流变学的作用；紫苏子油具有抑制结肠癌、肾脏肿瘤的作用。

桑白皮 《神农本草经》
Sangbaipi

本品为桑科植物桑 *Morus alba* L. 的干燥根皮。全国各地均产，主产于安徽、河南、浙江、江苏、湖南等地。秋末叶落时至次春发芽前采挖根部，刮去黄棕色粗皮，纵向剖开，剥取根皮，晒干。生用或蜜炙用。

【处方用名】桑白皮　蜜桑白皮　炙桑白皮

【药性】甘，寒。归肺经。

【功效】泻肺平喘，利水消肿。

【临床应用】

1. 用于肺热咳喘 本品甘寒降泄，既能清泄肺热，又能降泻肺中水气而平喘。治肺热咳喘，常与地骨皮、甘草等同用，如泻白散；若肺虚有热之咳喘，常配人参、熟地黄等，如补肺汤。

2. 用于水肿 本品能降泻肺气，通调水道而利水消肿。治水肿，常与大腹皮、茯苓皮、生姜皮等同用，如五皮散。

【用法用量】煎服，6～12g。

【使用注意】肺寒咳喘，小便量多者慎用。

【饮片应用】生桑白皮，长于利水消肿；炙桑白皮，长于泻肺平喘，润肺止咳。

【现代研究】

1. 化学成分 桑白皮主要含黄酮类成分，如桑根皮素、环桑根皮素、桑酮等，香豆素类成分如伞形花内酯、东莨菪素等；还含有多糖、鞣质、挥发油等。

2. 药理作用 桑白皮多种提取物和提取成分有不同程度的镇咳、祛痰、平喘作用。桑白皮总黄酮有抗炎、镇痛作用。桑白皮水提液、水提醇沉液有降血糖作用。桑白皮水煎剂、生桑白皮水提液、桑白皮醇提取物的乙酸乙酯萃取部位均有利尿作用。此外，桑白皮还有降血压、免疫调节、抗肿瘤、抗氧化、抗缺氧、抗病毒、延缓衰老等作用。

葶苈子 《神农本草经》
Tinglizi

本品为十字花科植物播娘蒿 *Descurainia sophia*（L.）Webb.ex Prantl. 或独行菜 *Lepidium apetalum* Willd. 的干燥成熟种子。前者习称"南葶苈子"，主产于河北、辽宁、内蒙古等地；后者习称"北葶苈子"，主产于江苏、山东、河南、安徽等地。夏季果实成熟时采割植株，晒干，搓出种子。

生用或炒用。

【处方用名】葶苈子　炒葶苈子　南葶苈子

【药性】辛、苦，大寒。归肺、膀胱经。

【功效】泻肺平喘，利水消肿。

【临床应用】

1. 用于痰涎壅盛咳喘证　辛散苦泄，性寒清热，专泻肺中水饮，清泄肺经痰饮而平喘。治痰涎壅盛之咳逆痰多、喘息不得平卧，常与大枣同用，即葶苈大枣泻肺汤。

2. 胸腹积水实证　本品能降泄肺气，通调水道而利水消肿。治湿热蕴阻之腹水肿满，常与防己、大黄等同用，如己椒苈黄丸；若痰热结胸之胸胁积水，常与杏仁、大黄、芒硝等同用，合研为丸，即大陷胸丸。

【用法用量】煎服，3~10g。宜包煎。研末服，3~6g。

【现代研究】

1. 化学成分　独行菜种子含芥子苷、蛋白质、脂肪油、糖类等成分；播娘蒿主要成分为强心苷类，如毒毛旋花子配基、伊夫单苷、葶苈子苷等成分。

2. 药理作用　葶苈子所含芥子苷是镇咳的有效成分，炒用可提高芥子苷含量，故镇咳效果更好。葶苈子中的葶苈苷、葶苈子水提取液均有不同程度的强心作用，能使心肌收缩力增强，心率减慢，对衰弱的心脏可以增加心搏出量，降低静脉压。此外，葶苈子尚有降血脂、抗抑郁、抗血小板聚集、抗肿瘤及抗菌等作用。

知识链接

桑白皮与葶苈子的异同

二药均能泻肺平喘、利水消肿，治咳嗽喘满、水肿、小便不利等证。但桑白皮甘寒，药性较缓，长于清泻肺热，善治肺热喘咳及风水、皮水；而葶苈子苦寒，药力较猛，长于泻肺实、行痰水，善治痰水壅盛、喘满不得平卧及胸腹积水等。

紫菀《神农本草经》
Ziwan

本品为菊科植物紫菀 *Aster tataricus* L. f. 的干燥根及根茎。主产于河北、安徽、黑龙江、河南、山西等地。春、秋二季采挖，晒干。生用或蜜炙用。

【处方用名】紫菀　蜜紫菀　炙紫菀

【药性】辛、苦，微温。归肺经。

【功效】润肺下气，消痰止咳。

【临床应用】用于痰多咳嗽　本品微温不燥，辛散苦降，长于润肺下气，化痰而止咳。凡咳嗽痰多，无论新久、寒热、虚实均可用之。治外感风寒所致者，常与荆芥、桔梗、白前等配伍，如止嗽散；若久咳不愈，常配伍款冬花、百部等；若阴虚痨嗽，痰中带血者，常与阿胶、川贝母等同用。

【用法用量】煎服，5~10g。

【饮片应用】生紫菀，长于散寒、降气化痰，外感暴咳多用；蜜炙紫菀，长于润肺止咳，肺虚久咳多用。

【现代研究】

1. 化学成分　紫菀主含紫菀酮、紫菀皂苷、槲皮素、东莨菪碱、挥发油等成分。

2. 药理作用　紫菀有明显祛痰镇咳作用；对大肠杆菌、志贺菌属、伤寒杆菌等有抑制作用；

所含槲皮素有利尿作用。

款冬花《神农本草经》
Kuandonghua

本品为菊科植物款冬 *Tussilago farfara* L. 的干燥花蕾。主产于河南、甘肃、山西、内蒙古等地。12 月或地冻前当花尚未出土时采挖，阴干。生用或蜜炙用。

【处方用名】款冬花　冬花　蜜款冬花

【药性】辛、微苦，温。归肺经。

【功效】润肺下气，止咳化痰。

【临床应用】用于多种咳嗽　本品功效似紫菀，而偏于止咳，为止咳常用药，二者常相须为用。治肺寒咳嗽，常与紫菀、百部等配伍；若肺热咳喘，常与知母、桑叶等同用，如款冬花汤；若咳喘日久，痰中带血，常与百合同用；若肺痈咳吐脓痰者，可配伍桔梗、薏苡仁等。

【用法用量】煎服，5～10g。

【饮片应用】生款冬花，长于化痰止咳；炙款冬花，长于润肺止咳。

【现代研究】

1. 化学成分　款冬花主含芸香苷、槲皮素、款冬酮、款冬花素、款冬花碱等成分。

2. 药理作用　款冬花有镇咳、祛痰、平喘作用；醚提取物及煎剂有升血压作用；醚提取物能抑制胃肠平滑肌，有解痉作用。

知识链接

紫菀与款冬花的异同

二药均性温而不燥，能润肺下气、化痰止咳，为治咳嗽之要药，不论新久、寒热、虚实均可用之，常相须为用。但紫菀长于化痰；款冬花长于止咳。

枇杷叶《名医别录》
Pipaye

本品为蔷薇科植物枇杷 *Eriobotrya japonica*（Thunb.）Lindl. 的干燥叶。主产于广东、江苏、浙江等地。全年均可采收。晒干，刷去毛。生用或蜜炙用。

【处方用名】枇杷叶　蜜枇杷叶　炙枇杷叶

【药性】苦，微寒。归肺、胃经。

【功效】清肺止咳，降逆止呕。

【临床应用】

1. 用于肺热咳嗽　本品味苦能降，性寒清热，能清肃肺热以化痰止咳。治肺热咳嗽，常与桑白皮、黄芩等同用；若燥热咳喘，常配桑叶、麦冬等，如清燥救肺汤；若肺虚久咳，阴伤肺燥，干咳气急，或痰中带血，常与阿胶、百合等同用。

2. 用于胃热呕逆　本品苦寒清降，能清胃热、降胃气而止呕逆。治胃热呕吐、呃逆，常与黄连、竹茹等同用。

【用法用量】煎服，6～10g。鲜品加倍。

【饮片应用】枇杷叶生用，长于清肺止咳，降逆止呕；蜜炙枇杷叶长于润肺止咳。

【现代研究】

1. 化学成分 枇杷叶含挥发油、皂苷、熊果酸、苦杏仁苷、鞣质、酒石酸等成分。

2. 药理作用 枇杷叶有镇咳、平喘、轻度祛痰作用;煎剂在体外对金黄色葡萄球菌有抑制作用;熊果酸有抗炎作用。

白果《日用本草》
Baiguo

本品为银杏科植物银杏 *Ginkgo biloba* L. 的干燥成熟种子。主产于广西、四川、河南、山东等地。秋季种子成熟时采收,除去肉质外种皮,洗净,稍蒸或略煮后,烘干。生用或炒用。

【处方用名】白果 白果仁 熟白果仁 炒白果仁 银杏果

【药性】甘、苦、涩,平;有毒。归肺、肾经。

【功效】敛肺定喘,止带缩尿。

【临床应用】

1. 用于哮喘痰嗽 本品味涩而收,能收敛肺气而定喘。治风寒痰喘,可与麻黄、甘草配伍;若肺肾两虚之虚喘,常与五味子等同用;若外感风寒、内有蕴热之喘咳,常配麻黄、黄芩等药,如定喘汤;若肺热燥咳无痰,常与麦冬、天冬等配伍。

2. 用于带下、白浊、遗尿 本品收涩而固下焦,能除湿泄浊,为治带下白浊之常用药。治脾虚带下,色白质稀,常与山药、莲子等同用;若湿热带下,色黄腥臭,常与黄柏、车前子等同用,如易黄汤;若小便白浊,可单用,或与萆薢、益智等同用;若遗尿,遗精,常与乌药、山茱萸等同用。

【用法用量】煎服,5～10g。用时捣碎。炒白果长于收敛固涩。

【使用注意】生食有毒,大量使用易引起中毒,小儿尤当注意。

【现代研究】

1. 化学成分 白果主含黄酮类成分如山柰黄素、槲皮素、芦丁、银杏素等,银杏萜内酯类成分如银杏内酯A、银杏内酯C等。

2. 药理作用 白果注射液有平喘作用;白果乙醇提取物有祛痰作用;白果外种皮水溶性成分有抗过敏和一定的抗衰老作用,对葡萄球菌、链球菌、白喉杆菌、炭疽杆菌、大肠杆菌等有抑制作用。

【附药】银杏叶

为银杏科植物银杏的干燥叶。性味甘、苦、涩,平。归心、肺经。功能活血化瘀,通络止痛,敛肺平喘,化浊降脂。用于肺虚咳喘,胸痹心痛,中风偏瘫等;现代用于高脂血症、高血压、冠心病心绞痛、脑血管痉挛等。煎服,9～12g;或制成片剂、注射剂。

矮地茶《本草图经》
Aidicha

本品为紫金牛科植物紫金牛 *Ardisia japonica* (Thunb.) Blume 的干燥全草。别名"紫金牛""平地木"。主产于长江流域以南各地。夏、秋二季茎叶茂盛时采挖,晒干。生用。

【处方用名】矮地茶

【药性】辛、微苦,平。归肺、肝经。

【功效】化痰止咳,清利湿热,活血化瘀。

【临床应用】

1. 用于咳喘痰多 本品能够化痰止咳平喘,因其性平,故治疗咳喘,无论寒热均可配伍应用。治肺热咳喘痰多,可单用,或配伍枇杷叶、黄芩、桑白皮等;若寒痰咳喘,常与麻黄、细辛、干姜等配伍。

2. 用于黄疸、淋证、水肿　本品有清热利湿之功,治湿热黄疸,常配茵陈、虎杖等;若热淋,常与车前子、滑石等同用;若水肿、小便不利,多与茯苓、泽泻等同用。

3. 用于跌打损伤、风湿痹痛、闭经　本品有活血化瘀、通经止痛之效。治跌打损伤,常单用,以酒、水各半煎服;若风湿痹痛,常与威灵仙、乳香等配伍;若血滞经闭,可配川芎、赤芍等活血之品。

【用法用量】煎服,15～30g。或捣汁服。

【现代研究】

1. 化学成分　矮地茶主含岩白菜素、杨梅树苷、紫金牛酚等成分。

2. 药理作用　矮地茶具有镇咳、祛痰、平喘作用。岩白菜素还有抗炎、解热作用。紫金牛酚对结核杆菌有抑制作用。矮地茶黄酮苷对流感嗜血杆菌、肺炎球菌、金黄色葡萄球菌也有抑制作用。

马兜铃《药性论》
Madouling

本品为马兜铃科植物北马兜铃 *Aristolochia contorta* Bge. 或马兜铃 *Aristolochia debilis* Sieb.et Zucc. 的干燥成熟果实。前者主产于东北地区及河北等地,后者主产于江苏、山东、安徽、浙江等地。秋季果实由绿变黄时采收,晒干。生用或蜜炙用。

【处方用名】马兜铃　蜜马兜铃

【药性】苦,微寒。归肺、大肠经。

【功效】清肺降气,止咳平喘,清肠消痔。

【临床应用】用于肺热咳喘　本品辛开苦降,性寒清热,善清肺热、降肺气、化痰止咳平喘。治痰热郁肺,喘咳痰黄,常配桑白皮、黄芩等;若肺虚久咳,常配阿胶、杏仁等。

此外,本品能清大肠热而治痔疮肿痛或出血;还能清热平肝降压而治高血压属肝阳上亢者。

【用法用量】煎服,3～10g。

【使用注意】用量不宜过大,以免引起呕吐;虚寒咳喘及脾虚便溏者慎用。本品含马兜铃酸,可引起肾脏损害,孕妇、婴幼儿及肾功能不全者禁用。

【现代研究】

1. 化学成分　北马兜铃含多种马兜铃酸、木兰花碱等成分;马兜铃含马兜铃酸 A、季铵生物碱等成分。

2. 药理作用　马兜铃有明显止咳作用;煎剂有祛痰作用,可缓解支气管痉挛;对多种致病菌有抑制作用;还有避孕、抗肿瘤作用;有温和而持久的降压作用;所含马兜铃酸有较强的肾毒性,可引起急性肾衰竭。

罗汉果《岭南采药录》
Luohanguo

本品为葫芦科植物罗汉果 *Siraitia grosuenorii* (Swingle)C.Jeffreyex A.M.Lu et Z. Y. Zhang 的干燥果实。主产于广东、广西等地。秋季果实由嫩绿色变深绿色时采收,低温干燥。生用。

【处方用名】罗汉果

【药性】甘,凉。归肺、大肠经。

【功效】清热润肺,利咽开音,润肠通便。

【临床应用】

1. 用于咳嗽、咽痛　本品味甘性凉,善清肺热,润肺燥,利咽开音。治肺热燥咳,可单用,或与桑白皮、天冬等同用;若咽痛失音,可单用泡茶饮。

2. 用于肠燥便秘　本品甘润,能润肠通便。治肠燥便秘,可配蜂蜜泡服。

【用法用量】煎服,9～15g;或开水泡服。

【现代研究】

1. 化学成分　罗汉果含葡萄糖、果糖、维生素、蛋白质、油脂等成分。

2. 药理作用　罗汉果水提取物有明显的祛痰、镇咳作用;能增强机体的免疫力。

洋金花《本草纲目》
Yangjinhua

本品为茄科植物白花曼陀罗 *Datura metel* L. 的干燥花。别名曼陀罗花。主产于江苏、浙江、福建、广东等地。4～11 月花初开时采收,晒干或低温干燥。生用。

【处方用名】洋金花

【药性】辛,温;有毒。归肺、肝经。

【功效】止咳平喘,解痉定痛。

【临床应用】

1. 用于咳喘　本品为麻醉镇咳平喘药,止咳平喘之力颇强。治咳喘无痰,或痰少而他药乏效者,可散剂单用,或配烟叶制成卷烟吸入。

2. 用于诸痛证　本品有良好的麻醉止痛作用,可广泛用于多种疼痛病证。用治心腹疼痛、风湿痹痛、跌打损伤等,单用即效,或配伍川乌、草乌等。

3. 用于癫痫、小儿慢惊风　本品有解痉止搐作用。治疗惊风、癫痫,常配天麻、全蝎等。

4. 用于麻醉　自汉代以来即用作麻醉药剂,常与川乌、草乌、姜黄等同用,如整骨麻药方。近代以本品为主,或单以本品提取物东莨菪碱制成中药麻醉剂,广泛用于各种外科手术麻醉,疗效满意。

【用法用量】多入丸、散,0.3～0.6g;作卷烟吸,一日总量不超过 1.5g;外用适量。

【使用注意】外感及痰热咳喘、青光眼、高血压、心动过速患者及孕妇禁用。

【现代研究】

1. 化学成分　洋金花主含莨菪烷类生物碱成分;其中东莨菪碱含量占总生物碱的 80%,其余为阿托品与莨菪碱等。

2. 药理作用　洋金花具有明显镇痛和抗癫痫作用;能增强机体抗氧化能力,抑制过剩自由基导致的脂质过氧化反应;提高机体非特异性免疫力,调整机体的应急功能。

（袁继伟）

？ 复习思考题

1. 化痰止咳平喘药分为几类?其适应证分别是什么?

2. 半夏、天南星在功效、临床应用上的异同点有哪些?

3. 百部止咳的特点是什么?

4. 比较紫菀和款冬花在功效方面的异同点。

5. 洋金花使用时要注意什么?

ER-18-3

扫一扫,测一测

PPT课件

知识导览

第十九章 安　神　药

学习目标

　　1. 掌握安神药的含义、功效、适用范围、分类、配伍原则及使用注意；朱砂、磁石、龙骨、酸枣仁的性味、归经、功效、临床应用、主要配伍药对以及使用注意；朱砂与磁石在功效及应用方面的异同。

　　2. 熟悉琥珀、柏子仁、远志、灵芝的性能特点、临床应用。

　　3. 了解首乌藤、合欢皮的性能特点、临床应用。

　　凡以安神定志为主要功效，用以治疗心神不宁病证的药物，称为安神药。

　　本章药物多味甘，性寒凉或平，主入心、肝二经。并多以矿石、化石、介壳或植物的种子入药。其中矿石、化石、介壳类药物，质重性降，功以重镇安神为主；植物种子类药物，质润滋养，功以养心安神为主。安神药适用于心神不宁之证，症见心悸怔忡、失眠、多梦，及惊风、癫狂等神志异常的病证。

　　根据安神药的药性及功效主治的不同分为重镇安神药与养心安神药两类。

　　使用本章药物时，应根据不同的病因病机，选择适宜的药物，配伍治疗。如心火炽盛者，配清心降火药；痰热扰心者，配化痰、清热药；肝阳上亢者，配平肝潜阳药；血瘀气滞者，配活血化瘀、理气开郁药；血亏阴虚者，配补血、养阴药；心脾气虚者，配补气药。若惊风、癫狂等证，多以化痰开窍或平肝息风药为主，本章药物则多作辅助之品。

　　矿石类安神药，易伤胃气，不宜长期服用，如做丸、散剂服，须酌配养胃健脾药同用；入汤剂，应打碎先煎、久煎；部分药物具有毒性，更须慎用，不宜过量，以防中毒。

第一节　重镇安神药

　　本类药物多为矿石、化石及介壳类药物，质重性降，味甘，性咸寒或平，主入心、肝二经，具有重镇安神、平惊定志的作用。主要用于心火炽盛、痰火扰心、肝郁化火，及惊吓等引起的心神不宁、心悸失眠或惊风、癫狂等证。部分药物兼有平肝潜阳作用，亦可用治肝阳上亢、头晕目眩之证。

朱砂《神农本草经》
Zhusha

　　本品为硫化物类矿物辰砂族辰砂，主含硫化汞（HgS）。主产于湖南、四川、贵州、云南等地，以产于古之辰州（今湖南沅陵）者为道地药材。采挖后，选取纯净者，用磁铁吸净含铁的杂质，再用水淘去杂石和泥沙。研细水飞，晒干，装瓶备用。

242

【处方用名】朱砂　水飞朱砂

【药性】甘，微寒；有毒。归心经。

【功效】镇惊安神，明目，解毒。

【临床应用】

1. 用于心神不安证　本品性寒质重，功善清心、镇心而安神，为镇心、清火、安神定志之要药。善治心火亢盛之心神不宁、烦躁不眠，常与黄连、莲子心同用；兼心血虚者，常配当归、生地黄等，如朱砂安神丸；阴血虚少者，多配酸枣仁、柏子仁等同用；惊恐或心气虚心神不宁者，将本品纳入猪心中炖服。本品亦有镇惊止痉之功，治高热神昏、惊厥，常配牛黄、麝香等同用，如安宫牛黄丸；小儿急惊风，常与牛黄、钩藤等同用，如牛黄散；癫痫卒昏抽搐，多与磁石同用，如磁朱丸。

2. 用于疮疡肿毒，咽喉肿痛，口舌生疮　本品性寒，有较强的清热解毒作用，内服外用均可。治疮疡肿毒，常配雄黄、五倍子等制成锭剂内服，如紫金锭；咽喉肿痛、口舌生疮，常与冰片、硼砂等制成散剂外用，如冰硼散。

此外，本品还可用于视物昏花，有清心降火明目之功。

【用法用量】入丸、散，或研末冲服，0.1～0.5g。不宜入煎剂。外用适量。

【使用注意】本品有毒，不宜大量服用，也不宜少量久服，以防汞中毒。忌用火煅，火煅则析出水银，有剧毒。孕妇及肝肾功能不全者禁用。

【现代研究】

1. 化学成分　本品主要含硫化汞，常夹杂雄黄、磷灰石、沥青质等成分。

2. 药理作用　能降低大脑中枢神经的兴奋性，有镇静、催眠、抗惊厥作用，能抗心律失常。能解毒防腐，外用抑制或杀灭皮肤细菌和寄生虫。其汞进入体内，主要分布于肝肾，引起肝肾损害，可透过血脑屏障，直接损害中枢神经系统。

磁石 《神农本草经》
Cishi

本品为氧化物类矿物尖晶石族磁铁矿。主含四氧化三铁（Fe_3O_4）。主产于江苏、山东、辽宁、广东、安徽、河北等地。采挖后，除去杂质，选择吸铁能力强者（习称"活磁石"或"灵磁石"）入药。生用或醋淬研细用。

【处方用名】磁石　煅磁石

【药性】咸，寒。归心、肝、肾经。

【功效】镇惊安神，平肝潜阳，聪耳明目，纳气定喘。

【临床应用】

1. 用于心神不宁，惊悸癫狂证　本品入心走肾而镇心益肾，善治肾虚肝旺，扰动心神及惊恐气乱、神不守舍的心神不安证，常与朱砂相须，如磁朱丸。治痰浊蒙蔽清窍之癫狂，常与石菖蒲、牛黄等同用。

2. 用于肝阳上亢证　本品质重，能平肝阳，益肾阴，敛浮阳。常配石决明、牡蛎等同用。

3. 用于肝肾阴虚，耳聋目黯证　本品能益肾阴，兼具良好的聪耳明目之功。治耳鸣耳聋，多与山茱萸、熟地黄等同用，如耳聋左慈丸；目黯不明、视物不清，常配枸杞子、菟丝子等同用。

4. 用于肾虚气喘证　本品质重能摄纳，兼益肾平喘，可治肾不纳气之虚喘，多与蛤蚧、五味子等同用。

【用法用量】煎服，9～30g。打碎先煎。入丸、散，每次1～3g。

【饮片应用】生用偏于镇惊安神，平肝潜阳；醋淬后用偏于聪耳明目，纳气平喘宜。

【使用注意】吞服不易消化，如入丸、散，不可多服久服。脾胃虚弱者慎用。

【现代研究】

1. 化学成分　本品主要含四氧化三铁，还含砷、锰、镉、铬、铜、锌、铅、钛等微量元素；火煅醋淬后，主要含三氧化二铁及醋酸铁等成分。

2. 药理作用　本品可抑制中枢神经系统，有镇静、抗惊厥作用；经火煅醋淬后，其砷含量明显降低，其镇静及抗惊厥作用明显增强，故宜火煅醋淬后入药；因其含铁，故对缺铁性贫血有补血作用；还有抗炎、镇痛作用。

知识链接

磁石与朱砂的异同

　　二药均为重镇安神常用药，二药质重性寒，入心经，均能镇心安神。然磁石益肾阴、潜肝阳，主治肾虚肝旺、肝火扰心之心神不宁；还能聪耳明目、纳气平喘，治耳鸣耳聋，视物昏花，肾虚气喘。朱砂镇心、清心而安神，善治心火亢盛之心神不安；还能清热解毒，治疮痈肿毒，咽喉肿痛，口舌生疮。

龙骨《神农本草经》
Longgu

　　本品为古代哺乳动物如三趾马类、犀类、鹿类、牛类、象类等的骨骼化石或象类门齿的化石。主产于山西、内蒙古、河南、河北、陕西、甘肃等地。全年均可采挖，生用或煅用。

【处方用名】龙骨　煅龙骨

【药性】甘、涩，平。归心、肝、肾经。

【功效】镇惊安神，平肝潜阳，收敛固涩，收湿敛疮。

【临床应用】

1. 用于神志不安，心悸失眠，惊痫癫狂　本品有较好的镇惊安神作用，为重镇安神之常用药，可用于各种神志失常。治神志不安、心悸怔忡、失眠多梦，常与朱砂、酸枣仁等同用；癫狂发作、惊痫抽搐，常与牛黄、胆南星等配伍。

2. 用于肝阳上亢证　本品有较强的平肝潜阳之功，可治肝阳上亢之眩晕、头痛，常与怀牛膝、牡蛎、赭石等配伍，如镇肝熄风汤。

3. 用于滑脱诸证　本品煅用有较好的收敛固涩之功，通过不同配伍可治疗遗精、滑精、尿频、遗尿、崩漏、带下、自汗、盗汗等多种正虚滑脱之证。治肾虚精关不固，遗精早泄，常与牡蛎相须，如金锁固精丸；心肾两虚，小便频数，常与桑螵蛸、龟甲等配伍，如桑螵蛸散；气虚不摄，冲任不固之白带、崩漏，可与黄芪、五味子等同用，如固冲汤；虚汗，多与黄芪、牡蛎等同用。

4. 用于湿疮痒疹，疮疡久溃不愈　本品煅后外用，有收湿敛疮、生肌之效。常与枯矾等分，共为细末，搽敷患处。

【用法用量】煎服，15～30g，先煎。外用适量。

【使用注意】湿热积滞者不宜使用。

【饮片应用】生用偏于镇惊安神，平肝潜阳；煅用偏于收敛固涩。

【现代研究】

1. 化学成分　本品主要含碳酸钙和磷酸钙，尚含铁、钾、钠、氯、锌、铜、镁、铝、锰等元素。

2. 药理作用　有促进血液凝固、降低血管壁的通透性及抑制骨骼肌的兴奋等作用。

【附药】龙齿

本品为古代哺乳动物如象类、犀类、牛类、鹿类、三趾马等的牙齿化石。甘、涩，凉。归心、肝经。较龙骨更长于镇惊安神，清热除烦。适用于惊痫、癫狂、心悸、失眠等证。用法用量与龙骨相同。

琥珀《名医别录》
Hupo

本品为古代松科植物等的树脂埋于地层年久而成的化石样物质。主产于广西、云南、辽宁等地。全年均可采收。研末用。

【处方用名】琥珀

【药性】甘，平。归心、肝、膀胱经。

【功效】镇惊安神，活血散瘀，利尿通淋。

【临床应用】

1. 用于心神不宁，心悸失眠，惊风癫痫　本品甘平质重，能治心神不宁、惊悸失眠、健忘多梦，常与远志、朱砂等同用，如琥珀定志丸；小儿惊风，高热神昏抽搐，及癫痫发作痉挛抽搐，多与天南星、朱砂等配伍，如琥珀抱龙丸。

2. 用于多种瘀血证　本品有活血通经，散瘀消癥之功。治妇女阴唇血肿、产后血瘀肿痛等，单研末冲服；痛经、闭经，常与莪术、当归等同用，如琥珀散；心血瘀阻之胸痹心痛，常与三七共研末服；癥瘕痞块，常与鳖甲、三棱等同用。

3. 用于癃闭，淋证　本品为金石药中之利尿良药，随配伍可用于多种淋证，尤善治血淋。可单用为散，灯心汤送服，或配海金沙、金钱草等同用。

【用法用量】研末冲服，每次 1.5～3g。不入汤剂。

【现代研究】

1. 化学成分　本品主要含树脂、挥发油、琥珀氧松香酸、琥珀松香酸、琥珀酸等成分。

2. 药理作用　本品所含琥珀酸有中枢抑制作用，能镇静、降温、抗惊厥；对中性粒细胞有抑制作用。

第二节　养心安神药

本类药物多为植物种子、种仁，大多甘平质润，主入心、肝二经，具有滋养心肝、养阴补血、交通心肾而安神等作用。主要用于阴血不足、心脾两虚、心肾不交等所致的心悸怔忡、虚烦不眠、健忘多梦、遗精、盗汗等症。

酸枣仁《神农本草经》
Suanzaoren

本品为鼠李科植物酸枣 *Ziziphus jujuba* Mill. *var. spinosa*（Bunge）Hu ex H. F. Chou 的干燥成熟种子。主产于河北、陕西、山西、山东等地。秋末冬初采收成熟果实，除去果肉和核壳，收集种子。晒干。生用或炒用，用时捣碎。

【处方用名】酸枣仁　枣仁　炒枣仁

【药性】甘、酸,平。归肝、胆、心经。

【功效】养心补肝,宁心安神,敛汗,生津。

【临床应用】

1. 用于心悸失眠　本品能养心阴、益肝血,为养心安神之要药。多用治心肝血虚,心失所养之心悸失眠,常与当归、龙眼肉等同用;肝虚有热,常与知母、茯苓等配伍,如酸枣仁汤;心脾两亏,气血不足,多与黄芪、当归等同用,如归脾汤;心肾不足,阴亏血少,配伍生地黄、远志等同用,如天王补心丹。

2. 用于自汗、盗汗　本品味酸,有一定的敛汗作用。常与煅牡蛎、黄芪等同用。

【用法用量】煎服,10~15g。研末吞服,每次 1.5~3g。

【使用注意】凡有实邪郁火者慎服。

【现代研究】

1. 化学成分　本品主要含皂苷,并含三萜化合物、脂肪油、蛋白质、维生素 C 及植物甾醇等。

2. 药理作用　有镇静、催眠、镇痛、抗惊厥、降温、降脂肪等作用。可致血压持续下降和心传导阻滞。能兴奋子宫。

柏子仁《神农本草经》
Baiziren

本品为柏科植物侧柏 *Platycladus orientalis*(L.)Franco 的干燥成熟种仁。主产于山东、河南、云南等地。秋、冬二季采收成熟种子,晒干,除去种皮,收集种仁。生用或制霜用。

【处方用名】柏子仁　柏子仁霜　炒柏子仁

【药性】甘,平。归心、肾、大肠经。

【功效】养心安神,润肠通便,止汗。

【临床应用】

1. 用于心悸失眠　本品甘平滋润,能补养阴血、交通心肾,滋养安神之功不及酸枣仁,亦常与之相须。尤宜用于心阴不足及心肾不交之心悸失眠。心阴不足者,常配牡蛎、五味子等同用,如柏子仁丸;心肾不交者,常与熟地黄、石菖蒲等同用,如柏子养心丸。

2. 用于肠燥便秘　本品质润而滑肠,适宜治老人、虚人肠燥便秘,常与火麻仁、杏仁等配伍,如五仁丸。现多用治习惯性便秘。

【用法用量】煎服,3~10g。

【使用注意】便溏及痰多者当慎用。

【现代研究】

1. 化学成分　本品主要含脂肪油,少量挥发油、皂苷、植物甾醇、维生素 A、蛋白质等。

2. 药理作用　本品含大量脂肪油,有润肠通便作用。本品的水及乙醇提取物有增强学习记忆力、镇静作用。

远志《神农本草经》
Yuanzhi

本品为远志科植物远志 *Polygala tenuifolia* Willd. 或卵叶远志 *Polygala sibirica* L. 的干燥根。主产于山西、陕西、吉林、河南等地。春、秋二季采挖。晒干。生用或制用。

【处方用名】远志 制远志 蜜远志

【药性】苦、辛，微温。归心、肾、肺经。

【功效】安神益智，交通心肾，祛痰，消肿。

【临床应用】

1．用于惊悸、失眠健忘 本品苦辛而微温，既上开心气而宁心安神，又下通肾气而强志不忘，为交通心肾、安神定志之佳品。多用于心肾不交之心神不宁，常配人参、龙齿等同用，如安神定志丸。

2．用于咳嗽痰多、癫痫发狂 本品既能祛痰，又开心窍。常用治咳嗽痰多黏稠、咳吐不爽，常与杏仁、桔梗等同用。治痰阻心窍之癫痫抽搐者，常与半夏、天麻等同用；痰迷癫狂者，多与石菖蒲、郁金等同用。

3．用于痈疽疮毒，乳痈肿痛 本品能疏通气血之壅滞而消痈散肿，用治痈疽，无论寒热虚实均可。单研末黄酒送服，并外用调敷患处。

【用法用量】煎服，3～10g。外用适量。

【饮片应用】生用偏于消痈散肿；与甘草同制偏于安神益智、祛痰。

【使用注意】过量可致恶心、呕吐。胃炎及胃溃疡者慎用。

【现代研究】

1．化学成分 本品主要含皂苷、远志醇、细叶远志定碱、脂肪油酸、树脂和糖类等。

2．药理作用 有兴奋子宫作用。对革兰阳性菌及人型结核杆菌、志贺菌属、伤寒杆菌等均有抑制作用；有溶血作用。

合欢皮《神农本草经》
Hehuanpi

本品为豆科植物合欢 *Albizia julibrissin* Durazz. 的干燥树皮。主产于湖北、江苏、安徽、浙江等地。夏、秋二季剥取。晒干。切段生用。

【处方用名】合欢皮

【药性】甘，平。归心、肝、肺经。

【功效】解郁安神，活血消肿。

【临床应用】

1．用于忿怒忧郁，烦躁不眠 本品为疏肝解郁、悦心安神之佳品，可使五脏安和，心志欢悦，收安神解郁之功，宜用于肝气郁结之心烦不眠。单用，或与夜交藤、郁金等同用。

2．用于跌打骨折瘀肿，痈肿疮毒 本品能活血祛瘀，消肿止痛。跌打骨折瘀肿者，常与红花、桃仁等同用；内外痈疽、疖肿疮毒，常与蒲公英、紫花地丁等同用。

【用法用量】煎服，6～12g。外用适量，研末调敷。

【使用注意】孕妇慎用。

【现代研究】

1．化学成分 本品主要含皂苷、鞣质等。

2．药理作用 有镇静、催眠作用；合欢总苷有兴奋子宫、抗早孕作用；还有抗肿瘤、增强免疫等作用。

【附药】合欢花

本品为豆科植物合欢的干燥花序或花蕾。其药性、功效与合欢皮相似，但长于解郁安神。多用于抑郁不欢、虚烦不眠、健忘多梦等证。煎服，5～10g。

朱砂、酸枣仁、柏子仁、远志、合欢皮用于安神时如何选择使用?

首乌藤《何首乌录》
Shouwuteng

本品为蓼科植物何首乌 *Polygonum multiflorum* Thunb. 的干燥藤茎。别名夜交藤。主产于河南、湖北、广西、广东、四川、江苏等地。秋、冬二季采割,除去残叶,晒干。生用。

【处方用名】首乌藤

【药性】甘,平。归心、肝经。

【功效】养血安神,祛风通络。

【临床应用】

1. 用于虚烦不眠、多梦　本品性味甘平,入心、肝经,能补养阴血而养心安神,适用于阴血虚少之心神不宁,常与合欢皮相须为用;若阴虚阳亢,彻夜不眠者,常与柏子仁、珍珠母等同用,如甲乙归藏汤。

2. 用于血虚身痛,风湿痹痛　本品能养血祛风、通络止痛。常与鸡血藤、当归、川芎等同用。

【用法用量】煎服,9~15g。外用适量,煎水洗患处。

【现代研究】

1. 化学成分　本品主要含蒽醌类,其主要成分为大黄素、大黄酚等。

2. 药理作用　本品有镇静、催眠作用;亦能促进免疫功能。

灵芝《神农本草经》
Lingzhi

本品为多孔菌科真菌赤芝 *Ganoderma lucidum*(Leyss. ex Fr.) Karst. 或紫芝 *Ganoderma sinense* Zhao. Xu et Zhang 的干燥子实体。赤芝主产于华北、西南等地;紫芝主产于浙江、江西、湖南、广西等地。全年采收,除去杂质,阴干或在40~50℃烘干。生用。

【处方用名】灵芝

【药性】甘,平。归心、肺、肝、肾经。

【功效】补气安神,止咳平喘。

【临床应用】

1. 用于心神不安、失眠、惊悸等　本品性味甘平,有益气安神之功。多用治心气不足、心脾两虚或气血不足等心神失养所致神疲体倦、心悸、健忘、失眠等,可单用,或与当归、酸枣仁、龙眼肉等养血安神之品同用。

2. 用于咳喘痰多　本品能补益肺气、止咳平喘。用治肺虚咳喘及虚寒咳嗽等,可单用,或与半夏、五味子、人参等同用。

此外,本品有益气补虚之功,常用作强身补气之品。可治气血虚弱之食少便溏、神疲乏力等虚劳证,或年老体衰、肝肾不足之腰膝酸软、眩晕、倦怠等,可单用或与补气养血及补益肝肾之品同用。

【用法用量】煎服,6~12g。

【现代研究】

1. 化学成分　本品主要含灵芝多糖、灵芝酸 A、腺苷、赤芝孢子内酯、赤芝孢子酸、灵芝多肽、氨基酸等成分。

2. 药理作用　本品有镇静、镇痛、抗惊厥作用；能松弛支气管平滑肌，有祛痰、镇咳、平喘作用；能强心、抗心肌缺血、抗血栓、降血压；有保肝、抗溃疡、降血糖及抗辐射作用；对人体免疫系统有双向调节作用；并能抗肿瘤、抗衰老。

（曾姣飞）

? 复习思考题

1. 何谓安神药？分几类？各类的来源、性能特点、主要作用及适应证如何？

2. 朱砂的使用注意有哪些？临床如何使用？

3. 比较酸枣仁与柏子仁在性味、功效及主治证的异同点。

ER-19-3

扫一扫，测一测

PPT 课件

知识导览

第二十章　平肝息风药

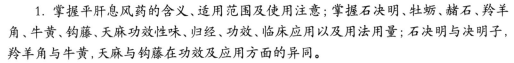

学习目标

　　1. 掌握平肝息风药的含义、适用范围及使用注意；掌握石决明、牡蛎、赭石、羚羊角、牛黄、钩藤、天麻功效性味、归经、功效、临床应用以及用法用量；石决明与决明子，羚羊角与牛黄，天麻与钩藤在功效及应用方面的异同。

　　2. 熟悉地龙、全蝎、蜈蚣、僵蚕的功效和主治病证；珍珠母、蒺藜的功效。

　　3. 了解珍珠、罗布麻叶的药性特点。

　　凡以平肝潜阳、息风止痉为主要功效，用以治疗肝阳上亢或肝风内动病证的药物，称平肝息风药。

　　本类药物多为介类、虫类、矿物药及其他动物药。大多味咸或甘，其性寒凉，皆入肝经。介类及矿物药质地沉重，以平肝潜阳为主要作用；虫类药多以息风止痉为主，故有“介类潜阳，虫类息风”之说。部分药物还有镇惊安神作用。

　　平肝息风药根据功效特点不同，分为平抑肝阳药和息风止痉药两类。常相互配合使用。

　　应用平肝息风药时，须根据病因、病机及兼证的不同，进行相应配伍。如治肝阳上亢证，多配滋养肾阴药；肝阳化风证，应将平抑肝阳及息风止痉药合用；热极生风证，当配清热泻火药；阴血亏虚者，当配养阴补血药；兼窍闭神昏者，当配开窍醒神药；兼失眠多梦、心神不宁者，当配安神药；兼痰邪者，当配化痰药；肝火盛者，又当配清泻肝火药等。

　　本章药物有性偏寒凉或性偏温燥之不同，应区别使用。若脾虚慢惊风者，不宜寒凉之品；血虚阴伤者，当忌温燥之药。

第一节　平抑肝阳药

　　本类药物多为质重之介类或矿石类药物，性偏寒凉，主入肝经，以平抑或潜镇肝阳为主要功效，适用于肝阳上亢之头晕目眩、头痛、耳鸣，及肝火上攻之面红、目赤、口苦、头痛头昏、烦躁易怒等症。亦用治肝阳化风之痉挛抽搐及肝阳上扰之烦躁不眠者，分别配伍息风止痉药与安神药。

石决明《名医别录》
Shijueming

　　本品为鲍科动物杂色鲍 *Haliotis diversicolor* Reeve、皱纹盘鲍 *Haliotis discus hannai* Ino、羊鲍 *Haliotis ovina* Gmelin、澳洲鲍 *Haliotis ruber*（Leach）、耳鲍 *Haliotis asinina* Linnaeus 或白鲍 *Haliotis laevigata*（Donovan）的贝壳。前三种主产于广东、福建、海南、辽宁等沿海地区；后三种

主产于澳大利亚、新西兰、印度尼西亚、菲律宾、日本等国。夏、秋二季捕捞，去肉，洗净，干燥。生用或煅用。

【处方用名】石决明　煅石决明

【药性】咸，寒。归肝经。

【功效】平肝潜阳，清肝明目。

【临床应用】

1. 用于肝阳上亢、头晕目眩证　本品咸寒质重，专入肝经，长于潜降肝阳、清泄肝热，为平肝、凉肝之要药。善治肝肾阴虚，阴不制阳而致肝阳亢盛之头痛眩晕，常配伍珍珠母、牡蛎等平抑肝阳药；治肝阳上亢兼肝火亢盛之头晕、头痛，可与羚羊角、夏枯草等清热、平肝药同用，如羚羊角汤。

2. 用于目赤翳障、视物昏花、青盲雀目　本品长于清肝火、益肝阴，有明目退翳之功，为治目疾常用药。凡目赤肿痛、翳膜遮睛、视物昏花等目疾，无论虚实，均可应用。治肝火上炎，目赤肿痛，常与夏枯草、菊花、黄连等同用；治风热目赤、翳膜遮睛，常与蝉蜕、菊花等清肝热、疏风明目药同用；治肝虚血少、目黯不明、雀盲眼花者，多与熟地黄、枸杞子等养肝明目药同用。

此外，本品煅用有收敛、制酸、止痛、止血等作用，用于疮疡久溃不敛，胃痛泛酸及外伤出血等。

【用法用量】煎服，6～20g。宜打碎先煎。

【饮片应用】石决明平肝、清肝宜生用；外用点眼宜煅用、水飞。

【使用注意】本品咸寒，易伤脾胃，故脾胃虚寒、食少便溏者慎用。

【现代研究】

1. 化学成分　本品主含碳酸钙、有机质等。尚含磷酸盐、硅酸盐、氯化物、镁、铁、锌、锰、铬等微量元素和极微量的碘。贝壳内层具有珍珠样光泽的角质蛋白，经盐酸水解可得 16 种氨基酸。煅烧后碳酸钙分解，产生氧化钙，有机质则被破坏。

2. 药理作用　本品有镇静作用；在胃中能中和过多的胃酸；有抗感染作用，对金黄色葡萄球菌、大肠杆菌、铜绿假单胞菌等有较强的抑菌力，还能抗流感病毒；酸性提取物有显著的抗凝血作用；杂色鲍贝壳能增强耐缺氧能力，还可扩张气管、支气管平滑肌；其内层水解液有一定的保肝作用。

知识拓展

临床用药心得

常用生石决明（先煎）15～45g、生赭石（先煎）25～45g、生地黄 12g、生白芍 12g、香附 9g、黄芩 9g、蒺藜 12g、菊花 9g、远志 9g、夜交藤 15～30g，以此为基础随证加减，治疗神经衰弱出现头痛、偏头痛、头晕、目眩、急躁易怒、失眠等症，曾统计 55 例，有一定效果，可供参考。

（焦树德．焦树德方药心得[M]．北京：中国医药科技出版社，2017.）

牡蛎《神农本草经》
Muli

本品为牡蛎科动物长牡蛎 *Ostrea gigas* Thunberg、大连湾牡蛎 *Ostrea talienwhanensis* Crosse 或近江牡蛎 *Ostrea rivularis* Gould 的贝壳。主产于广东、福建、浙江、山东、江苏等地。全年均可捕捞，去肉，洗净，晒干。生用或煅用，用时打碎。

【处方用名】牡蛎　煅牡蛎

【药性】咸，微寒。归肝、胆、肾经。

【功效】重镇安神，潜阳补阴，软坚散结。

【临床应用】

1. 用于肝阳上亢证　本品咸寒质重，平肝潜阳之功似石决明，并能益阴，多用治肝肾阴虚、肝阳上亢之证，常与龟甲、龙骨等同用，如镇肝熄风汤；治热病日久，灼烁真阴，虚风内动之证，多配龟甲、鳖甲等，如大定风珠。

2. 用于惊悸失眠　本品质重能镇，有重镇安神之功，用治心神不安、惊悸怔忡、失眠多梦等症，常与龙骨相须为用，如桂枝甘草龙骨牡蛎汤。亦可配朱砂、琥珀、酸枣仁等安神之品。

3. 用于瘰疬、痰核、癥瘕积聚等证　本品味咸，能软坚散结，治痰火郁结之痰核、瘰疬等，常与浙贝母、玄参等配伍，如消瘰丸；治血瘀气滞之癥瘕痞块，常与鳖甲、丹参等同用。

4. 用于滑脱诸证　本品煅后有收敛固涩的作用，可用于治疗多种滑脱不禁之证。如治疗盗汗、自汗，多与麻黄根、浮小麦等同用，如牡蛎散；治疗肾虚遗精、滑精，常与沙苑子、芡实等配伍，如金锁固精丸；治尿频、遗尿，可与桑螵蛸、金樱子等配伍；治崩漏、带下证，常与煅龙骨、山药、海螵蛸等同用。

此外，煅牡蛎有制酸止痛作用，治胃痛泛酸，可与海螵蛸、瓦楞子等药同用。

【用法用量】煎服，9～30g。宜打碎先煎。

【饮片应用】生牡蛎长于平肝潜阳，软坚散结；煅牡蛎长于收敛固涩，制酸止痛。

【现代研究】

1. 化学成分　主含碳酸钙、硫酸钙及磷酸钙，尚含铜、铁、锰、锌、铬等微量元素及多种氨基酸。

2. 药理作用　本品有镇静、镇痛、抗惊厥、抗癫痫、抗肝损伤、增强免疫、抗肿瘤、抗衰老、抗氧化、抗胃溃疡等作用。牡蛎多糖具有降血脂、抗凝血、抗血栓等作用。

赭石《神农本草经》
Zheshi

本品为氧化物类矿物刚玉族赤铁矿，主含三氧化二铁（Fe_2O_3）。主产于山西、山东、河南等地。全年采挖，砸碎生用，或煅后醋淬研粉用。

【处方用名】赭石　代赭石　煅赭石

【药性】苦，寒。归肝、心、肺、胃经。

【功效】平肝潜阳，重镇降逆，凉血止血。

【临床应用】

1. 用于肝阳上亢证　本品苦寒质重，长于镇潜肝阳、清降肝火，为重镇潜阳常用之品。治疗肝肾阴虚、肝阳上亢所致的头痛眩晕、耳鸣目胀等症，常与生牡蛎、生龙骨等药同用，如镇肝熄风汤；治疗肝阳上亢、肝火上升所致的头晕头痛、心烦难寐，可配珍珠母、冰片等。

2. 用于呕吐、呃逆、噫气　本品质重性降，为重镇降逆之要药。尤擅降上逆之胃气而止呕、止呃、止噫。常与旋覆花相须为用，如旋覆代赭汤。

3. 用于气逆喘息　本品重镇降逆，可降上逆之肺气而平喘。治哮喘有声，卧睡不得者，可单味研末，米醋调服；治肺肾不足、阴阳两虚之虚喘，常与党参、山茱萸等同用。

4. 用于血热吐衄、崩漏　本品善降气降火，尤其适用于气火上逆、迫血妄行之出血证。治因热而胃气上逆之吐血、衄血，常与白芍、竹茹等同用，如寒降汤；治血热崩漏下血，多配禹余粮、赤石脂等，如震灵丹。

【用法用量】煎服，9～30g。宜打碎先煎。

【饮片应用】生赭石偏于平肝潜阳；煅赭石长于收敛止血。

【使用注意】孕妇慎用。因含微量砷，故不宜长期服用。

【现代研究】

1. 化学成分　主含三氧化二铁(Fe_2O_3)，并含镉、锰、钴、铜、镁等多种微量元素，尚含对人体有害的铅、砷、钛。

2. 药理作用　本品所含铁质能促进红细胞及血红蛋白的新生。对中枢神经系统有镇静作用。内服能收敛胃肠壁，保护黏膜面，并可兴奋肠管，使肠蠕动亢进。

知识链接

石决明与赭石的异同

二药均质重沉降，有平潜肝阳之效，治疗肝阳上亢证。而石决明又善清肝明目，用于治疗肝火上攻之目赤肿痛、翳障等；代赭石则善降逆气而止呕、止呃，又能降肺气而平喘，且能凉血止血而治吐衄。

珍珠母《本草图经》
Zhenzhumu

本品为蚌科动物三角帆蚌 *Hyriopsis cumingii*（Lea）、褶纹冠蚌 *Cristaria plicata*（Leach）或珍珠贝科动物马氏珍珠贝 *Pteria martensii*（Dunker）的贝壳。主产于浙江、江苏、广东、广西、海南等地。全年均可捕捞，去肉，洗净，干燥。生用或煅用，用时打碎。

【处方用名】珍珠母

【药性】咸，寒。归肝、心经。

【功效】平肝潜阳，安神定惊，明目退翳。

【临床应用】

1. 用于肝阳上亢证　本品功似石决明，能平肝潜阳，清泻肝火，常与之相须为用。

2. 用于目赤翳障、视物昏花　本品治肝热目赤、翳障，常与石决明等同用；肝肾阴虚之视物昏花，多配枸杞子、女贞子等药。现用珍珠层粉制成眼膏外用，治疗白内障、角膜炎及结膜炎等，均有一定疗效。

3. 用于惊悸失眠、心神不宁　本品质重入心，能镇心安神。治心悸失眠，心神不宁，常与朱砂、龙骨等同用；惊风抽搐、癫痫，常配天麻、钩藤等药。

【用法用量】煎服，10～25g。宜打碎先煎。外用适量。

【现代研究】

1. 化学成分　主含磷脂酰乙醇胺、羟基脂肪酸、半乳糖神经酰胺、碳酸钙、氧化钙等，尚含锌、铁、镁、铝、铜等多种微量元素及多种氨基酸。

2. 药理作用　本品有延缓衰老、抗氧化、抗肝损伤、抗肿瘤、镇静、抗惊厥、抗过敏、抗溃疡、提高免疫功能等作用。珍珠层粉灌胃，有镇静、抗惊厥作用，并可增加动物常压耐缺氧能力。珍珠层注射液对四氯化碳引起的肝损伤有保护作用。

蒺藜《神农本草经》
Jili

本品为蒺藜科植物蒺藜 *Tribulus terrestris* L. 的干燥成熟果实。别名白蒺藜。主产于东北、华北及西北等地。秋季果实成熟时采割植株，晒干，打下果实，除去杂质。生用或炒用。

【处方用名】蒺藜　刺蒺藜

【药性】辛、苦，微温；有小毒。归肝经。

【功效】平肝解郁,活血祛风,明目,止痒。

【临床应用】

1. 用于肝阳上亢　本品苦降辛散,有平抑肝阳之功。治肝阳上亢之头痛眩晕,常配钩藤、珍珠母等。

2. 用于肝郁气滞证　本品辛散苦泄,有疏肝解郁、调理气机之功。治肝气郁结之胸胁胀痛,常配柴胡、香附等;产后肝郁乳汁不通、乳房胀痛,可单用研末服,或配穿山甲、王不留行等。

3. 用于风疹瘙痒　本品轻扬外散,善于祛风止痒。治风疹瘙痒,常配防风、荆芥等;治白癜风,可单用本品研末冲服。

4. 用于风热上攻、目赤翳障　本品辛散,能疏散风热而明目,治风热上犯之目赤肿痛、多泪等,常配菊花、决明子等,如白蒺藜散。

【用法用量】煎服,6～10g。

【饮片应用】蒺藜,生用长于祛风明目;炒蒺藜长于平肝疏肝。

【现代研究】

1. 化学成分　主含脂肪油、树脂、挥发油、鞣质、钾盐、甾醇、皂苷及生物碱等。

2. 药理作用　本品水浸液及乙醇浸出液对麻醉动物有降压、利尿作用。生物碱及水溶部分均能抑制大肠杆菌和金黄色葡萄球菌的生长。

罗布麻叶《陕西中草药》
Luobumaye

本品为夹竹桃科植物罗布麻 *Apocynum venetum* L. 的干燥叶。主产于内蒙古、新疆、甘肃等地。夏季采收,除去杂质,干燥。生用。

【处方用名】罗布麻叶　罗布麻

【药性】甘、苦,凉。归肝经。

【功效】平肝安神,清热利水。

【临床应用】

1. 用于肝阳上亢　本品苦凉,有平肝阳、清肝热之功。治肝火上炎之头晕目眩、烦躁失眠,可单用本品煎服,或开水冲泡代茶饮,或配伍夏枯草、钩藤、野菊花等;肝阳上亢之头晕目眩,可配牡蛎、石决明等。

2. 用于浮肿、尿少　本品治水肿,可单用,或配车前子、木通、茯苓等。

【用法用量】煎服或开水泡服,6～12g。

【使用注意】过量或长期使用,可出现恶心、呕吐、腹泻或心动过缓等副作用。

【现代研究】

1. 化学成分　主含黄酮苷、酚性物质、多糖苷、有机酸、氨基酸、鞣质、甾醇、甾体皂苷元和三萜类物质。

2. 药理作用　本品水煎剂有降压、减慢心率、减弱心肌收缩力的作用;罗布麻叶浸膏有镇静、抗惊厥作用,并有较强的利尿、降低血脂、调节免疫、抗衰老及抑制流感病毒等作用。

第二节　息风止痉药

本类药物以动物或虫类为主,大多寒凉,主入肝经,以息肝风、止抽搐为主要功效。适用于温病热极动风、肝阳化风及血虚生风等所致之眩晕欲仆、项强肢颤、痉挛抽搐等症;或风阳夹痰、痰热上扰之癫痫、惊风抽搐；或破伤风之风毒侵袭引动内风所致肢体痉挛抽搐、角弓反张；或风中经络所致口眼歪斜等。部分药物兼能平肝潜阳、清泻肝火、祛风等，可用治肝阳上亢之头晕目眩，肝火上攻之目赤肿痛，以及风疹瘙痒、痹证疼痛等。

羚羊角《神农本草经》
Lingyangjiao

本品为牛科动物赛加羚羊 *Saiga tatarica* Linnaeus 的角。主产于我国新疆、青海，以及俄罗斯等地。全年捕捉，以秋季猎取最佳，锯取其角，晒干。镑片或研粉用。

【处方用名】羚羊角　羚羊角镑片　羚羊角粉

【药性】咸，寒。归肝、心经。

【功效】平肝息风，清肝明目，散血解毒。

【临床应用】

1. 用于肝风内动　本品咸寒质重入肝，既能清肝热，又能息肝风，为治热极生风要药。治温病热盛所致高热惊痫、神昏痉厥、手足抽搐，或小儿热极生风，常配钩藤、菊花、白芍等，如羚角钩藤汤；癫痫发狂，可与钩藤、郁金、天竺黄等同用。

2. 用于肝阳上亢证　本品质重沉降，有显著平肝潜阳作用。治肝阳上亢之头痛眩晕、烦躁失眠等，常配石决明、菊花等。

3. 用于肝火上炎之目赤翳障　本品善清泻肝火而明目。治肝火上炎之目赤肿痛、羞明流泪、目生翳障，常配龙胆草、决明子等，如羚羊角散。

4. 用于温病热毒炽盛、壮热神昏　本品咸寒，入心、肝血分，能凉散血分热毒而消斑，又为清热解毒消斑之要药，常与犀角（现用水牛角代）相须为用，如王士雄将羚羊角、犀角加入白虎汤中。

5. 用于痈肿疮毒　本品性寒，能清热解毒，用于热毒炽盛、疮疡肿痛，多与黄连、金银花、连翘等同用。

此外，本品还能清肺止咳，用治肺热咳喘，如羚羊清肺散。

【用法用量】另煎2小时以上，1～3g；磨汁或研粉服，每次0.3～0.6g。

【现代研究】

1. 化学成分　主含角质蛋白，尚含多种磷脂、磷酸钙、胆固醇、维生素A、锌、锰、铝、铬、铁、铜等多种微量元素。

2. 药理作用　本品对中枢神经系统有抑制作用，能镇痛、镇静，并能增强动物耐缺氧能力。有抗惊厥、解热、降压作用。

牛黄《神农本草经》
Niuhuang

本品为牛科动物牛 *Bos taurus domesticus* Gmelin 的干燥胆结石。主产于我国西北和东北地区。宰牛时，若有牛黄，立即滤去胆汁，取出牛黄，除去外部薄膜，阴干。由牛胆粉、胆酸、猪去氧胆酸、牛磺酸、胆红素、胆固醇、微量元素等加工制成，称人工牛黄。生用。

【处方用名】牛黄

【药性】甘，凉。归心、肝经。

【功效】清心，豁痰，开窍，凉肝，息风，解毒。

【临床应用】

1. 用于温病热极生风及小儿惊风　本品性凉，清热凉肝，息风止痉。治温病热极生风或小儿急惊风，可单用本品为末竹沥冲服，或配朱砂、钩藤等，如牛黄散。

2. 用于窍闭神昏　本品既清心热，又化痰开窍醒神，且药力强大，为解毒化痰开窍之要药。治温病热入心包、中风以及癫痫所致的高热神昏、痰壅谵语等，常与麝香、冰片、黄连等同用，如安宫牛黄丸。

3. 用于多种热毒证　本品苦凉，有清热解毒作用。用治咽喉肿痛、口舌生疮、疮疡肿毒等热毒证，内服、外用均有良效。治咽喉肿痛、口舌生疮，常配黄芩、雄黄等，如牛黄解毒丸；咽喉肿痛、溃烂，可与珍珠共为末吹喉，如珠黄散；痈疽疔毒等，常与麝香、乳香等合用，如犀黄丸。

【用法用量】入丸、散剂，0.15～0.35g。外用适量，研细末敷患处。

【使用注意】孕妇慎用。

【现代研究】

1. 化学成分　本品主含胆汁酸及胆红素，并含胆绿素、胆汁酸盐、胆甾醇、麦角甾醇、卵磷脂、脂肪酸、黏蛋白、肽类、牛磺酸等成分。

2. 药理作用　本品有镇静、抗惊厥及解热作用。还有降压、利胆、保肝、抗炎、止血、降血脂等作用。对结核杆菌、金黄色葡萄球菌、奈瑟球菌以及链球菌等均有抑制作用。

钩藤《名医别录》
Gouteng

本品为茜草科植物钩藤 *Uncaria rhynchophylla*（Miq.）Miq. ex Havil.、大叶钩藤 *Uncaria macrophylla* Wall.、毛钩藤 *Uncaria hirsuta* Havil.、华钩藤 *Uncaria sinensis*（Oliv.）Havil. 或无柄果钩藤 *Uncaria sessilifructus* Roxb. 的干燥带钩茎枝。主产于广东、广西、湖南、四川、江西等地。秋、冬二季采收，去叶，切段，晒干。生用。

【处方用名】钩藤　双钩藤

【药性】甘，凉。归肝、心包经。

【功效】息风定惊，清热平肝。

【临床应用】

1. 用于肝风内动　本品味甘性凉，既能息风止痉，又能清泄肝热。治小儿惊风，常与天麻、全蝎等配伍，如钩藤饮子；热极生风，常与羚羊角相须为用，如羚角钩藤汤；各种惊痫抽搐、妊娠子痫，常配天竺黄、蝉蜕等，如钩藤饮子。

2. 用于肝阳上亢　本品既清肝热，又平肝阳。治肝阳上亢之头晕目眩、烦躁不眠等，常配天麻、石决明等，如天麻钩藤饮。

此外，还可治疗小儿夜啼。本品有凉肝止惊之功，多配蝉蜕、薄荷等药。

【用法用量】煎服，3～12g，后下。

【现代研究】

1. 化学成分　主含钩藤碱、异钩藤碱、钩藤苷元、去氢钩藤碱、常春藤苷元、槲皮素、槲皮苷等。

2. 药理作用　本品有降血压、镇静、抗惊厥、制止癫痫发作、抗精神依赖性、扩张血管、抗脑缺血、抑制血小板聚集、降血脂、抗血栓、抗内毒素血症、平喘等作用。

天麻《神农本草经》
Tianma

本品为兰科植物天麻 *Gastrodia elata* Bl. 的干燥块茎。主产于四川、云南、湖北、陕西、贵州等地。立冬后至次年清明前采挖，冬季茎枯时采挖者名"冬麻"，质量最好；春季发芽时采挖者名

"春麻"，质量较差。洗净，蒸透，敞开低温干燥。切薄片，生用。

【处方用名】天麻　明天麻

【药性】甘，平。归肝经。

【功效】息风止痉，平抑肝阳，祛风通络。

【临床应用】

1. 用于肝风内动　本品专入肝经，能息风止痉，且甘平质润，作用平和，凡肝风内动，无论寒热虚实皆可配用，为治内风之圣药。治小儿急惊风，常与钩藤相须为用，如钩藤饮子；小儿脾虚慢惊，常配人参、白术等，如醒脾丸；破伤风之痉挛抽搐、角弓反张，常配天南星、防风等，如玉真散。

2. 用于肝阳上亢　本品能息肝风、平肝阳，为治眩晕头痛之良药。治肝阳上亢之眩晕、头痛，常与钩藤等药配伍，如天麻钩藤汤；风痰上扰之眩晕头痛，常与半夏、白术等同用，如半夏白术天麻汤。

3. 用于风湿痹痛　本品有祛外风、通络止痛之效。治中风手足不遂、肢体麻木、痉挛抽搐，常配川芎、没药等，如天麻丸；风湿痹痛，关节屈伸不利，多与秦艽、羌活等同用，如秦艽天麻汤。

【用法用量】煎服，3～10g。

【使用注意】以马铃薯等其他物质伪造本品者甚多，用时应注意鉴别。

【现代研究】

1. 化学成分　本品主含香荚醇、天麻素、天麻苷元、天麻醚苷、柠檬酸、棕榈酸、琥珀酸等；尚含天麻多糖、胡萝卜苷、多种氨基酸、多种微量元素等。

2. 药理作用　有抗惊厥、抗抑郁、抗癫痫、镇静催眠及镇痛作用。能改善学习记忆、改善微循环、扩血管、降血压、抗血栓、抗凝血、抗血小板聚集，能抗炎、抗衰老、抗缺氧、抗氧化、抗辐射、兴奋肠管。所含多糖有增强机体非特异性免疫和细胞免疫的作用。

课堂互动

羚羊角、钩藤、天麻三个药物在功效、应用上有何区别？

地龙《神农本草经》
Dilong

本品为钜蚓科动物参环毛蚓 *Pheretima aspergillum*（E. Perrier）、通俗环毛蚓 *Pheretima vulgaris* Chen、威廉环毛蚓 *Pheretima guillelmi*（Michaelsen）或栉盲环毛蚓 *Pheretima pectinifera* Michaelsen 的干燥体。前一种习称"广地龙"，主产于广东、广西等地；后三种习称"沪地龙"，主产于上海、浙江、江苏等地。广地龙春季至秋季捕捉，沪地龙夏季捕捉，及时剖开腹部，去内脏、泥沙，洗净，晒干或低温干燥。生用。

【处方用名】地龙　酒地龙

【药性】咸，寒。归肝、脾、膀胱经。

【功效】清热息风，通络，平喘，利尿。

【临床应用】

1. 用于高热神昏、惊痫抽搐、癫痫　本品咸寒，善清肝热，息风定惊。治温病高热狂躁、神昏谵语、痉挛抽搐，可配钩藤、僵蚕、牛黄等；小儿惊风，以之研烂，与朱砂共为丸服。

2. 用于热痹、中风　本品走窜，善于通行经络，治风湿热痹之关节红肿疼痛，常配黄芪、川芎、防己等；治中风后气虚血滞，经络不利，半身不遂等，常与黄芪、当归等配伍，如补阳还五汤。

3. 用于肺热喘咳　本品寒凉入肺，清肺热而平喘。治痰热壅肺或热邪犯肺之哮喘，可配麻黄、杏仁等。

4. 用于水肿、尿闭 本品咸寒下行，能清热，利水道。治热结膀胱之水肿、尿闭不通等，可与车前子、木通等同用。

此外，还有降压作用，常用于肝阳上亢型高血压。

【用法用量】煎服，5～10g。

【现代研究】

1. 化学成分 本品主含蚯蚓解热碱、蚯蚓毒素、蚯蚓素、腺嘌呤、黄嘌呤、鸟嘌呤、胆碱及多种氨基酸和微量元素。尚含琥珀酸、花生四烯酸等有机酸。

2. 药理作用 本品有解热、镇静、抗惊厥、抗凝血、抗血栓、降血压、抗炎、镇痛、平喘、增强免疫、抗肿瘤、抗菌、利尿、兴奋子宫及肠平滑肌作用。

全蝎《蜀本草》
Quanxie

本品为钳蝎科动物东亚钳蝎 *Buthus martensii* Karsch 的干燥体。主产于河南、山东、湖北、安徽等地。春末至秋初捕捉，置沸水或沸盐水中，煮至全身僵硬，捞出，置通风处，阴干。生用。

【处方用名】全蝎 全虫

【药性】辛，平；有毒。归肝经。

【功效】息风镇痉，通络止痛，攻毒散结。

【临床应用】

1. 用于痉挛抽搐 本品专入肝经，性善走窜，有良好的息风止痉、搜风通络作用，为治痉挛抽搐之要药。无论内风外风、急惊慢惊、破伤风等均可用之，常与蜈蚣相须为用，如止痉散；治小儿急惊风高热、神昏、抽搐，常与钩藤、羚羊角等配伍；治小儿慢惊风抽搐，多与党参、白术、天麻等同用；治痰迷心窍之癫痫抽搐，可配郁金、白矾各等份，研细末冲服；治破伤风痉挛抽搐、角弓反张，可与蝉蜕、蜈蚣、天南星等配伍，如五虎追风散；治风中经络，口眼歪斜，多与僵蚕、白附子同用，如牵正散。

2. 用于风湿顽痹、顽固性偏正头痛 本品善于搜风通络止痛。治风湿顽痹，常配川乌、乌梢蛇、威灵仙等药；顽固性偏正头痛，多配天麻、川芎、蜈蚣、炮穿山甲等品。

3. 用于疮疡、瘰疬 本品味辛有毒，以毒攻毒，解毒散结力强。治诸疮肿毒，用全蝎、栀子各7个，麻油煎黑去渣，入黄蜡为膏外敷；治颌下硬肿，以本品10个，焙焦，分两次黄酒下。

【用法用量】煎服，3～6g。

【使用注意】有毒，用量不宜过大。孕妇禁用。

【现代研究】

1. 化学成分 本品主含蝎毒，一种类似蛇毒神经毒的蛋白质。并含三甲胺、甜菜碱、硫黄酸、胆甾醇、卵磷脂等。尚含钠、钾、钙、镁、铁等微量元素。

2. 药理作用 本品对士的宁、烟碱、戊四氮等引起的惊厥有对抗作用；东亚钳蝎毒和从粗毒中纯化得到的抗癫痫肽有明显抗癫痫作用；蝎身及蝎尾制剂对动物躯体痛或内脏痛均有明显镇痛作用，蝎尾镇痛作用比蝎身强约5倍；全蝎提取液有抑制血栓形成和抗凝作用；其水、醇提取物分别对人体肝癌和结肠癌细胞有抑制作用。

蜈蚣《神农本草经》
Wugong

本品为蜈蚣科动物少棘巨蜈蚣 *Scolopendra subspinipes* mutilans L. Koch 的干燥体。主产于

浙江、湖北、湖南等地。春、夏二季捕捉，用竹片插入头尾，绷直，干燥。生用。

【处方用名】蜈蚣

【药性】辛，温；有毒。归肝经。

【功效】息风镇痉，通络止痛，攻毒散结。

【临床应用】

1. 用于急慢惊风，癫痫抽搐，破伤风 本品性善走窜，具有比全蝎更强的息风止痛之功，二者常相须为用，治急慢惊风、破伤风引起的痉挛抽搐、角弓反张、口噤等。治小儿惊风，手足抽搐，可与全蝎、僵蚕、钩藤等同用；治破伤风，多配伍天南星、防风等。

2. 用于疮疡，瘰疬 本品有毒，能以毒攻毒。治疗疮痈肿毒或瘰疬溃烂，可配雄黄外敷；凡瘰疬结块未溃者，可单用研末调服，或用夏枯草煎汤送服；亦可用于治疗毒蛇咬伤。

3. 用于顽固性头痛，风湿顽痹 本品有搜风、通络止痛之功，近于全蝎而作用更强，用治顽固性头痛、风湿顽痹等证，常相须为用。凡顽痹疼痛麻木者，可与防风、独活、威灵仙等配伍，以增祛风通络舒筋之功；治顽固性头痛或偏正性头痛，多与天麻、川芎、僵蚕等同用。

【用法用量】煎服，3～5g。

【使用注意】本品有毒，用量不宜过大。孕妇禁用。

【现代研究】

1. 化学成分 主含蜈蚣毒、喹啉、胺类和羧酸、萜类和醛酮类、氨基酸、脂肪酸、微量元素和核苷化合物等。

2. 药理作用 本品有抗肿瘤、抗凝、抗心肌缺血、镇痛、抗炎和抗菌等多种药理作用。

僵蚕《神农本草经》
Jiangcan

本品为蚕蛾科昆虫家蚕 *Bombyx mori* Linnaeus 4～5 龄的幼虫感染（或人工接种）白僵菌 *Beauveria bassiana*（Bals.）Vuillant 而致死的干燥体。主产于浙江、江苏、四川等养蚕区。多于春、秋季生产，将感染白僵菌病死的蚕干燥。生用或炒用。

【处方用名】僵蚕　白僵蚕　炒僵蚕

【药性】咸、辛，平。归肝、肺、胃经。

【功效】息风止痉，祛风止痛，化痰散结。

【临床应用】

1. 用于惊风抽搐 本品能息肝风，止抽搐，兼以化痰。治小儿痰热壅盛所致惊风，配伍胆南星、牛黄、全蝎等，如千金散；小儿脾虚久泻、慢惊抽搐，配伍人参、白术、天麻等；破伤风之痉挛抽搐，多配全蝎、蜈蚣等，如撮风散。

2. 用于风中经络、口眼歪斜 本品能辛散祛风，治中风之口眼歪斜，常与全蝎、白附子同用，如牵正散。

3. 用于风热上攻之头痛，咽痛及风疹瘙痒 本品味辛，能疏散风热以止痛、止痒。治风热上犯之头痛、目赤肿痛，常配桑叶、荆芥、木贼等；咽喉肿痛，常与桔梗、荆芥、薄荷等同用；风疹瘙痒，单用，或配以蝉蜕、薄荷等。

4. 用于痰核、瘰疬 本品味咸，有化痰软坚散结之效，治痰热互结之痰核、瘰疬等，常配浙贝母、夏枯草、玄参等。

【用法用量】煎服，5～10g。

【现代研究】

1. 化学成分 主含蛋白质和脂肪，脂肪中主要有棕榈酸、油酸、亚油酸等。尚含多种氨基酸以及铁、锌、铜、锰等多种微量元素。僵蚕体表的白粉中含草酸铵。

2. 药理作用 本品有镇静、催眠、抗肿瘤、抗惊厥、抗凝血、降血糖等作用。对大肠杆菌、金黄色葡萄球菌、铜绿假单胞菌等有轻度抑制作用。

珍珠《日华子本草》
Zhenzhu

本品为珍珠贝科动物马氏珍珠贝 *Pteria martensii*（Dunker）、蚌科动物三角帆蚌 *Hyriopsis cumingii*（Lea）或褶纹冠蚌 *Cristaria plicata*（Leach）等双壳类动物受刺激形成的珍珠。主产于广东、广西、海南，传统以广西合浦产者最佳。自动物体内取出，洗净，干燥。碾细，水飞制成最细粉。

【处方用名】珍珠 珍珠粉

【药性】甘、咸，寒。归心、肝经。

【功效】安神定惊，明目消翳，解毒生肌，润肤祛斑。

【临床应用】

1. 用于惊悸失眠 本品甘寒质重，入心经，重可镇怯，故有安神定惊之效。主治惊悸失眠、心神不宁，且性寒清热，甘寒益阴，故尤宜于心虚有热之心烦不眠、多梦健忘等心神不宁之证，常与酸枣仁、柏子仁、五味子等药同用。

2. 用于惊风癫痫 本品性寒质重，善清心、肝之热而定惊止痉。治疗小儿痰热之急惊风、高热神昏、痉挛抽搐，可与牛黄、胆南星等药配伍；小儿惊痫，惊惕不安，吐舌抽搐等症，可与朱砂、牛黄、黄连等同用，如镇惊丸。

3. 用于目赤翳障 本品善于清泻肝火、明目退翳，可治疗多种目疾，尤多用于肝经风热或肝火上攻之目赤涩痛、目生翳障等，常与青葙子、菊花、石决明等配伍，如珍珠散。

4. 用于口舌生疮、咽喉溃烂、疮疡不敛 本品有清热解毒，生肌敛疮之效。治口舌生疮、牙龈肿痛、咽喉溃烂等症，多与硼砂、青黛、冰片同用，共为细末，吹入患处，如珍宝散；亦可用本品与人工牛黄共为细末，吹入患处，如珠黄散；若治疮疡溃烂，久不敛口者，可配伍炉甘石、黄连、血竭等，研极细末外敷，如珍珠散。

5. 用于皮肤色斑 本品外用有养颜祛斑、润泽肌肤之功，常用治皮肤色素沉着、黄褐斑等。现多研极细粉末后，配入化妆品中使用。

【用法用量】煎服，0.1～0.3g，多入丸、散用。外用适量。

【现代研究】

1. 化学成分 主含碳酸钙，多种氨基酸，锌、镁、锰、铜、铁、硒等无机元素。尚含 B 族维生素、核酸等。

2. 药理作用 本品有镇静、抗组胺作用。能抑制脂褐素形成，清除氧自由基，有抗衰老、抗心律失常、抗辐射作用；珍珠膏外用有促进创面愈合作用。

（邱 佳）

复习思考题

1. 平抑肝阳药的功效、主治病证及使用注意是什么？
2. 简述石决明与决明子在功效和临床应用上的异同点。
3. 牛黄的主治病证有哪些？
4. 比较天麻与钩藤的功用异同。

扫一扫，测一测

第二十一章 开窍药

PPT 课件

学习目标

1. 掌握开窍药的含义、适用范围及使用注意；麝香的性味、归经、功效、临床应用以及使用注意；冰片与麝香在功效及应用方面的异同。

2. 熟悉冰片、石菖蒲的功效和主治病证。

3. 了解苏合香功效和用法用量。

知识导览

凡以开窍醒神为主要功效，用于治疗闭证神昏的药物，称为开窍药。因多具辛香走窜之性，又称芳香开窍药。

本章药物多具有辛香走窜之性，皆入心经。具有通关开窍，启闭醒神回苏的作用。主要用于温病热陷心包，痰浊蒙蔽清窍之神昏谵语，以及惊风、癫痫、中风等猝然昏厥、痉挛抽搐等症。部分开窍药兼治血瘀气滞，心腹疼痛，经闭癥瘕，目赤咽肿，痈疽疔疮等。

神志昏迷有虚实之别，虚证即脱证，治当补虚固脱，非本章药物所宜；实证即闭证，本章药物为首选。然而闭证有寒闭、热闭之分，寒闭多因寒浊、痰湿阻闭心窍，症见面青、身凉、苔白、脉迟，宜选温开法，须配温里祛寒药；热闭多由温病热陷心包，痰热蒙蔽心窍，小儿惊风及中风痰厥等所致，症见面红、身热、苔黄、脉数，宜用凉开法，须配清热解毒药。如神昏兼惊厥抽搐者，须配息风止痉药；若见烦躁不安者，须配伍安神定惊药；若痰浊壅盛者，须配化湿、祛痰药。

开窍药辛香走窜，为救急、治标之品，且耗伤正气，故只宜暂服，不可久用。其药性辛香，有效成分易于挥发，故一般不宜入煎剂，多入丸剂、散剂服用。

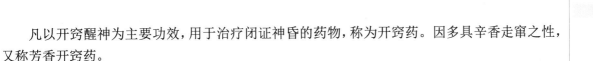

麝香 《神农本草经》
Shexiang

本品为鹿科动物林麝 *Moschus berezovskii* Flerov、马麝 *Moschus sifanicus* Przewalski 或原麝 *Moschus moschiferus* Linnaeus 成熟雄体香囊中的干燥分泌物。别名"当门子"。主产于四川、西藏、云南、陕西、甘肃、内蒙古等地。野麝多在冬季至次春猎取，捕获后，割取香囊，阴干，习称"毛壳麝香"；剖开香囊，除去囊壳，习称"麝香仁"。家麝直接从香囊中取出麝香仁，阴干或用干燥器密闭干燥。

【处方用名】麝香

【药性】辛，温。归心、脾经。

【功效】开窍醒神，活血通经，消肿止痛。

【临床应用】

1. 用于闭证神昏 本品辛香温通，走窜之性甚烈，有开窍通闭之功，可用于各种原因导致的闭证神昏,为醒神回苏之要药,无论寒闭、热闭均可配用。治热闭神昏,常配牛黄、朱砂等,组成凉开剂,如安宫牛黄丸、至宝丹等;寒闭神昏,常与苏合香相须为用,组成温开剂,如苏合香丸。

2. 用于疮疡肿毒、咽喉肿痛　本品辛香行散,善于活血散结,消肿止痛,内外均可用。治疮疡肿毒,常配雄黄、乳香等,如醒消丸;咽喉肿痛,常与牛黄、蟾酥等配伍,如六神丸。

3. 用于血瘀诸证　本品行血中之瘀滞,开经络之壅遏,通经散结止痛。治经闭、癥瘕,常与红花、桃仁等同用,如通窍活血汤;心腹暴痛,常配木香、桃仁等,如麝香汤;跌打损伤、骨折扭伤,可配乳香、没药等,如七厘散;顽痹,多与独活、威灵仙等配伍。

4. 用于难产、死胎、胞衣不下　本品常与肉桂为散,如香桂散;或与猪牙皂、天花粉同用,葱汁为丸,外用,如堕胎丸。

【用法用量】入丸、散,0.03～0.1g。外用适量。不宜入煎剂。

【使用注意】孕妇禁用。

【现代研究】

1. 化学成分　主要含麝香酮(2.5%～5.4%)、麝香吡啶、麝香醇等麝香大环类成分,睾酮、胆甾醇等甾类成分;此外,还含有蛋白质、氨基酸、多肽等成分。

2. 药理作用　本品能改变血脑屏障的通透性,增强中枢神经系统的耐缺氧能力,改善脑循环,具有兴奋中枢、抗脑损伤、改善学习记忆作用;麝香注射液可促进损伤神经的功能修复;麝香水剂具有扩血管,还有明显的强心作用,能增强心肌收缩力和心排出量;麝香酮能明显增加子宫收缩频率和强度,并有抗早孕和抗着床作用;麝香有一定的抗炎作用,其抗炎作用与氢化可的松相似;麝香还有抗肿瘤、免疫抑制等作用。

课堂互动

麝香在治疗闭证神昏方面有何特点?

冰片《新修本草》
Bingpian

本品为龙脑香科植物龙脑香 *Dryobalanops aromatica* Gaertn. f. 树脂加工品,或龙脑香树的树干、树枝切碎,经蒸馏冷却而得的结晶。本品为樟科植物樟 *Cinnamomum camphora*(L.)Presl 的新鲜枝、叶经提取加工制成,称"天然冰片"。由菊科植物艾纳香 *Blumea balsamifera*(L.)DC. 的新鲜叶经提取加工制成的结晶,称"艾片"。现多用樟脑、松节油等经化学方法而成的合成冰片,又称"合成龙脑"。龙脑香主产于印度尼西亚;艾纳香主产于广东、广西、云南、贵州等地。研粉用。

【处方用名】冰片　梅片

【药性】辛、苦,凉。归心、脾、肺经。

【功效】开窍醒神,清热止痛。

【临床应用】

1. 用于闭证神昏　本品味辛气香,具有开窍醒神之功效,功似麝香而力次之,常与之相须为用。因其性偏寒,为凉开之品,尤宜于治疗热闭神昏,常配牛黄、麝香等,如安宫牛黄丸;若治疗寒闭神昏,常与苏合香、安息香、丁香等温开药配伍,如苏合香丸。

2. 用于目赤肿痛、口舌生疮、咽喉肿痛、耳道流脓　本品能清热解毒,消肿止痛,为五官科之常用药。治目赤肿痛,单研极细末点眼,或与炉甘石、硼砂等制成八宝眼药水滴眼;治疗咽喉肿痛，口舌生疮，常与硼砂、玄明粉共研细末，吹喉敷患处，如冰硼散。治疗急、慢性化脓性中耳炎，可以本品搅溶于核桃油中滴耳。

3. 用于疮疡肿痛、溃后不敛、烧烫伤　本品能清热解毒，防腐生肌。治疗疮疡溃后不敛，常配血竭、乳香等，如生肌散；治疗烧烫伤，可与朱砂、香油制成药膏外用。

【用法用量】入丸、散，0.3～0.9g。外用适量。不宜入煎剂。

【使用注意】孕妇慎用。

【现代研究】

1. 化学成分　龙脑冰片含右旋龙脑、葎草烯、β- 榄香烯、石竹烯等倍半萜，以及齐墩果酸、积雪草酸、麦珠子酸、龙脑香醇、古柯二醇等三萜化合物。艾片含左旋龙脑。合成冰片为消旋混合龙脑。

2. 药理作用　本品所含龙脑、异龙脑均有耐缺氧的作用；龙脑、异龙脑有镇静作用；冰片局部应用对感觉神经有轻微刺激，有一定的止痛及温和的防腐作用；经肠系膜吸收迅速，给药 5 分钟即可通过血脑屏障，且在脑蓄积时间长，量也相当高，此为冰片的芳香开窍作用提供了初步实验依据；较高浓度（0.5%）对葡萄球菌、链球菌、肺炎球菌、大肠杆菌及部分致病性皮肤真菌等有抑制作用；对中、晚期妊娠小鼠有引产作用。

石菖蒲《神农本草经》
Shichangpu

本品为天南星科植物石菖蒲 *Acorus tatarinowii* Schott 的干燥根茎。主产于四川、浙江、江苏等地。秋、冬二季采挖，除去须根和泥沙，晒干。生用。

【处方用名】石菖蒲　菖蒲

【药性】辛、苦，温。归心、胃经。

【功效】开窍豁痰，醒神益智，化湿开胃。

【临床应用】

1. 用于痰蒙清窍、神昏癫痫　本品辛开心窍，苦燥湿浊，豁痰醒神，尤其适用于痰湿秽浊蒙蔽清窍之神志昏乱。治疗中风痰迷心窍，神志昏乱、舌强不语，常与半夏、天南星、陈皮等燥湿化痰药同用，如涤痰汤；治疗痰热蒙蔽，高热神昏，常与郁金相使为用，如菖蒲郁金汤；治疗痰热癫痫抽搐，多与竹茹、黄连同用，如清心温胆汤。

2. 用于湿阻中焦　本品芳香化湿浊，醒脾开胃消胀，常配砂仁、苍术等；若湿热毒盛，不纳水谷之噤口痢，则配黄连、茯苓等，如开噤散。

3. 用于健忘失眠、耳鸣耳聋　本品能开心窍、益心智、安心神、聪耳明目。治健忘，常与人参、茯苓等配伍，如不忘散；治劳心过度、心神失养引发的失眠多梦、心悸怔忡，常配人参、茯神、朱砂等，如安神定志丸；治心肾两虚之耳鸣耳聋、头昏、心悸，常配菟丝子、女贞子、夜交藤等，如安神补心丸。治疗湿浊蒙蔽头晕嗜睡、健忘、耳鸣、耳聋等，常配茯苓、远志等，如安神定志丸。

【用法用量】煎服，3～10g。

【现代研究】

1. 化学成分　主要含挥发油，油中主要成分为 α- 细辛醚、β- 细辛醚、γ- 细辛醚、欧细辛醚、顺式甲基异丁香酚、榄香烯、细辛醛、百里香酚、肉豆蔻酸；尚含黄酮类成分等。

2. 药理作用　本品有镇静、抗惊厥、抗抑郁、改善学习记忆和抗脑损伤作用；并能调节胃肠运动，有较好的平喘、祛痰和镇咳作用；还有改善血液流变性、抗血栓、抗心肌缺血损伤等作用。

苏合香《名医别录》
Suhexiang

本品为金缕梅科植物苏合香树 *Liquidambar orientalis* Mill. 的树干渗出的香树脂经加工精制而成。主产于土耳其、叙利亚、埃及等国。我国广西、云南有引种。通常贮于铁桶中，并灌以清水浸之以防香气走失，置于阴凉处。

【处方用名】苏合香

【药性】辛，温。归心、脾经。

【功效】开窍，辟秽，止痛。

【临床应用】

1. 用于寒闭神昏　本品开窍醒神功似麝香而力稍逊，长于辟秽祛寒，为治寒闭神昏之要药。治疗中风痰厥、惊痫等属寒邪、痰浊内闭等证，每与麝香、安息香、檀香配伍运用，如苏合香丸。

2. 用于胸腹冷痛、满闷　本品温通走窜，善化浊开郁，祛寒止痛。治疗痰浊、瘀血或寒凝气滞之胸脘痞满、冷痛等症，常配冰片、檀香等药，如冠心苏合丸。

【用法用量】入丸、散，0.3～1g。不入煎剂。

【现代研究】

1. 化学成分　主要含萜类和挥发油，包括 α、β- 蒎烯、α- 松香油醇、月桂烯、莰烯、柠檬烯、桂皮醛、乙基苯酚等成分。

2. 药理作用　本品具有穿透血脑屏障、兴奋中枢、抗缺氧等作用，并能对抗心肌梗死、增强耐缺氧能力、减慢心率、改善冠脉流量和降低心肌耗氧；苏合香脂有明显的抗血小板聚集作用，还能明显延长血浆复钙时间和凝血酶原时间，降低纤维蛋白原含量和促进纤溶酶活性。苏合香有祛痰作用，并有较弱的抗菌作用，可用于各种呼吸道感染；可缓解局部炎症，促进溃疡与创伤的愈合，所含桂皮酸具有抗菌、防腐、利胆、止泻等作用。

【附药】安息香

本品为安息香科植物白花树的干燥树脂。树干经自然损伤或于夏、秋二季割裂树干，收集流出的树脂，阴干。性辛、苦，平。归心、脾经。具有开窍醒神、行气活血、止痛的功效。用于中风痰厥，气郁暴厥，中恶昏迷，心腹疼痛，产后血晕，小儿惊风等症。

（邱　佳）

？ 复习思考题

1. 开窍药的含义、功效、适应证、注意事项是什么？

2. 麝香与冰片在功效、适应证上有何异同？

3. 石菖蒲的功效和主治是什么？

ER-21-3

扫一扫，测一测

第二十二章 补 虚 药

PPT 课件

知识导览

凡以补充人体气血阴阳，增强体质，提高机体抗病能力为主要作用，主要用于治疗虚证的药物，称为补虚药，也称补养药或补益药。

本类药大多味甘，药性寒、温、润、燥、平皆有。分别具有补气、补阳、补血、补阴的作用。适用于人体气血阴阳亏损而致虚弱诸证。

虚证的"证型"，常见气虚、阳虚、血虚、阴虚四类。根据补虚药的功效和主要适用证的不同，分为补气药、补阳药、补血药、补阴药四类。

使用补虚药，首先应因证选药，必须根据虚证的不同证候选择相对应的药物。一般来说，气虚证主要选补气药，阳虚证主要选补阳药，血虚证主要选补血药，阴虚证主要选补阴药。其次，人体气、血、阴、阳有着相互依存、相互影响的关系。一般来说，阳虚者多兼气虚，而气虚者易致阳虚；阴虚者多兼见血虚，而血虚者也易致阴虚。故补气药和补阳药，补血药和补阴药，常相辅而用。至于气血双亏、阴阳俱虚、气阴两虚的证候，又当气血兼顾、阴阳双补或气阴并补。

补虚药除用于虚证以补虚扶弱之外，还常与其他药物配伍以扶正祛邪，或与易损耗正气的药物配伍以顾护正气。

使用补虚药应注意：一是防止误补滥补。补虚药原为虚证而设，若无正气虚弱表现，不宜误用滥用，以免阴阳失调、气血不和，"误补益疾"。二是注意扶正与祛邪的关系。把握好正虚邪实之间的强弱进退，分清主次，使祛邪不伤正，补虚不留邪。三是补而兼行，补而不滞。部分补虚药药性滋腻，影响脾胃运化，在服用这类补虚药时，应适当配伍健脾消食药以顾护脾胃。

虚证一般病程较长，补虚药宜作蜜丸、煎膏、片剂、口服液、颗粒剂或酒剂等，以便保存和服用。若入汤剂宜久煎。此外，补气药大多可蜜炙用，以增补气之功；补阳药可淡盐水炙用，可增强补肾作用；动物甲壳类药多砂烫醋淬后使用。

第一节 补 气 药

本类药物性味大多甘温或甘平，能补益脏腑之气，尤以脾、肺二脏为主，故能补脾气、益肺气。最宜脾气虚所致神疲乏力、食欲不振、脘腹虚胀、大便溏薄；肺气虚所致少气懒言、语音低微，甚或喘促、动则益甚、自汗等。部分药物还能补益元气，用于元气虚极之气息微弱，汗出不止，神志不清，脉微欲绝等。此外，部分药物还兼有养血、养阴生津等不同功效，还可用治血虚、阴虚津亏等证。

应用时除随不同的气虚证而选择相宜的补气药外，还应根据兼证酌情配伍，如兼血虚者配补血药，兼阳虚者配补阳药，兼阴虚者配补阴药等。用于扶正祛邪时，还需要与对应的祛邪药如解表药、清热药、泻下药等配伍应用。

本类药甘温益气，然甘温又壅中，易致中满，应用时须适当辅以理气化湿药。

人参《神农本草经》
Renshen

本品为五加科植物人参 *Panax ginseng* C. A. Mey. 的干燥根和根茎。主产于吉林、辽宁、黑龙江。野生者名"野山参"；栽培者称"园参"；播种在山林野生状态下自然生长的称"林下山参"，习称"籽海"。秋季采挖。切片或研粉用。

【处方用名】野山参　生晒参　红参　糖参　参须

【药性】甘、微苦，微温。归脾、肺、心、肾经。

【功效】大补元气，复脉固脱，补脾益肺，生津养血，安神益智。

【临床应用】

1. 用于气虚欲脱、脉微欲绝之证　本品甘温，能大补元气，救脱扶危，为补气救脱之要药。凡因大失血、大吐泻，或久病、大病所致气脱危候，单用大剂量浓煎顿服，即有显效，如独参汤；若气虚欲脱兼见汗出，四肢逆冷，阳气衰微等证，须与附子相配，即参附汤；若温病热伤气阴，汗多口渴脉虚，本品兼能生津，常配麦冬、五味子，以补气养阴、敛汗固脱，如生脉散。

2. 用于肺气虚证　本品为补肺气之要药。治肺气虚之短气喘促、脉虚自汗等症，可配黄芪、五味子等；若喘促日久，肺肾两虚，常配蛤蚧、核桃仁等，如人参蛤蚧散。

3. 用于脾气虚证　本品又为补脾益气之要药，常与白术、茯苓相配伍，如四君子汤。

4. 用于热病气津两伤及消渴证　本品有益气生津之效。治身热汗多、口渴脉虚，常配石膏、知母等，如白虎加人参汤；消渴证，多与天花粉、黄芪等配伍，如玉泉丸。

5. 用于气血亏虚之心神不宁证　本品能补益心气，以安神益智。治气血亏虚的心悸、失眠等症，常配当归、龙眼肉等，如归脾汤。若心肾不交，阴亏血少，虚烦不眠，心悸健忘者，配生地黄、当归、酸枣仁等，如天王补心丹。

此外，还能益气生血、益气摄血和益气助阳，而用于血虚证、气不摄血的出血证及阳痿证；配伍解表药、攻里药以扶正祛邪，治气虚外感或邪实正虚证。

【用法用量】宜文火另煎兑服，3～9g；也可研粉吞服，每次 2g，每日 2 次。用于急重证，可酌增为 15～30g。

【饮片应用】野山参，补益力较大。园参有生晒参、红参、糖参、参须等。经晒干或烘干，称"生晒参"，用于气阴不足；糖参功同生晒参，但作用较弱；参须更次。蒸制后的干燥品，称"红参"，温性略强，适用于气虚阳弱。

【使用注意】反藜芦。畏五灵脂。此外，不当或长期服用人参或人参制剂，有可能出现失眠、精神欣快或抑郁、血压升高或降低、腹泻、头痛、皮疹等不良反应。有研究认为在滥用人参综合征中所见的不良反应与皮质类固醇中毒相似。

【现代研究】

1. 化学成分 本品主要含人参皂苷 Ro、人参皂苷 Ra1、人参皂苷 Rb1、人参皂苷 Re、人参皂苷 Rg1 等多种三萜皂苷类物质，以及挥发油、氨基酸、微量元素、有机酸、多糖、黄酮类、维生素等成分。

2. 药理作用 人参皂苷及注射液具有抗休克作用。人参皂苷能增强消化、吸收功能，提高胃蛋白酶活性，保护胃肠细胞，改善脾虚症状；能促进组织对糖的利用，加速糖的氧化分解以供给能量；能促进大脑对能量物质的利用，增强学习记忆力；能促进造血功能；还能抗疲劳、抗衰老、抗心肌缺血、抗脑缺血、抗心律失常。人参浸膏、人参皂苷 Rb 可使正常或贫血动物红细胞、白细胞和血红蛋白含量增加。人参多糖和注射液具有提升白细胞作用。人参皂苷 Rg2 具有强心作用。此外，人参有调节中枢神经兴奋与抑制过程的平衡、增强免疫功能、抗肿瘤、抗辐射、抗应激、降血脂、降血糖和抗利尿等作用。

西洋参《本草从新》
Xiyangshen

本品为五加科植物西洋参 *Panax quinquefolium* L. 的干燥根。原产于美国、加拿大及法国，我国东北、华北、西北等地区有栽培。秋季采挖。晒干或低温干燥。切片入药或用时捣碎。

【处方用名】西洋参

【药性】甘、微苦，凉。归心、肺、肾经。

【功效】补气养阴，清热生津。

【临床应用】

1. 用于气阴两伤证 本品既能补气，又能养阴生津，因药性偏凉，兼能清热，为治气阴不足而火盛之佳品。单煎服即效，或配麦冬、知母等，如王氏清暑益气汤；若内热消渴，可配天花粉、山药、黄芪等益气养阴生津药物。

2. 用于阴虚火旺之喘咳痰血证 本品善益肺气，养肺阴，清肺火。适用于火热耗伤肺之气阴所致的短气喘促、咳嗽痰少，或痰中带血之证，单用研末服，或配知母、阿胶等。

【用法用量】另煎兑服，3～6g；入丸散剂，每次 0.5～1g。

【使用注意】不宜与藜芦同用。

【现代研究】

1. 化学成分 本品主要含人参皂苷 Rb1、人参皂苷 Rc、人参皂苷 Rd、人参皂苷 Rf、人参皂苷 Rg1 等多种三萜皂苷类物质，以及挥发油、氨基酸、淀粉、多糖、黄酮类、核酸、甾醇类、肽类、无机盐等成分。

2. 药理作用 西洋参含片、胶囊、水煎液及皂苷均具有抗缺氧、抗疲劳、改善和增强记忆的作用。西洋参多糖能升高白细胞、提高免疫力、抗肿瘤。西洋参皂苷具有中枢抑制、抗心律失常、抗应激、降血脂、降血糖和镇静等作用。

党参《增订本草备要》
Dangshen

本品为桔梗科植物党参 *Codonopsis pilosula*（Franch.）Nannf.、素花党参 *Codonopsis pilosula*

Nannf.var.*modesta*（Nannf.）L.T.Shen 或川党参 *Codonopsis tangshen* Oliv. 的干燥根。主产于山西、陕西、甘肃等省。秋季采挖。晒干。生用，或蜜炙、米炒用。

【处方用名】党参　蜜党参　米炒党参

【药性】甘，平。归脾、肺经。

【功效】健脾益肺，生津养血。

【临床应用】

1. 用于脾肺气虚证　本品味甘性平，主归脾、肺经，有与人参类似的补益脾肺之气作用而药力稍弱，为治脾肺气虚常用药。治脾气不足，倦怠乏力、食少便溏等症，常与白术、茯苓同用；治肺气亏虚，咳嗽气短，声低、懒言等症，常与黄芪相须，如补肺汤。临床治疗脾肺气虚的轻证，常以本品代替古方中的人参。

2. 用于气津两伤证　本品治热伤气津，气短口渴等，常与麦冬、五味子同用。

3. 用于气血两亏证　本品有气血双补之功，治气血两亏之面色萎黄等，常配熟地黄、当归、黄芪等同用。

此外，随证配伍解表药、泻下药以扶正祛邪，用于体虚外感及正虚邪实之证。

【用法用量】煎服，9～30g。

【饮片应用】生党参偏于益气生津；蜜党参偏于补中益气，润肺养阴；米党参偏于和胃，健脾止泻。

【使用注意】不宜与藜芦同用。

【现代研究】

1. 化学成分　主要含党参多糖、菊糖、党参苷、植物甾醇、党参内酯、黄酮类、酚酸类、生物碱、香豆素类、氨基酸、微量元素等多种成分。

2. 药理作用　本品水提取物及醇提取物能调节中枢神经系统的兴奋和抑制过程；煎剂及正丁醇提取物能改善学习记忆过程；醇提取物及党参多糖能增强免疫功能；煎剂还能改善微循环、改善血液流变性、抗血栓形成；还有提高机体适应性、调节胃肠运动、抗溃疡、抑菌、抗癌、升高白细胞、抗炎、抗氧化、抗衰老、抗辐射、镇痛等作用。

太子参《中国药用植物志》
Taizishen

本品为石竹科植物孩儿参 *Pseudostellaria heterophylla*（Miq.）Pax ex Pax et Hoffm. 的干燥块根。主产于江苏、安徽、山东等地。夏季茎叶大部分枯萎时采挖。晒干。生用。

【处方用名】太子参　孩儿参

【药性】甘，微苦，平。归脾、肺经。

【功效】益气健脾，生津润肺。

【临床应用】

1. 用于脾肺气阴两虚证　本品味甘性平偏凉，补气之力较弱，然兼能养阴生津，补中兼清，为清补气阴之品，常用于小儿及热病之后，气阴不足，倦怠自汗，口干口渴而不宜温补者。常配五味子、麦冬、黄芪等益气固表、养阴生津药同用。若用治脾肺亏虚、气阴不足之轻证，常配山药、石斛等同用。

2. 用于肺燥干咳证　本品能补肺气，润肺燥，若肺气虚津伤之燥咳，常配北沙参、麦冬等同用。

【用法用量】煎服，9～30g。

【现代研究】

1. 化学成分 主要含氨基酸、多糖、皂苷、黄酮、鞣质、香豆素、甾醇、三萜及多种微量元素等多种成分。

2. 药理作用 太子参水煎液、多糖、醇提取物、皂苷能够增强免疫功能。太子参水提取物、75%醇提取物、多糖及皂苷具有抗应激、抗疲劳的作用。太子参多糖具有改善记忆、延长寿命作用。太子参水、醇提取物能提高小肠吸收功能，并对脾虚模型有治疗作用。此外，太子参有降血糖、降血脂、止咳、祛痰、抗菌、抗病毒、抗炎等作用。

知识链接

人参与西洋参、党参、太子参的异同

四参皆可补气、生津，治疗气虚证及伤津口渴证。但人参与西洋参补气力强，党参与太子参补气力缓。且人参能大补元气，为挽救气虚脱证的要药，还能安神益智，用治心悸失眠等；西洋参性凉，补气养阴，还能清热，气阴两伤兼热证者最宜；党参性平力缓，善补肺脾之气，为肺脾气虚常用药，兼养血而治血虚萎黄；太子参清补之品，其补气力较弱，气阴两伤、津亏者较宜。

黄芪《神农本草经》
Huangqi

本品为豆科植物蒙古黄芪 *Astragalus membranaceus*（Fisch.）Bge.var.*mongholicus*（Bge.）Hsiao 或膜荚黄芪 *Astragalus membranaceus*（Fisch.）Bge. 的干燥根。主产于内蒙古、山西、甘肃等地。春、秋二季采挖。晒干。生用或蜜炙用。

【处方用名】黄芪 炙黄芪

【药性】甘，微温。归肺、脾经。

【功效】补气升阳，固表止汗，利水消肿，生津养血，行滞通痹，托毒排脓，敛疮生肌。

【临床应用】

1. 用于脾胃气虚及中气下陷诸证 本品甘温，既为"补气之长"，又善升阳举陷，为补气升阳之要药。治脾虚气弱，倦怠乏力，常与白术或人参相须，即芪术膏、参芪膏；脾阳不升，中气下陷之久泻脱肛、内脏下垂，常与人参相须，并配升麻、柴胡等同用，如补中益气汤。

2. 用于肺气虚及表虚自汗诸证 本品能益卫固表以止汗，为治体弱表虚，肌表不固，自汗盗汗之良药。治肺气虚弱，咳喘气短，可配紫菀、五味子等同用；表虚卫阳不固之自汗，易外感者，常与白术、防风同用，即玉屏风散；气虚阳弱，体虚多汗，常与附子同用，即芪附汤；若阴虚盗汗，须配生地黄、黄柏等同用，如当归六黄汤。

3. 用于气虚水湿失运之浮肿，小便不利 本品能补气利水消肿以治标，又能补脾益气以治本，为治气虚水肿尿少之要药。常配防己、白术等同用，如防己黄芪汤。

4. 用于气血不足，疮疡内陷之脓成不溃或溃久不敛 本品有良好的补气托毒生肌之效，为疗疮痈要药。治脓成不溃，常配当归、穿山甲等同用，如透脓散；久溃不敛，可配伍当归、人参、肉桂等同用，如十全大补丸。

5. 内热消渴 本品具有健脾益气、生津止渴之功，治气虚津亏，内热消渴，常配天花粉、葛根等同用，如玉液汤。

此外，能补气以生血、行滞，随证配伍可治气虚血亏之面色萎黄、神倦脉虚；气虚失摄之便

血、崩漏;气虚血滞不行之痹痛、半身不遂等证。

【用法用量】煎服,9~30g。

【饮片应用】生品偏于益卫固表,托毒生肌,利尿消肿;炙黄芪偏于益气补中。

【使用注意】凡表实邪盛、内有积滞、阴虚阳亢、疮疡阳证实证等均忌用。

【现代研究】

1. 化学成分　主要含黄芪多糖、黄酮类化合物(芒柄花素、毛蕊异黄酮葡萄糖苷等)、三萜皂苷类(黄芪皂苷Ⅰ~Ⅳ、荚膜黄芪苷Ⅰ~Ⅱ)物质。尚含生物碱、葡糖醛酸及多种微量元素等。

2. 药理作用　黄芪多糖能促进RNA和蛋白质合成,使细胞生长旺盛,寿命延长,并能抗疲劳、耐低温、抗流感病毒。黄芪水煎液、多糖、皂苷对造血功能有保护和促进作用。黄芪总皂苷具有正性肌力作用,黄芪总黄酮和总皂苷能保护缺血缺氧心肌。黄芪水煎液有保护肾脏、消除尿蛋白和利尿作用,并对血压有双向调节作用。此外,黄芪有抗衰老、抗辐射、抗炎、降血脂、降血糖、增强免疫、抗肿瘤和保肝等作用。

白术 《神农本草经》
Baizhu

本品为菊科植物白术 *Atractylodes macrocephala* Koidz. 的干燥根茎。主产于浙江、安徽等地。冬季下部叶枯黄、上部叶变脆时采挖。烘干或晒干。生用或土炒、麸炒用。

【处方用名】白术　炒白术　白术炭

【药性】苦、甘,温。归脾、胃经。

【功效】健脾益气,燥湿利水,止汗,安胎。

【临床应用】

1. 用于脾胃气虚诸证　本品甘温补中,味苦燥湿,主归脾、胃经,为补气健脾之要药,治脾虚有湿,食少便溏,常与人参相须,如四君子汤;脾胃虚寒的腹满泄泻,常配人参、干姜等同用,如理中汤。

2. 用于脾虚水湿内停证　本品善补气健脾而燥湿利水,标本兼治,为治痰饮、水肿之良药。治脾虚中阳不振,痰饮内停,常配桂枝、茯苓等同用,如苓桂术甘汤;脾虚水肿,常配茯苓、泽泻等同用,如四苓散。

3. 用于气虚自汗　本品善补气健脾,固表止汗。单用或与黄芪相须,如玉屏风散。

4. 用于脾虚气弱,胎动不安　本品有补气健脾安胎之功。若气虚胎动兼内热者,可与黄芩相使;气滞胸腹胀满者,可配砂仁以理气安胎。若气血亏虚,胎动不安者,常配人参、黄芪、当归等益气养血药同用,如泰山磐石散。

【用法用量】煎服,6~12g。

【饮片应用】生白术偏于燥湿利水;炒白术偏于健脾益气。

【使用注意】阴虚内热或津液亏耗燥渴者慎用。气滞胀闷者忌用。

【现代研究】

1. 化学成分　本品含苍术酮、苍术醇、苍术醚、杜松脑、苍术内酯等挥发油,白术内酯Ⅰ~Ⅳ、双白术内酯等内酯类化合物,并含有果糖、菊糖、多糖、多种氨基酸、白术三醇及维生素A等多种成分。

2. 药理作用　白术水煎液能促进小鼠胃排空及小肠推进功能,并能防治实验性胃溃疡。白术内酯Ⅰ具有增强唾液淀粉酶活性、促进营养物质吸收、调节胃肠道功能的作用。白术水煎液和流浸膏均有明显而持久的利尿作用。白术多糖、白术挥发油能增强细胞免疫功能。白术水煎液具有抗衰老作用。白术醇提取物与石油醚提取物能抑制实验动物子宫平滑肌收缩。此外,白术有保肝、利胆、降血糖、抗菌、抗肿瘤、镇静、镇咳、祛痰等作用。

山药《神农本草经》
Shanyao

本品为薯蓣科植物薯蓣 *Dioscorea opposita* Thunb. 的干燥根茎。主产于河南、河北、江苏、湖南等地。冬季茎叶枯萎后采挖,切去根头,洗净,除去外皮和须根,干燥,习称"毛山药";或除去外皮,趁鲜切厚片,干燥,称为"山药片";也有选择肥大顺直的干燥山药,置清水中,浸至无干心,闷透,切齐两端,用木板搓成圆柱状,晒干,打光,习称"光山药"。

【处方用名】山药 炒山药

【药性】甘,平。归脾、肺、肾经。

【功效】补脾养胃,生津益肺,补肾涩精。

【临床应用】

1. 用于脾胃虚弱证 本品甘平,既补脾气,又益脾阴,且性兼涩而止泻、止带,适用于脾气虚弱或气阴两虚之消瘦乏力、食少便溏或泄泻、妇女带下等。治脾虚食少,体倦便溏,尤宜小儿消化不良之泄泻,常配人参、白术等同用,如参苓白术散。本品力缓,对气虚重证,多入复方使用;本品又可作食品长期服用,对慢性久病或病后体虚、脾运不健者,本品为药食调补佳品。

2. 用于肺肾虚弱证 本品既补肺肾之气,又益肺肾之阴,还能固涩肾精。治肺虚咳喘,或肺肾两虚之久咳虚喘,常配人参、五味子等同用;肾虚不固的遗精、尿频等,常与熟地黄、山茱萸等同用。

3. 用于消渴证 本品既补肺、脾、肾气,又益养肺、脾、肾阴。治消渴气阴两虚者,多与黄芪、知母、天花粉等配伍,如玉液汤。

【用法用量】煎服,15～30g。

【饮片应用】生山药偏于养阴生津;麸炒山药偏于补脾健胃。

【使用注意】湿盛中满而有积滞者慎用。

【现代研究】

1. 化学成分 主要含皂苷、黏液质、糖蛋白、甘露聚糖、尿囊素、山药素、胆碱、多巴胺、粗纤维、果胶、淀粉酶及微量元素等多种成分。

2. 药理作用 山药水煎液对脾虚动物模型有预防和治疗作用,能抑制胃排空运动及肠管推进运动,拮抗离体回肠的强直性收缩,增强小肠吸收功能,帮助消化,保护胃黏膜损伤。山药水煎液、山药多糖能降血糖。山药多糖能提高非特异性免疫功能、特异性细胞免疫和体液免疫功能。山药多糖、总黄酮和山药烯醇提取物具有抗氧化、抗衰老作用。山药中的尿囊素具有抗刺激、麻醉镇痛和消炎抑菌等作用。此外,山药有降血脂、抗肿瘤等作用。

白扁豆《名医别录》
Baibiandou

本品为豆科植物扁豆 *Dolichos lablab* L. 的干燥成熟种子。主产于江苏、河南、安徽、浙江等地。秋、冬季采收成熟果实。晒干。生用或炒用。

【处方用名】白扁豆 炒白扁豆

【药性】甘,微温。归脾、胃经。

【功效】健脾化湿,和中消暑。

【临床应用】

1. 用于脾虚湿盛诸证　本品甘温补脾而不滋腻,芳香化湿不而燥烈,为健脾化湿之良药。唯其"味轻气薄",常入复方中使用。治食少便溏或泄泻,常配人参、白术、茯苓等同用,如参苓白术散。

2. 用于暑湿吐泻　本品能健脾化湿,和中消暑。治暑湿吐泻,可单用水煎服,或配伍香薷、厚朴等同用,如香薷饮。

【用法用量】煎服,9～15g。

【饮片应用】生用偏于和中消暑;炒用偏于健脾止泻。

【使用注意】含毒性蛋白,生用有毒,加热后毒性大减。生用研末服宜慎。

【现代研究】

1. 化学成分　主要含碳水化合物、蛋白质、脂肪、维生素、微量元素、泛酸、酪氨酸酶、膜蛋白酶抑制物、淀粉酶抑制物、血凝素 A、血凝素 B 等多种成分。

2. 药理作用　白扁豆水煎液具有抑制志贺菌属和抗病毒作用,对食物中毒引起的呕吐、急性胃炎等有解毒作用,尚有解酒、河豚及其他食物中毒的作用。其血凝素 A 不溶于水,可抑制实验动物生长,甚至引起肝区域性坏死,加热可使其毒性大减。血凝素 B 可溶于水,有抗胰蛋白酶的活性。白扁豆多糖具有抗氧化、增强免疫的作用。

【附药】扁豆衣　扁豆花

1. 扁豆衣　为豆科植物扁豆的干燥种皮。性效似白扁豆而健脾之力略逊,但无壅滞之弊,偏于消暑化湿。主治暑湿泄泻及脚气浮肿等证。煎服,5～10g。

2. 扁豆花　为豆科植物扁豆的花。性味甘,平。归脾、胃、大肠经。功能消暑化湿,止泻,止带。多用于暑湿泄泻及带下。煎服,5～10g。

甘草 《神农本草经》
Gancao

本品为豆科植物甘草 *Glycyrrhiza uralensis* Fisch.、胀果甘草 *Glycyrrhiza inflata* Bat. 或光果甘草 *Glycyrrhiza glabra* L. 的干燥根及根茎。主产于内蒙古、山西、甘肃、新疆等地。春、秋季采挖。晒干。切厚片,生用或蜜炙用。

【处方用名】甘草　炙甘草

【药性】甘,平。归心、肺、脾、胃经。

【功效】补脾益气,清热解毒,祛痰止咳,缓急止痛,调和诸药。

【临床应用】

1. 用于心气虚及脾气虚证　本品善补益心脾而复脉。治心气不足的心动悸、脉结代,常配人参、桂枝等同用,如炙甘草汤;脾气虚弱,中气不足,体倦乏力,食少便溏等症,常与人参、白术等同用,如四君子汤。

2. 用于痰多咳嗽　本品能祛痰止咳,性平而药力和缓。治风寒咳嗽,常与麻黄、杏仁同用,即三拗汤;肺热咳喘,常配石膏、杏仁等同用,如麻杏石甘汤。

3. 用于脘腹及四肢挛急作痛　本品味甘能缓,善于缓急止痛,对于脾虚肝旺的脘腹挛急作痛,或阴血不足的四肢挛急作痛,常与白芍相须,如芍药甘草汤。

4. 用于热毒疮疡,咽喉肿痛及药食中毒　本品有良好的解疮毒、食毒及百药之毒的作用。治热毒疮疡,多与金银花、连翘等同用;咽喉肿痛,常配桔梗、玄参等同用;药物、食物中毒,单用,或配绿豆煎汤服。

5. 缓解药物毒性、烈性 本品甘平，药性和缓，能缓和多种药物的烈性或减轻毒副作用，又可调和脾胃。如调胃承气汤中，缓和大黄、芒硝泻下之力；半夏泻心汤中，配伍半夏、干姜、黄芩、黄连等，能调和寒热之性，协调升降之势等。

【用法用量】煎服，2～10g。

【饮片应用】生甘草解毒力略强，清热解毒多用；炙甘草补脾和胃之力略强，且能益气复脉，多用于用脾胃气虚、心气虚等证。

【使用注意】反大戟、芫花、甘遂、海藻。本品能助湿壅气，湿盛胀满、浮肿者不宜用。大剂量久服本品可导致水钠潴留，引起浮肿。

【现代研究】

1. 化学成分 主要含甘草酸、甘草次酸等三萜皂苷类，及甘草苷、异甘草苷、新甘草苷、甘草素、异甘草素等黄酮类物质。尚含生物碱、多糖、香豆素、氨基酸及少量挥发性成分等。

2. 药理作用 甘草次酸和黄酮类成分具有抗心律失常作用，能减少室颤率。甘草酸类和黄酮类物质对多种实验性溃疡模型均有抑制作用，能促进胃溃疡愈合。甘草水提取物、甘草次酸、甘草黄酮具有抗幽门螺杆菌作用。甘草水煎液、甘草浸膏、甘草素、异甘草素、甘草总黄酮等均可降低肠管紧张度，减少收缩幅度，具有解痉作用。甘草酸、甘草次酸及甘草的黄酮类化合物具有镇咳、祛痰、平喘作用。此外，甘草有抗利尿、降血脂、保肝和类似肾上腺皮质激素样作用。

大枣《神农本草经》
Dazao

本品为鼠李科植物枣 *Ziziphus jujuba* Mill. 的干燥成熟果实。主产于河北、河南、山东、山西、陕西等地。秋季果实成熟时采收。晒干。生用。用时掰开或去核。

【处方用名】大枣

【药性】甘，温。归脾、胃、心经。

【功效】补中益气，养血安神。

【临床应用】

1. 用于脾虚证 本品甘温，能补脾益气，为调补脾胃之常用辅助药。常配党参、白术等以增强疗效。

2. 用于血虚萎黄，妇女脏躁证 本品能养心血而安神。治血虚萎黄，可配熟地黄、阿胶等同用；脏躁，神志不安，多与甘草、小麦配伍，即甘麦大枣汤。

此外，本品用于药性较峻烈的方剂中有保护胃气、缓和毒烈药性之效，如《伤寒论》中的十枣汤，即以本品缓解甘遂、大戟、芫花之峻烈泻下与毒性，保护脾胃。还常与生姜配伍，入解表剂中以调和营卫。

【用法用量】煎服，6～15g。

【现代研究】

1. 化学成分 主要含三萜酸类成分，如白桦脂酮酸、齐墩果酸、熊果酸、山楂酸等。其他还含有三萜苷类、黄酮类、多糖、维生素类、氨基酸、挥发油及微量元素等多种成分。

2. 药理作用 大枣水煎液、大枣多糖能增强肌力、增加体重、增强耐力、抗疲劳；能促进骨髓造血，增强免疫，改善气血双虚模型大鼠的能量代谢，促进钙吸收，有效地减少肠道蠕动时间，改善肠道环境，减少肠道黏膜接触有毒物质和其他有害物质。黄酮类化合物有镇静、催眠作用。此外，大枣有增加白细胞内的 cAMP 含量、延缓衰老、抗氧化、保肝、抗突变、抗肿瘤、降血压、抗过敏、抗炎和降血脂等作用。

饴糖 《名医别录》
Yitang

本品为米、麦、粟或玉蜀黍等粮食，经发酵糖化制成。全国大部分地区均产。有软、硬两种，软者称胶饴，硬者称白饴糖。均可入药，但以胶饴为主。

【处方用名】饴糖

【药性】甘，温。归脾、胃、肺经。

【功效】补虚温中，缓急止痛，润肺止咳。

【临床应用】

1. 用于中虚里急，脘腹疼痛　本品质润不燥，既能补虚温中，又能缓急止痛，为甘润缓急之良药。常配桂枝、白芍等同用，如小建中汤。

2. 用于肺虚干咳少痰　本品甘温质润，补虚润肺止咳。可配杏仁、百部等同用。

【用法用量】入汤剂须烊化冲服，每次15～20g。亦可熬膏或为丸服。

【使用注意】湿阻中满，湿热内蕴及痰湿盛者忌用。

【现代研究】本品主要含大量麦芽糖及少量蛋白质、脂肪、维生素等。

蜂蜜 《神农本草经》
Fengmi

本品为蜜蜂科昆虫中华蜜蜂 *Apis cerana* Fabricius 或意大利蜂 *Apis mellifera* Linnaeus 所酿的蜜。全国大部分地区均产，以广东、云南、福建、江苏、浙江等省产量较大。春至秋季采收，过滤后用。

【处方用名】蜂蜜

【药性】甘，平。归肺、脾、大肠经。

【功效】补中，润燥，止痛，解毒。外用：生肌敛疮

【临床应用】

1. 用于中虚脘腹疼痛　本品既益气补中，又缓急止痛。治脾胃虚弱，脘腹挛急作痛者，可单用，或多与芍药、甘草等同用，以增强疗效。

2. 用于肺虚燥咳及肠燥便秘　本品能上润肺而止咳，下滑肠以通便。治肺虚燥咳，可配人参、生地黄等同用；肠燥便秘，单用有效，或与当归、火麻仁等同用。

3. 用于乌头类毒药之解毒　本品与乌头类药物同煎，可低其毒性。如《金匮要略》治历节不可屈伸疼痛的"乌头汤"，以蜜先行另煎乌头，即为了解除乌头的毒性。服乌头类药物中毒者，大剂量服用本品，有一定的解毒作用。

4. 用于疮疡不敛及烧烫伤　本品外用有生肌敛疮之功，用治疮疡不敛、烧烫伤，外敷患处。

因本品有补养及缓和药性之功，常用以滋补丸、膏剂之赋形；或蜜炙补益药、止咳药，以增补虚、润燥之用。

【用法用量】煎服或冲服，15～30g。入丸、膏剂等，随方适量。外用适量。

【使用注意】本品助湿壅中、滑肠，凡湿阻中满，湿热壅滞，便溏或泄泻者慎用。

【现代研究】

1. 化学成分　主要含葡萄糖和果糖。还有蔗糖、挥发油、蜡质、有机酸、花粉粒、泛酸、维生素、酶类、微量元素等多种成分。

2. 药理作用 蜂蜜有促进实验动物小肠推进运动的作用,能显著缩短排便时间;能增强体液免疫功能;对多种细菌有抑杀作用(温度过高,或中性条件下加热,则使其抗菌力大大减弱或消失);有解毒作用,以多种形式使用均可减弱乌头毒性,以加水同煎解毒效果最佳;能减轻化疗药物的毒副作用;有加速肉芽组织生长,促进创伤组织愈合作用。此外,还有保肝、降血糖、降血脂、降血压等作用。

刺五加《全国中草药汇编》
Ciwujia

本品为五加科植物刺五加 *Acanthopanax senticosus*(Rupr. et Maxim.)Harms 的干燥根和根茎或茎。主产于黑龙江、辽宁、吉林、河北、山西等地。春、秋二季采挖。晒干。生用。

【处方用名】刺五加

【药性】甘、微苦,温。归脾、肾、心经。

【功效】益气健脾,补肾安神。

【临床应用】

1. 用于脾肺气虚证 本品既补脾气、益肺气,又略兼祛痰平喘之功。治脾肺气虚,体倦乏力、食欲不振、咳嗽气喘,单用即效,或配伍黄芪、白术等同用。

2. 用于肾虚腰膝酸软 本品能补助肾阳,强健筋骨。治肾虚腰膝酸软、疼痛者,可单用,或与杜仲、桑寄生等配伍。

3. 用于心脾两虚证 本品能益气健脾,养心安神。治心脾两虚,心神失养之失眠、健忘,可单用浸酒,或配制首乌、酸枣仁等同用。

【用法用量】煎服,9～27g。

【现代研究】

1. 化学成分 主要含刺五加苷、紫丁香式、鹅掌楸苷等多种糖苷。尚含有多糖、异秦皮啶、芝麻脂素、微量元素、氨基酸、硬脂酸、β-谷甾醇、白桦脂酸等多种成分。

2. 药理作用 刺五加水提取物和总苷具有抗疲劳作用。刺五加粉、刺五加注射液能调节中枢神经系统兴奋和抑制过程,改善大脑供血量,促进脑细胞代谢和修复,改善睡眠。刺五加醇和水提取物、芝麻素、苷类、多糖能改善神经系统功能,提高学习记忆能力。此外,刺五加有抗肿瘤、抗辐射、抗心肌缺血、抗氧化、抗衰老、降血糖、增强免疫功能、促进核酸和蛋白质合成、抗菌、抗病毒等作用,并能提高机体耐氧耐受力和对温度变化的适应能力。

绞股蓝《救荒本草》
Jiaogulan

本品为葫芦科绞股蓝 *Gynostemma pentaphllam*(Thunb.)Makino. 的干燥全草。主产于陕西、福建、广东、广西等地。秋季采收。晒干。生用。

【处方用名】绞股蓝

【药性】甘、苦,微寒。归脾、肺经。

【功效】益气健脾,化痰止咳,清热解毒,化浊降脂。

【临床应用】

1. 用于脾虚证 本品能益气健脾,治脾胃气虚,体倦乏力,食欲不振,可与白术、茯苓等同用。因本品性偏苦寒,较宜于脾胃气阴两伤,常配山药、太子参、南沙参等同用。

2. 用于肺虚咳嗽痰多 本品能益肺气,清肺热,化痰止咳。用于肺阴虚燥热,咳嗽痰黏,常与百合、川贝母配用；痰浊阻肺，咳嗽痰多，可与半夏、陈皮同用。

此外，本品还略有清热解毒作用，可用于外科疮痈等热毒证，并可用于肿瘤。

【用法用量】煎服，10~20g。亦可泡茶服用。

【现代研究】

1. 化学成分 主要含多种皂苷，其中部分皂苷与人参皂苷相似。还含有多糖、黄酮类、无机元素、维生素、氨基酸、磷脂、有机酸、萜类、生物碱及蛋白质等多种成分。

2. 药理作用 绞股蓝皂苷和水提取物具有抗疲劳作用。绞股蓝浸膏能抗缺氧、抗高温。绞股蓝皂苷具有降血脂、降血糖、抗肿瘤、保肝、抗脑缺血、抗心肌缺血、抗衰老、抗溃疡、抗血栓形成、抑制血小板聚集、镇静、催眠、镇痛等作用。绞股蓝皂苷和多糖能增强非特异性免疫、细胞免疫和体液免疫作用。绞股蓝水提取物和浸膏能延长生物体细胞及果蝇、小鼠的寿命，提高 SOD 活性。绞股蓝水提取物、醇提取物有改善记忆作用。

红景天 《神农本草经》
Hongjingtian

本品为景天科植物大花红景天 *Rhodiola crenulata* (Hook. f. et Thoms.) H. Ohba 的干燥根和根茎。主产于西藏、云南、青海、四川、甘肃等地。秋季花茎凋枯后采挖，除去粗皮，洗净，晒干。

【处方用名】红景天

【药性】甘、苦，平。归肺、心经。

【功效】益气活血，通脉平喘。

【临床应用】用于气虚血瘀，胸痹心痛，中风偏瘫，倦怠气喘 本品可与黄芪、西红花、当归、胆南星、地龙等配用，治疗胸痹心痛、中风偏瘫。气阴不足、瘀血阻滞引起的乏力、头痛、心悸、气喘、头晕，常与枸杞子等同用。

【用法用量】煎服，3~6g。

【现代研究】

1. 化学成分 主要成分有红景天苷、酪醇及没食子酸等，含有人体需要的多种氨基酸，其中有 7 种是人体不能合成而又必需的氨基酸。还含有具有生物活性的铁、锌、铝、铬、钛、锰等多种微量元素，多种维生素、挥发油及黄酮类化合物，另外还含有多糖、脂肪、蛋白质等。红景天多糖目前证明有显著的药理活性。

2. 药理作用 红景天有抗缺氧、抗衰老、抗疲劳、抗辐射、抗肿瘤作用。对心血管有一定的保护作用。红景天具有双向调节作用，对大脑脊髓既有兴奋作用，又有一定的镇定作用，使一些偏离正常的指标恢复或趋向于正常。

第二节 补 阳 药

本类药物性味多甘温，主入肾经。以补肾阳为主要作用。肾阳为诸阳之本，肾阳之虚得补，可消除或改善全身的阳虚诸证。

补阳药主要适用于肾阳不足的畏寒肢冷、腰膝酸软或冷痛、性欲淡漠、宫冷不孕、阳痿早泄；肺肾两虚之虚喘；脾肾阳虚之五更泄、水肿；肝肾不足，精血亏虚之眩晕耳鸣、须发早白、筋骨痿软、小儿发育不良；肾阳亏虚，下元虚冷，崩漏、带下等证。

使用本类药若以其助心阳、温脾阳，多配伍温里祛寒药、补肝肾药；若兼有气虚，多配伍补脾益肺之品；精血亏虚者，则多与补血益精的药物配伍。

补阳药甘温性燥，易助火伤阴，故阴虚火旺者不宜使用。

鹿茸《神农本草经》
Lurong

本品为鹿科动物梅花鹿 Cervus nippon Temminck 或马鹿 Cervus elaphus Linnaeus 的雄鹿未骨化密生茸毛的幼角。主产于吉林、辽宁、黑龙江、新疆等地。夏、秋二季锯取鹿茸。阴干或烘干。用时炮制成"鹿茸片"，或劈成碎块，研成细粉用。

【处方用名】鹿茸粉　鹿茸片

【药性】甘、咸，温。归肾、肝经。

【功效】补肾阳，益精血，强筋骨，调冲任，托疮毒。

【临床应用】

1. 用于肾阳不足，精血亏虚诸证　本品甘咸性温，入肾经，禀纯阳之性，能峻补肾阳、益精血，为治元阳不足、精血亏虚之要药。阳痿早泄，宫寒不孕等，单研末服即效；治诸虚百损，五劳七伤，元气不足，亦常与人参、巴戟天等同用，如参茸固本丸。

2. 用于肝肾不足，筋骨痿软　本品入肝、肾经，有良好的补肝肾、益精血、强筋骨之功。用治小儿肝肾不足，发育不良，囟门迟闭，行迟，常配熟地黄、山茱萸等同用，如加味地黄丸。

3. 用于冲任虚寒之崩漏带下　本品有补肝肾，益精血，调冲任，固崩止带之良效。治冲任虚寒，崩漏不止，可配阿胶、蒲黄等同用；白带清稀量多，可与菟丝子、沙苑子等同用。

4. 用于疮疡久溃不敛或阴疽内陷不起　本品温补精血而有托毒外出、生肌之功，为治阴疽精血亏虚之良药。常与黄芪、肉桂、当归等同用如阳和汤。

【用法用量】研末冲服，1～2g。

【使用注意】服用宜从小量开始，缓缓增加，不宜骤用大量，以免阳升风动，头晕目赤，或动血伤阴。凡阴虚阳亢、阳热实证等忌服。

【现代研究】

1. 化学成分　本品含多种氨基酸、10 种磷脂成分、9 种脂肪酸（生物活性最强的油酸、亚油酸、亚麻酸含量较高）、糖脂、糖、固醇类、激素样物质、前列腺素、脂蛋白、维生素、酶类及微量元素等。

2. 药理作用　鹿茸具性激素样作用，主要表现为雌激素样作用，能促进幼龄动物体重增长和子宫发育，鹿茸提取物有显著增加未成年雄性动物（大、小鼠）的睾丸、前列腺、贮精囊等性腺重量的作用；能增强机体细胞免疫和体液免疫；对老年小鼠具有抗衰老作用；能增强红细胞、血红蛋白和网质红细胞的新生，升高白细胞；能增强再生过程，促进伤口、骨折的愈合，有明显抗溃疡作用；有强心作用，能防治实验性心律失常，提高耐缺氧能力，加快急性失血性低血压的恢复；有抗诱变，抗炎，保肝，酶抑制等作用。

【附药】鹿角　鹿角胶　鹿角霜

1. 鹿角　本品为鹿科动物马鹿或梅花鹿已骨化的角或锯茸后翌年春季脱落的角基。性味咸、温；归肝、肾经。功能温肾阳，强筋骨，行血消肿。适用于肾阳不足，阳痿遗精，腰脊冷痛，阴疽疮疡等证。煎服，6～15g，阴虚火旺者忌服。

2. 鹿角胶　本品为鹿角经水煎熬、浓缩而成的固体胶。甘、咸，温。入肾、肝经。功能温补肝肾，益精养血。治肾阳虚弱，精血不足，虚劳羸瘦及吐血、衄血、崩漏、尿血等属虚寒者，亦可治阴疽。入汤剂烊化兑服，3～6g。阴虚火旺者忌服。

3. 鹿角霜　本品为鹿角去胶质的角块。咸、涩，温。入肝、肾经。功能温肾助阳，收敛止血。治肾阳不足，脾胃虚寒的食少吐泻、崩漏带下、尿频等证；外用止血敛疮，治创伤出血、疮疡久不愈合。煎服，9～15g，先煎。外用适量。

巴戟天《神农本草经》
Bajitian

本品为茜草科植物巴戟天 Morinda officinalis How 的干燥根。主产于广西、广东、福建等地。全年均可采挖。晒至六七成干，轻轻捶扁，晒干。

【处方用名】盐巴戟天　巴戟肉

【药性】甘、辛，微温。归肾、肝经。

【功效】补肾阳，强筋骨，祛风湿。

【临床应用】

1. 用于肾阳不足之阳痿，不孕，月经不调，少腹冷痛　本品甘温，质润不燥，入肾经补肾助阳，并能强筋骨。治阳痿、不孕，常配伍淫羊藿、仙茅等同用，如赞育丸；下元虚冷之少腹冷痛，月经不调，多与高良姜、肉桂等同用，如巴戟丸。

2. 用于肝肾不足之腰膝酸软或风湿痹痛　本品辛温能散，补肾阳，强筋骨，祛风湿。治肾虚骨痿，腰膝酸软乏力，配肉苁蓉、菟丝子、杜仲同用，如金刚丸；治风冷腰痛，行步不利，与羌活、杜仲、五加皮等同用，如巴戟丸。

【用法用量】煎服，3～10g。或入丸、散、酒剂。

【使用注意】阴虚火旺或有湿热者忌服。

【现代研究】

1. 化学成分　主要含糖类（耐斯糖、1F- 果呋喃糖基耐斯糖等）、蒽醌类（甲基异茜草素、甲基异茜草素 -1- 甲醚、大黄素甲醚等）、环烯醚萜类（水晶兰苷、四乙酰车叶草苷）等成分。另外尚含有氨基酸、维生素等。

2. 药理作用　巴戟天对精子的膜结构和功能具有明显的保护作用，并改善精子的运动功能和穿透功能；巴戟天水提取物、醇提取物能诱导骨髓基质细胞向成骨细胞分化；巴戟天多糖能增加幼年小鼠胸腺重量，能明显提高巨噬细胞吞噬百分率，并能明显促进小鼠免疫特异玫瑰花结形成细胞的形成；水溶性提取物具有抗抑郁活性。此外，巴戟天还具有延缓衰老、抗肿瘤等作用。

淫羊藿《神农本草经》
Yinyanghuo

本品为小檗科植物淫羊藿 Epimedium brevicornum Maxim.、箭叶淫羊藿 Epimedium sagittatum (Sieb. et Zucc.) Maxim.、柔毛淫羊藿 Epimedium pubescens Maxim.、或朝鲜淫羊藿 Epimedium koreanum Nakai 的干燥叶。主产于山西、吉林、陕西、四川等地。夏、秋季茎叶茂盛时采割。晒干或阴干。切丝生用或羊脂油炙用。

【处方用名】淫羊藿　炙淫羊藿　仙灵脾

【药性】辛、甘，温。归肝、肾经。

【功效】补肾阳，强筋骨，祛风湿。

【临床应用】

1. 用于肾阳虚之阳痿，不孕，尿频等证　本品辛甘，性温燥烈，善补肾阳，暖宫起痿。可单味浸酒服，亦常配巴戟天、枸杞子等同用，如赞育丸。

2. 用于肝肾不足之筋骨痿软，风湿痹痛 本品辛温散寒，祛风湿，入肝肾强筋骨，治风寒湿痹，尤宜于久病肝肾不足、筋骨不健，单用浸酒服，或与肉桂、川芎、威灵仙等同用，如淫羊藿散。

【用法用量】煎服，6～10g。亦可浸酒、熬膏，或入丸、散剂。

【饮片应用】补肾阳宜炙用；祛风湿宜生用。

【使用注意】阴虚火旺者不宜服。

【现代研究】

1. 化学成分 本品主要含淫羊藿苷、去氧甲基淫羊藿苷、β-去氢甲基淫羊藿素等黄酮类化合物，还含有木脂素、木兰素、异槲皮素、多糖、生物碱和挥发油等。

2. 药理作用 淫羊藿具有雄激素样及植物雌激素样活性，能增强动物的性功能；淫羊藿多糖给雌性小鼠皮下注射给药，可在刺激外周 T 细胞功能的同时，引起胸腺缩小，淫羊藿总黄酮对雄激素缺乏模型小鼠异常增高的免疫功能有调节作用；淫羊藿苷对亚急性衰老模型大鼠，可提高血清 SOD 活性和雄激素水平，减少生殖细胞凋亡，改善睾丸组织的退行性变化及抑制生殖细胞衰老基因 P16 蛋白表达这一途径延缓性腺衰老。此外，淫羊藿还具有影响心血管系统、骨髓和造血系统功能，抗骨质疏松，改善学习记忆力，抗炎，抗肿瘤，降血脂，降血糖等作用。

仙茅《海药本草》
Xianmao

本品为石蒜科植物仙茅 *Curculigo orchioides* Gaertn. 的干燥根茎。主产于四川、云南、贵州等地。秋、冬二季采挖。晒干。切段生用。

【处方用名】仙茅

【药性】辛，热；有毒。归肾、肝、脾经。

【功效】补肾阳，强筋骨，祛寒湿。

【临床应用】

1. 用于肾阳不足，命门火衰证 本品辛热燥烈，善补命门而助阳。治肾阳虚衰之阳痿精冷、遗尿尿频等，常配淫羊藿、巴戟天等同用，如仙茅酒。

2. 用于肾阳虚衰，腰膝酸软，冷痛或寒湿久痹 本品辛散燥烈，能强筋骨，散寒湿。多与杜仲、独活、附子等配伍。

此外，能补命门之火以温煦脾阳而止泻，用于脾肾阳虚冷泻，常与补骨脂、干姜等配伍。

【用法用量】煎服，3～10g。

【使用注意】燥烈有毒，用当宜慎。阴虚火旺者忌服。本品对中枢神经系统的抑制作用，过量服用可引起心脏抑制、心律失常等中毒反应。

【现代研究】

1. 化学成分 主要含仙茅苷、仙茅皂苷 A～M、仙茅素 A～C、石蒜碱等成分。其他有含氮类化合物、醇、脂肪类化合物等物质。

2. 药理作用 仙茅可延长实验动物的平均存活时间。仙茅醇浸剂可明显提高小鼠腹腔巨噬细胞吞噬百分数和吞噬指数；仙茅水煎液可明显增加大鼠垂体前叶、卵巢和子宫重量，使卵巢 HCG/LH 受体特异结合力明显提高；仙茅醇浸剂可明显延长小鼠睡眠时间，对抗印防己毒素所致小鼠惊厥，具镇定、抗惊厥作用。

补骨脂《雷公炮炙论》
Buguzhi

本品为豆科植物补骨脂 *Psoralea corylifolia* L. 的干燥成熟果实。主产于河南、四川、陕西等地。秋季果实成熟时采收果序,晒干,搓出果实。生用或盐水炙用。

【处方用名】补骨脂　盐补骨脂

【药性】辛、苦,温。归肾、脾经。

【功效】温肾助阳,纳气平喘,温脾止泻。外用:消风祛斑。

【临床应用】

1. 用于肾阳不足,命门火衰,遗精、尿频等证　本品苦辛温燥,能补火壮阳,兼具收涩之性,为治肾阳虚衰、下元不固之良药。治肾虚阳痿,常配菟丝子、核桃仁、沉香等同用,如补骨脂丸;治肾气虚冷,小便频数,与小茴香同用,如破故纸丸。

2. 用于脾肾阳虚泄泻　本品能补肾阳以温脾止泻。常与肉豆蔻、五味子等同用,如四神丸。

3. 用于肾不纳气之虚喘　本品补肾助阳,纳气平喘,对肾不纳气之虚喘,可标本兼治,常配人参、肉桂、沉香等同用,如黑锡丹。

此外,本品外用还能消风祛斑,还可治白癜风、斑秃。多以本品酒浸外用。

【用法用量】煎服,6～10g。外用适量,或以本品20%～30%酊剂涂患处。

【饮片应用】盐炒补骨脂长于补肾纳气,可缓和温燥之性,宜内服;生用辛热燥性较强,外治多用。

【使用注意】本品温燥,助火伤阴,阴虚火旺及大便秘结者不宜服。

【现代研究】

1. 化学成分　本品主含香豆素类(补骨脂素、异补骨脂素)成分。此外,还含有黄芪苷等黄酮类、补骨脂酚等单萜酚类、豆固醇、谷固醇、棉子糖等成分。

2. 药理作用　补骨脂有雌激素样作用,能增强阴道角化,增强子宫重量。能扩张冠状动脉,兴奋心脏,提高心脏功率。能收缩子宫及缩短出血时间,减少出血量。有致光敏作用,内服或外涂皮肤,经日光或紫外线照射,可使局部皮肤色素沉着。

益智《本草拾遗》
Yizhi

本品为姜科植物益智 *Alpinia oxyphylla* Miq. 的干燥成熟果实。主产海南、广东、广西等地。夏、秋间果实由绿变红时采收。晒干或低温干燥。除去外壳,生用或盐水炙用。用时捣碎。

【处方用名】益智　盐益智

【药性】辛,温。归脾、肾经。

【功效】暖肾固精缩尿,温脾止泻摄唾。

【临床应用】

1. 用于肾气虚寒失固证　本品温补脾肾而兼收涩之性,尤善固精缩尿。治肾虚遗精,可配补骨脂、金樱子同用;下焦虚寒,遗尿、尿频,常配乌药、山药同用,如缩泉丸。

2. 用于脾寒腹痛泄泻,口多涎唾　本品尤善摄唾止涎。治虚寒泄泻,常与党参、干姜等同用;小儿多涎,可与党参、白术等配伍。

【用法用量】煎服,3～10g。

【使用注意】阴虚火旺或因热而患遗精、尿频、崩漏等病证者均不宜服。

【现代研究】

1. 化学成分 本品主要含挥发油类成分(桉油精、姜烯、姜醇等)。还含有庚烷衍生类成分、维生素、氨基酸、脂肪酸等成分。

2. 药理作用 体外实验表明益智生品醇提取液及盐炙品醇取提液均能显著拮抗因乙酰胆碱兴奋豚鼠膀胱逼尿肌 M 受体而引起的收缩反应,但不能拮抗因 Bacl2 而引起的豚鼠膀胱逼尿肌兴奋效应,生品对磷酸组胺兴奋逼尿肌有一定的拮抗作用;益智的甲醇提取物有增强豚鼠左心房收缩力的活性;水提液有较强的抗疲劳能力和抗高温能力;此外,益智还具有中枢抑制、镇痛、免疫抑制、抗过敏、抗癌、抗应激、消除自由基、抗氧化、延缓衰老等作用。

海狗肾《药性论》
Haigoushen

本品为海狗科动物海狗 *Callorhinus ursins* Linnaeus 或海豹科动物海豹 *Phoca vitulina* Linnaeus 的雄性外生殖器。我国渤海、黄海沿岸偶见,多分布于白令海和太平洋沿岸。春季冰裂时捕捉割取。洗净,干燥。多为滑石粉炒后用。

【处方用名】海狗肾

【药性】咸,热。归肾经。

【功效】暖肾壮阳,益精补髓。

【临床应用】**用于肾阳虚衰之阳痿精冷,精少不育** 本品性热壮阳,咸以入肾,为血肉有情之物,有温肾壮阳、补精益髓之功。用治阳痿精冷,常配人参、鹿茸、附子等同用,如腽肭脐丸;精少不育,可配鹿茸、紫河车同用。

【用法用量】研末,每次1～3g,每日2～3次。或入丸、散或酒剂。

【使用注意】阴虚火旺及骨蒸劳嗽等忌服。

【现代研究】

1. 化学成分 本品含雄性激素、蛋白质和脂肪。

2. 药理作用 海狗肾有雄性激素样作用。

【按语】海狗是海洋哺乳动物,属于鳍足目,海狮科,是国家二级野生保护动物,受《野生动物保护法》保护。

【附药】黄狗肾

本品为犬科动物黄狗的阴茎和睾丸。咸,温。入肾经。功效与海狗肾相似而力稍弱。适用于肾虚精亏,阳痿、宫冷等证。用法用量与海狗肾相同。

海马《本草拾遗》
Haima

本品为海龙科动物线纹海马 *Hippocampus kelloggi* Jordan et Snyder、刺海马 *Hippocampus histrix* Kaup、大海马 *Hippocampus kuda* Bleeker、三斑海马 *Hippocampus trimaculatus* Leach·或小海马(海蛆)*Hippocampus japonicus* Kaup 的干燥体。主产于广东、福建、台湾等沿海地区。夏、秋二季捕捞,洗净,晒干;或除去皮膜及内脏,晒干。用时捣碎或研粉。

【处方用名】海马

【药性】甘、咸,温。归肝、肾经。

【功效】温肾壮阳,散结消肿。

【临床应用】

1. 用于肾阳虚衰证　本品善温肾壮阳,为治肾虚阳痿之佳品。单用研末或浸酒服即效;或配人参、鹿茸、熟地黄等同用,如海马保肾丸。治肾虚作喘,与人参、蛤蚧等同用。

2. 用于癥瘕积聚及跌仆损伤　本品擅活血散结,消肿止痛。对年久阳虚之癥瘕积聚尤宜,常配大黄、青皮、木香等同用;跌打损伤,可配苏木、红花等同用。

【用法用量】煎服,3～9g。外用适量,研末敷患处。

【使用注意】孕妇及阴虚火旺者忌服。

【现代研究】

1. 化学成分　本品含有大量的镁和钙,其次为锌、铁、锶、锰,以及少量的钴、镍和镉。

2. 药理作用　海马的乙醇提取物,可延长正常雌小鼠的发情期,并使正常小鼠的子宫及卵巢重量增加。海马能延长小鼠缺氧下的存活时间,延长小鼠的游泳时间。

肉苁蓉 《神农本草经》
Roucongrong

本品为列当科植物肉苁蓉 *Cistanche deserticola* Y.C.Ma 或管花肉苁蓉 *Cistanche tubulosa* (Schrenk) Wight 的干燥带鳞叶的肉质茎。主产内蒙古、甘肃、新疆、青海等地。春季苗刚出土时或秋季冻土之前采挖。晒干。切厚片,生用或酒炙用。

【处方用名】肉苁蓉　酒苁蓉

【药性】甘、咸,温。归肾、大肠经。

【功效】补肾阳,益精血,润肠通便。

【临床应用】

1. 用于肾阳不足,精血亏虚诸证　本品甘温助阳,质润滋养益精血,补力和缓。治肾虚阳痿不育,常配熟地黄、菟丝子等同用,如肉苁蓉丸;宫冷不孕,可配鹿角胶、紫河车等同用。

2. 用于肠燥便秘　本品能润肠通便,对肾阳不足、精血亏虚者尤宜。治虚人、老人津枯便秘、阳虚便秘,单用大剂量即效;亦常配当归、牛膝、枳壳等同用,如济川煎。

【用法用量】煎服,6～10g。

【使用注意】阴虚火旺,大便溏泄及胃肠实热便结者不宜服。

【现代研究】

1. 化学成分　主要含松果菊苷、毛蕊花糖苷、表马钱子酸、松脂醇等成分。此外还含有生物碱、麦角甾醇、三十烷醇、甘露醇以及多种微量元素等成分。

2. 药理作用　肉苁蓉对阳虚和阴虚动物的肝、脾核酸含量下降和升高有调整作用。有激活肾上腺、释放皮质激素的作用,可增强下丘脑 - 垂体 - 卵巢的促黄体功能,提高垂体对促黄体生成素释放激素的反应性及卵巢对黄体生成素的反应性,而不影响自然生殖周期的内分泌平衡。肉苁蓉乙醇提取物在体外温育体系中能显著抑制大鼠脑、肝、心、肾、睾丸组织匀浆过氧化脂质的生成,并呈良好的量效关系。

锁阳 《本草衍义补遗》
Suoyang

本品为锁阳科植物锁阳 *Cynomorium songaricum* Rupr. 的干燥肉质茎。主产于内蒙古、青海、新疆等地。春季采挖,除去花序,晒干。切薄片,生用。

【处方用名】锁阳

【药性】甘,温。归肝、肾、大肠经。

【功效】补肾阳,益精血,润肠通便。

【临床应用】用于肾阳虚衰之阳痿,不孕,肠燥便秘 本品功用与肉苁蓉相似,但性较温燥,壮阳之功较肉苁蓉略强,而润肠作用逊之,常与之相须为用。

【用法用量】煎服,5～10g。

【使用注意】阴虚火旺,脾虚泄泻及实热便秘者不宜服。

【现代研究】

1. 化学成分 本品主要含黄酮、有机酸、三萜皂苷、花色苷、鞣质、淀粉、蛋白质、脂肪、还原糖、挥发油等。

2. 药理作用 锁阳有抑制雄性性腺发育,降低雄性激素水平的作用,且对糖皮质激素具有双向调节作用;能显著增强小鼠小肠的肠蠕动,且能明显缩短小鼠通便时间;水煎剂能显著抑制应激性溃疡,也能使小鼠力竭游泳时间明显延长,降低血乳酸指数和 MDA 含量以及提高小鼠骨骼肌组织 SOD 和 GSH-Px 的活力;此外,锁阳还具有防治骨质疏松、调节免疫、抗氧化、抗衰老等作用。

菟丝子《神农本草经》
Tusizi

本品为旋花科植物南方菟丝子 *Cuscuta australis* R. Br. 或菟丝子 *Cuscuta chinensis* Lam. 的干燥成熟种子。主产于江苏、辽宁、吉林、河北、山东等地。秋季果实成熟时采收植株,晒干,打下种子。生用或盐水炙用。

【处方用名】菟丝子 盐菟丝子

【药性】辛、甘,平。归肝、肾、脾经。

【功效】补益肝肾,固精缩尿,安胎,明目,止泻。外用:消风祛斑。

【临床应用】

1. 用于肾虚失固诸证 本品平补阴阳,以补阳为主,不燥不腻,并固精、缩尿、止带,为平补肝肾之良药。治阳痿遗精,常配五味子、覆盆子等同用,如五子衍宗丸;治小便频数或不禁,常配桑螵蛸、五味子等同用,如菟丝子丸。

2. 用于肝肾不足,目黯不明等证 本品能滋补肝肾、益精养血而明目,常配熟地黄、枸杞子、车前子等同用,如驻景丸。

3. 用于肝肾不足,胎动不安 本品能补肝肾而安胎。多配续断、桑寄生、阿胶等同用,如寿胎丸。

4. 用于脾肾阳虚泄泻 本品有温肾补脾止泻之功。多与补骨脂、砂仁等同用,如脾肾双补丸。

5. 用于白癜风 本品外用能消风祛斑,用治白癜风,可浸酒外涂患处。

【用法用量】煎服,6～12g。外用适量。

【使用注意】阴虚火旺,大便燥结及小便短赤者不宜服。

【现代研究】

1. 化学成分 本品主要含金丝桃苷、菟丝子苷、绿原酸等。还含有醇类、树脂、糖类、皂苷类、氨基酸等成分。

2. 药理作用 菟丝子对氢化可的松所致小鼠"阳虚"模型有治疗作用,能明显增强黑腹果蝇交配次数;有雌激素样作用和抗衰老作用;能增强离体蟾蜍心脏收缩力,降低胆固醇,软化血管,降低血压,并能促进造血功能;能抑制肠运动;能延缓大鼠半乳糖性白内障的发展,并有一定的治疗作用。

沙苑子《本草衍义》
Shayuanzi

本品为豆科植物扁茎黄芪 *Astragalus complanatus* R. Br. 的干燥成熟种子。主产于陕西、山西等地。秋末冬初果实成熟尚未开裂时采割植株,晒干,打下种子。生用或盐水炙用。

【处方用名】沙苑子　盐沙苑子

【药性】甘,温。归肝、肾经。

【功效】补肾助阳,固精缩尿,养肝明目。

【临床应用】

1. 用于肾虚腰痛,阳痿遗精,遗尿尿频,白带过多　本品有与菟丝子相似的补肾固精、养肝明目作用,但菟丝子补肾助阳力较胜,而沙苑子固精止遗之力较强。二药常相须为用。治肾虚失固诸证,单用即效,或配伍莲子、芡实等同用,如金锁固精丸。

2. 用于肝肾不足,眩晕目昏　常与枸杞子、菟丝子等同用。

【用法用量】煎服,9~15g。

【饮片应用】生用偏于养肝明目;盐炙偏于补肾固精。

【使用注意】阴虚火旺及小便不利者慎用。

【现代研究】

1. 化学成分　本品主要含三萜类成分、生物碱、沙苑子苷等黄酮类成分。还含有氨基酸、多肽、蛋白质、酚类、鞣质、甾醇等。

2. 药理作用　沙苑子能增强机体的非特异性和特异性免疫功能;抑制 ADP 和胶原诱导的大鼠血小板聚集;降低高血脂大鼠血清 TC、TG 和 LDL-C,升高 LDL-C;以及保肝、抗肝纤维化、抗癌、抗疲劳、延缓衰老、抗辐射等作用。

杜仲《神农本草经》
Duzhong

本品为杜仲科植物杜仲 *Eucommia ulmoides* Oliv. 的干燥树皮。主产于四川、云南、贵州、湖北等地。4~6月剥取,刮去粗皮,堆置"发汗"至内皮呈紫褐色,晒干。切块或丝,生用或盐水炙用。

【处方用名】杜仲　盐杜仲

【药性】甘,温。归肝、肾经。

【功效】补肝肾,强筋骨,安胎。

【临床应用】

1. 用于肝肾不足,腰膝酸痛,筋骨痿软　本品甘温,入肝、肾经,善补肝肾、强筋骨,为治肝肾不足之腰膝酸痛、筋骨痿软之要药,尤善治肾虚腰痛。单用浸酒服;或与补骨脂、核桃仁等同用,如青娥丸。治肾虚阳痿,精冷不固,尿频,可配鹿茸、山茱萸、覆盆子等同用。治肝肾不足,头晕目眩,可配牛膝、女贞子等同用。

2. 用于肝肾亏虚,胎动不安　本品有补肝肾,调冲任,固经安胎之功。为补肾安胎之良药,常与续断相须,亦常配阿胶、菟丝子等同用。

【用法用量】煎服,6~10g。

【饮片应用】盐水炒用,能破坏其胶质有利于有效成分煎出,故比生用疗效更好。

【使用注意】阴虚火旺者慎用。

【现代研究】

1. 化学成分 本品主要含木脂素类成分，如松脂醇二葡萄糖苷、杜仲树脂醇双吡喃葡萄糖苷、杜仲树脂醇双吡喃葡萄糖苷甲醚等，以及京尼平、京尼平苷、京尼平苷酸、桃叶珊瑚苷、筋骨草苷等。还含有鞣质、黄酮类化合物等。

2. 药理作用 杜仲能促进骨髓基质细胞增殖及向成骨细胞分化，利于骨折愈合，对去卵巢大鼠的骨质疏松症有预防或延缓发生的作用；生、炒杜仲及其醇沉物对小鼠均有明显的镇静及镇痛作用；杜仲水提取物能提高肾阳虚小鼠肛温、游泳时间、自主活动、睾丸和精囊腺指数等；水煎剂及醇提取物均具有降压作用。此外，杜仲还具有保肝、延缓衰老、抗应激、抗肿瘤、抗病毒、抗紫外线损伤等作用。

续断《神农本草经》
Xuduan

本品为川续断科植物川续断 *Dipsacus asper* Wall. ex Henry 的根。主产于四川、湖北、湖南等地。秋季采挖。用微火烘至半干，堆置"发汗"至内部变绿色时，再烘干。切薄片，生用。或酒炙、盐炙用。

【处方用名】续断

【药性】苦、辛，微温。归肝、肾经。

【功效】补肝肾，强筋骨，续伤折，止崩漏。

【临床应用】

1. 用于肝肾不足，风湿痹痛及跌仆损伤、骨折 本品善补肝肾，行血脉，强筋骨，补而不滞。治肝肾亏虚，腰膝酸软无力，常与杜仲相须为用；治肝肾不足，风寒湿痹，可配防风、川乌等同用，如续断丸；治跌仆损伤、骨折，可与自然铜、骨碎补等配伍。

2. 用于肝肾虚弱，冲任失调之崩漏经多 本品有补肝肾，调冲任，止崩漏之效。治肝肾不足，胎漏下血，常配菟丝子、桑寄生等同用，如寿胎丸；治肝肾不足之崩漏经多，常与黄芪、艾叶等同用，如《妇人良方》续断丸。

【用法用量】煎服，9～15g。

【饮片应用】酒续断偏于行血脉，通经络；盐续断引药下行，偏于补肝肾；续断炭偏于止血安胎。

【现代研究】

1. 化学成分 本品主要含有三萜皂苷类（常春藤苷、川续断皂苷Ⅵ等）、生物碱类（喜树次碱、川续断碱等）、萜类（熊果酸、番木鳖苷等）成分。此外，还含有黄酮类、甾醇类、挥发油等物质。

2. 药理作用 川续断浸膏、总生物碱及挥发油对未孕或妊娠小鼠子宫皆有显著的抑制收缩作用；水煎液能提高小鼠耐缺氧能力和耐寒能力，延长小鼠负重游泳持续时间，促进小鼠巨噬细胞吞噬功能；醇提液能明显促进成骨细胞的增殖，具有抗骨质疏松作用，此外，续断还具有抗炎、抗衰老、抗氧化、抗维生素 E 缺乏病等作用。

韭菜子《本草经集注》
Jiucaizi

本品为百合科植物韭菜 *Allium tuberosum* Rottl. ex Spreng 的干燥成熟种子。全国各地均产。秋季果实成熟时采收果序，晒干，搓出种子。生用或盐水炙用。

【处方用名】韭菜子 盐韭菜子

【药性】辛、甘，温。归肝、肾经。

【功效】温补肝肾，壮阳固精。

【临床应用】

1. 用于肝肾不足，腰膝酸软冷痛　本品温补肝肾，药力和缓。用治肝肾不足，筋骨痿软，可配杜仲、巴戟天等同用。

2. 用于肾阳虚弱之阳痿遗精，遗尿尿频，白带过多　本品甘温，略兼涩性，于温补中又能固精止遗，缩尿止带。用治阳痿遗精、遗尿尿频，常配补骨脂、益智等同用；带下过多，单用醋煮，焙干研末，炼蜜为丸服即效。

【用法用量】煎服，3～9g。

【使用注意】阴虚火旺者不宜服。

【现代研究】

1. 化学成分　本品主要含生物碱及皂苷、硫化物、蛋白质、维生素等。

2. 药理作用　韭菜子皂苷能刺激胃黏膜反射性引起呼吸道黏膜纤毛运动，显示祛痰作用。此外，本品还有抗菌作用。

胡芦巴《嘉祐本草》
Huluba

本品为豆科植物胡芦巴 *Trigonella foenum-graecum* L. 的干燥成熟种子。主产于安徽、四川、河南等地。夏季果实成熟时采割植株，晒干，打下种子。生用或盐水炙用。用时捣碎。

【处方用名】胡芦巴　盐胡芦巴

【药性】苦，温。归肾经。

【功效】温肾助阳，祛寒止痛。

【临床应用】

1. 用于肾阳虚衰之阳痿滑泄　可与韭菜子、淫羊藿等同用，如沉香保生丸。

2. 用于肾阳不足，寒湿凝滞下焦诸证　本品能温肾助阳，温经止痛，宜于肾阳不足、寒凝肝脉、气血凝滞所致诸痛证。治虚寒疝痛，常配伍吴茱萸、小茴香等同用，如《太平惠民和剂局方》胡芦巴丸；治经寒少腹冷痛，可配伍乌药、醋炒艾叶等同用；寒湿脚气，腿膝冷痛，多配补骨脂、木瓜等同用，如《杨氏家藏方》胡芦巴丸。

【用法用量】煎服，5～10g。亦可入丸、散。

【使用注意】阴虚火旺或有湿热者不宜服。

【现代研究】

1. 化学反应　本品含龙胆宁碱、番木瓜碱、胆碱、胡芦巴碱以及皂苷、脂肪油、蛋白质、糖类及维生素 B_1 等。

2. 药理作用　胡芦巴具有降血糖作用，其机制可能与减少胃排空，抑制小肠对葡萄糖的吸收有关；能抑制胆汁盐酸的吸收，减少肝内循环，从而降低血清胆固醇的浓度；能够抑制胃酸分泌，并且能够提高胃黏膜的抗氧化能力从而降低黏膜损伤，此外，还具有利尿、抗肿瘤、保肝、刺激毛发生长等作用。

阳起石《神农本草经》
Yangqishi

本品为硅酸盐类矿物角闪石族透闪石，主含含水硅酸钙 $[Ca_2Mg_5(Si_4O_{11})(OH)_2]$。主产于湖北、河南、河北等地。全年可采。煅红透，黄酒淬过，碾细末用。

【处方用名】阳起石　煅阳起石

【药性】咸，微温。归肾经。

【功效】温肾壮阳。

【临床应用】**用于肾阳虚之阳痿，宫冷，腰膝冷痛等**　本品有温肾壮阳，除下元虚冷之效。常配菟丝子、淫羊藿、鹿茸等同用。

【用法用量】煎服，3～6g。

【使用注意】阴虚火旺者忌服。不宜久服。

【现代研究】

1. 化学成分　本品成分是含水硅酸钙$[Ca_2Mg_5(Si_4O_{11})(OH)_2]$。

2. 药理作用　阳起石具有兴奋性功能的作用。

核桃仁《备急千金要方》
Hetaoren

本品为胡桃科植物胡桃 *Juglans regia* L. 的干燥成熟种子。主产于陕西、河北、山西、山东等地。秋季果实成熟时采收，除去肉质果皮，晒干，去壳取仁用。

【处方用名】核桃仁

【药性】甘，温。归肾、肺、大肠经。

【功效】补肾，温肺，润肠。

【临床应用】

1. 用于肾阳不足之腰膝酸痛，遗精尿频　有温补肾阳而强腰膝之效，唯其力较弱，多入复方使用。常配杜仲、补骨脂等同用，如青娥丸。

2. 用于肺肾两虚之喘咳证　本品既温补肺肾，又纳气平喘。常配人参、生姜等同用，如人参胡桃汤。

3. 用于肠燥便秘　本品能润肠燥。单用或与火麻仁、肉苁蓉等同用。

【用法用量】煎服，6～9g。

【使用注意】阴虚火旺，痰热咳嗽及便溏者不宜用。

【现代研究】

1. 化学成分　本品含脂肪油、蛋白质、糖类、钙、磷等。

2. 药理作用　给犬喂食含胡桃油的混合脂肪饮食，可使其体重快速增长，并能使血清白蛋白增加，而血胆固醇水平之升高则较慢，它可能影响胆固醇的体内合成及其氧化排泄；动物实验还证明核桃仁有延缓衰老、镇咳等作用。

蛤蚧《雷公炮炙论》
Gejie

本品为壁虎科动物蛤蚧 *Gekko gecko* Linnaeus 的干燥体。主产于广西、江苏等地。全年均可捕捉，除去内脏，用竹片撑开，使全体扁平顺直，低温干燥。用时去鳞片及头足，切成小块，黄酒浸润后，烘干。

【处方用名】蛤蚧

【药性】咸，平。归肺、肾经。

【功效】补肾益肺，纳气定喘，助阳益精。

【临床应用】

1. 用于肺肾两虚,肾不纳气之虚喘久嗽　本品善温补肺肾而纳气平喘,为治多种虚喘劳嗽之佳品。常配伍人参、贝母、杏仁等同用,如人参蛤蚧散。

2. 用于肾阳不足,精血亏虚之阳痿　单用浸酒服,或配补骨脂、益智等同用。

【用法用量】煎服,3～6g。多入丸、散或酒剂。

【使用注意】咳喘实证不宜服。

【现代研究】

1. 化学成分　本品主要含磷脂类物质,如溶血磷脂酰胆碱、磷脂酰胆碱、神经鞘磷脂、磷脂酰乙醇胺;脂肪酸类物质,如月桂酸、豆蔻酸、花生酸、亚油酸、花生四烯酸、硬脂酸、亚麻酸、棕榈油酸等,以及蛋白质、微量元素和氨基酸等。

2. 药理作用　蛤蚧的水溶性和脂溶性乙醇提取物均可促进幼年大鼠的胸腺萎缩,还能降低正常大鼠肾上腺内维生素 C 含量,表现为促肾上腺皮质激素样作用;水溶性的部分则只能使雄性小鼠的睾丸增重,表现为雄激素样作用;脂溶性的部分则对雌性小鼠的子宫及雄性小鼠的睾丸都有增重作用。提取物对小鼠遭受低温、高温、缺氧等应激刺激有明显保护作用。此外,还具有平喘、抗炎、降低血糖、抗肿瘤及延缓衰老等作用。

冬虫夏草《本草从新》
Dongchongxiacao

本品为麦角菌科真菌冬虫夏草菌 *Cordyceps sinensis*(Berk.)Sacc. 寄生在蝙蝠蛾科昆虫幼虫上的子座及幼虫尸体的干燥复合体。主产于四川、西藏、青海等地。初夏子座出土,孢子未发散时采挖,晒至六七成干,除去似纤维状的附着物及杂质,晒干或低温干燥。生用。

【处方用名】冬虫夏草

【药性】甘,平。归肺、肾经。

【功效】补肾益肺,止血化痰。

【临床应用】

1. 用于肾虚腰痛,阳痿遗精　本品既补肾阳,又益精血,为作用平和的药食两用补虚佳品。可单用浸酒服,或配伍淫羊藿、菟丝子等同用。

2. 用于肺虚或肺肾两虚证　本品既补肺肾之气,又益肺肾之阴,而纳气平喘,兼止血化痰。治肺阴虚之劳嗽痰血,常配北沙参、川贝母等同用;尤宜于肺肾气虚,喘咳短气,常与人参、蛤蚧、核桃仁等同用,多于病未发作之时服用。

此外,可与鸭、鸡、猪肉等炖服,用于病后体质虚弱之症。

【用法用量】煎汤或炖服,3～9g。

【使用注意】有表邪者不宜服。

【现代研究】

1. 化学成分　本品主要含核苷类物质,如腺苷、腺嘌呤核苷、肌苷、次黄嘌呤、腺嘌呤、鸟嘌呤等。还含有虫草酸、冬虫夏草素、虫草多糖,以及麦角甾醇、蛋白质、多种氨基酸、脂肪酸、无机元素等成分。

2. 药理作用　冬虫夏草有平喘、镇咳、祛痰作用。有一定的拟性激素样作用、增强肾上腺皮质激素的合成与分泌、提高细胞免疫等作用;对肾炎、肾衰竭、药物和缺血导致的肾损伤均有防治作用;还有保肝、增强骨髓造血功能及抗心肌缺血、抗衰老、抗癌、抗疲劳、抗氧化等作用。

紫河车《本草拾遗》
Ziheche

本品为健康人的干燥胎盘。将新鲜胎盘除去羊膜及脐带,反复冲洗至去净血液,蒸或置沸水中略煮后,干燥。砸成小块或研细粉用。

【处方用名】紫河车

【药性】甘、咸,温。归肺、肝、肾经。

【功效】温肾补精,益气养血。

【临床应用】

1. 用于肾气不足,精血亏虚之不孕、阳痿、遗精 本品为血肉有情之品,补肾阳,益精血,药力缓和,温而不燥。单用久服方效;或配伍鹿茸、熟地黄等同用,如河车封髓丹。

2. 用于肺肾两虚喘嗽 本品能补肺气,益肾精,纳气平喘,尤宜在未发作之时服用以固本防病。单用,或配伍人参、蛤蚧等同用;兼阴虚内热者,配熟地黄、龟甲等,如河车大造丸。

3. 用于气血不足,萎黄消瘦,产后乳少 本品能益气养血,治气血不足,萎黄消瘦,单用久服;或配人参、黄芪等同用。

【用法用量】研末吞服,2~3g。

【使用注意】阴虚火旺不宜单独应用。

【现代研究】

1. 化学成分 本品含有多种抗体、干扰素、β- 抑制因子、多种激素(促性腺激素 A 和 B,催乳素,促甲状腺激素,催产素样物质,多种甾体激素等)以及溶菌酶、激肽酶、红细胞生成素、多糖、氨基酸等。

2. 药理作用 本品有激素样作用,主要表现为雌激素样作用,能促进乳腺、子宫阴道、卵巢以及睾丸等发育。有提高免疫功能的作用,增强机体抗病能力。能减轻疲劳,改善睡眠,改善阳虚状态时能量代谢低下的病理变化。能增强红细胞、血红蛋白和网质红细胞的新生,升高白细胞。能增强再生过程,促进伤口、骨折的愈合。此外,还具有延缓衰老、提高耐缺氧能力、强心、抗过敏、抗溃疡等作用。

第三节 补 血 药

本类药物性味多甘温或甘平,质地滋润,多入心、肝、脾经,能补肝血、养心血。主要适用于心肝血虚所致的面色萎黄、唇爪苍白、心悸怔忡、失眠健忘或月经愆期、量少色淡,甚至经闭、脉细弱等症。有的兼能滋养肝肾、补益精血,用于肝肾精血亏虚之眩晕耳鸣、腰膝酸软、须发早白等症。

使用补血药时常配补气药,以补气生血;兼有阴虚者,常配伍补阴药同用。

补血药多滋腻黏滞,妨碍运化,凡湿滞脾胃,脘腹胀满,食少便溏者应慎用,必要时当配伍运脾化湿药,以助运化。

当归《神农本草经》
Danggui

本品为伞形科植物当归 *Angelica sinensis* (Oliv.) Diels 的干燥根。主产于甘肃。秋末采收,除去须根。切薄片,生用或酒炙用。

【处方用名】当归　油当归　炒当归

【药性】甘、辛，温。归肝、心、脾经。

【功效】补血活血，调经止痛，润肠通便。

【临床应用】

1. 用于血虚诸证　本品甘温质润，既补血，又活血，为补血要药。治血虚萎黄、眩晕心悸等，常与熟地黄相须为用，如四物汤；若气血两虚，常与黄芪、人参等同用，如人参养荣汤。

2. 用于血虚或血瘀之月经不调等证　本品为妇科补血活血、调经止痛之要药。凡血虚、血滞、气血不和、冲任失调之月经不调、闭经、痛经等症，皆可应用，常配伍熟地黄、白芍等同用，如四物汤。气滞血瘀者，常加香附、红花等同用；寒凝者，常加肉桂、艾叶等同用；偏血热者，常加牡丹皮、赤芍等同用。

3. 用于虚寒性或血瘀诸痛证　本品既补血活血，又散寒止痛。治血滞兼寒的头痛，多与川芎、白芷等同用；若虚寒腹痛，常配白芍、桂枝等同用；跌打损伤，常与乳香、没药等同用；风湿痹痛，可配伍桂枝、羌活、秦艽等同用。

4. 用于痈疽疮疡　本品既活血消肿止痛，又补血排脓生肌，为外科常用药。疮疡初期，常配连翘、炮山甲等同用；疮疡溃后，气血亏虚，久不收口，多与人参、黄芪等配伍。

5. 用于血虚肠燥便秘　本品质润而养血润肠通便。常配火麻仁、肉苁蓉等同用。

【用法用量】煎服，6～12g。

【饮片应用】酒当归偏于活血；生当归偏于补血调经、润肠；当归炭功专止血。传统认为，当归身偏于补血，当归头和尾偏于活血，全当归偏于和血（补血活血）。

【使用注意】湿盛中满、大便溏泄者忌服。

【现代研究】

1. 化学成分　主要挥发油，如藁本内酯、正丁烯内酯、当归酮、月桂烯、蒎烯类等；另含有阿魏酸、烟酸、琥珀酸、尿嘧啶、当归多糖、黄酮类化合物、维生素、氨基酸、无机元素等。

2. 药理作用　本品挥发油能对抗肾上腺素 - 垂体后叶素或组织胺对子宫的兴奋作用；水或醇溶性非挥发性物质对离体子宫有兴奋作用，醇溶性物质比水溶性物质作用强；本品浸膏有扩张离体豚鼠冠脉，增加冠脉血流量作用，其中性油对实验性心肌缺血亦有明显保护作用；水浸液能显著促进小鼠血红蛋白及红细胞的生成，当归及其阿魏酸钠有明显的抗血栓作用。此外，本品有增强机体免疫、抑制炎症后期肉芽组织增生、抗脂质过氧化、抗肿瘤、抗菌、抗辐射等作用。

熟地黄《本草拾遗》
Shudihuang

本品为玄参科植物地黄 *Rehmannia glutinosa* Libosch. 块根的炮制加工品（酒炖或酒蒸法）。主产于河南。切厚片或块，干燥。

【处方用名】熟地黄　焦熟地黄　熟地黄炭

【药性】甘，微温。归肝、肾经。

【功效】补血滋阴，益精填髓。

【临床应用】

1. 用于血虚诸证　本品甘温味厚，补肝益精而生血，为补血要药。治血虚面色萎黄、眩晕心悸、月经不调等，常与当归相须为用，如四物汤；治血虚崩漏下血，配阿胶、艾叶等同用，如胶艾汤。

2. 用于肝肾阴虚证　本品质润，善滋补肝肾阴血，为治肝肾阴虚之良药。治肾阴虚之潮热骨蒸、盗汗、遗精、消渴等症,常配山萸肉、山药等同用,如六味地黄丸;治肝肾阴虚,骨蒸潮热,盗汗耳鸣,常配知母、黄柏等同用,如知柏地黄丸。

3. 用于精血亏虚诸证 本品益精血,乌须发。治精血亏虚,腰膝酸软,眩晕耳鸣,须发早白等,常与制何首乌、枸杞子等同用,如七宝美髯丹。

此外,熟地黄炭还能止血,可用于崩漏等血虚兼出血证。

【用法用量】煎服,9～15g。

【使用注意】本品性质黏腻有碍消化,脾胃虚弱、中满痰盛及食少便溏者慎用。重用久服宜与陈皮、砂仁等同用,以免滋腻碍胃。

【现代研究】

1. 化学成分 主要含毛蕊花糖苷、梓醇、地黄素、甘露醇、维生素 A 类物质、糖类及氨基酸等。本品的主要化学成分与生地黄基本相同,但本品所含单糖量增加,而梓醇含量减少。

2. 药理作用 本品水煎液能促进失血性贫血小鼠红细胞、血红蛋白的恢复,地黄煎剂具有对抗地塞米松对垂体 - 肾上腺皮质系统的抑制作用,并能促进肾上腺皮质激素的合成;醇提取物能增强免疫功能,促进凝血、增强造血功能和强心的作用;此外,本品还有防治骨质疏松、调节免疫、抗衰老、抗焦虑、改善学习记忆等作用。

白芍 《神农本草经》
Baishao

本品为毛茛科植物芍药 *Paeonia lactiflora* Pall. 的干燥根。主产于浙江、安徽、四川等地。夏、秋二季采挖,洗净,除去头尾及细根,置沸水中煮后除去外皮,或去皮后再煮,晒干。切薄片,生用或炒用、酒炙用。

【处方用名】白芍 炒白芍 白芍炭

【药性】苦、酸,微寒。归肝、脾经。

【功效】养血调经,敛阴止汗,柔肝止痛,平抑肝阳。

【临床应用】

1. 用于血虚,月经不调等证 本品主入肝经,能养肝血,调经止痛。常配当归、熟地黄等同用,如四物汤;若阴虚有热,月经先期,或崩漏不止,可加阿胶、地骨皮等。

2. 用于肝阴不足,肝阳上亢之头痛,眩晕 本品既养血敛阴以补肝之不足,又平抑肝阳而泄肝之有余。常配生地黄、牛膝等同用,如建瓴汤。

3. 用于肝气不舒之诸痛证 本品酸敛肝阴,养血柔肝,缓急止痛。常与炙甘草相使,如芍药甘草汤;若肝郁血虚,胁肋疼痛,常配柴胡、当归等同用,如逍遥散。

4. 用于自汗,盗汗证 本品有敛阴和营而止汗之效。治营卫不和,表虚自汗,常与桂枝相使,如桂枝汤;阴虚盗汗,多与龙骨、牡蛎、浮小麦等配伍。

【用法用量】煎服,6～15g。

【饮片应用】生用偏于敛阴平肝;炒白芍偏于养血调经;酒白芍偏于缓急止痛。

【使用注意】阳衰虚寒证不宜单独应用。反藜芦。

【现代研究】

1. 化学成分 主要含芍药苷、氧化芍药苷、苯甲酰芍药苷、白芍苷、芍药内酯苷、苯甲酸、牡丹酚等。此外,还含挥发油、脂肪油、树脂糖、淀粉、黏液质、蛋白质等。

2. 药理作用 白芍总皂苷具有抗肾损伤、抗肝损伤、抗脑缺血的作用;水煎液具有镇静、抗抑郁、调节胃肠功能的作用;总苷与水煎液均具有调节免疫、抗炎等作用。芍药苷具有较好的解痉作用。此外,本品有保肝、增强应激能力、抑菌、抑制胰淀粉酶活性等作用。

何首乌《日华子本草》
Heshouwu

本品为蓼科植物何首乌 *Polygonum multiflorum* Thunb. 的干燥块根。主产于河南、湖北、广西、广东等地。秋、冬二季叶枯萎时采挖，削去两端，洗净，切厚片，晒干或微烘干，称"生何首乌"；以黑豆汁为辅料，照炖法或蒸法炮制，晒后变为黑色，称"制何首乌"。

【处方用名】何首乌　制何首乌

【药性】制何首乌：苦、甘、涩，微温；归肝、心、肾经。生何首乌：苦、甘、涩，微温；归肝、心、肾经。

【功效】制何首乌：补肝肾，益精血，乌须发，强筋骨，化浊降脂。生何首乌：解毒，消痈，截疟，润肠通便。

【临床应用】

1. 用于精血不足诸证　制何首乌善补肝肾，益精血，乌须发，不燥不腻，作用温和，且收敛精气，为滋补良药，尤为治须发早白、早衰之良药。治肝肾精血亏虚之眩晕耳鸣、须发早白、腰膝酸软及遗精、崩漏、带下等，单用泡酒服即效；或配枸杞子、菟丝子等同用，如七宝美髯丹。

2. 用于体虚久疟，肠燥便秘及痈疽，瘰疬等证　生何首乌补益力弱，无收敛之性。治体虚久疟，常与人参、当归等同用，如何人饮；肠燥便秘，可配当归、火麻仁等同用；痈疽疮疡，多与金银花、连翘等配伍；瘰疬结核，常配夏枯草、香附等同用。

此外，制何首乌还有化浊降脂之功，可用治高脂血症，可单用，或配女贞子、墨旱莲等同用。

【用法用量】煎服，制何首乌 6～12g，生何首乌 3～6g。

【使用注意】大便溏泄及湿痰较重者不宜服。何首乌可能有引起肝损伤的风险，故不宜长期、大剂量使用。

【现代研究】

1. 化学成分　生何首乌主要含二苯乙烯苷类、蒽醌类化合物，主要成分为大黄素、大黄酚、大黄素甲醚和 2,3,5,4- 四羟基二苯乙烯 -2-0-β-D- 葡萄糖苷，还含卵磷脂、β- 谷甾醇、胡萝卜素、没食子酸及多种微量元素等；制首乌除含上述成分外，还含炮制过程中产生的糖的麦拉德反应产物 2,3- 二氢 -3,5- 二羟基 -6- 甲基 -4（H）- 吡喃 -4- 酮、3,5- 二羟基 -2- 甲基 -4（H）- 吡喃 -4- 酮、5- 羟甲基糠醛、琥珀酸等。

2. 药理作用　生何首乌有促进肠管运动和轻度泻下作用，此外还有抗氧化，抗炎镇痛，抗菌，抗病毒，抗癌，抗骨质疏松，保肝，调节血脂，抑制平滑肌增生、血小板聚集和舒张血管等作用。制何首乌能增加老年小鼠和青年小鼠脑和肝中蛋白质含量，抑制脑和肝组织中的 B 型单胺氧化酶活性；抑制老年小鼠的胸腺萎缩，提高老年机体胸腺依赖的免疫功能，对抗环磷酰胺的免疫抑制作用；降低急性高脂血症模型家兔的高胆固醇，使之恢复正常水平。

阿胶《神农本草经》
Ejiao

本品为马科动物驴 *Equus asinus* L. 的干燥皮或鲜皮，经煎煮、浓缩制成的固体胶。主产于山东，以山东省东阿县产品最著名。捣成碎块或以蛤粉、蒲黄烫炒成珠用。

【处方用名】阿胶　阿胶珠

【药性】甘,平。归肺、肝、肾经。

【功效】补血滋阴,润燥,止血。

【临床应用】

1. 用于血虚诸证　本品为血肉有情之品,甘平质润滋腻,为补血之要药,尤宜于出血而致血虚者。可单用本品黄酒炖服;或配熟地黄、当归、白芍等同用,如阿胶四物汤。

2. 用于多种出血证　本品味甘质黏,止血力强,为止血之要药,尤宜于出血兼阴血不足者。治虚寒性出血,常配灶心土、附子等同用,如黄土汤;冲任不固,崩漏及妊娠下血,常与艾叶、生地黄等同用,如胶艾汤。

3. 用于热病伤阴,心烦失眠等　常配黄连、鸡子黄等同用,如黄连阿胶汤。

4. 用于肺阴虚燥咳等　本品滋阴润肺,治肺阴不足,阴虚有热,少痰或痰中带血,常配牛蒡子、杏仁等同用,如补肺阿胶汤;温燥伤肺,干咳无痰、心烦等,多与生石膏、杏仁等配伍,如清燥救肺汤。

【用法用量】3～9g,烊化兑服。

【饮片应用】蒲黄炒阿胶止血力强,止血常用;蛤粉炒阿胶润肺常用。

【使用注意】本品性黏腻,有碍消化,故脾胃虚弱者不宜服。

【现代研究】

1. 化学成分　主要蛋白及肽类,经水解后得到多种氨基酸,如赖氨酸、精氨酸、组氨酸、L-脯氨酸、L-羟脯氨酸、甘氨酸、胱氨酸、色氨酸、苏氨酸、丝氨酸、谷氨酸、丙氨酸、苯丙氨酸、天冬氨酸等。

2. 药理作用　本品有促进造血、降低血黏度、抗肺损伤的作用。能提高小鼠耐缺氧、耐寒冷、耐疲劳和抗辐射能力。口服阿胶者,血钙浓度有轻度增高,但凝血时间没有明显变化。此外,本品还有可提高体液免疫功能、抗血栓、抗炎、抗肿瘤、抗休克等作用。

龙眼肉《神农本草经》
Longyanrou

本品为无患子科植物龙眼 *Dimocarpus longan* Lour. 的干燥假种皮。主产于广东、广西、福建、台湾等地。夏、秋采摘成熟果实,烘干或晒干,除去壳、核,晒干用。

【处方用名】龙眼肉

【药性】甘,温。归心、脾经。

【功效】补益心脾,养血安神。

【临床应用】用于心脾两虚,气血不足之心悸、失眠、健忘等　本品甘温质润滋腻,能补心脾,益气血,安神,且性质平和,为药食两用之滋补良药。单用,或配人参、当归等同用,如归脾汤。

【用法用量】煎服,9～15g。

【使用注意】内有郁火,痰饮气滞,湿阻中满者不宜服。

【现代研究】

1. 化学成分　主要含葡萄糖、蔗糖、果糖等糖类,还含有腺嘌呤、胆碱、蛋白质、脂肪、有机酸以及维生素 B_1、维生素 B_2 等成分。

2. 药理作用　本品可延长小鼠常压耐缺氧存活时间,减少低温下死亡率。此外,本品还有抗应激、抗焦虑、抗菌、抗衰老等作用。

第四节 补 阴 药

本类药物大多甘寒质润,主入肺、胃、肝、肾经。具有滋养阴液、生津润燥、清除阴虚之热的功效,故有"甘寒养阴"之说。主治阴虚证。

阴虚证多见于热病后期及若干慢性疾病。补阴药根据其功用特点,主要分别用于肺胃阴虚和肝肾阴虚之证。肺胃阴虚证多见干咳少痰、咯血、虚热、舌绛、苔剥,或饥不欲食,或胃中嘈杂、呕哕,或大便燥结等;肝肾阴虚证多见两目干涩昏花、耳鸣耳聋、眩晕、腰膝酸软、潮热盗汗、遗精等。

使用补阴药时,如热邪伤阴而邪热未尽者,应配清热药;阴虚内热者,应配清虚热药;阴虚阳亢者,应配潜阳药;阴虚血亏者,应配补血药。

补阴药大多甘寒滋腻,易助湿留邪,脾胃虚弱、痰湿内阻、腹满便溏者均应慎用。

北沙参《本草汇言》
Beishashen

本品为伞形科植物珊瑚菜 *Glehnia littoralis* Fr.Schmidt ex Miq. 的干燥根。主产于江苏、山东、福建、广东等地。夏、秋两季采挖,除去须根,稍晾,置沸水烫后,除去外皮,干燥或洗净直接干燥。切段,生用。

【处方用名】北沙参

【药性】甘、微苦,微寒。归肺、胃经。

【功效】养阴清肺,益胃生津。

【临床应用】

1. 用于肺阴虚证 本品甘、微苦,微寒,有养肺阴、清肺热、润肺燥之效。治肺热燥咳、干咳少痰,或痨嗽久咳、咽干喑哑,常配麦冬、玉竹等药,如沙参麦冬汤。

2. 用于胃阴虚证 本品能养胃阴,清胃热,生津液。治胃阴虚或热伤胃阴之口渴咽干、舌质红绛、干呕等,单用或配麦冬、石斛等。

【用法用量】煎服,5～12g。

【使用注意】不宜与藜芦同用。

【现代研究】

1. 化学成分 主要含多糖、黄酮类、香豆素、香豆素苷、脂肪酸等成分。

2. 药理作用 本品所含多糖有抑制体液、细胞免疫及降糖作用;北沙参50%甲醇提取液对酪氨酸酶的活性有明显抑制作用;乙醇提取物对急性肝损伤有保护作用;香豆素及聚炔类具有抗菌、镇静、镇痛作用;北沙参水提取液对多种癌细胞具有抑制作用;北沙参水提取液、醇提取液有明显的抗突变作用。

南沙参《神农本草经》
Nanshashen

本品为桔梗科植物轮叶沙参 *Adenophora tetraphylla*(Thunb.)Fisch. 或沙参 *Adenophora stricta* Miq. 的干燥根。主产于安徽、江苏、浙江、贵州等地。春、秋二季采挖,除去须根,洗后趁鲜刮去粗皮,干燥。切厚片,生用。

【处方用名】南沙参

【药性】甘,微寒。归肺、胃经。

【功效】养阴清肺,益胃生津,化痰,益气。

【临床应用】

1. 用于肺阴虚证 本品功用似北沙参,但养阴之力较弱,兼能祛痰止咳。尤其适用于肺燥咳嗽,干咳少痰或痰黏难咯之症,常与麦冬、知母等配伍。

2. 用于病后气津不足或脾胃虚弱 本品甘微寒,既养胃生津,又能益气,有气阴双补之效。若胃阴不足,症见咽干口燥、舌红少津、食少不饥,常配石斛、麦冬、山药等药。治热病后期,气阴两虚而余热未清不受温补者,常与麦冬、玉竹、生地黄等同用。

【用法用量】煎服,9～15g。

【使用注意】不宜与藜芦同用。

【现代研究】

1. 化学成分 主要含蒲公英萜酮、羽扇豆烯酮等三萜类成分;β- 谷甾醇棕榈酸酯等甾醇类成分;还含生物碱类、多糖、黄酮类、鞣质等成分。

2. 药理作用 本品所含多糖具有抗辐射、延缓衰老、提高记忆、抗肝损伤及清除自由基的作用;水提取物具有抗炎作用;乙醇提取物和乙酸乙酯提取物有镇咳祛痰作用;水提取物和多糖具有免疫调节作用,并有一定的抗肿瘤作用。

知识链接

北沙参与南沙参的异同

二者来源不同,但药名、功效相似,都有养阴清肺、益胃生津功效,用治肺胃阴虚证。但北沙参长于养胃阴,且作用较强,多用于胃阴虚证;南沙参长于养肺阴,且作用较弱,还有益气、祛痰之功,尤其适用于气阴两虚及燥痰咳嗽证。

百合《神农本草经》
Baihe

本品为百合科植物卷丹 *Lilium lancifolium* Thunb.、百合 *Lilium brownii* F. E. Brown var. *viridulum* Baker 或细叶百合 *Lilium pumilum* DC. 的干燥肉质鳞叶。主产于湖南、湖北、江苏、浙江安徽等地。秋季采挖,剥取鳞叶,置沸水中略烫,干燥。

【处方用名】百合 蜜百合

【药性】甘,寒。归心、肺经。

【功效】养阴润肺,清心安神。

【临床应用】

1. 用于肺阴虚证 本品甘寒,作用平和,能补肺阴,兼能清肺热有养阴清肺、润燥止咳之功。治阴虚燥咳、痰中带血,常与款冬花相使为用,如百花膏;肺虚久咳,劳嗽咯血,多与生地黄、川贝母等配伍,如百合固金汤。

2. 用于热病余热未清之虚烦惊悸、失眠多梦等 本品入心经,能养阴清心,尤善清心安神,常与知母,地黄同用,如百合知母汤、百合地黄汤。

【用法用量】煎服,6～12g。

【饮片应用】生用偏于清心安神;蜜炙百合偏于润肺止咳。

【使用注意】风寒咳嗽及中寒便溏者不宜用。

【现代研究】

1. 化学成分　主要含岷江百合苷、百合皂苷、去乙酰百合皂苷等甾体皂苷类成分；还含糖类、淀粉、蛋白质、脂肪、氨基酸、微量元素等，以及少量秋水仙碱。

2. 药理作用　本品水提取液具有镇咳、祛痰、镇静、抗缺氧和抗疲劳作用；百合多糖还有抗氧化，提高免疫功能，降低血糖作用；百合鳞茎提取物抑制革兰阳性菌活性高于革兰阴性菌；百合乙醇提取物、乙酸乙酯提取物有抑制藤黄微球菌、金黄色葡萄球菌、黄霉菌、大肠杆菌、粪肠球菌、铜绿假单胞菌等作用。

麦冬《神农本草经》
Maidong

本品为百合科植物麦冬 *Ophiopogon japonicus*（L.f）Ker-Gawl. 的干燥块根。主产于四川、浙江、江苏、湖北等地。夏季采挖，反复曝晒、堆置，至七八成干，除去须根，晒干。生用。

【处方用名】麦门冬　麦冬

【药性】甘、微苦，微寒。归心、肺、胃经。

【功效】养阴生津，润肺清心。

【临床应用】

1. 用于肺阴虚证　本品甘寒入肺，功善养肺阴、清肺热、润肺燥，为阴虚肺燥证之常用药。治阴虚燥热之干咳痰黏、咽干鼻燥，常配桑叶、阿胶等药，如清燥救肺汤；肺肾阴虚之劳嗽咳血，常与天冬相须为用，即二冬膏。

2. 用于胃阴虚证　本品入胃经，善益胃生津、清热润燥，为治胃阴不足诸证之佳品。治热伤胃阴之口渴，常与沙参相须为用，如益胃汤；热病津伤，肠燥便秘，多与玄参、生地黄配伍，如增液汤。

3. 用于心阴虚及温热病邪扰心营之心烦失眠证　本品能养心阴，清心热，除烦安神。治阴虚有热之心烦不眠，常配生地黄、酸枣仁等药，如天王补心丹；邪扰心营，身热烦躁、舌绛而干等，常与黄连、竹叶心、生地黄等同用，如清营汤。

【用法用量】煎服，6～12g。

【使用注意】外感风寒或痰饮湿浊之咳嗽，脾胃虚寒泄泻者，均不宜服。

【现代研究】

1. 化学成分　主要含麦冬皂苷 B、麦冬皂苷 D 等皂苷类成分；甲基麦冬黄烷酮 A、甲基麦冬黄烷酮 B 等高异黄酮类成分；还含维生素 A 样物质、多种氨基酸、微量元素、多糖等成分。

2. 药理作用　本品能增强单核吞噬细胞系统吞噬能力，升高外周白细胞；麦冬多糖对脑缺血损伤有抗缺氧保护作用；麦冬总皂苷有抗心律失常的作用，并能改善心肌收缩力，改善左心室功能与抗休克作用；麦冬多糖可以促进体液免疫和细胞免疫，并诱生多种细胞因子，通过增强免疫功能发挥抗肿瘤作用；麦冬能增强垂体肾上腺皮质系统作用，提高机体适应性；麦冬多糖和总皂苷有降血糖作用，麦冬皂苷具有明显的抗炎活性；麦冬水煎液还有镇静、催眠、改善血液流变性和抗凝血的作用。

天冬《神农本草经》
Tiandong

本品为百合科植物天冬 *Asparagus cochinchinensis*（Lour.）Merr. 的干燥块根。主产于贵州、云南、四川、广西等地。秋、冬二季采挖，除去茎基和须根，置沸水中煮或蒸至透心，趁热除去外皮,干燥。切薄片,生用。

【处方用名】天门冬　天冬

【药性】甘、苦,寒。归肺、肾经。

【功效】养阴润燥,清肺生津。

【临床应用】

1. 用于肺阴虚证　本品甘润苦寒,有较好的滋阴润肺、清肺降火的作用,功用似麦冬,常与之相须为用。治阴虚肺热之燥咳,配伍麦冬、沙参;若劳嗽咯血,或干咳痰黏、痰中带血,可与川贝母、生地黄等同用。

2. 用于肾阴虚证及内热消渴、肠燥便秘等　本品能滋肾阴、清虚火、生津润燥,性寒而清火之力较麦冬为胜。治阴虚火旺,潮热盗汗等,可配知母、黄柏等药;内热消渴,常与人参、生地黄配伍;津亏肠燥便秘,可与生地黄、玄参同用。

【用法用量】煎服,6～12g。

【使用注意】脾虚便溏、痰湿内盛及外感风寒咳嗽者,不宜用。

【现代研究】

1. 化学成分　主要含有天冬呋甾醇寡糖苷、甲基原薯蓣皂苷、伪原薯蓣皂苷等甾体皂苷类成分,寡糖和多糖,瓜氨酸、天冬酰胺、丝氨酸、苏氨酸等氨基酸。

2. 药理作用　本品水煎液能增强体液免疫、细胞免疫和抗肿瘤作用,皂苷类成分具有抗血小板凝聚作用,其中螺甾皂苷有比较强的抗真菌活性,总呋皂苷有抗肝纤维化活性;天冬酰胺有镇咳、祛痰、平喘作用,天冬提取物有降血糖作用,天冬水煎液、乙醇提取物和多糖成分均能延缓衰老,抑制脂质过氧化,提高自由基代谢相关酶的活性;天冬煎剂体外实验对炭疽杆菌、白色葡萄球菌、念珠菌、甲型和乙型溶血性链球菌、白喉杆菌、白色隐球菌、絮状表面癣菌、石膏样小孢子菌、毛癣菌、枯草杆菌均有不同程度的抑菌作用。

石斛 《神农本草经》
Shihu

本品为兰科植物金钗石斛 *Dendrobium nobile* Lindl. 霍山石斛 *Dendrobium huoshanense* C. Z. Tang et S. J. Cheng、鼓槌石斛 *Dendrobium chrysotoxum* Lindl. 或流苏石斛 *Dendrobium fimbriatum* Hook. 的栽培品及其同属植物近似种的新鲜或干燥茎。主产于四川、云南、贵州、广东、广西等地。全年均可采收。鲜用者除去根和泥沙;干用者采收后,用开水略烫或烘软,再边搓边烘晒,至叶鞘搓净,干燥。切段,生用或鲜用。

【处方用名】石斛　鲜石斛

【药性】甘,微寒。归胃、肾经。

【功效】益胃生津,滋阴清热。

【临床应用】

1. 用于胃阴虚证及热病伤津证　本品甘而微寒,入胃经,长于滋养胃阴、生津止渴,兼能清胃热,治胃阴不足之口渴咽干、食少呃逆等,常配伍麦冬、竹茹等药;热病伤津之烦渴,鲜品煎服即效,或与生地黄、麦冬等同用。

2. 用于肾阴虚证　本品又能滋肾阴、清虚热,治肾阴亏虚,虚热不退,常与地骨皮、黄柏等同用,如石斛汤。此外,尚有明目及强筋骨作用。

【用法用量】煎服,6～12g。鲜品,15～30g。

【饮片应用】鲜石斛清热生津之力较显著。

【使用注意】温热病不宜早用;湿热尚未化燥者忌服。

【现代研究】

1. 化学成分　主要含石斛碱、石斛胺、石斛次胺、石斛星碱、石斛因碱等生物碱，以及黏液质、淀粉等。

2. 药理作用　本品水煎液能促进胃酸的分泌和胃蛋白酶排出，石斛可兴奋肠管，调节胃肠功能；能降低白内障患者的晶状体浑浊度，金钗石斛总生物碱能逆转白内障患者的晶状体浑浊度，通过下调 *iNOS* 基因的表达，抑制 NOS 的活性，减少 NO 的产生，从而减轻氧化损伤作用。金钗石斛的醇提取物有降低全血黏度、抑制血栓形成的作用；金钗石斛多糖具有直接促进淋巴细胞有丝分裂的作用；鼓槌石斛和金钗石斛中的多种成分对肿瘤有抑制作用；本品还有抗氧化、降血糖作用。

玉竹《神农本草经》
Yuzhu

本品为百合科植物玉竹 *Polygonatum odoratum*（Mill.）Druce 的根茎。主产于河北、湖南、湖北、江苏等地。秋季采挖，去须根，晒至柔软后，反复揉搓、晾晒至无硬心，晒干；或蒸透后，揉至半透明，晒干。切厚片或段，生用。

【处方用名】玉竹　葳蕤

【药性】甘，微寒。归肺、胃经。

【功效】养阴润燥，生津止渴。

【临床应用】

1. 用于肺阴虚证　本品甘平清润，能养肺阴，清肺热，作用缓和。治阴虚肺燥之干咳少痰，常与麦冬、沙参等同用，如玉竹麦冬汤。

2. 用于胃阴虚证　本品能养胃阴，清胃热，生津止渴。治热病伤阴，烦热口渴，常配生地黄、麦冬等药；治消渴，可与生地黄、天花粉等同用。此外，本品养阴而不滋腻、不恋邪，与薄荷等配伍，治阴虚外感，如加减葳蕤汤。

【用法用量】煎服，6～12g。

【使用注意】脾虚而有湿痰者不宜服。

【现代研究】

1. 化学成分　主要含玉竹果聚糖 A～D、玉竹黏多糖等多糖；黄精螺甾醇苷体皂苷 PO_6、PO_1、PO_2、PO_3、PO_4、PO_5 等，β- 谷甾醇 -3-0-β-D- 吡喃葡萄糖苷，黄精呋甾醇苷等甾类成分；还有铃兰苷、铃兰苦苷等。

2. 药理作用　本品能降低血糖，降低血清糖化血红蛋白组分，抑制糖皮质糖基化终产物形成，改善肾脏病理改变；玉竹多糖能够增强巨噬细胞的吞噬功能，提高吞噬指数和吞噬率，从而提高免疫功能；玉竹多糖具有抗氧化作用，通过提高超氧化物歧化酶活性，增强其对自由基的清除能力，抑制脂质过氧化，降低丙二醛，减轻对机体组织的损伤，延缓衰老；甾体皂苷有增强体液免疫及吞噬功能的作用；本品还能抑制结核杆菌生长，降血脂，缓解动脉粥样斑块形成，使外周血管和冠脉扩张，延长耐缺氧时间，并有类似肾上腺皮质激素样作用。

黄精《名医别录》
Huangjing

本品为百合科植物滇黄精 *Polygonatum kingianum* Coll.et Hemsl.、黄精 *Polygonatum sibiricum* Red. 或多花黄精 *Polygonatum cyrtonema* Hua. 的干燥根茎。主产于河北、内蒙古、陕西等地；滇黄

精主产于贵州、广西、云南等地；多花黄精主产于贵州、湖南、云南等地。春、秋二季采挖，除去须根，置沸水中略烫，或蒸至透心，干燥。切厚片，生用或酒制用。

【处方用名】黄精　制黄精　酒黄精

【药性】甘，平。归脾、肺、肾经。

【功效】补气养阴，健脾，润肺，滋肾。

【临床应用】

1. 用于阴虚肺燥、干咳少痰，及肺肾阴虚、劳嗽久咳等　本品平补肺、脾、肾三脏气阴，其性滋腻而缓和。治前者，可配沙参、知母等药；后者，可与地黄、百部等同用。

2. 用于脾胃虚弱证　本品治脾胃气虚，倦怠乏力、脉象虚软等，常配党参、白术等药；脾胃阴虚，口干食少、舌红无苔等，可与石斛、山药等同用。

3. 用于肾虚精亏诸证　本品能补益肾精，延缓衰老。治肾虚精亏之腰膝酸软、须发早白等，常与枸杞子相须为用，如二精丸；消渴，常与生地黄、天花粉等同用。

【用法用量】煎服，9～15g。因性质平和，作用缓慢，多作久服滋补之品。

【饮片应用】熟（制）黄精与生黄精功效相近，但可减少咽喉刺激；酒黄精增强滋肾之功，又能通经络。

【使用注意】脾虚有湿，咳嗽痰多及中寒便溏者，不宜使用。

【现代研究】

1. 化学成分　主要含黄精低聚糖 A、黄精低聚糖 B、黄精低聚糖 C 等多糖；黄精皂苷 A、黄精皂苷 B、洋地黄糖苷、薯蓣皂苷等皂苷类成分；芹菜黄素等黄酮类成分。

2. 药理作用　本品所含多糖能提高淋巴细胞的转化率，增加蛋白激酶活性，提高心肌细胞 cAMP 的水平，提高学习记忆能力，改善脑功能以延缓衰老，防治动脉粥样硬化和肝脂肪浸润；黄精能够抑制肝糖原酶解而降糖；黄精水提取液能显著降低甘油三酯和总胆固醇；黄精多糖能对抗 60Co 所致小鼠外周血白细胞及血小板总数的减少；黄精能够抑制体外自发和诱导的脂质过氧化产物丙二醛的生成，直接清除氧自由基；黄精水提取液在体外对伤寒杆菌、金黄色葡萄球菌及多种致病真菌均有抑制作用。

知识链接

黄精与山药功用鉴别

二者均为气阴双补之品。黄精滋肾之力强于山药；山药长于健脾，兼有涩性，宜于脾胃气阴两伤，食少便溏及带下等。

枸杞子《神农本草经》
Gouqizi

本品为茄科植物宁夏枸杞 *Lycium barbarum* L. 的干燥成熟果实。主产于宁夏、甘肃、青海、新疆等地，产于宁夏中宁县、银川市者质量最佳，为道地药材。夏、秋二季果实呈红色时采收，热风烘干或晾至皮皱后，晒干。生用。

【处方用名】枸杞子　枸杞

【药性】甘，平。归肝、肾经。

【功效】滋补肝肾，益精明目。

【临床应用】

1. 用于肝肾阴虚证　本品甘平质润，入肝、肾经，长于补肝血、养肾精，为平补肝肾之良药，凡肝肾阴虚、精血不足诸证，均可应用。治肝肾阴虚，头晕目眩，视力模糊，常配菊花、熟地黄等药，如杞菊地黄丸；肾虚遗精，常与熟地黄、沙苑子等同用；消渴，常与生地黄、天花粉、麦冬等配伍。

2. 用于阴虚劳嗽　本品有滋阴润肺止咳之功，常与麦冬、贝母、知母等同用。

【用法用量】煎服，6～12g。亦可熬膏、浸酒，或入丸、散。

【使用注意】脾虚便溏者，不宜服。

【现代研究】

1. 化学成分　主要含枸杞子多糖、甜菜碱等成分。

2. 药理作用　本品能显著提高机体的非特异性免疫功能，枸杞多糖能提高巨噬细胞的吞噬能力，水煎剂能明显增加空斑形成细胞的数量，对细胞免疫功能和体液免疫功能均具有调节作用；本品浸出液对金黄色葡萄球菌等17种细菌有较强的抑菌作用；还有抗氧化、抗衰老、降血糖、降血脂、抗辐射、抗肿瘤、抗诱变、降血压作用。

知识拓展

临证用药心得

据近代研究，本品有降血糖的作用。近些年来我常以枸杞子、五味子二味合用，代替山茱萸肉，可供参考试用。

（焦树德. 用药心得十讲[M]. 3版. 北京：人民卫生出版社，2005.）

女贞子 《神农本草经》
Nǚzhenzi

本品为木犀科植物女贞 Ligustrum lucidum Ait. 的干燥成熟果实。主产于浙江、江苏、湖北、湖南等地。冬季果实成熟时采收，稍蒸或置沸水中略烫后，干燥。

【处方用名】女贞子　女贞　酒女贞子

【药性】甘、苦，凉。归肝、肾经。

【功效】滋补肝肾，明目乌发。

【临床应用】**用于肝肾阴虚诸证**　本品甘凉，入肝、肾经，既能滋补肝肾，又能清虚热，补中有清，滋而不腻，为一味清补之品。唯药力平和，须缓慢取效。治目黯不明，常配枸杞子、菟丝子等药；须发早白，常与墨旱莲相须为用，如二至丸；阴虚发热，常与地骨皮、生地黄等配伍。

【用法用量】煎服，6～12g。

【饮片应用】酒炙增加通经络之功。

【使用注意】脾胃虚寒泄泻及阳虚者慎用。

【现代研究】

1. 化学成分　主要含乙酰齐墩果酸、齐墩果酸、熊果酸等三萜类成分；女贞苷、特女贞苷等环烯醚萜苷类成分；右旋花旗松素、外消旋圣草素、槲皮素等黄酮类成分；棕榈酸、硬脂酸等脂肪酸类成分；还含挥发油、多糖等。

2. 药理作用　本品煎剂、女贞子素、齐墩果酸均有良好的降血糖、降血脂、抗血小板聚集、抗血栓形成作用；本品能改善雌激素缺乏所引起的钙失衡状态，增强酪氨酸酶的活性和黑色素的合成，还具有保肝和免疫调节作用；齐墩果酸还能提高细胞内 Ca^{2+} 水平，从而抑制人乳腺癌细胞（MCF-7）的增殖，并能诱导其凋亡；齐墩果酸具有广谱抗菌作用，对金黄色葡萄球菌、溶血性链球菌等多种细菌都有抑制作用。

墨旱莲《新修本草》
Mohanlian

本品为菊科植物鳢肠 *Eclipta prostrata* L. 的干燥地上部分。又称旱莲草。主产于江苏、江西、浙江、广东等地。花开时采割,晒干。切段,生用。

【处方用名】墨旱莲　旱莲草

【药性】甘、酸,寒。归肾、肝经。

【功效】滋补肝肾,凉血止血。

【临床应用】

1. 用于肝肾阴虚之头晕目眩、须发早白　本品甘寒,入肝、肾经,能补肝肾之阴,功似女贞子而养阴之力略强。治肝肾阴虚,二者常相须为用,即二至丸;或加何首乌、桑椹子等,如首乌延寿丹。

2. 用于阴虚血热之出血证　本品治咯血、便血、崩漏等,可单用,或配伍生地黄、蒲黄等。

【用法用量】煎服,6～12g。外用适量。

【使用注意】脾胃虚寒,大便泄泻者慎用。

【现代研究】

1. 化学成分　主要含槲皮素、木犀草素、芹菜素等黄酮类成分;刺囊酸、齐墩果酸、旱莲苷A、旱莲苷 B、旱莲苷 C 等三萜类成分;螃蜞菊内酯、去甲螃蜞菊内酯等香豆素类成分;还有生物碱及含硫化合物等成分。

2. 药理作用　本品能缩短凝血酶原时间、升高血小板和纤维蛋白原,提高机体非特异性免疫功能,消除氧自由基以抑制 5- 脂氧酶,保护染色体,保肝,促进肝细胞再生,增加冠状动脉流量,并有抗炎、促进毛发生长、乌发、止血、镇痛、抗菌、抗阿米巴原虫、抗肿瘤等作用。

桑椹《新修本草》
Sangshen

本品为桑科植物桑 *Morus alba* L. 的干燥果穗。主产于江苏、浙江、湖南、四川等地。4～6 月果实变红时采收。晒干,或略蒸后晒干。生用或熬膏用。

【处方用名】桑椹　桑椹子　黑桑椹

【药性】甘、酸,寒。归心、肝、肾经。

【功效】滋阴补血,生津润肠。

【临床应用】

1. 用于肝肾阴血亏虚诸证　本品甘酸,滋补阴血,药力平和。治头晕耳鸣、须发早白,常配伍制首乌、墨旱莲等药。

2. 用于津伤口渴、内热消渴及肠燥便秘等　本品甘寒,又能生津止渴、润肠通便。治津伤口渴或消渴,可与麦冬、天花粉等同用;肠燥便秘,可配火麻仁、生首乌等药。

【用法用量】煎服,9～15g。桑椹膏,15～30g,温开水冲服。

【使用注意】脾胃虚寒,大便溏泄者不宜服。

【现代研究】

1. 化学成分　主要含矢车菊 - 葡萄糖苷、矢车菊 - 芸香糖苷黄酮类成分,油酸、亚油酸、硬脂酸等脂肪酸类成分,挥发油,还含有机酸类、糖类、胡萝卜素、维生素等成分。

2. 药理作用 本品能延缓衰老,提高全血和肝谷甘肽过氧化物酶、过氧化氢酶活性,增强超氧化物歧化酶活性,减少心肌脂褐素、过氧化脂质,提高皮肤中羟脯氨酸;还能降低胆固醇、低密度脂蛋白、三酰甘油及致动脉硬化指数,升高高密度脂蛋白和抗动脉硬化指数;有中度促进淋巴细胞转化的作用,能促进 T 细胞成熟,从而使衰老的 T 细胞功能得到恢复,有免疫增强功能;桑椹液还有防止环磷酰胺所致白细胞减少,降低其诱发骨髓微核率和染色体畸变率的作用。

黑芝麻 《神农本草经》
Heizhima

本品为脂麻科植物脂麻 *Sesamum indicum* L. 的干燥成熟种子。全国各地均有栽培。秋季果实成熟时采割植株,晒干,打下种子,再晒干。生用或炒用,用时捣碎。

【处方用名】黑芝麻 炒黑芝麻

【药性】甘,平。归肝、肾、大肠经。

【功效】补肝肾,益精血,润肠燥。

【临床应用】

1. 用于肝肾精血不足证 本品甘平,有补肝肾、益精血之力,尤能乌须发、明目,且药性平和,味香可口,为食疗之佳品。治头晕眼花、须发早白等,可与桑叶相使为用,即桑麻丸。

2. 用于血虚津亏之肠燥便秘 本品富含油脂,能润肠通便,可单用,亦可配伍当归、火麻仁等。

【用法用量】煎服,9～15g。或炒熟入丸、膏剂。

【使用注意】大便溏泄者不宜服。

【现代研究】

1. 化学成分 主要含油酸、棕榈酸、亚油酸、花生酸等脂肪酸类成分;还含芝麻素、芝麻酚、β-谷甾醇、植物蛋白等成分。

2. 药理作用 本品有抗衰老作用,可使实验动物的衰老现象推迟发生;所含亚油酸可降低血中胆固醇含量,减轻主动脉病变,有防治动脉硬化作用;可降低血糖,并增加肝脏及肌肉中糖原含量,但大剂量下可使糖原含量下降;可使实验动物的肾上腺皮质功能受到某种程度的抑制;所含脂肪油能滑肠通便。

龟甲 《神农本草经》
Guijia

本品为龟科动物乌龟 *Chinemys reevesii*(Gray)的背甲及腹甲。主产于江苏、浙江、湖北、湖南、安徽等地。全年均可捕捉,以秋冬二季为多。捕捉后杀死,或用沸水烫死,剥取背甲和腹甲,除去残肉,晒干。以砂炒后醋淬用。

【处方用名】龟板 龟甲 醋龟甲

【药性】咸、甘,微寒。归肝、肾、心经。

【功效】滋阴潜阳,益肾强骨,养血补心,固经止崩。

【临床应用】

1. 用于阴虚内热、阴虚阳亢及阴虚风动等证 本品为血肉有情之品,咸甘微寒,既滋补肝肾之阴而退虚热,又潜降肝阳而息内风。其滋阴力较鳖甲为强,而清热之力次之,常与之相须为用。治阴虚内热,骨蒸潮热、盗汗遗精等,常配熟地黄、知母等药,如大补阴丸;阴虚阳亢,头目眩晕,常与牛膝、赭石等同用,如镇肝熄风汤;热病伤阴,虚风内动、手足蠕动等,常与生地黄、牡蛎等配伍,如大定风珠、三甲复脉汤等。

2. 用于肾虚骨痿、小儿囟门不合等 本品能益肾滋阴养血以强筋骨。治肾虚腰膝痿软、筋骨不健、小儿囟门不合、齿迟、行迟等,常配熟地黄、牛膝等药。

3. 用于心虚惊悸、失眠 本品归心、肾经,能养血补心而安神,常与龙骨、远志等同用,如孔圣枕中丹。

此外,本品有固冲任、清热止血之功,用于阴虚血热之崩漏、月经过多等。

【用法用量】煎服,9~24g。宜打碎先煎。

【使用注意】脾胃虚寒者不宜服;孕妇慎用。

【现代研究】

1. 化学成分 主要含角蛋白及骨胶原蛋白;胆固醇,胆甾醇 -4- 烯 -3- 酮,十二碳烯酸胆甾醇酯等胆甾醇类成分;苏氨酸、天冬氨酸、精氨酸等氨基酸类。

2. 药理作用 本品能降低甲状腺及肾上腺皮质功能,促进肾上腺皮质生长,增加肾上腺重量,降低血浆皮质醇及尿 17- 羟类固醇含量,能增加小鼠生殖腺包括睾丸、前列腺、子宫、精囊腺的重量,促进生长发育,还能兴奋子宫,加强收缩;本品水煎液能提高细胞免疫和体液免疫功能;还有抗骨质疏松和抗脊髓损伤作用;还能抗凝血、增加冠脉流量和提高耐缺氧能力,并有解热、补血、镇静作用。

鳖甲《神农本草经》
Biejia

本品为鳖科动物鳖 *Trionyx sinensis* Wiegmann 的背甲。主产于湖北、安徽、河南、湖南、浙江等地。全年均可捕捉,以秋、冬二季为多。捕捉后杀死,置沸水中烫至背甲上硬皮能剥落时,取出,剥取背甲,除去残肉,晒干。以砂炒后醋淬用。

【处方用名】鳖甲 醋鳖甲

【药性】咸,微寒。归肝、肾经。

【功效】滋阴潜阳,退热除蒸,软坚散结。

【临床应用】

1. 用于阴虚发热、阴虚阳亢及阴虚风动等证 本品咸、微寒,有与龟甲相似的滋阴潜阳作用。但龟甲滋阴之功胜,鳖甲退虚热之功优,为治阴虚发热之要药,常配青蒿、知母、秦艽等药,如青蒿鳖甲汤、秦艽鳖甲散等。

2. 用于癥瘕积聚、疟母等 本品味咸,长于软坚散结,用于血滞经闭、癥瘕积聚、久疟疟母、肝脾肿大,常与柴胡、牡丹皮、土鳖虫等同用,如鳖甲煎丸。

【用法用量】煎服,9~24g。打碎先煎。

【饮片应用】滋阴潜阳生用;软坚散结醋炙用。

【使用注意】脾胃虚寒,食少便溏及孕妇均不宜服。

【现代研究】

1. 化学成分 主要含角蛋白、骨胶原蛋白、氨基酸、维生素、多糖等;还含有钙、铁、镉等元素。

2. 药理作用 本品能增强免疫功能,增强自然杀伤细胞活性,增强巨噬细胞吞噬功能;能促进造血功能,提高血红蛋白含量;能防止细胞突变,具有抗肿瘤作用;鳖甲微粉煎液有抗 CCl_4 致肝损伤作用,保护肝功能,降低胆固醇、甘油三酯、血清透明质酸、血清磷酸酶和丙二醛含量,升高超氧化物歧化酶、谷胱甘肽过氧化物酶活性,并能抗肝纤维化。此外,鳖甲还能增加骨密度和股骨钙含量,并有抗疲劳和补血作用。

楮实子 《名医别录》
Chushizi

本品为桑科植物构树 *Broussonetia papyrifera*(L.)Vent. 的干燥成熟果实。主产于河南、湖北、湖南、山西等地。多为野生。秋季果实成熟时采收，除去灰白色膜状宿萼，晒干。生用。

【处方用名】楮实子　楮实

【药性】甘，寒。归肝、肾经。

【功效】补肾清肝，明目，利尿。

【临床应用】

1. 用于肝肾阴虚之腰膝酸软、虚劳骨蒸等　本品甘寒养阴，善补肝肾之阴，用于肝肾不足之腰膝酸软、虚劳骨蒸、盗汗遗精、头晕目眩等症，常与枸杞子、黑豆等同用。

2. 用于肝经有热、目翳昏花　本品性寒入肝，能清肝热。肝热目翳，可单用本品研末蜜汤调服；若风热上攻，目翳流泪，可配荆芥穗、木贼等药。

3. 用于水肿　本品入肾经，助生肾气，治水液停滞之水肿、小便不利，可与冬瓜皮、茯苓等同用。

【用法用量】煎服，6～12g。或入丸、散。或捣烂外敷。

【使用注意】虚寒证患者不宜服用。

【现代研究】

1. 化学成分　主要含皂苷、皂化物、油脂、油酸、维生素 B 等成分。

2. 药理作用　本品对毛发癣菌有抑制作用。

（刘青　田红兵）

ER-22-3

扫一扫，测一测

？ 复习思考题

1. 白术与苍术的功效有什么相同和不同之处？

2. 比较生地黄和熟地黄的共同点和不同点。

3. 比较赤芍与白芍功效的共同点与不同点。

4. 杜仲、鸡血藤、附子、羌活均可治疗痹证，其机制和应用有何不同？

5. 比较龟甲和鳖甲在功效主治方面的相同点与不同点。

第二十三章 收 涩 药

PPT课件

知识导览

凡以收敛固涩为主要功效，用以治疗各种滑脱病证的药物，称为收涩药，又称固涩药。

本类药物味多酸涩，性温或平，主入肺、脾、肾、大肠经。酸主收敛固涩，有敛耗散、固滑脱之功效。主要用于久病体弱、正气不固所致自汗、盗汗、久咳虚喘、久泻久痢、遗精、滑精、早泄、遗尿、尿频、崩漏、带下等滑脱不禁病证。

根据本类药物的作用特点，分为固表止汗药、敛肺涩肠药、固精缩尿止带药三类。

收涩药治疗滑脱证，主要是取其收敛固涩之性以敛其耗散，固其滑脱。因滑脱表现为病之标，滑脱之本为正气虚弱，故临床运用收涩药时须配以相应的补虚药，以标本兼顾。如气虚自汗、阴虚盗汗者，分别配伍补气、补阴药同用；若肺肾虚损，久咳虚喘，可配补肺肾、纳气药同用；脾肾阳虚之久泻、久痢，可配温补脾肾药同用；肾虚之遗精滑精，遗尿尿频，可配补肾药同用；冲任不固，崩漏不止，可配补肝肾、固冲任药同用。临证之时，应辨证施治，标本兼顾，才能取得较好疗效。

本章药物性涩敛邪，凡表邪未解，湿热内蕴所致之泻痢、带下、血热出血，以及郁热未清者，当以祛邪为主，不宜使用收涩药，以防"闭门留寇"之弊。

第一节 固表止汗药

本类药物大多甘平，性主收敛。主入肺、心二经，有固表敛汗之功。常用于气虚卫表不固之自汗，阴虚不能制阳之盗汗。治自汗，多配伍补气固表药同用；盗汗，多配伍滋阴除蒸药同用。

亡阳虚脱汗出之证，应急救回阳，以治本为主，非本类药物单用所能奏效；而实邪所致汗出，以祛邪为主，亦非本类药物所宜。

麻黄根 《本草经集注》
Mahuanggen

本品为麻黄科植物草麻黄 *Ephedra sinica* Stapf 或中麻黄 *Ephedra intermedia* Schrenk et C. A.

Mey. 的干燥根及根茎。主产于河北、山西、内蒙古、四川等地。秋末采挖。干燥切段,生用。

【处方用名】麻黄根

【药性】甘、涩,平。归心、肺经。

【功效】固表止汗。

【临床应用】**用于自汗,盗汗证**　本品功专敛肺固表止汗。治气虚自汗,常配黄芪、牡蛎,如牡蛎散;治阴虚盗汗,多配当归、地黄等,如当归六黄汤;治产后虚汗不止,多配黄芪、当归等,如麻黄根散。

【用法用量】煎服,3～9g。外用适量,研粉撒扑。

【使用注意】有表证者忌用。

【现代研究】

1. 化学成分　本品含多种生物碱,主要包括麻黄根素,麻黄根碱 A、B、C、D 及阿魏酰组胺等。尚含有麻黄宁 A、B、C、D 和麻黄酚等双黄酮类成分。

2. 药理作用　麻黄根甲醇提取物能降低血压,但麻黄素有升压作用。麻黄根所含生物碱可使蛙心收缩减弱,对末梢血管有扩张作用,对肠管、子宫等平滑肌呈收缩作用;能抑制低热和烟碱所致的发汗。

知识链接

麻黄与麻黄根的异同

麻黄与麻黄根,二药同出一源,均可治汗。然前者以其地上草质茎入药,主发汗,以发散表邪为用,临床上用于外感风寒表实证;后者以其地下根及根茎入药,主止汗,以敛肺固表为用,为止汗之专药,可内服、外用于各种虚汗。

浮小麦 《本草蒙筌》
Fuxiaomai

本品为禾本科植物小麦 *Triticum aestivum* L. 的未成熟颖果。各地均产。收获时,扬起其轻浮干瘪者,或以水淘之,浮起者为佳,晒干。生用或炒用。

【处方用名】浮小麦

【药性】甘,凉。归心经。

【功效】固表止汗,益气,除热。

【临床应用】

1. 用于自汗,盗汗　本品气味俱薄,为养心敛汗、固表止汗佳品。可炒焦研末米汤调服。治气虚自汗,常配黄芪、麻黄根,如牡蛎散;治阴虚盗汗,多配五味子、地骨皮等同用。

2. 用于骨蒸劳热　本品可益气除热,常配生地黄、麦冬等同用。

【用法用量】煎服,15～30g。研末服,3～5g。

【现代研究】**化学成分**　本品主含淀粉及酶类蛋白质、脂肪、钙、磷、铁、维生素等。

【附药】小麦

为小麦的成熟颖果。甘,微寒。归心经。功能养心除烦。治疗心神不宁,烦躁失眠,妇女脏躁证,如甘麦大枣汤。煎服,30～60g。

糯稻根《本草再新》
Nuodaogen

本品为禾本科植物糯稻 *Oryza sativa L. var glutinosa* Matsum. 的干燥根茎及根。各地均产。9～10月糯稻收割后采收。晒干。生用。

【处方用名】糯稻根

【药性】甘，平。归心、肝经。

【功效】固表止汗，益胃生津，退虚热。

【临床应用】

1. 用于自汗，盗汗　本品甘平质轻，虚汗兼口渴者尤为适宜。治气虚自汗，可单用煎服，或配黄芪、白术等同用；治阴虚盗汗，配地黄、麻黄根等同用。

2. 用于虚热不退，骨蒸劳热　本品常配沙参、地骨皮等同用。

【用法用量】煎服，15～30g。

第二节　敛肺涩肠药

本类药物味酸涩，性收敛，主归肺或大肠经。分别具有敛肺止咳和涩肠止泻之功。其中敛肺止咳药主要适用于肺虚咳喘、久治不愈，或肺肾两虚、摄纳无权的虚喘证；涩肠止泻药主要适用于脾肾阳虚、肠滑不禁之久泻、久痢证。临证时属肺虚咳喘者，宜配伍补肺益气药同用；属肾虚咳喘者，宜配补肾纳气药同用；属脾肾阳虚久泻、久痢者，宜配温补脾肾药同用；兼脾胃气虚者，宜配补益脾胃药同用；兼气虚下陷者，宜配补气升提药同用。

本类药物多酸涩收敛，咳嗽初起或痰多壅肺所致的咳喘病证，以及泻痢初起或食积腹泻等邪气方盛证均不宜使用。

五味子《神农本草经》
Wuweizi

本品为木兰科植物五味子 *Schisandra chinensis* (Turcz.) Baill. 的干燥成熟果实。习称"北五味子"，主产于东北及河北等地。秋季果实成熟时采收，晒干，或蒸后晒干。生用或醋、蜜炙用。用时捣碎。

【处方用名】五味子　北五味子

【药性】酸、甘，温。归肺、心、肾经。

【功效】收敛固涩，益气生津，补肾宁心。

【临床应用】

1. 用于久咳虚喘证　本品温润酸敛，上敛肺气，下滋肾阴，为治久咳虚喘之要药。治肺虚久咳，常配罂粟壳同用，如五味子丸；治肺肾两虚喘咳，多配山茱萸、熟地黄等，如都气丸；治寒饮咳喘，多配麻黄、细辛等，如小青龙汤。

2. 用于遗精，滑精　本品为肾虚精关不固之遗精、滑精的常用药。治滑精，常配桑螵蛸、龙骨等，如桑螵蛸丸；治阴虚火旺之遗精，常配麦冬、熟地黄等，如麦味地黄丸。

3. 用于津伤口渴，消渴　本品甘能益气，酸能生津，治热伤气阴，汗多口渴，常配人参、麦冬等，如生脉散；治阴虚内热，口渴多饮之消渴，多配知母、天花粉等，如玉液汤。

4. 用于自汗，盗汗　本品长于敛肺止汗。治气虚自汗，常配黄芪、白术等同用；治阴虚盗汗，多配玄参、山茱萸等同用。

5. 用于久泻　治脾肾虚寒，久泻不止，常配吴茱萸炒香研末，米汤送服，如五味子散，或配补骨脂、肉豆蔻等，如四神丸。

6. 用于心悸，失眠，多梦等　治阴血亏虚，心神失养，或心肾不交之虚烦失眠，常配酸枣仁、生地黄等，如天王补心丹。

本品味酸收敛，甘温而润，主入肺、心、肾三经。能上敛肺气，中宁心神，下滋肾阴。有广泛的收敛固涩之功，可止汗、止泻、止咳、涩精，为虚喘久咳之要药；又能生津止渴，为消渴病之常用药；还宁心安神，可治疗多种原因所致失眠。

【用法用量】煎服，2～6g。研末，每次 1～3g。

【使用注意】凡表邪未解，内有实热，咳嗽初起，麻疹初起均不宜使用。

【现代研究】

1. 化学成分　主含挥发油、有机酸、鞣质、维生素、糖及树脂等。种子挥发油中的主要成分为五味子素。

2. 药理作用　本品对神经系统各级中枢均有兴奋作用，对大脑皮质的兴奋和抑制过程均有影响，使之趋于平衡。对呼吸系统有兴奋作用，有镇咳和祛痰作用。能降低血压。能利胆，降低血清转氨酶，对肝细胞有保护作用。有与人参相似的适应原样作用，能增强机体对非特异性刺激的防御能力。能增加细胞免疫功能，使脑、肝、脾脏 SOD 活性明显增强，故具有提高免疫，抗氧化、抗衰老作用。对金色葡萄球菌、肺炎杆菌、肠道沙门菌、铜绿假单胞菌等均有抑制作用。

五倍子《本草拾遗》
Wubeizi

为漆树科植物盐肤木 *Rhus chinensis* Mill.、青麸杨 *Rhus potaninii* Maxim. 或红麸杨 *Rhus punjabensis* Stew.var.*sinica*（Diels）Rchd. et Wils. 叶上的虫瘿，主要由五倍子蚜 *Melaphis chinensis*（Bell）Baker 寄生而形成。我国大部分地区均产，主产于四川。秋季采摘，置沸水中略煮或蒸至表面呈灰色，杀死蚜虫，取出，干燥，生用。

【处方用名】五倍子

【药性】酸、涩，寒。归肺、大肠、肾经。

【功效】敛肺降火，涩肠止泻，敛汗，止血，收湿敛疮。

【临床应用】

1. 用于肺虚久咳，肺热痰嗽，咯血等证　本品功专收敛。治肺虚久咳，常配五味子、罂粟壳等同用；治肺热咳嗽，多配黄芩、瓜蒌等同用；治热灼伤肺，咳嗽咯血者，多配白及、藕节等同用。

2. 用于久泻久痢　本品常配五味子、诃子等同用。

3. 用于自汗，盗汗　本品研末与荞面各等份，作饼，煨熟食之；或单研末水调敷脐处。

4. 用于崩漏，便血，痔血，遗精滑精　本品治崩漏，可单用，或配棕榈炭、血余炭等同用；治便血、痔血，常配槐花、地榆等同用，亦可煎汤熏洗患处；治遗精滑精多配茯苓、龙骨等，如玉锁丹。

5. 用于湿疹、肿毒、子宫下垂、脱肛等　本品可单用研末外敷，或煎汤熏洗。

【用法用量】煎服，3～6g。入丸、散剂，每次 1～1.5g。外用适量，研末外敷或煎汤熏洗。

【现代研究】

1. 化学成分　本品主含没食子鞣质 60%～70%。没食子酸 2%～4%。以及树脂、脂肪、蜡质、淀粉等。

2. 药理作用 没食子酸对蛋白质有沉淀作用，与皮肤、黏膜的溃疡面接触后，其组织蛋白质即被凝固，形成一层被膜而呈收敛作用；腺细胞的蛋白质被凝固引起分泌抑制，产生黏膜干燥；神经末梢蛋白质的沉淀，可呈微弱的局部麻醉现象。与若干金属、生物碱、苷类形成不溶解化合物，因而用作解毒剂。对小肠有收敛作用，可减轻肠道炎症，制止腹泻。此外，对金黄色葡萄球菌、链球菌、肺炎球菌以及伤寒沙门菌、副伤寒沙门菌、志贺菌属、炭疽杆菌、白喉杆菌、铜绿假单胞菌等均有抑制作用。

乌梅《神农本草经》
Wumei

为蔷薇科植物梅 *Prunus mume*（Sieb.）Sieb.et Zucc. 的干燥近成熟果实。主产于浙江、福建、云南等地。夏季果实近成熟时采收，低温烘干后闷至色变黑。去核，生用或炒炭用。

【处方用名】乌梅

【药性】酸、涩，平。归肝、脾、肺、大肠经。

【功效】敛肺，涩肠，生津，安蛔。

【临床应用】

1. 用于肺虚久咳少痰，或干咳无痰证 本品常配罂粟壳、杏仁等，如一服散。

2. 用于久泻、久痢 本品有较好的涩肠止泻作用，常配肉豆蔻、诃子等，如固肠丸。

3. 用于虚热消渴 本品味酸性平，能生津止渴。治消渴，可单用煎服，或配天花粉、人参等，如玉泉丸。

4. 用于蛔厥腹痛，呕吐，四肢厥冷 本品常配花椒、黄连等，如乌梅丸。

此外，可用于崩漏不止、便血等；外用能消疮毒，治胬肉外突、头疮等。

【用法用量】煎服，6～12g。外用适量，捣烂或炒炭研末外敷。止血多炒用。

【现代研究】

1. 化学成分 本品主含柠檬酸、苹果酸、琥珀酸、酒石酸、糖类、谷甾醇、蜡样物质及齐墩果酸样物质。

2. 药理作用 本品水煎剂在体外对多种致病菌及皮肤真菌有抑制作用；能抑制离体兔肠管的运动；有轻度收缩胆囊作用，能促进胆汁分泌；在体外对蛔虫的活动有抑制作用；对豚鼠的蛋白质过敏性休克及组胺性休克有对抗作用，但对组胺性哮喘无对抗作用；能增强机体免疫功能。

知识链接

乌梅与五味子的异同

二药均以敛肺止咳、涩肠止泻、生津止渴为主要功效，治肺虚久咳虚喘、久泻久痢、津伤口渴等。但乌梅能安蛔止痛，长于治疗蛔厥腹痛、呕吐，炒炭后可治崩漏下血，外敷治胬肉外突；而五味子敛肺止咳力强，又能补肾宁心，肺肾两虚咳喘、遗精、滑精多用，还能治疗阴血亏虚之心悸、失眠多梦。

肉豆蔻《药性论》
Roudoukou

本品为肉豆蔻科植物肉豆蔻 *Myristica fragrans* Houtt. 的干燥种仁。主产于马来西亚、印度尼西亚,我国广东、云南亦有栽培。冬、春季果实成熟时采收。低温烘干。煨用。

【处方用名】肉豆蔻 煨肉豆蔻

【药性】辛,温。归脾、胃、大肠经。

【功效】温中行气,涩肠止泻。

【临床应用】

1. 用于久泻,久痢 本品既温又涩,入中焦脾胃,为治虚寒性泻痢之要药。且涩而不滞气,行而不破气。治脾胃虚寒,久泻久痢,常配人参、肉桂等,如真人养脏汤;治脾肾阳虚,五更泄泻,多配补骨脂、吴茱萸等,如四神丸。

2. 用于胃寒胀痛,食少呕吐 本品辛香温燥而行气止痛。常配木香、干姜等同用。

【用法用量】煨熟去油煎服,3～10g。入丸、散剂,每次0.5～1g。

【使用注意】湿热积滞泻痢者不宜服用。

【现代研究】

1. 化学成分 肉豆蔻含挥发油5%～15%。另含肉豆蔻醚、丁香酚、异丁香酚及多种萜烯类化合物。

2. 药理作用 肉豆蔻所含挥发油,少量能促进胃液的分泌及胃肠蠕动,而有开胃和促进食欲、消胀止痛的功效;但大量服用则有抑制作用,且有较显著的麻醉作用;挥发油中的萜类成分对细菌和霉菌均有抑制作用。肉豆蔻醚对正常人有致幻、抗炎作用;肉豆蔻及肉豆蔻醚能增强色胺的作用,体内外试验均对单胺氧化酶有中度的抑制作用。肉豆蔻对MCA和DMBA诱发的小鼠子宫癌及皮肤乳头状瘤有抑制作用。

诃子《药性论》
Hezi

本品为使君子科植物诃子 *Terminalia chebula* Retz. 或绒毛诃子 *Terminalia Chebula* Retz.var. *tomentella* Kurt. 的干燥成熟果实。主产于云南、广东、广西等地。秋、冬季果实成熟时采收。晒干。生用或煨用。若用果肉,则去核。

【处方用名】诃子

【药性】苦、酸、涩,平。归肺、大肠经。

【功效】涩肠止泻,敛肺止咳,降火利咽。

【临床应用】

1. 用于久泻,久痢,脱肛 本品酸收,入大肠,长于涩肠止泻,为治久泻、久痢之常用药,可单用,如诃黎勒散;治虚寒久泻久痢,又常配罂粟壳、干姜等,如诃子皮散;治泻痢日久,气虚脱肛,多配人参、黄芪等;治肠风下血,多配防风、白芷等,如肠风泻血丸。

2. 用于久咳,失音 本品酸苦,既收又降,敛肺又清肺,为治失音之要药。治肺虚久咳、失音,常配人参、五味子等同用;治痰热郁肺,久咳失音,多配甘草、桔梗等,如诃子汤;治久咳失音、咽喉肿痛者,多配硼酸、青黛等,如清音丸。

【用法用量】煎服,3～10g。

【饮片应用】涩肠止泻宜煨用;敛肺清热,利咽开音宜生用。

【使用注意】凡外有表邪、内有湿热积滞者忌用。

【现代研究】

1. 化学成分 本品含大量鞣质(可达20%～40%),其主要成分为诃子酸、原诃子酸等。尚含诃子素、鞣酸酶、番泻苷A等。

2. 药理作用　诃子所含鞣质有收敛、止泻作用，还含有致泻成分，故与大黄相似，先致泻而后收敛。诃子水煎剂（100%）除对各种志贺菌属有效外，且对铜绿假单胞杆菌、白喉杆菌作用较强，对金黄色葡萄球菌、大肠杆菌、肺炎球菌、溶血性链球菌、变形杆菌、鼠伤寒杆菌均有抑制作用。用盐酸、乙醚提取的乙醇提取物具有更强的抗菌及抗真菌作用。乙酸乙酯、丁酮、正丁醇和水的提取物、大剂量诃子苯和氯仿提取物具有强心作用。从干果中用 80% 乙醇提得的诃子素，对平滑肌有罂粟碱样的解痉作用。

赤石脂《神农本草经》
Chishizhi

本品为硅酸盐类矿物多水高岭石族多水高岭石，主含含水硅酸铝［$Al_4(Si_4O_{10})(OH)_8 \cdot 4H_2O$］。主产于福建、山东、河南等地。全年均可采挖。研细粉或煅后捣碎用。

【处方用名】赤石脂

【药性】甘、酸、涩，温。归大肠、胃经。

【功效】涩肠，止血，生肌敛疮。

【临床应用】

1. 用于久泻、久痢　本品味涩质重，入胃、肠，为治疗久泻久痢、下痢脓血之常用药。治泻痢不止，常与禹余粮相须，如赤石脂禹余粮汤；治虚寒下痢、便脓血不止，多配干姜、粳米，如桃花汤。

2. 用于崩漏，便血　本品味涩，入下焦，治崩漏、便血多用。治崩漏，常配侧柏叶、海螵蛸等，如滋血汤；治便血、痔疮下血，多配地榆、禹余粮等同用；治肾虚赤白带下，配芡实、鹿角霜等同用。

3. 用于疮疡不敛、湿疹、湿疮等证　本品常与龙骨、炉甘石等研末，撒敷患处。

现代以本品配冰片研细末，生菜油调敷，治烧伤。

【用法用量】煎服，9～12g，先煎。外用适量。

【使用注意】湿热积滞泻痢者忌服。孕妇慎用。畏肉桂。

【现代研究】

1. 化学成分　本品主含含水硅酸铝，尚含相当多的氧化铁等物质。

2. 药理作用　有吸附作用。能吸附消化道内的有毒物质、细菌毒素及代谢产物，减少对肠道黏膜的刺激，而呈止泻作用。对胃肠黏膜有保护作用。能制止胃肠道出血，显著缩短家兔血浆再钙化时间。

罂粟壳《本草发挥》
Yingsuqiao

为罂粟科植物罂粟 *Papaver somniferum* L. 的干燥成熟果壳。原产于外国，我国部分地区的药物种植场有少量栽培，以供药用。秋季将成熟果实或已割取浆汁后的成熟果实摘下，破开，除去种子，干燥。蜜炙或醋炒用。

【处方用名】罂粟壳

【药性】酸、涩，平；有毒。归肺、大肠、肾经。

【功效】敛肺，涩肠，止痛。

【临床应用】

1. 用于久泻、久痢　本品为"涩肠止泻之圣药"。尤宜于无实邪之久泻久痢。治泄泻不止，或久痢无腹痛者,常配肉豆蔻、肉桂等,如固肠汤;脾虚久泻者,多配陈皮、砂仁等,如罂粟散;脾虚中寒久痢者,多配肉豆蔻、白术等,如真人养脏汤。

2. 用于肺虚久咳　本品可单用蜜炙研末冲服,或配乌梅肉同用,如小百劳散。

3. 用于心腹及筋骨诸痛　本品止痛作用较强,尤适用于顽固性疼痛他药无效时。单用或配入复方中使用。

【用法用量】煎服,3~6g。

【饮片应用】止咳蜜炙后用;止血或止痛宜醋炒后用。

【使用注意】极易成瘾,不可过量或长期服用。孕妇及儿童禁用;运动员慎用。咳嗽或泻痢初起忌用。

【现代研究】

1. 化学成分　本品含多种生物碱,如吗啡、可待因、那可汀、那碎因、罂粟碱、罂粟壳碱等,另含有多糖、内消旋肌醇、赤癣醇等。

2. 药理作用　其所含的吗啡、可待因等有显著的镇痛、镇咳作用,能使胃肠道及其括约肌的张力提高,消化液分泌减少,便意迟钝而起止泻作用。

石榴皮 《名医别录》
Shiliupi

本品为石榴科植物石榴 *Punica granatum* L. 的干燥果皮。我国大部分地区有栽培。秋季果实成熟后采收果皮,晒干。生用或炒炭用。

【处方用名】石榴皮

【药性】酸、涩,温。归大肠经。

【功效】涩肠止泻,止血,驱虫。

【临床应用】

1. 用于久泻,久痢,脱肛　本品为治久泻久痢常用药物。可单用煎服,或研末冲服,或配诃子、肉豆蔻等同用;若兼气虚脱肛者,多配人参、黄芪等同用。

2. 用于虫积腹痛　本品常配使君子、槟榔等,如石榴皮散。

3. 用于崩漏,便血　本品有收敛止血之功,治崩漏、妊娠下血不止,常配阿胶、艾叶炭等,如石榴皮汤;治便血,可单用煎服,或配地榆、槐花等同用。

【用法用量】煎服,3~9g。

【饮片应用】汤剂多生用;入丸、散剂多炒用;止血多炒炭用。

【现代研究】

1. 化学成分　石榴果皮含鞣质 10.4%~21.3%,还含石榴皮碱、伪石榴皮碱、异石榴皮碱、N-甲基异石榴皮碱、没食子酸、苹果酸、熊果酸、异槲皮苷、树脂、甘露醇、糖等。

2. 药理作用　石榴皮所含鞣质,具有收敛作用。果皮煎剂对金黄色葡萄球菌、史氏及福氏志贺菌、白喉杆菌均有杀灭作用;对霍乱弧菌、伤寒杆菌、铜绿假单胞杆菌及结核杆菌等有明显的抑制作用;对堇色毛癣菌、红色表皮癣菌、奥杜盎小孢子菌及星形诺卡菌等皮癣真菌有抑制作用。对病毒亦有抑制作用。雌性大鼠或豚鼠服石榴果皮粉,可减少受孕率。盐酸石榴碱对绦虫有杀灭作用。

禹余粮《神农本草经》
Yuyuliang

本品为氢氧化物类矿物褐铁矿，主含碱式氧化铁[FeO(OH)]。主产于浙江、广东等地。全年可采挖。干燥，醋煅用。

【处方用名】禹余粮

【药性】甘、涩，微寒。归胃、大肠经。

【功效】涩肠止泻，收敛止血。

【临床应用】

1. 用于久泻久痢 本品功似赤石脂而弱之，常与之相须，如赤石脂禹余粮汤。

2. 用于崩漏，便血 本品常用于下焦出血证。治崩漏，常配赤石脂、龙骨等同用，如治妇人漏下方；治气虚便血，多配人参、棕榈炭等同用。

3. 用于肾虚带下清稀 本品常配白果、海螵蛸等同用。

【用法用量】煎服，9～15g，先煎；或入丸、散剂。

【使用注意】孕妇慎用。

【现代研究】

1. 化学成分 本品含氧化铁及磷酸盐，尚有 Al、Ca、Mg、K、Na、PO_4、SiO_4 和黏土杂质。

2. 药理作用 100% 禹余粮的生品、煅品、醋制品水煎液能抑制小鼠肠蠕动。生品禹余粮能明显缩短凝血时间和出血时间，而煅品则出现延长作用。据报道禹余粮能促进胸腺增生，提高细胞免疫功能作用。

第三节　固精缩尿止带药

本类药物酸涩收敛，主入肾、膀胱经。以涩精、缩尿、止带为主要功效。有些药性甘温的药物还兼补肾功效。主要适用于肾虚不固之遗精、滑精、遗尿、尿频及崩漏不止、带下清稀等症。常配补肾药同用，以期标本兼治。

本类药物药性酸涩收敛，对外邪内侵、湿热下注之遗精、尿频等不宜使用。

山茱萸《神农本草经》
Shanzhuyu

本品为山茱萸科植物山茱萸 *Cornus officinalis* Sieb. et Zucc. 的干燥成熟果肉。主产于浙江、安徽、河南、山西、陕西等地。秋末冬初果皮变红时采收果实，文火烘或置沸水中略烫后，及时除去果核。干燥，生用。

【处方用名】山茱萸　山萸肉

【药性】酸、涩，微温。归肝、肾经。

【功效】补益肝肾，收涩固脱。

【临床应用】

1. 用于腰膝酸软，头晕耳鸣，阳痿等证 本品既能温补肾阳，又补肝肾之阴，为肝肾不足之常用药。治肝肾阴虚，头晕耳鸣、腰膝酸软，常配熟地黄、山药等，如六味地黄丸；治命门火衰，腰膝冷痛、小便不利，多配附子、肉桂等，如肾气丸；治肾阳不足之阳痿，常配补骨脂、淫羊藿等同用。

2. 用于遗精滑精，遗尿尿频　本品为固精止遗之要药。治真阴不足之梦遗，常配熟地黄、枸杞子等，如左归丸；治元阳不足之滑精，多配当归、补骨脂等，如草还丹；治心肾两虚之遗尿，多配桑螵蛸、茯苓等同用；治老年肾虚之遗尿、尿频，多配益智、人参等同用。

3. 用于崩漏、月经过多属肝肾亏虚者　本品常配当归、熟地黄等，如加味四物汤；属脾气虚弱者，多配黄芪、龙骨等，如固冲汤。

4. 用于大汗不止，体虚欲脱之证　本品常配人参、附子等，如来复汤。

此外，常配生地黄、天花粉等药，治疗消渴证。

【用法用量】煎服，6～12g。

【使用注意】因湿热致小便淋涩者，不宜使用。

【现代研究】

1. 化学成分　果实含山茱萸苷、乌索酸、莫诺苷、7-O-甲基莫诺忍冬苷、獐牙菜苷、番木鳖苷。此外，还有没食子酸、苹果酸、酒石酸、原维生素A，以及皂苷、鞣质等。

2. 药理作用　果实煎剂在体外对志贺菌属、金黄色葡萄球菌及堇毛癣菌，流感病毒等有不同程度抑制作用。山茱萸注射液能强心、升压。并能抑制血小板聚集，抗血栓形成。山茱萸醇提取物对四氧嘧啶、肾上腺素性及链脲佐菌素（STZ）所形成的大鼠糖尿病，有明显降血糖作用。山茱萸流浸膏对麻醉犬有利尿作用。山茱萸对非特异性免疫功能有增强作用，体外试验能抑制腹水癌细胞。有抗实验性肝损害作用。对于因化学疗法及放射疗法引起的白细胞下降，有使其升高的作用。且有抗氧化作用。有较弱的兴奋副交感神经作用。所含鞣质有收敛作用。

桑螵蛸《神农本草经》
Sangpiaoxiao

本品为螳螂科昆虫大刀螂 *Tenodera sinensis* Saussure、小刀螂 *Statilia maculata*（Thunberg）或巨斧螳螂 *Hierodula patellifera*（Serville）的干燥卵鞘。以上三种分别习称"团螵蛸""长螵蛸""黑螵蛸"。全国大部分地区均产。深秋至次春采收，蒸至虫卵死后，晒干。生用。

【处方用名】桑螵蛸

【药性】甘、咸，平。归肝、肾经。

【功效】固精缩尿，补肾助阳。

【临床应用】

1. 用于遗精滑精，遗尿尿频　本品既助阳，又收敛，为肾虚不固遗精滑精、遗尿尿频之良药，治肾虚遗精、滑精，常配龙骨、五味子等，如桑螵蛸丸；治小儿肾虚遗尿，可单用为末，米汤送服；治心肾不交，心神恍惚、小便频数或遗尿，多配远志、石菖蒲等，如桑螵蛸散。

2. 用于肾虚阳痿　本品常配鹿茸、菟丝子等同用。

【用法用量】煎服，5～10g。

【使用注意】阴虚火旺、膀胱湿热引起的遗精、尿频不宜用。

【现代研究】

1. 化学成分　含蛋白质、脂肪、粗纤维，并有铁、钙及胡萝卜素样的色素。另外，团螵蛸外层与内层均含有17种氨基酸，7种磷脂成分。

2. 药理作用　经药理试验证明，本药具有轻微抗利尿及敛汗作用，其作用机制有待进一步研究。另有报道，本药还具有促进消化液分泌；降低血糖、血脂及抑制癌症作用。

海螵蛸《神农本草经》
Haipiaoxiao

本品为乌贼科动物无针乌贼 *Sepiella maindroni de* Rochebrune 或金乌贼 *Sepia esculenta* Hoyle 的干燥内壳。产于浙江、江苏、辽宁、山东等地。收集其骨状内壳，洗净，干燥。生用。

【处方用名】海螵蛸　乌贼骨

【药性】咸、涩，温。归脾、肾经。

【功效】收敛止血，涩精止带，制酸止痛，收湿敛疮。

【临床应用】

1. 用于肾虚遗精，带下　本品性温收敛，治遗精滑精，常配菟丝子、山茱萸等同用；治带下清稀，多配芡实、山药等同用；治赤白带下，多配白芷、血余炭等，如白芷散。

2. 用于多种出血证　治崩漏下血，常配茜草、棕榈炭等，如固冲汤；治肺胃出血，与白及等份为末服，如乌及散；治外伤出血，可单用本品研末外敷。

3. 用于胃痛吐酸　本品有制酸止痛作用，为治疗胃酸过多、胃脘疼痛之佳品。可配浙贝母，如乌贝散，或配白及、延胡索等同用。

4. 用于湿疹，湿疮，溃疡不敛　本品外用有较好的收湿敛疮作用。治湿疹、湿疮，常配黄连、黄柏等研末外敷；治溃疡久不愈合者，可研末外敷，或配枯矾、冰片等共研末，撒敷患处。

【用法用量】煎服，5~10g。研末吞服，每次 1.5~3g。外用适量。

【现代研究】

1. 化学成分　海螵蛸主要含碳酸钙（87.3%~91.75%），壳角质，黏液质。尚含多种微量元素，其中含大量的钙，少量钠、锶、镁、铁，以及微量硅、铝、钛、锰、钡、铜。

2. 药理作用　海螵蛸具有抗消化性溃疡、抗肿瘤、抗放射及接骨作用。海螵蛸中所含的碳酸钙能中和胃酸，改变胃内容物 pH，降低胃蛋白酶活性，促进溃疡面愈合。另外，其所含腔质与胃中有机质和胃液作用后，可在溃疡面上形成保护膜，使出血趋于凝固。通过动物实验，海螵蛸有明显促进骨缺损修复作用。海螵蛸依地酸提取液对 S-180 肉瘤及腹水型肉瘤均有抑制作用。海螵蛸水提液灌胃可明显提高 ^{60}Co 射线辐射大鼠的存活率及血中 5- 羟色胺含量。

芡实《神农本草经》
Qianshi

本品为睡莲科植物芡 *Euryale ferox* Salisb. 的干燥成熟种仁。主产于湖南、江西、安徽、山东等地。秋末冬初采收成熟果实，除去果皮，取出种子，再除去硬壳（外种皮），晒干。捣碎生用或炒用。

【处方用名】芡实

【药性】甘、涩，平。归脾、肾经。

【功效】益肾固精，补脾止泻，除湿止带。

【临床应用】

1. 用于脾虚久泻　本品既健脾，又涩肠，而长于止泻，常配党参、茯苓等同用。

2. 用于遗精滑精，遗尿，白浊　治肾虚遗精滑精，常与金樱子相须为用，如水陆二仙丹，亦可配龙骨、莲须等，如金锁固精丸；治肾虚遗尿、小儿遗尿，多配益智、桑螵蛸等同用；治肾气不固白浊，多配茯苓同用。

3. 用于带下　本品益肾健脾，收敛止带，为治疗带下证之佳品。治脾肾两虚，带下清稀，常配山药、党参等同用;治湿热带下,色黄稠者,多配黄柏、车前子等,如易黄汤。

【用法用量】煎服,9~15g。

【现代研究】

1. 化学成分 本品主含淀粉、蛋白质、脂肪、糖、钙、磷、铁、硫胺素、核黄素、尼古酸、抗坏血酸等。

2. 药理作用 本品具有收敛、滋养作用。

知识链接

芡实与莲子的异同

二药均以补脾止泻、益肾涩精为主要功效,治疗脾虚久泻、肾虚遗精尿频及崩漏带下等证。但莲子健脾益肾之力较强,兼能养心安神,治疗心肾不交之虚烦失眠;而芡实固涩之力较强,兼能除湿止带,为治疗带下证之佳品。

金樱子《雷公炮炙论》
Jinyingzi

本品为蔷薇科植物金樱子 *Rosa laevigata* Michx. 的干燥成熟果实。主产于广东、江西、浙江、四川、云南、贵州等地。10~11月果实成熟变红时采收。去皮及刺,晒干用。

【处方用名】金樱子

【药性】酸、甘、涩,平。归肾、膀胱、大肠经。

【功效】固精缩尿,固崩止带,涩肠止泻。

【临床应用】

1. 用于遗精滑精,遗尿尿频,带下 本品功专固涩收敛。治肾虚精关不固诸证,可单用熬膏服,如金樱子膏;或与芡实相须为用,如水陆二仙丹;或配补骨脂、菟丝子等同用。

2. 用于脾虚久泻久痢 本品可单用煎浓汁服,或配白术、党参等,如秘元煎。

【用法用量】煎服,6~12g。

【现代研究】

1. 化学成分 金樱子含苹果酸,枸橼酸(柠檬酸),鞣酸及树脂,尚含皂苷,维生素C。另含丰富糖类,其中有还原糖60%(果糖33%),蔗糖1.9%,以及少量淀粉。

2. 药理作用 金樱子所含鞣质具有收敛、止泻作用。煎液对金黄色葡萄球菌、大肠杆菌、铜绿假单胞杆菌、破伤风梭菌、钩端螺旋体及流感病毒均有抑制作用;金樱子煎剂具有抗动脉粥样硬化作用。

莲子《神农本草经》
Lianzi

本品为睡莲科植物莲 *Nelumbo nucifera* Gaertn. 的干燥成熟种子。主产于湖南、江苏、福建、浙江等地。秋季果实成熟时采收莲房,取出果实,除去果皮,晒干,或除去莲子心后干燥。生用。

【处方用名】莲子

【药性】甘、涩,平。归脾、肾、心经。

【功效】补脾止泻,止带,益肾涩精,养心安神。

【临床应用】

1.用于肾虚遗精,滑精,白浊 肾虚遗精、滑精常配芡实、龙骨等,如金锁固精丸;小便白浊,梦遗滑精,配益智、龙骨等,如莲肉散。

2.用于带下证 本品既补脾肾,又固涩止带,标本兼顾。为脾虚、肾虚带下之常用品。治脾虚带下,常配白术、茯苓等同用;治脾肾两虚,带下清稀,多配山药、芡实等同用。

3.用于脾虚久泻 本品既涩肠,又健脾,标本同治。常配人参、白术等,如参苓白术散;治脾肾两虚之久泻不止,多配补骨脂、肉豆蔻等同用。

4.用于心肾不交之虚烦失眠 本品能补养气血,交通心肾而安神。常配酸枣仁、远志等同用。

【用法用量】煎服,5~15g。

【现代研究】

1.化学成分 本品主含淀粉、蛋白质、脂肪、糖类、棉子糖,钙、磷、铁等。

2.药理作用 莲子多酚能较好地清除氧自由基,莲子多糖增强环磷酰胺致免疫抑制小鼠机体免疫功能,莲子还具延缓衰老等作用。

【附药】莲须 莲房 莲子心 荷叶 荷梗

1.莲须 为睡莲科植物莲的干燥雄蕊。甘、涩,平。归心、肾经。功能固肾涩精。主用于遗精、滑精、带下、尿频等。煎服,3~5g。

2.莲房 为睡莲科植物莲的干燥花托。苦、涩,温。归肝经。功能化瘀止血。用于崩漏、尿血、痔疮出血、产后恶露不尽等。炒炭用。煎服,5~10g。

3.莲子心 为睡莲科植物莲的成熟种子中的干燥幼叶及胚根。苦,寒。归心、肾经。功能清心安神,交通心肾,涩精止血。用于热入心包,神昏谵语;心肾不交,失眠多梦,遗精遗尿;血热吐血等。煎服,2~5g。

4.荷叶 为睡莲科植物莲的干燥叶。苦、平。归肝、脾、胃经。功能清暑利湿,升发清阳,凉血止血。用于暑热病证、脾虚泄泻和多种出血证。煎服,3~10g。

5.荷梗 为睡莲科植物莲的叶柄及花柄。苦,平。归肺、脾、胃经。功能理气宽胸,和胃安胎,止崩止带。用于外感暑湿、胸闷不畅、妊娠呕吐、胎动不安等。煎服,10~15g。

椿皮《本草纲目》
Chunpi

本品为苦木科植物臭椿 *Ailanthus altiassim* (Mill.) Swingle 的干燥根皮或干皮。全年均可剥取,晒干,或刮去粗皮晒干。

【处方用名】椿皮

【药性】苦、涩,寒。归大肠、胃、肝经。

【功效】清热燥湿,收涩止带,止泻,止血。

【临床应用】**用于湿热白带,湿热泻痢,以及月经过多,漏下不止等症** 椿皮为清热燥湿的药物,具有收敛固涩作用,故能止带、止泻、止血固经。在临床上用于湿热带下,常与黄柏、白芷、白芍等配合应用;用于湿热痢疾、腹泻等症,常与黄连、黄芩、木香等配用;用于血热所致的月经过多、漏下不止等症,常与龟板、白芍、黄芩等同用。

此外,用本品煎汤外洗,可用治皮肤疮癣。

【用法用量】煎服,6~9g。

覆盆子《名医别录》

Fupenzi

本品为蔷薇科植物华东覆盆子 *Rubus chingii* Hu 的干燥果实。主产于浙江、福建、四川等地。夏初果实由绿变绿黄时采收。置沸水中略烫或略蒸,干燥。生用。

【药性】甘、酸,温。归肝、肾、膀胱经。

【功效】益肾固精缩尿,养肝明目。

【临床应用】

1. 用于肾虚遗精滑精,遗尿尿频 治遗精滑精、阳痿不孕者,常配枸杞子、菟丝子等,如五子衍宗丸;治遗尿、尿频者,常配桑螵蛸、益智等同用。

2. 用于肝肾不足,目黯不明 本品有补肝肾而明目之功。可单用久服,或配枸杞子、桑椹子等同用。

【用法用量】煎服,6～12g。

【现代研究】

1. 化学成分 覆盆子含有机酸、糖类及少量维生素 C,果实中还含有三萜成分、覆盆子酸、鞣花酸和 β - 谷甾醇。

2. 药理作用 覆盆子对葡萄球菌、霍乱弧菌有抑制作用。同时有雌激素样作用。

(万 军)

扫一扫,测一测

? 复习思考题

1. 临床应用收涩药时,常配伍哪类药同用,为什么?收涩药应用时应注意些什么?

2. 比较五味子与乌梅、莲子与芡实的性能、功用之异同。

3. 试述山茱萸的功效及临床应用。

第二十四章 涌吐药

PPT 课件

学习目标

1. 掌握涌吐药的含义、功效、适用范围、配伍方法和使用注意。
2. 熟悉常山的性能特点、临床应用。
3. 了解瓜蒂、胆矾、藜芦等药物的性能特点、临床应用。

知识导览

凡以促使呕吐为主要功效，用以治疗由毒物、宿食、痰涎等停滞在胃脘或胸膈以上所致病证的药物，称为涌吐药，又称催吐药。

涌吐药味多酸、苦、辛，有毒，性寒凉。具有涌吐毒物、宿食、痰涎的作用。主要用于误食之毒物停留于胃，尚未吸收；或宿食停滞不化，尚未入肠，胃脘胀痛；或痰涎壅盛，阻于胸膈或咽喉，呼吸喘促；以及痰浊上蒙清窍所致癫痫发狂等症。涌吐药物的运用，属于"八法"中的吐法，旨在因势利导，驱邪外出，以达到治疗疾病的目的。

涌吐药作用强烈，大多有毒，易伤胃损正气。故只适用于体壮而邪实者。对年老体弱、小儿、妇女胎前产后，及素患失血、头晕、心悸、劳嗽喘咳等症者，均忌用。

使用涌吐药时，应注意用量用法。一般宜小量渐增，以防中毒或涌吐太过；且服药后宜多饮热水以助药力，或用翎毛探喉助吐；若呕吐不止，应当立即停药，并积极采取措施，及时抢救。

涌吐药只宜暂投，中病即止，不可连服、久服。吐后当休息，不宜马上进食，待胃肠功能恢复后，再食流质或易消化食物，以养胃气，忌食油腻辛辣及不易消化之物。

本类药物毒性较大，作用峻猛，药后患者反应强烈而痛苦不堪，现代临床已很少使用。

常山《神农本草经》
Changshan

本品为虎耳草科植物常山 *Dichroa febrifuga* Lour. 的干燥根。主产于四川、贵州、湖南、湖北等地。秋季采收。晒干。生用或炒用。

【处方用名】常山

【药性】苦、辛，寒；有毒。归肺、肝、心经。

【功效】涌吐痰涎，截疟。

【临床应用】

1. 用于胸中痰饮，胸膈痞塞　本品辛开苦泄，善上行涌吐胸中、胁下痰饮，适用于痰饮停聚，胸膈壅塞，不欲饮食，欲吐而不能吐者。常配甘草同用，水煎和蜜温服。

2. 用于痰湿内蕴，疟邪内伏的多种疟疾　本品苦能燥湿，善祛痰截疟，且截疟力强，为治疟要药。常与厚朴、草果等同用，如截疟七宝饮。

【用法用量】煎服，5～9g。

【饮片应用】酒常山可减少呕吐，偏于截疟。故涌吐多生用，截疟多炒用。治疗疟疾宜在寒热发作前半天或 2 小时服用。

【使用注意】用量不宜过大。体虚及孕妇慎服。

【现代研究】

1. 化学成分　主要含常山碱甲、乙、丙，三者为互变异构体，是抗疟的有效成分，总称常山碱。另含常山次碱、4-喹唑酮及伞形花内酯等。

2. 药理作用　常山的水煎剂及醇提取液对疟疾有显著的疗效，其中常山碱甲的疗效相当于奎宁，常山碱丙抗疟作用最强，约为奎宁的100倍，常山碱乙次之；常山碱甲、乙、丙还能通过刺激胃肠的迷走与交感神经末梢而反射性地引起呕吐。此外，本品尚能降压、兴奋子宫、抗肿瘤、抗流感病毒、抗阿米巴原虫等。

瓜蒂《神农本草经》
Guadi

为葫芦科植物甜瓜 *Cucumis melo* L. 的干燥果蒂。全国各地都有栽培。夏季果实成熟时切取果蒂。阴干。生用。

【处方用名】瓜蒂

【药性】苦，寒；有毒。归胃、胆经。

【功效】涌吐痰食，祛湿退黄。

【临床应用】

1. 用于痰热壅滞，宿食停滞及食物中毒诸证　本品善涌吐热痰、宿食。治痰热郁结之癫痫发狂，单用或配郁金同用；宿食停滞，胃脘胀痛，可配赤小豆、香豉等同用。

2. 用于湿热黄疸　本品能祛湿退黄，用于湿热黄疸，可单用研末吹鼻，令鼻中黄水出而达祛湿退黄之效，如瓜蒂散；或单用煎汤，或研末内服。

【用法用量】煎服，2.5～5g。入丸、散，每次0.3～1g。外用小量。研末吹鼻，待鼻中流出黄水即停药。

【使用注意】孕妇、体虚、心脏病、失血、胃弱及上部无实邪者忌服。

【现代研究】

1. 化学成分　含葫芦素B、E（即甜瓜素或甜瓜毒素）、D，异葫芦素B及葫芦素B苷。其中以葫芦素B的含量最高（1.4%），其次为葫芦素B苷。

2. 药理作用　甜瓜素能刺激胃感觉神经，反射地兴奋呕吐中枢而致吐；能明显降低血清ALT，对肝脏的病理损害有一定的保护作用，能增强细胞免疫功能；尚能抗肿瘤、降压、抑制心肌收缩力、减慢心率等。

胆矾《神农本草经》
Danfan

为天然的硫酸盐类矿物胆矾的晶体，或为人工制成的含水硫酸铜（$CuSO_4 \cdot 5H_2O$）。主产于云南、山西等地。全年均可采。研末或煅后研末用。

【处方用名】胆矾

【药性】酸、辛，寒；有毒。归肝、胆经。

【功效】涌吐痰涎，解毒收湿，蚀疮祛腐。

【临床应用】

1. 用于风痰壅盛，喉痹，癫痫及误食毒物　本品性善上行，有强烈的涌吐作用，能够涌吐风痰及毒物。治风痰癫痫，可单用为末，温醋汤调服；治喉痹，喉间痰壅闭塞，可配僵蚕研末吹喉吐涎，即二圣散；若误食毒物，可单用本品取吐，以排出胃中毒物。

2. 用于风眼赤烂, 牙疳, 口疮 本品治风眼赤烂, 可将本品煅研, 水溶洗目; 口疮牙疳, 可配胡黄连、儿茶研末外敷, 如胆矾散。

3. 用于肿毒不溃, 胬肉疼痛 本品外用以治疗皮肤疮疡为主, 可单用研末外敷患处。

【用法用量】温水化服, 0.3～0.6g。外用适量, 研末撒或调敷或以水溶化后外洗。

【使用注意】孕妇、体虚者忌服。

【现代研究】

1. 化学成分 主含水硫酸铜（$CuSO_4 \cdot 5H_2O$）。

2. 药理作用 本品内服后能刺激胃壁神经, 引起反射性呕吐, 并能促进胆汁分泌; 外用与蛋白质结合, 生成不溶性蛋白质化合物而沉淀, 故胆矾浓溶液对局部黏膜具有腐蚀, 可退翳。另对化脓性球菌、肠道伤寒杆菌、副伤寒杆菌、志贺菌属和沙门菌等均有较强的抑制作用。

藜芦 《神农本草经》
Lilu

本品为百合科植物黑藜芦 *veratrum nigrum* L. 的干燥根及根茎。主产于山西、河北、河南、山东、辽宁。夏季抽花茎前采挖, 洗净晒干或开水浸烫后晒干, 切断。生用。

【处方用名】藜芦

【药性】辛、苦, 寒; 有毒。归肺、肝、胃经。

【功效】涌吐风痰, 杀虫疗疮。

【临床应用】

1. 用于中风, 癫痫, 喉痹, 误食毒物 本品内服催吐作用强, 善于涌吐风痰, 用治中风、癫痫、喉痹诸证见痰涎壅盛者, 以及误食毒物, 可与瓜蒂、防风研末为散服, 以用吐风痰, 如三圣散; 治诸风痰饮, 可与郁金研末, 温浆水和服探吐; 治中风不语, 喉中如曳锯, 口中涎沫, 可配天南星研末为丸, 温酒服。

2. 用于疥癣, 白秃, 头虱, 体虱 本品外用能杀虫止痒, 治疥癣、白秃, 以本品研末, 油调涂之。治诸疡疮, 经久生虫, 可配伍白矾、松脂、雄黄、苦参等, 先以藜芦、苦参为末, 入猪脂, 煎沸, 去渣, 入他药末搅匀, 外涂患处, 如藜芦散; 治头虱, 可用藜芦研末掺毛发。

【用法用量】内服 0.3～0.6g, 入丸、散, 温水送服以催吐。外用适量, 研末, 油调涂。

【使用注意】本品体虚及孕妇禁服; 不宜与人参、党参、西洋参、南沙参、北沙参、丹参、玄参、苦参、细辛、白芍、赤芍同用; 因其治疗量与中毒量接近, 内服易产生毒性反应, 现代临床已不作为涌吐药使用, 而主要作为农作物及蚊蝇杀虫剂。

【现代研究】

1. 化学成分 主要含原藜芦碱、藜芦碱、伪藜芦碱、秋水仙碱、藜芦酰棋盘花碱等生物碱。

2. 药理作用 本品具有降压作用, 无急速耐受现象, 降压的同时伴有心率减慢、呼吸抑制或暂停; 对结核菌有抑制作用, 经加温后, 虽毒性显著降低, 但对结核菌抑制力不变, 对豚鼠实验性结核病有效; 其水浸剂对多种皮肤真菌均有不同程度的抑制作用。对家蝇有强大的毒杀效力。

（万 军）

? 复习思考题

1. 何为涌吐药? 其适用范围及注意事项是什么?

2. 试述常山的性味、功效、临床应用及使用注意。

3. 如何正确使用涌吐药, 以确保其安全有效?

ER-24-3

扫一扫, 测一测

PPT课件

知识导览

第二十五章 攻毒杀虫止痒药

凡以攻毒疗疮、杀虫止痒为主要功效，用以治疗疥癣、湿疹、痈疽疔毒、麻风、梅毒、毒蛇咬伤等证的药物，称为攻毒杀虫止痒药。

本章药物大多有毒，以外用为主，兼可内服，具有攻毒疗疮、解毒杀虫、燥湿止痒的功效，主要适用于疥癣、湿疹、痈疽疔毒、麻风、梅毒、毒蛇咬伤等证。本章药物外用方法因病而异，如研末外敷，用香油和茶水调敷，制成软膏涂抹，制成药捻或栓剂栓塞，煎汤洗渍及热敷等。内服时，除无毒副作用的药物外，宜作丸剂使用，以便缓慢溶解吸收，且便于掌握剂量。

本章药物多具毒性，所谓"攻毒"即有以毒制毒之意，无论外用或内服，均应严格控制剂量和用法，不宜过量或持续服用，以防中毒。制剂应严格遵守炮制及制剂法度，以确保用药安全。

硫黄 《神农本草经》
Liuhuang

本品为自然元素类矿物硫族自然硫，或含硫矿物经加工制得。主产于山西、山东、河南等地。全年可采。供内服的需与豆腐同煮至豆腐呈黑绿色后除去豆腐，阴干。

【处方用名】硫黄

【药性】酸，温；有毒。归肾、大肠经。

【功效】外用：解毒杀虫疗疮。内服：补火助阳通便。

【临床应用】

1. 用于疥癣，秃疮，湿疹，皮肤瘙痒 本品尤善疗疥疮，为皮肤科外用之良药。为疗疥疮之要药。治疥疮，单用研末，麻油调涂患处；治湿疹瘙痒，研末外敷，或配蛇床子、枯矾等同用。

2. 用于肾虚寒喘，阳痿，虚冷便秘 本品治肾阳不足，肾不纳气寒喘，可配附子、肉桂等同用，如黑锡丹；治阳痿，可配鹿茸、补骨脂等同用；治虚冷便秘，常配半夏同用，即半硫丸。

【用法用量】外用适量，研末撒敷或香油调涂。炮制后入丸、散，1.5～3g。

【使用注意】阴虚阳亢者及孕妇慎用。畏朴硝。

【现代研究】

1. 化学成分 硫黄主要含硫（S），另杂有砷、硒、铁等成分。

2. 药理作用 硫与皮肤接触，产生硫化氢及五硫磺酸，从而有溶解角质，杀疥虫、细菌、真菌作用；对动物实验性炎症有治疗作用，能使支气管慢性炎症细胞浸润减轻，并可促进支气管分泌增加而祛痰；一部分硫黄在肠内形成硫化氢，刺激肠壁增加蠕动，而起缓泻作用。

雄黄《神农本草经》
Xionghuang

本品为硫化物类矿物雄黄族雄黄，主含二硫化二砷（As_2S_2）。主产于湖南、湖北、云南、贵州、四川等地。随时可采。研细或水飞用。

【处方用名】雄黄

【药性】辛，温；有毒。归肝、大肠经。

【功效】解毒杀虫，燥湿祛痰，截疟。

【临床应用】

1. 用于痈肿疔疮，湿疹疥癣，蛇虫咬伤　本品温燥有毒，外用或内服均能以毒攻毒，且解毒作用较强，并能止痒。治痈肿疔疮，多配乳香、没药等同用，如醒消丸；治湿疹疥癣，与白矾研末，茶水调敷患处，即二味拔毒散；治虫蛇咬伤，可配五灵脂共研末，调酒冲服，并以香油调涂患处。

2. 用于虫积腹痛　本品内服或外用皆能杀虫。治蛔虫等引起的腹痛，常配槟榔、牵牛子等同用，如牵牛丸；蛲虫所致肛门瘙痒，可配铜绿为末撒于肛门处。但现代临床已较少使用。

【用法用量】外用适量，研末撒敷或香油调敷。入丸、散服，每次 0.05～0.1g。

【使用注意】孕妇禁用。能从皮肤吸收，外用不宜大面积涂擦及长期持续使用，以免中毒。切忌火煅，煅烧后分解为三氧化二砷（As_2O_3），即砒石，有剧毒。

【现代研究】

1. 化学成分　雄黄主要含二硫化二砷（As_2S_2）。约含砷 75%，硫 24.5%，并夹杂有少量硅、铅、铁、钙、镁等杂质。

2. 药理作用　雄黄体外对金黄色葡萄球菌有杀灭作用，提高浓度也能杀灭大肠杆菌，以及抑制结核杆菌与耻垢杆菌；其水浸剂（1∶2）在试管内对堇色毛癣菌等多种致病性皮肤真菌有不同程度抑制作用。雄黄可通过诱导肿瘤细胞凋亡，抑制细胞 DNA 合成，增强机体的细胞免疫功能等多种因素发挥其抗肿瘤作用。此外，可抗血吸虫及疟原虫。

白矾《神农本草经》
Baifan

本品为硫酸盐类矿物明矾石族明矾经加工提炼制成，主含含水硫酸铝钾[$KAl(SO_4)_2 \cdot 12H_2O$]。主产于安徽、浙江、湖北、福建等地。捣碎，生用或煅用。煅后称"枯矾"。

【处方用名】白矾

【药性】酸、涩，寒。归肺、脾、肝、大肠经。

【功效】外用：解毒杀虫，燥湿止痒。内服：止血止泻，祛除风痰。

【临床应用】

1. 用于湿疹，湿疮，疥癣，脱肛，痔疮，疮疡　本品收敛力强，性寒无毒，为皮肤科常用之品。治湿疹瘙痒，可配煅石膏、冰片等研末外撒；治疥癣、湿疮瘙痒，常配硫黄、雄黄等研末外用；治疔肿恶疮，可与黄丹研末外用，如二仙散；治痔疮，可与五倍子、地榆、槐花等煎汤熏洗患处。

2. 用于吐衄下血，外伤出血及久泻久痢　本品治吐衄下血及外伤出血，可配儿茶，研末内服或外用；治久泻久痢，常配五倍子、诃子等同用。

3. 用于风痰所致之昏厥，癫痫，癫狂　本品能涌吐痰涎，祛痰开闭。治中风痰厥，可与皂荚相使，如稀涎散；治风痰癫痫、癫狂，常与郁金相配，即白金丸。

【用法用量】外用适量，研末敷或化水洗。入丸、散，0.6～1.5g。

【使用注意】体虚胃弱及无湿热痰火者不宜服。

【现代研究】

1. 化学成分　为含水硫酸铝钾 $[KAl(SO_4)_2 \cdot 12H_2O]$，枯矾为脱水白矾。

2. 药理作用　白矾能强力凝固蛋白质，临床用又可以消炎、止血、止汗、止泻和用作硬化剂。可广谱抗菌，对多种革兰阳性球菌和阴性杆菌、某些厌氧菌、皮肤癣菌、白念珠菌均有不同程度抑菌作用，对铜绿假单胞杆菌、大肠杆菌、金黄色葡萄球菌抑制明显；在体外有明显抗阴道滴虫作用。白矾经尿道灌注有止血作用；还能促进溃疡愈合；净化混浊生水。

蛇床子《神农本草经》
Shechuangzi

本品为伞形科植物蛇床 *Cnidium monnieri*（L.）Cuss. 的干燥成熟果实。主产于河北、山东、广西、广东、江苏、安徽等地。夏、秋二季果实成熟时采收。晒干。生用。

【处方用名】蛇床子

【药性】辛、苦，温；有小毒。归肾经。

【功效】燥湿祛风，杀虫止痒，温肾壮阳。

【临床应用】

1. 用于湿疹疥癣，阴痒，疥癣　本品辛苦温燥，有燥湿祛风，杀虫止痒之功，为皮肤及妇科病之常用药。治湿疹疥癣，常配地肤子、苦参等煎汤外洗；治阴部湿痒，单用，或配白矾、苦参、黄柏等煎汤外洗或坐浴。

2. 用于寒湿带下，湿痹腰痛　本品治肾虚所致之寒湿带下，可配山茱萸、五味子等同用；治湿痹腰痛，常与杜仲、桑寄生等同用。

3. 用于肾虚阳痿，宫冷不孕　本品有温肾壮阳之功，常配菟丝子、五味子等同用。

【用法用量】外用适量，多煎汤熏洗，或研末外掺；或制成栓剂、油膏、软膏外用。煎服，3～10g。

【使用注意】阴虚火旺或下焦有湿热者不宜内服。

【现代研究】

1. 化学成分　果实含挥发油 1.3%，已从油中分得 27 个成分。还含香豆精类等成分，如蛇床明素、花椒毒素等。

2. 药理作用　蛇床子能延长小鼠交尾期，增加子宫及卵巢重量；其提取物也有雄激素样作用，可增加小鼠前列腺、精囊、肛提肌重量。对耐药性金黄色葡萄球菌、铜绿假单胞菌杆菌及皮肤癣菌有抑制作用；可延长新城鸡瘟病毒鸡胚的生命；杀灭阴道滴虫。所含的花椒毒酚有较强的抗炎和镇痛作用。另外，还有抗心律失常、降低血压、祛痰平喘、延缓衰老、促进记忆、局部麻醉、抗诱变、抗骨质疏松、杀精子等作用。

蜂房《神农本草经》
Fengfang

本品为胡蜂科昆虫果马蜂 *Polistes olivaceous*（DeGeer）、日本长脚胡蜂 *Polistes japonicus* Saussure 或异腹胡蜂 *Parapolybia varia* Fabricius 的巢。全国各地均产，南方尤多。秋、冬二季采收。晒干或略蒸，除去死蜂、死蛹，再晒干。生用或炒用。

【处方用名】蜂房

【药性】甘，平。归胃经。

【功效】攻毒杀虫，祛风止痛。

【临床应用】

1. 用于痈疽，瘰疬，癣疮　本品既以毒攻毒、杀虫疗疮，又祛风止痛止痒，凡痈疽瘰疬、癣疮无论新久均可应用，为外科常用之品。治痈疽初起，可配天南星、赤小豆等为末，米醋调涂；治瘰疬，可配玄参、蛇蜕等熬膏外用；治疥疮、头癣，可单味研末猪油调涂，或煎水外洗。

2. 用于风湿痹痛，瘾疹瘙痒，牙痛　本品治风湿痹痛，常配桂枝、蜈蚣等同用；治瘾疹瘙痒，可配蝉蜕、白鲜皮等同用；治牙痛，可单用，或配花椒、细辛煎水含漱。

【用法用量】外用适量，研末油调敷或煎水漱、洗患处。煎服，3～5g。

【现代研究】

1. 化学成分　大黄蜂巢含挥发油（露蜂房油）、蜂蜡、树脂、蛋白质、铁、钙等。

2. 药理作用　露蜂房水提取液对急性和慢性炎症均能抑制，镇痛作用则主要对慢性疼痛有效。其丙醇和醇、醚提取物均有显著促凝血作用；水提取物能明显促进大鼠体外血栓形成，并能增加血小板的黏附率。蜂房油可驱蛔虫、绦虫。提取物有降压、扩张血管及强心作用，并可抗癌、抗菌和降温。

蟾酥《药性论》
Chansu

本品为蟾蜍科动物中华大蟾蜍 *Bufo bufo gargarizans* Cantor 或黑眶蟾蜍 *Bufo melaostictus* Schneider 的干燥分泌物。主产于河北、山东、四川、湖南、江苏、浙江等地。多于夏、秋二季捕捉蟾蜍，洗净体表，挤取耳后腺及皮肤腺的白色浆液，加工，干燥。

【处方用名】蟾酥

【药性】辛，温；有毒。归心经。

【功效】解毒，止痛，开窍醒神。

【临床应用】

1. 痈疽疔疮，瘰疬，咽喉肿痛，牙痛　本品有良好解毒消肿、麻醉止痛作用，可外用及内服。治痈疽及恶疮，常配伍麝香、朱砂等，用葱白汤送服取汗，如蟾酥丸。治咽喉肿痛及痈疖，与牛黄、冰片等配用，如雷氏六神丸。治牙痛，单用本品研细少许点患处。本品亦用于五官科手术的黏膜麻醉，配川乌、生南星、生半夏为末，烧酒调敷患处，如外敷麻药方。

2. 痧胀腹痛，神昏吐泻　本品辛温走窜，有辟秽化浊、开窍醒神之功，嗅之亦能催嚏。用治伤于暑湿秽浊或饮食不洁而致痧胀腹痛，吐泻不止，甚至昏厥，常与麝香、丁香、雄黄等药配伍，用时研末吹入鼻中取嚏收效，如蟾酥丸。

【用法用量】内服 0.015～0.03g，多入丸、散用。外用适量。

【使用注意】本品有毒，内服慎勿过量。外用不可入目。孕妇慎用。

【现代研究】

1. 化学成分　主要有蟾酥毒素类，如蟾毒、蟾毒配基脂肪酸酯、蟾毒配基硫酸酯等蟾毒配基类，蟾毒色胺类；以及其他化合物，如多糖类、有机酸、氨基酸、肽类、肾上腺素等。

2. 药理作用　蟾毒配基类和蟾蜍毒素类均有强心作用，又有抗心肌缺血、抗凝血、升压、抗休克、兴奋大脑皮质及呼吸中枢、抗炎、镇痛及局部麻醉作用。蟾毒内酯类和华蟾素均有抗肿瘤作用，并能升高白细胞、抗放射线；还有镇咳、增加免疫力、抗疲劳、兴奋肠管和子宫平滑肌等作用。

土荆皮《本草纲目拾遗》
Tujingpi

本品为松科植物金钱松 *Pseudolarix amabilis*（Nelson）Rehd. 的干燥根皮或近根树皮。主产于江苏、浙江、江西、安徽等地。夏季剥取，晒干。生用。

【处方用名】土荆皮

【药性】辛，温；有毒。归肺、脾经。

【功效】杀虫，疗癣，止痒。

【临床应用】

1. 用于体癣，头癣，手足癣等　本品有较强的祛湿止痒、杀虫疗癣作用。只供外用。单用浸酒涂擦，或研末醋调敷。现代多制成 10%～50% 土荆皮酊或与水杨酸、苯甲酸等合制成复方土荆皮酊使用。

2. 用于疥疮，湿疹，皮炎，皮肤瘙痒等　本品外用能杀虫止痒，治疗疥疮、湿疹、皮炎、皮肤瘙痒，可单用浸酒外擦，或与苦参、白鲜皮、黄柏等同用。

【用法用量】外用适量，浸酒涂擦，或研末醋调敷，或制成酊剂涂擦患处。

【使用注意】只供外用，不可内服。

【现代研究】

1. 化学成分　根皮含土荆皮酸、β- 谷甾醇、鞣质、挥发油、多糖等。

2. 药理作用　其有机酸、乙醇浸膏及苯浸膏，对我国常见的 10 种致病性皮肤真菌和白念珠菌均有一定抗菌作用；其水浸液，体外无抗真菌作用。土荆皮酸能抗癌细胞，还能抗早孕，抑制卵子受精；尚可抗中孕，但抗着床作用不明显。其提取物和制成的止血粉，实验均有良好止血作用。

大风子《本草衍义补遗》
Dafengzi

本品为大风子科常绿乔木大风子 *Hydnocarpus anthelmintica* Pierre 的成熟种子。主产于我国云南、台湾、广西，以及越南、泰国、马来西亚、印度等地。夏秋果实成熟时采收。取出种仁，晒干，研末用，或制霜用，或取油用。

【处方用名】大风子

【药性】辛，热；有毒。归肝、脾、肾经。

【功效】攻毒杀虫，祛风燥湿。

【临床应用】**用于麻风、梅毒、疥癣等**　本品为治麻风病之要药。治麻风、梅毒，以大风子烧存性，加轻粉研末，麻油调涂；治疥癣，可配雄黄、枯矾等共研末，麻油调涂。

【用法用量】外用适量，捣敷或烧煅存性研末调敷。入丸、散，每次 0.3～1g。

【使用注意】本品毒性强烈，内服宜慎，不可过量或持续服用，以免中毒。孕妇、体虚及肝肾功能不全者忌用。

【现代研究】

1. 化学成分　种子含 D- 果糖、乙基 -β-D- 呋喃果糖苷、异叶大风子腈苷、表 - 异叶大风子爱腈苷、环戊烯基甘氨酸及环戊烯脂肪酸等。

2. 药理作用　大风子油及其脂肪酸钠盐在试管中能明显抑制结核杆菌及其他抗酸杆菌，其水浸液对奥杜盎小芽胞癣菌有抑制作用。

樟脑 《本草品汇精要》
Zhangnao

为樟科植物樟 Cinnamomum camphora (L.) Presl. 的枝、干、叶及根部，经提炼制得的颗粒状结晶。主产于台湾及长江以南地区。以台湾产量最大，质量最佳。多为栽培品。每年多在 9～12 月砍伐老树，锯劈成碎片，置蒸馏器中进行蒸馏，冷却后即得粗制樟脑，再经升华精制而得精制樟脑。因易挥发，应密封保存。

【处方用名】樟脑

【药性】辛，热；有毒。归心、脾经。

【功效】除湿杀虫，温散止痛，开窍辟秽。

【临床应用】

1. 疥癣瘙痒，湿疮溃烂 本品辛热燥烈，外用除湿杀虫、消肿止痒以奏效。治癣可与土荆皮、川椒、白矾等伍用。若与枯矾、轻粉共为细末，湿则干掺，干则油调敷，可治臁疮，如香白散。若与雄黄等分为末，用时先以荆芥煎汤洗患处，再用麻油调涂，可治瘰疬溃烂，如雄脑散。

2. 跌打伤痛，牙痛 借其辛烈行散，消肿止痛之力以取效。治跌打伤痛，肌肤完好者，可泡酒外擦。治龋齿牙痛，与黄丹、皂角（去皮、核）各等分为末，蜜丸，塞孔中。

3. 痧胀腹痛，吐泻神昏 樟脑辛香走窜，有开窍醒神、辟秽化浊和温散止痛之功。与没药、乳香（1∶2∶3）为细末，每次以茶水调服 0.1g，可治感受秽浊疫疠或暑湿之邪，而致腹痛闷乱、吐泻昏厥诸证，如《本草正义》方。

【用法用量】外用适量，研末撒布或调敷。内服 0.1～0.2g，入散剂或用酒溶化服。

【使用注意】气虚阴亏，有热及孕妇忌服。

【现代研究】

1. 化学成分 为一种双环萜酮（$C_{10}H_{16}O$）物质。

2. 药理作用 樟脑涂擦皮肤有温和的刺激和防腐作用，可作发赤剂，并有局部麻醉作用，临床用樟脑擦剂有止痒和镇痛作用。口服有祛风和轻微祛痰作用；对高级中枢神经兴奋作用明显，大剂量可引起癫痫样惊厥。在体内水溶性代谢产物氧化樟脑，有明显的强心、升压和兴奋呼吸作用。

木鳖子 《开宝本草》
Mubiezi

本品为葫芦科植物木鳖 Momordica cochinchinensis (Lour.) Spreng. 的干燥成熟种子。主产湖北、广西、四川等地。多为野生，也有栽培。冬季采收成熟果实，剖开，晒至半干，除去果肉，取出种子，干燥。用时去壳取仁，捣碎，或制霜用。

【处方用名】木鳖子

【药性】苦，微甘，凉；有毒。归肝、脾、胃经。

【功效】散结消肿，攻毒疗疮。

【应用】

1. 疮疡肿毒，瘰疬，乳痈，痔疮肿痛，干癣，秃疮 本品能散结消肿，攻毒疗疮，并有生肌、止痛作用，故可治上述病证。如单用本品，则以醋磨汁外涂，或研末醋调敷于患处。治痈肿诸毒，可与草乌、半夏等炒焦研细，水调外敷，如乌龙膏。治痔疮肿痛，《普济方》配伍荆芥、朴硝等分煎汤，熏洗。治瘰疬痰核，可以本品研碎入鸡蛋内蒸熟食之，如木鳖膏。若治跌打损伤，瘀肿疼痛，可配肉桂、丁香等研末，生姜汁煮米粥调糊外敷，如木鳖裹方。

2. 筋脉拘挛　本品亦能疏通经络，而治痹痛，瘫痪。可配乳香为末，清油、黄腊为膏，取少许搓擦患处，不住手以极热为度，如木鳖子膏。

【**用法用量**】外用适量，研末，用油或醋调涂患处。内服0.9～1.2g，多入丸、散用。

【**使用注意**】孕妇及体虚者慎服。

【**现代研究**】

1. 化学成分　含木鳖子皂苷、木鳖子酸、木鳖子素、齐墩果酸、甾醇、氨基酸，以及油35.72%、蛋白质30.59%、海藻糖等。

2. 药理作用　木鳖子皂苷有抗炎及降血压作用，并能抑制离体蛙心和离体兔十二指肠。

大蒜《名医别录》
Dasuan

本品为百合科植物大蒜 *Allium sativum* L. 的鳞茎。全国各地均产。夏季叶枯时采挖。晾干。生用。

【**处方用名**】大蒜

【**药性**】辛，温。归脾、胃、肺经。

【**功效**】解毒消肿，杀虫，止痢。

【**临床应用**】

1. 用于痈肿疮毒，疥癣　本品治痈肿疮毒，可捣烂，加麻油和匀贴患处；治疥癣瘙痒，可切片外擦，或捣烂外敷，或制成凡士林软膏外涂。

2. 用于钩虫，蛲虫证　本品治蛲虫，用其浸液作保留灌肠，或捣烂加少许菜油于睡前涂于肛门周围；为预防钩虫感染，可于下田劳动前将其捣烂涂于四肢。

3. 用于肺痨，百日咳，泻痢　本品治肺痨咳嗽，可用紫皮蒜煮粥送服白及粉；治泄泻、痢疾，可单用煎服。

【**用法用量**】外用适量，捣敷，切片擦；或隔蒜灸。煎服，9～15g。或生食，或捣汁，或制成糖浆服。

【**使用注意**】外敷不可过久，以免引起皮肤发红、灼热、起泡。孕妇不宜用灌肠法。阴虚火旺及有目、舌、喉、口齿诸疾者均不宜服。

【**现代研究**】

1. 化学成分　主要有大蒜油（挥发油）、大蒜素，硫化亚磺酸酯类，S-烷（烯）-L-半胱氨酸衍生物。γ-L-谷氨酸多肽，苷类，多糖，脂类及多种酶等。

2. 药理作用　大蒜有抗较强的广谱抗菌作用，如对金黄色葡萄球菌、志贺菌属、幽门螺杆菌、多种致病性浅部真菌、白念珠菌、恙虫热立克次体、流感病毒B、疱疹病毒，以及阴道滴虫、阿米巴原虫等，均有不同程度抑杀作用。抗菌作用紫皮蒜优于白皮蒜，鲜品强于干品。又可降低胆固醇和甘油三酯，防治动脉粥样硬化，降血脂可能与减少内源性胆固醇合成有关。大蒜油能抑制血小板聚集增加纤维蛋白的溶解活性。本品又可抗肿瘤，抗突变和阻断亚硝酸胺合成。另外，还有不同程度的抗炎、免疫增加、抗氧化、延缓衰老、降血压、护肝、降血糖、杀精子、兴奋子宫、驱铅等作用。

（万　军）

? 复习思考题

1. 试述攻毒杀虫燥湿止痒药的含义、功效、适应证、使用方法及注意事项。
2. 比较硫黄与雄黄功效主治的异同点。
3. 结合蛇床子的药性，试用中医药理论阐述蛇床子的功效与主治病证。

第二十六章　拔毒化腐生肌药

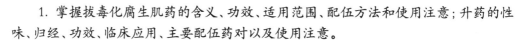

学习目标

1. 掌握拔毒化腐生肌药的含义、功效、适用范围、配伍方法和使用注意；升药的性味、归经、功效、临床应用、主要配伍药对以及使用注意。

2. 熟悉硼砂、炉甘石、砒石等药的性能特点、临床应用。

3. 了解轻粉、铅丹的性能特点、临床应用。

凡以拔毒化腐、生肌敛疮为主要功效，用于治疗疮疡病证的药物，称为拔毒化腐生肌药。

本类药物主要适用于痈疽、疮疡溃后脓出不畅，或溃后腐肉不去、新肉难生，伤口难以生肌愈合之证；以及癌肿，梅毒；有些还常用于皮肤湿疹、瘙痒，五官科的口疮、喉证、目赤翳障等。

本类药物的外用方法，可根据病情和用途而定，如研末外撒，加油调敷，或制成药捻，或外用膏药敷贴，或点眼、吹喉、吹鼻、滴耳等。

本类药物多为矿石重金属类，或经加工炼制而成。多具剧烈毒性或强大刺激性，使用时应严格控制剂量和用法，外用也不可过量或过久应用，有些药还不宜在头面及黏膜使用，以防发生毒副反应而确保用药安全。其中含砷、汞、铅类的药物毒副作用甚强，更应严加注意。

升药 《外科大成》
Shengyao

本品为水银、火硝、明矾各等分混合升华而成。红色者称"红升"，黄色者称"黄升"。主产于河北、湖北、湖南、江苏等地。研细末入药。陈久者良。

【处方用名】升药

【药性】辛，热；有大毒。归肺、脾经。

【功效】拔毒，祛腐。

【临床应用】用于痈疽溃后，脓出不畅；或腐肉不去，新肉难生　本品有良好的拔毒祛腐排脓作用，为外科常用药。常配收湿敛疮的煅石膏研末外用。病情不同，其配伍比例有异。煅石膏与升药比例为9∶1者，称九一丹，功善拔毒生肌，治疮疡后期，脓毒较轻，疮口不敛之证；二者比例为5∶5者，称五五丹，拔毒化腐排脓力较强，治疮疡中期，脓毒较盛之证；二者比例1∶9者，称九转丹，拔毒化腐排脓力最强，治疮疡初溃，脓毒壅盛，腐肉不去之证。用时将药物撒于患处，或将药物黏附于纸捻上插入脓腔内。

【用法用量】外用适量。不用纯品，多配煅石膏研末外用。

【使用注意】本品大毒，只供外用，不可内服。外用亦不可大量持续使用。其拔毒化腐作用强，外疡腐肉已去或脓水已尽者不宜用。孕妇及体虚患者忌用。

【现代研究】

1. 化学成分　为粗制氧化汞（HgO），另含少量硫酸汞。

2. 药理作用　升药在体外对金黄色葡萄球菌、乙型溶血性链球菌、铜绿假单胞菌杆菌、大肠杆菌等有很强的杀菌作用，效力比石炭酸大 100 倍以上；但因升药的组方配伍和炼制方法不尽相同，致使其成分、杀菌力和疗效也有差别；实验表明，升丹制剂可促进和改善创面微循环，减少微血栓，增加创面营养和血供，有利于创面愈合。

硼砂《日华子本草》
Pengsha

本品为天然硼酸盐类硼砂族矿物硼砂经提炼精制而成的结晶体。主产于青海、西藏、陕西等地。须置于密闭容器中以防风化。生用或煅用。

【处方用名】硼砂　煅硼砂

【药性】甘、咸，凉。归肺、胃经。

【功效】外用：清热解毒。内服：清肺化痰。

【临床应用】

1. 用于咽喉肿痛，口舌生疮，目赤翳障　本品外用能清热解毒，消肿防腐，为五官科之常用药。治咽痛口疮，常配冰片、玄明粉等研末吹敷患处，如冰硼散；治鹅口疮，可与雄黄、冰片等共为细末，干掺或用蜜水调涂，如四宝丹；治目赤肿痛，目生翳障，可配冰片、珍珠、熊胆粉等为细末点眼，如八宝眼药。

2. 用于肺热痰嗽　本品可单用含化，或配伍贝母、瓜蒌等同用。

【用法用量】外用适量，研末外撒或调敷；或制液外洗；或配制成眼剂外用。入丸、散服，每次 1.5～3g。

【使用注意】多外用，内服宜慎。化痰宜生用，外敷宜煅用。

【现代研究】

1. 化学成分　主要含四硼酸钠（$Na_2B_4O_7 \cdot 10H_2O$），另含少量铅、铝、铜、钙、铁、镁、硅等杂质。

2. 药理作用　硼砂对多种革兰阳性与阴性菌、浅部皮肤真菌及白念珠菌有不同程度抑制作用，并略有防腐作用。对皮肤和黏膜还有收敛和保护作用。实验表明，硼砂能抗电惊厥和戊四氮阵挛性惊厥；减轻机体氟负荷，调整体内微量元素平衡，增加尿氟排出，但不能动员骨氟的移出。

炉甘石《本草品汇精要》
Luganshi

本品为碳酸盐类矿物方解石族菱锌矿，主含碳酸锌（$ZnCO_3$）。主产于广西、四川、云南等地。打碎，生用或煅后水飞用。

【处方用名】炉甘石　煅炉甘石

【药性】甘，平。归肝、脾经。

【功效】解毒明目退翳，收湿止痒敛疮。

【临床应用】

1. 用于目赤翳障，烂弦赤眼　本品解毒明目退翳兼收湿止痒，为眼科外用良药。可配海螵蛸、硼砂等份研末点眼，用治多种目疾；治目赤暴肿，可配风化硝等分研末，化水点眼；治目生翳膜，多配青矾、朴硝等份，沸水化开，温洗患处；治目赤肿痛，眼睑赤烂，翼状胬肉遮睛等，常配硼砂、玄明粉等研细末点眼，如白龙丹。近代用本品与十大功劳制成眼膏外用，治各种睑缘炎。

2. 用于溃疡不敛,皮肤湿疮　本品可配龙骨研细末,干掺患处,再用膏药外贴;或与青黛、黄柏、煅石膏等研末外用。

【用法用量】外用适量,水飞点眼;研末外撒或调敷。

【使用注意】宜炮制后使用。专作外用,不能内服。

【现代研究】

1. 化学成分　主要成分为碳酸锌($ZnCO_3$),尚含铁、钙、镁、锰的碳酸盐。煅炉甘石的主要成分是氧化锌。

2. 药理作用　本品所含的碳酸锌不溶于水,外用能部分吸收创面的分泌液,有防腐、收敛、消炎、止痒及保护创面作用,并能抑制局部葡萄球菌的生长。

砒石《日华子本草》
Pishi

本品为天然砷华矿石、或由毒砂[硫砷铁矿($FeAsS$)]、雄黄(As_2S_2)加工制成。分"红信石"与"白信石"两种。药用以"红信石"为主。凡砒石,须装入砂罐内,用泥将口封严,置炉火中煅红,取出放凉,或与绿豆同煮以减其毒性。研细水飞用。砒石升华后为砒霜,毒性更剧。

【处方用名】砒石

【药性】辛,大热;有大毒。归肺、肝经。

【功效】外用:蚀疮去腐,攻毒,杀虫。内服:劫痰平喘,截疟。

【临床应用】

1. 用于瘰疬,疥癣,牙疳,痔疮,溃疡腐肉不去　本品外用有强烈的攻毒杀虫、蚀疮去腐作用。治瘰疬,可为末,合浓墨汁为丸,如梧桐子大,先用针破瘰,再用药半丸外贴,蚀尽为度;治疥癣恶疮,可单用研细末,米汤调涂患处,或与硫黄、轻粉等为末,湿者以末掺之,干者以生油调涂;治走马牙疳,将枣去核,包裹砒石,煅炭研末,外敷患处;治痔疮,多配白矾、硼砂等外用,如枯痔散;治溃疡腐肉不脱,形成瘘管,可配明矾、雄黄制成药线插入瘘管中。

2. 用于寒痰哮喘　本品与淡豆豉为丸服,如紫金丹。

【用法用量】外用适量,研末撒、调敷或入膏药中贴之。入丸、散服,每次$0.002\sim0.004g$,不宜入汤剂。

【使用注意】本品剧毒,内服宜慎,不可持续服用,不能作酒剂服。孕妇禁服。外用不可过量,以防局部吸收中毒。畏水银。

【现代研究】

1. 化学成分　白砒和砒霜主要成分为三氧化二砷(As_2O_3),红砒尚含少量硫化砷(As_2S)等。

2. 药理作用　砒石有杀灭微生物、疟原虫及阿米巴原虫作用。对癌细胞有特定的毒性,主要通过诱导细胞凋亡杀伤白血病细胞,对急性早幼粒性白血病细胞有诱导分化作用,三氧化二砷还能诱导人肝癌细胞凋亡和明显抑制肝癌细胞增殖,也可诱导多发性骨髓癌细胞凋亡。小量砒石可促进蛋白质合成,活跃骨髓造血功能,促使红细胞及血红蛋白新生。另外,还有抗组胺及平喘作用。

轻粉《本草拾遗》
Qingfen

本品为水银、白矾、食盐等经升华法制成的氯化亚汞(Hg_2Cl_2)结晶。主产于湖南、河北、云南等地。避光密闭保存。研细末用。

【处方用名】轻粉

【药性】辛,寒;有毒。归大肠、小肠经。

【功效】外用:杀虫,攻毒,敛疮。内服:祛痰消积,逐水通便。

【临床应用】

1. 用于疥癣,梅毒,疮疡溃烂　本品外用有较强的以毒攻毒,杀虫止痒,生肌敛疮作用。治疥疮,与硫黄、吴茱萸等研末,油调外搽患处;治梅毒、疥癣,多与大风子等分为末外涂;治疮疡久溃不敛,常配当归、血竭等制成膏药外贴,如生肌玉红膏。

2. 用于水肿臌胀,二便不利　本品可与大黄、甘遂等同用,如舟车丸。

【用法用量】外用适量,研末调涂;或制膏药外贴。入丸、散服,每次 0.1～0.2g,一日 1～2 次,多入丸剂或装胶囊服,服后漱口。

【使用注意】毒性强,以外用为主,且不可过量或久用。内服宜慎,以防中毒;服后及时漱口,以免口腔糜烂或损伤牙齿。体弱、孕妇及肾病患者禁服。

【现代研究】

1. 化学成分　主要含氯化亚汞(Hg_2Cl_2),化学上又名甘汞。

2. 药理作用　轻粉有广谱抑菌作用,对多种革兰阳性与阴性菌及致病性皮肤真菌均有良好抑菌效果。口服有一定泻下和利尿作用。

铅丹《神农本草经》
Qiandan

本品为纯铅经加工炼制而成的四氧化三铅(Pb_3O_4)。主产于河南、广东、福建、云南等地。生用或炒用。

【处方用名】铅丹

【药性】辛,微寒;有毒。归心、肝经。

【功效】外用:拔毒生肌,杀虫止痒,止血。内服:截疟,镇惊,止痢。

【临床应用】

1. 用于疮疡溃烂,湿疹湿疮　本品为外科常用药,常与煅石膏研末外用,如桃红散。本品亦为制备外贴膏药的重要原料,常与植物油熬制成膏药,或配入解毒、活血、止痛、生肌的药物,制成各种不同的膏药,以供外用。

2. 用于疟疾　本品可单用,或配伍常山研末为丸服。

【用法用量】外用适量。研末撒、调敷;或熬膏贴敷。入丸、散服,每次 0.3～0.6g。

【使用注意】有毒,不可过量或持续服用,以防蓄积中毒。

【现代研究】

1. 化学成分　主要含四氧化三铅(Pb_3O_4)。

2. 药理作用　能直接杀灭细菌、寄生虫,并有抑制黏膜分泌作用。

（万　军）

? 复习思考题

1. 试述拔毒生肌药的含义、性能特点、适应证、使用方法及注意事项。

2. 升药与煅石膏按比例配伍应用有几种情况? 各自的适应证是什么?

3. 试述升药、炉甘石的功效及适应证。

扫一扫,测一测

第二十七章 抗 癌 药

学习目标

1. 掌握抗癌药的含义、功效、适用范围、配伍方法和使用注意。
2. 熟悉半枝莲、壁虎、蟾皮、狼毒等抗癌药的功效和应用。
3. 了解龙葵、急性子等在功效和应用方面的异同点。

凡以直接或间接抑制或杀灭肿瘤细胞为主要功效，用以治疗恶性肿瘤的药物，称为抗癌药，属于抗肿瘤药。

本章药物药性多样，或苦泄、或辛散、或咸软。在抑制、杀伤肿瘤细胞的同时，部分药物还可以调节机体免疫力，改善肿瘤患者症状和体征，减轻放化疗的毒副作用，主要用于治疗体内或体表肿块，发热、胀痛、胸腔积液、腹水、舌紫黯等为主要症状的恶性肿瘤；亦可以治疗出血、风湿、中风、惊痫、食积、黄疸、热毒疮疡、带下、月经不调、痢疾、淋证、顽癣等。

使用本章药物时，当"谨守病机""治病求本""整体治疗"。癌症患者，多为本虚标实、虚实夹杂之候，应辨清正虚邪实之属性。偏于邪实者，重点祛邪，针对热毒、气滞、血瘀、痰湿的不同，分别配伍清热解毒、理气活血、化痰利湿、软坚散结；邪毒壅盛，毒陷邪深者，须配伍以毒攻毒药。偏于本虚者，应辨清气血阴阳之属性，补益人体气血阴阳，以扶正培本；兼脾虚者，须配伍健脾益气药。还应根据肿瘤发展的病程阶段，处理好"攻"和"补"的主次关系，若恶性肿瘤晚期，正虚邪实者，当寓攻于补，扶正祛邪。通过综合治疗，以减轻患者痛苦，延长患者的生存时间，提高患者的生存质量。

使用本类药物时应注意，毒性较强和作用峻猛的抗癌药，应注意顾护正气，合理炮制、配伍，选择适宜剂型、剂量，避免产生不良反应。注意邪毒衰其大半即止，继之用小毒或无毒药物以扶正祛邪，以免攻毒太过伤伐人体正气。同时要注意因人、因时适当增减用量。且抗癌药性多寒凉，易伤脾胃，损阳气，故脾胃虚弱、阳气不足者当慎用。峻猛破血之品，易伤血、伤正，为防病邪扩散，导致病情恶化，亦当慎用。

半枝莲 《江苏省植物药材志》
Banzhilian

本品为唇形科植物半枝莲 *Scutellaria barbata* D. Don 的干燥全草。主产于浙江、江苏、广东、广西、福建等地。夏、秋二季茎叶茂盛时采收，晒干或用鲜品，切段。生用。

【处方用名】半枝莲

【药性】辛、苦，寒。归肺、肝、肾经。

【功效】清热解毒，化瘀利尿。

【临床应用】

1. 用于多种癌症 本品具有清热解毒作用，为清热解毒法防治癌症的常用药物，多用于肝癌、肺癌、胃癌、食管癌、鼻咽癌、直肠癌、子宫颈癌等多种癌症，可单用本品水煎服，亦常与半边莲、白花蛇舌草等清热解毒抗癌中药相须为用。因其清热解毒、化瘀利尿之功，故对癌症痰湿、热毒、瘀血互结者尤为适宜，亦可用于癌性胸腹水，如肝癌并发黄疸、腹水者，常与半边莲等同用。因其兼能化瘀止血，故可用于癌症有血瘀证者，症见癥瘕、积聚、刺痛、舌紫黯等。也广泛用于癌瘤伴见出血者，止血不留瘀，常与白毛藤、马鞭草等同用。用于肺癌，常与白毛藤、鱼腥草等同用；用于胃癌，常与黄药子、马钱子等同用。

2. 用于疮疡肿毒、咽喉肿痛、跌打损伤、蛇虫咬伤 本品既能清热解毒，又能活血化瘀，多用于疮疡肿毒、咽喉肿痛、跌仆伤痛、蛇虫咬伤等热毒证。治疗疮疡肿毒，可单用鲜品捣烂外敷，亦常与金银花、连翘等同用内服；治疗肺痈，常与芦根、鱼腥草等同用；治疗肠痈，常与红藤、败酱草等同用；治疗咽喉肿痛，配白僵蚕、山豆根、玄参；治疗跌打损伤，瘀肿疼痛，常与乳香、没药等同用；治疗蛇虫咬伤，常与紫花地丁、半边莲等同用。

3. 用于水肿、黄疸 本品苦寒，能清热利湿，用于湿热小便不利，常与茯苓、泽泻、车前子等同用；治疗湿热黄疸，常与茵陈、栀子、金钱草等同用。本品利尿的同时，又兼能化瘀，治疗肝硬化腹水，常与半边莲、泽泻等同用。慢性肝炎单品煎服。

【用法用量】煎服，15～30g，或鲜品捣汁。外用适量，鲜品捣敷或研末调敷。

【使用注意】孕妇慎用。

【现代研究】

1. 化学成分 主要含红花素、异红花素、高山黄芩素、高山黄芩苷、β-谷甾醇、硬脂酸、生物碱、多糖等成分。

2. 药理作用 本品有抗癌作用。对肉瘤 S_{180}、子宫颈癌、肝癌实体型、艾氏腹水癌、脑部恶性肿瘤、急性粒细胞性白血病均有一定抑制作用。此外，红花素有较强的对抗由组胺引起的平滑肌收缩，有很好的解痉、祛痰作用，还有抗突变、利尿、调节机体免疫功能、抑菌等作用。

壁虎《本草纲目》
Bihu

本品为壁虎科动物多疣壁虎 *Gekko japonicus*（Dumeril et Bibron）或无蹼壁虎 *Gekko swinhonis* Güenther 的干燥全体。又名天龙、守宫。主产于江苏、浙江、安徽等地。夏、秋二季捕捉，沸水烫死，除去内脏，用竹片撑开，晒干或烘干。生用或炒用。

【处方用名】壁虎 天龙 守宫

【药性】咸，寒；有小毒。归肝经。

【功效】祛风定惊，解毒散结。

【临床应用】

1. 用于多种癌症 本品味咸以软坚散结，性寒以清热解毒，有小毒能以毒攻毒，为以毒攻毒法防治癌症的常用药物，多用于食管癌、颈淋巴结转移癌、白血病、肺癌、肝癌、鼻咽癌、胃癌、肠癌、乳腺癌、子宫颈癌等多种癌症，可单用本品同米炒黄研末用，或浸酒服，也可与蜈蚣、干蟾皮等同用。因其以毒攻毒之功，故对癌症邪毒壅盛者尤为适宜，可用于癌性疼痛。用于食管癌，可单用本品，米炒至焦黄，研成细粉，黄酒调服，亦常与黄药子、薏苡仁等同用；用于颈淋巴结转移癌，常与蜈蚣、水蛭等同用；用于慢性粒细胞白血病脾肿大，常与蜈蚣、三七等同用；用于原发性肺癌，常与干蟾皮、水蛭、全蝎等同用。

2. 用于中风半身不遂、历节风痛、惊痫 本品能祛风止痛、定惊止痉，亦犹蜈蚣、全蝎之性能通经络。用于中风半身不遂，可配黄芪、地龙等；用于历节风疼痛难忍者，常与麝香、草乌等同用，如麝香丸；用于痰热惊痫，常与珍珠、麝香等同用，如守宫膏；破伤风，症见角弓反张、筋脉拘急、口噤,常与白附子、天南星等同用,为丸服。

3. 用于疮疡肿毒、瘰疬　本品能解毒散结。治疗疮疡肿痛,可单用本品研末,油调外敷。治疗瘰疬初起未溃,常与玄参、浙贝母等同用;治疗瘰疬已溃者,可单用本品研末外用;若已形成窦道,以壁虎尾理直焙干后插入至底部,可兼顾引流。亦可与海藻、昆布、牡蛎、玄参等同用内服。

此外,亦可用于噎膈,单用本品浸酒饮,或与人参、木香等同用。

【用法用量】煎服,2~5g。研末冲服,每次1~1.5g。亦可浸酒。外用适量,研末调敷。

【使用注意】阴虚血少,津伤便秘者慎用。

【现代研究】

1. 化学成分　主要含脂肪油、胡萝卜素、甘氨酸等14种氨基酸,锌等17种微量元素。

2. 药理作用　本品有抗癌作用,能够抑制肝癌细胞呼吸。此外,有抗结核杆菌和真菌、镇静、催眠、抗惊厥、拮抗苯丙胺等作用。

蟾皮《本经逢原》
Chanpi

本品为蟾蜍科动物中华大蟾蜍 *Bufo bufo gargarizans* Cantor 或黑眶蟾蜍 *Bufo melanostictus* Schneider 等的干燥皮。主产于东北、宁夏等地。夏、秋二季捕捉,剥下蟾蜍的皮,晒干。生用或炒用。

【处方用名】干蟾皮　蟾皮

【药性】辛,凉;有小毒。归心经。

【功效】清热解毒,利水消胀。

【临床应用】

1. 用于多种癌症　本品有毒,能以毒攻毒,为以毒攻毒法防治癌症的常用药物,多用于胃癌、子宫颈癌、鼻咽癌、食管癌、肺癌、肝癌等多种癌症。因其以毒攻毒之功,故对癌症邪毒壅盛者尤为适宜,亦可用于癌性胸腹水、癌性疼痛。多用于胃癌,常与儿茶、延胡索等同用;用于子宫颈癌,可与山慈菇、莪术等同用;用于鼻咽癌,可与石见穿、苍耳子等同用;用于食管癌,可与藤梨根、急性子等同用。

2. 用于疮疡肿毒、瘰疬　本品能清热解毒。治疗疮疡肿毒,可单用本品为末,金银花露调敷,如金蟾散。

3. 用于疳积腹胀　本品为小儿五疳惊风药,又能利水消胀,可用于疳积腹胀。

此外,本品能化痰止咳,可用于治疗喘咳痰多。

【用法用量】煎服,1~3g。研末,入丸、散服,每次0.3~0.9g。外用适量,鲜品捣敷或研末调敷。

【现代研究】

1. 化学成分　主要含蟾蜍他灵、华蟾蜍精、华蟾蜍他灵、蟾蜍灵、氨基酸、肽类等成分。

2. 药理作用　本品有抗癌作用,华蟾素能够抑制肉瘤 S_{180}、肝癌实体型、腹水型肝癌等,阿瑞那蟾蜍精对白血病等细胞、乌苯苷对艾氏腹水癌细胞生长具有抑制作用,可能与其抑制癌细胞 DNA 和 RNA 合成作用有关,同时本品能够缓解防御放射引起的副作用。此外,华蟾素有促进体液细胞和非特异性细胞免疫、提高白细胞总数、中枢抑制、抗炎、抗乙型肝炎病毒、升高血压等作用。

狼毒《神农本草经》
Langdu

本品为大戟科植物月腺大戟 *Euphorbia ebracteolata* Hayata 或狼毒大戟 *Euphorbia fischeriana* Steud. 的干燥根。主产于安徽、河南、辽宁、黑龙江、江苏等地。春、秋二季采挖，切片、晒干。生用或醋炙用。

【处方用名】狼毒　醋狼毒

【药性】辛，平；有毒。归肝、脾经。

【功效】散结，杀虫。

【临床应用】

1. 用于多种癌症　本品治疗肺癌、乳腺癌、食管癌、肠癌、胶质细胞瘤等晚期恶性肿瘤有一定的疗效。

2. 用于疥癣、瘰疬　本品治疥癣内服外用均可。如用新鲜根汁外搽治疗疥癣癫疾。治干癣日久积痂，挠之黄水出，每逢阴雨天即痒，单用狼毒醋磨涂之。本品配大枣同煮，去汤食枣以治瘰疬。近年临床也用本品与大枣、鸡蛋制成狼毒枣、狼毒蛋内服，也可用本品煎汁浓缩为膏加入生半夏外涂。

3. 用于虫积腹痛　本品善破积祛痰杀虫，可治痰、食、虫积所致的心腹诸痛。单用本药为末、糖水送服，治腹中一切虫病。九痛丸伍之以附子、巴豆、人参等治疗久年冷积、脘腹冷痛。此外，本品亦可内服或者外用治疗银屑病，外用点瘊子亦有效。

【用法用量】内服宜醋炙 0.5～3g。外用适量，鲜品捣汁或研末调敷或熬膏外敷。

【使用注意】孕妇忌用，体弱慎用；不宜与密陀僧同用。

【现代研究】

1. 化学成分　狼毒大戟根主含甾醇、酚性成分、氨基酸、三萜类及有毒的高分子有机酸。月腺大戟根含[(5- 甲酰基 - 糠基)- 醚]等，狼毒大戟根中含 O- 乙酰基(N- 苯甲酰 - 乙 - 苯丙氨基)- 苯基 - 阿兰醇、羽扇豆醇等。

2. 药理作用　本品有镇痛、抗肿瘤、抗菌及增强小肠蠕动作用；杀生蛆、灭孑孓。狼毒水、醇提取物给小鼠腹腔注射的 LD_{50} 分别 275.9g/kg、171.9g/kg。

龙葵《药性论》
Longkui

本品为茄科植物龙葵 *Solanum nigrum* L. 的干燥全草。全国各地均产。夏、秋二季采收，洗净，鲜用或晒干，切中段。生用。

【处方用名】龙葵

【药性】苦，微甘，寒；有小毒。归肺、膀胱经。

【功效】清热解毒，散结消肿，利尿，抗癌。

【临床应用】

1. 用于多种癌症　本品能清热解毒，为清热解毒法防治癌症的常用药物，多用于肝癌、食管癌、肺癌、胃癌、子宫颈癌、膀胱癌、鼻咽癌等多种癌症，常与半枝莲、白花蛇舌草等相须为用。因其清热解毒的同时，兼活血消肿、利尿之功，故对癌症痰湿热毒瘀血互结者尤为适宜。用于癌性胸腹水，症见腹胀、纳差、胸闷、气短等，可单用本品水煎服；用于肝癌，常与半枝莲等同用；用于食管癌，常与白毛藤、石见穿等同用；用于肺癌，常与白毛藤、半枝莲等同用。

2. **用于疮疡肿毒、咽喉肿痛、疹疹瘙痒**　本品既能清热解毒，又能活血消肿，为外科清热消肿之良品。治疗疮疡肿毒，可配蒲公英、野菊花等，内服或外用；咽喉肿痛，可配马勃、射干；风疹瘙痒，可煎水外洗，或与蝉蜕、荆芥同用；天疱湿疮，可捣汁外敷；宫颈糜烂，本品熬膏用棉球置阴道内。

3. **用于湿热淋证**　本品能清热利湿，用于湿热淋证，常与车前草、泽泻、石韦等同用。

此外，本品也可用于跌仆瘀肿。

【用法用量】煎服，9～15g。外用适量，研末调敷，或煎汤外洗。

【使用注意】有小毒，孕妇慎用。

【现代研究】

1. **化学成分**　主要含龙葵碱、澳洲茄碱、澳洲茄边碱、皂苷、维生素A及维生素C等成分。

2. **药理作用**　本品有抗癌作用。抑制子宫颈癌、肉瘤 S_{180}、艾氏腹水癌、淋巴肉瘤、肝癌、胃癌、肺癌、膀胱癌、白血病等癌细胞。龙葵碱能够抗癌细胞核分裂。此外，有抗炎、解热、镇痛、祛痰、镇咳、抑菌、抗休克、抗过敏、降压、降血脂、抗蛇毒、强心、抗胆碱酯酶等作用。

急性子 《救荒本草》
Jixingzi

本品为凤仙花科植物凤仙花 *Impatiens balsamina* L. 的干燥成熟种子。主产于江苏、浙江、河北等地。夏、秋季果实即将成熟时采收，晒干，除去果皮。生用或炒用。

【处方用名】急性子

【药性】微苦、辛，温；有小毒。归肺、肝经。

【功效】破血，软坚，消积。

【临床应用】

1. **用于多种癌症**　本品味辛、微苦，能破血、软坚，为以活血化瘀法防治癌症的常用药物，可用于胃癌、食管癌、肠癌、肝癌、乳腺癌等多种癌症，多用于食管癌、胃癌等。因其活血化瘀、软坚散结之功，故对癌症瘀血结块者尤为适宜。用于胃癌，可与石见穿、蜈蚣等同用；用于食管癌，可与半枝莲、水红花子等同用。

2. **用于癥瘕痞块、经闭**　本品味辛，入肝经，善行瘀滞，能活血化瘀，多用于妇科瘀血证。闭经、痛经，急性子研末或为丸服，以当归汤下；或与丹参、益母草等同用。治疗胞衣不下，产后恶露不净，瘀阻腹痛，可用本品煎汤加红糖或温酒送服。治疗痞块，配大蒜捣烂外敷，亦可加入麝香、阿魏增强疗效。治疗小儿痞积，常与水红花子、大黄等同用。

3. **用于噎膈**　本品味辛、微苦，能破血、消积、软坚。治疗噎膈痰瘀交阻者，可单用本品酒浸，晒干研末为丸服；治疗骨鲠咽喉，可嚼烂嚵化，亦常与威灵仙同用。

此外，本品能软坚消肿，用于疮疡肿毒，常与大黄、五倍子等同用，米醋调敷，如金箍膏；也可治疗骨鲠，可嚼烂嚵化，或配威灵仙煎服。

【用法用量】煎服，3～5g。外用适量，研末或熬膏贴敷。

【使用注意】本品有小毒，孕妇慎用。

【现代研究】

1. **化学成分**　主要含凤仙甾醇、皂苷、脂肪油、挥发油、蛋白质、氨基酸、多糖、黄酮等。

2. **药理作用**　本品有抗癌作用。能够抑制胃淋巴肉瘤细胞。此外，有抑菌、抗生育、促进子宫收缩等作用。

石见穿《本草纲目》
Shijianchuan

本品为唇形科植物华鼠尾草 *Salvia Chinensis* Benth. 的干燥全草。主产于江苏、浙江、安徽等地。夏、秋二季开花期采割全草，鲜用或晒干，切段。生用。

【处方用名】石见穿　紫参　石打穿

【药性】辛、苦，微寒。归肝、脾经。

【功效】化瘀散结，清热利湿。

【临床应用】

1. 用于多种癌症　本品为活血化瘀法防治癌症的常用药物，多用于直肠癌、胰腺癌、乳腺癌、食管癌、胃癌、肝癌等多种癌症，常与半枝莲同用。因其活血化瘀、清热利湿、散结消肿之功，故对癌症痰热瘀结者尤为适宜，常与急性子相须为用。因其活血止痛作用较好，尤宜于癌性疼痛，亦可用于癌性胸腹水。用于直肠癌，常与山慈菇、败酱草、薏苡仁等同用；用于胰腺癌，可与龙葵、夏枯草、红藤等同用；用于乳腺癌，常与夏枯草、莪术、穿山甲等同用。

2. 用于月经不调、经闭、痛经、崩漏、便血　本品味辛，入肝经，能活血化瘀，多用于妇科瘀血证。治疗月经不调，可单用本品水煎，冲黄酒服，亦常与益母草、龙芽草等同用；治疗血瘀痛经，可配生姜、红枣；治疗崩漏、便血，可单用本品水煎服。

3. 用于湿热黄疸、痢疾、淋证、带下、风湿痹痛　本品能清热利湿，治疗湿热带下，可用鲜品水煎服，亦可与香附等同用；治疗湿热痢疾，常与陈皮、甘草等同用。

4. 用于瘰疬、疮疡肿毒、麻风、跌打损伤　本品能活血化瘀、散结消肿，内服、外用均可。

【用法用量】煎服，6～15g；或捣汁服。外用适量。

【现代研究】

1. 化学成分　主要含齐墩果酸、熊果酸、甾醇、三萜、氨基酸等。

2. 药理作用　本品有抗癌作用。抑制肉瘤 S_{180}、肺腺癌，抗噬菌体。此外，有镇痛、抑菌、提高常压耐缺氧能力等作用。

冬凌草《中华人民共和国药典》
Donglingcao

本品为唇形科植物碎米桠 *Rabdosia rubescens* (Hemsl.) Hara 的干燥地上部分。主产于河南及黄河流域以南地区。夏、秋二季茎叶茂盛时采割，晒干，切段。生用。

【处方用名】冬凌草

【药性】苦、甘，微寒。归肺、胃、肝经。

【功效】清热解毒，活血止痛。

【临床应用】

1. 用于多种癌症　本品味苦，性微寒，能清热解毒，为清热解毒法防治癌症的常用药物，多用于喉癌、食管癌、肝癌、贲门癌、乳腺癌、白血病等多种癌症。因其清热解毒、活血止痛之功，故对癌症热毒与瘀血互结者尤为适宜，亦可用于癌性疼痛。早期食管癌，可单用本品水煎代茶服，亦可与龙葵、山豆根等同用；肝癌，常用冬凌草糖浆或片剂。合理使用本品有助于延缓癌症病情发展，延长患者生命，提高患者生存质量。

2. 用于咽喉肿痛、癥瘕痞块、蛇虫咬伤　本品能清热解毒、活血止痛，用于疮疡肿毒、跌打损伤等，可单用本品泡酒服。

【用法用量】煎服,30～60g。外用适量。

【现代研究】

1. 化学成分 主要含冬凌草甲素、冬凌草乙素、香树脂醇、挥发油等成分。

2. 药理作用 本品有抗癌作用。冬凌草甲素、冬凌草乙素杀伤肝癌、食管癌细胞,还可以阻止细胞进入 S 期,为细胞周期非特异性抗癌药。明显抑制癌前病变向癌发展。对白血病、黑色素瘤、网织细胞肉瘤、艾氏腹水癌、肉瘤 S_{180}、肉瘤 W_{256}、子宫颈癌、肺癌、肝癌等也有不同的抑制或杀伤作用。

猫爪草《中药材手册》
Maozhaocao

本品为毛茛科植物小毛茛 *Ranunculus ternatus* Thunb. 的干燥块根。主产于河南、江苏、浙江等地。春季采挖。晒干。生用。

【处方用名】猫爪草

【药性】甘、辛,温。归肝、肺经。

【功效】化痰散结,解毒消肿。

【临床应用】

1. 用于多种癌症 本品味辛,能化痰散结、解毒消肿,为化痰祛湿法防治癌症的常用药物,多用于恶性淋巴瘤、甲状腺癌、慢性粒细胞白血病、肺癌、乳腺癌等多种癌症,常与夏枯草、牡蛎、浙贝母等同用。因其化痰散结、清热解毒之功,故对癌症痰湿热毒蕴结者尤为适宜,癌性胸腹水亦可使用,常与葶苈子等同用。用于恶性淋巴瘤,还可与七叶一枝花等同用;用于甲状腺癌,常与山慈菇、黄药子、冬凌草、莪术等同用;用于慢性粒细胞白血病,常与雄黄、水蛭等同用。

2. 用于瘰疬、痰核 本品味辛能散,能去火化痰结,多用于痰火郁结之瘰疬痰核,内服外用均可,常与夏枯草、玄参等同用,亦可与蜈蚣等同用。

3. 用于疮疡肿毒、蛇虫咬伤 本品能清热解毒、消肿,多用本品鲜品捣敷。治疗蛇虫咬伤,亦可与白花蛇舌草、半枝莲等同用,鲜品捣敷。

【用法用量】煎服,15～30g。单味药可用至120g。外用适量,鲜品捣敷或研末调敷。

【使用注意】本品刺激皮肤和黏膜发疱;皮肤过敏者慎用。

【现代研究】

1. 化学成分 主要含脂肪酸、甾醇、多糖、苷类、氨基酸等成分。

2. 药理作用 本品所含皂苷和多糖有一定抗癌作用。抑制肉瘤 S_{180}、艾氏腹水癌等。此外,本品所含黄酮苷有抑菌、抗炎、镇咳、祛痰、降血压、抗生育等作用。

黄药子《滇南本草》
Huangyaozi

本品为薯蓣科植物黄独 *Dioscorea bulbifera* L. 的干燥块茎。主产于湖北、湖南、江苏等地。秋、冬二季采挖,除去须根,晒干。切片,生用。

【处方用名】黄药子　黄独

【药性】苦,寒;有小毒。归肺、肝、心经。

【功效】化痰散结消瘿,清热凉血解毒。

【临床应用】

1. 用于多种癌症 本品味苦、性寒,能化痰散结、清热解毒,为软坚散结法防治癌症的常用药物，多用于甲状腺肿瘤、食管癌、胃癌、鼻咽癌、肝癌、直肠癌、恶性淋巴瘤等多种癌症，常与山慈菇等相须为用，症见肿块不痒不痛、坚硬难化、喘咳痰鸣、苔腻、脉滑等。因其软坚散结、清热化痰、凉血解毒之功，故对癌症痰湿热毒蕴结者尤为适宜。用于甲状腺肿瘤，常与水红花子、海藻、昆布等同用；用于食管癌，常与白花蛇舌草、龙葵等同用；用于胃癌，常与全蝎、蜈蚣等同用。

2. 用于瘿瘤　本品能清热化痰、软坚散结以消瘿，为治疗痰火郁结所致瘿瘤之要药，可单用本品浸酒服，亦常与海藻等同用，如藻药散。

3. 用于疮疡肿毒、咽喉肿痛、蛇虫咬伤　本品能清热解毒，多用于热毒所致疮疡肿毒、咽喉肿痛、蛇虫咬伤。治疗疮疡肿毒，内服外用均可，常与金银花、连翘等同用；治疗咽喉肿痛，可单用本品，或与白僵蚕同用；治疗蛇虫咬伤，可与半枝莲、白花蛇舌草等同用。

4. 用于吐血、衄血、咯血　本品能凉血止血，多用于血热所致吐血、衄血等，常与蒲黄等同用。治疗咯血，常与黄芩、白及等同用；治疗舌上出血不止，可与青黛同用，如圣金散。

此外，本品尚能清肺止咳，用于百日咳、肺热咳嗽等证。

【用法用量】煎服，3～9g；研末冲服，1～2g。外用适量，捣敷或研末调敷。

【使用注意】本品有毒，内服用量不宜过大。脾胃虚弱及肝肾功能异常者慎用。

【现代研究】

1. 化学成分　主要含黄药子素、薯蓣皂苷、多糖、皂苷、淀粉、鞣质、碘等成分。

2. 药理作用　本品所含黄药子素和薯蓣皂苷均有抗癌作用。可抑制肉瘤 S_{180}、子宫颈癌、白血病等，但尤善于抑制甲状腺癌。此外，有抗甲状腺肿、抗菌、抗炎、促进子宫收缩、降血糖、止血等作用。

藤梨根《河南中草药手册》
Tengligen

本品为猕猴桃科植物中华猕猴桃 *Actinidia chinensis* Planch 的干燥根。又名猕猴桃根。主产于东北地区、河北、山西、陕西、山东、安徽等地。春、秋二季采挖，晒干，切片。生用。

【处方用名】藤梨根

【药性】苦、涩，凉。归胃、肾经。

【功效】清热解毒，活血散结，祛风利湿。

【临床应用】

1. 用于多种癌症　本品能清热解毒，为清热解毒法防治癌症的常用药物，多用于食管癌、胃癌、肠癌、肝癌等多种癌症，常与半枝莲相须为用。因其清热利湿、解毒之功，故对癌症痰湿热毒蕴结者尤为适宜。用于食管癌、肠癌，常与水杨梅根、野葡萄根等同用；用于肝癌，常与白花蛇舌草、牡蛎等同用；用于胃癌，症见上腹部疼痛伴呕吐、便秘者，常与虎杖等同用，可缓解胃癌症状，且有良好的止痛、止吐、通便等作用，并可以增进食欲，从而减轻患者痛苦，提高患者的生存质量。

2. 用于风湿痹痛　本品能祛风除湿，治疗风湿痹痛，常与防己、虎杖等同用。

3. 用于黄疸　本品能清热利湿，多用于湿热黄疸，常与茵陈、金钱草等同用。

【用法用量】煎服，15～30g。

【现代研究】

1. 化学成分　主要含猕猴桃碱、熊果酸、齐墩果酸、琥珀酸、胡萝卜苷等。

2. 药理作用　本品有抗癌作用。抑制肉瘤 S_{180}、子宫颈癌，可能与其促进淋巴细胞转化和增强 NK 细胞活性有关。此外，多糖有调节细胞免疫、抗炎等作用。

透骨草 《本草原始》
Tougucao

本品为大戟科植物地构叶 *Speranskia tuberculata* (Bge.) Baill. 的干燥全草。又名地构菜。主产于山东、河南、江苏等地。夏、秋二季采收，鲜用或晒干，切段。生用。

【处方用名】透骨草

【药性】辛、苦，温。归肝经。

【功效】祛风除湿，活血通络，消肿止痛。

【临床应用】

1. **用于多种癌症**　本品能散寒除湿，为化痰祛湿法防治癌症的常用药物，常用于多发性骨髓瘤、甲状腺癌等多种癌症。因其除湿、活血、止痛之功，故对癌症痰湿瘀毒互结者尤为适宜，亦可用于癌性疼痛。用于甲状腺癌，常与海藻等同用。

2. **用于风湿痹痛、筋骨挛缩、寒湿脚气、阴囊湿疹**　本品味辛性温，入肝经，能祛风除湿、舒筋活血，治筋骨一切风湿，多用于风湿痹痛、筋骨挛缩、寒湿脚气等。治疗一般风湿痹痛，常与防风、苍术等同用；若病情深痼、筋骨拘挛、伸屈不利者，可与川乌、骨碎补、伸筋草等同用；治疗阴囊湿疹，常与蛇床子、白鲜皮、艾叶同用，水煎外洗。

3. **用于跌打损伤、瘫痪、经闭**　本品能活血调经、散瘀消肿。治疗腰部扭伤，可单用鲜品，加盐少许，捣烂外敷；治疗跌打损伤、瘀肿疼痛，常与茜草、赤芍、当归等同用；治疗小儿麻痹后遗症，配木瓜、牛膝等煎汤熏洗患肢。治疗闭经，常与茜草同用，水煎，加红糖、黄酒冲服。

4. **用于疮疡肿毒**　本品能解毒消肿、活血化瘀，治疗疮疡肿毒，常与金银花同用，水煎，黄酒送服或外洗。

【用法用量】煎服，9～15g。外用适量，熏洗或捣敷。

【使用注意】孕妇禁服。

【现代研究】

1. **化学成分**　主要含透骨草灵、山柰酚、山柰醇、槲皮素、龙胆酸、阿魏酸等成分。

2. **药理作用**　本品有抗癌作用。抑制卵巢癌、乳腺癌、子宫颈癌、肝癌、肺癌等细胞的增殖，其中对乳腺癌和卵巢癌细胞增殖的抑制作用最强。此外，本品所含三萜类化合物有抑菌作用，尤善于抑制金黄色葡萄球菌。本品还有抗氧化、抗炎、镇痛、抗过敏等作用。

白毛藤 《百草镜》
Baimaoteng

本品为茄科植物白英 *Solanum lyratum* Thunb. 的干燥全草。主产于浙江、江苏、安徽等地。夏、秋二季采收，鲜用或晒干，切段。生用。

【处方用名】白毛藤

【药性】甘、苦，寒；有小毒。归肝、胆经。

【功效】清热解毒，祛风利湿。

【临床应用】

1. **用于多种癌症**　本品味苦、性寒，能清热利湿，为以化痰祛湿法防治癌症的常用药物，主要用于卵巢癌、子宫颈癌，亦多用于肺癌、胃癌、膀胱癌、肝癌、乳腺癌等多种癌症，常与半枝莲、龙葵等同用。因其清热解毒、利水渗湿、消肿止痛之功，故对癌症痰湿热毒蕴结者尤为适宜，亦可用于癌性疼痛、癌性腹水。用于肺癌，常与垂盆草等同用；用于胃癌，常与藤梨根、石见穿等同用;用于膀胱癌兼见赤白带下、尿血者,常与半枝莲、马鞭草等同用。

2. 用于湿热黄疸、带下、风湿痹痛、湿疹瘙痒 本品能清热利湿,多用于湿热所导致的黄疸、带下、风湿痹痛、湿疹瘙痒等;治疗黄疸,常与金钱草、茵陈等同用;治疗带下,常与白芷、黄柏、车前子等同用;治疗风湿痹痛,常与忍冬藤、五加皮浸酒饮;湿疹瘙痒,配半边莲、蛇床子、苦参。

3. 用于高热惊搐、疮疡肿毒、瘰疬 本品味苦性寒,能清热解毒、消肿。治疗小儿热极动风之高热神昏、抽搐,常与蝉蜕等同用;治疗疮疡肿毒,本品内服、外用均可;治疗带状疱疹,可单用鲜品捣烂外敷患处。

【用法用量】煎服,9～15g;外用适量,外洗或捣敷。

【使用注意】有小毒,用量不宜过大。

【现代研究】

1. 化学成分 主要含甾体糖苷、甾体生物碱、苦茄碱、澳洲茄边碱等成分。

2. 药理作用 本品有抗癌作用。苦茄碱能够抑制肉瘤 S_{180}、艾氏腹水癌、子宫颈癌、肺癌等癌细胞。此外,有抗真菌、调节机体免疫功能等作用。

马蔺子《新修本草》
Malinzi

本品为鸢尾科植物马蔺 *Iris lactea* Pall.var.*chinensis*(Fisch.) Koidz. 的干燥成熟种子。主产于辽宁、河北等地。8～9月果实成熟时采收,晒干,用时捣碎。生用或炒用。

【处方用名】马蔺子

【药性】甘,平。归肝、脾、胃、肺经。

【功效】清热利湿,解毒杀虫,止血定痛。

【临床应用】

1. 用于多种癌症 本品能清热利湿,为化痰祛湿法防治癌症的常用药物,多用于鼻咽癌、子宫颈癌、肝癌、扁桃体癌、喉癌等多种癌症。因其清热解毒、利水渗湿、止血定痛之功,故对癌症痰湿热毒蕴结者尤为适宜,亦可用于癌性疼痛、癌性腹水、癌性出血等。用于子宫颈癌,可与漏芦等同用;用于肝癌,常与马鞭草等同用;用于扁桃体癌,可与升麻同用;用于喉癌,可单用本品研末冲服。

2. 用于黄疸、淋证、风湿痹痛 本品多用于湿热所导致的黄疸、淋证、风湿痹痛等。治疗黄疸,可配茵陈、大黄等;湿热淋证,可配车前草、石韦等;风湿痹痛,可配青风藤、虎杖等。

3. 用于疮疡肿毒、瘰疬、水火烧烫伤、蛇虫咬伤、喉痹、牙痛、疝气、虫积 本品能解毒、杀虫、止痛。治疗疮疡肿毒,常与马齿苋、蒲公英等同用,亦可单用本品研末香油调敷;治疗喉痹,常与牛蒡子、升麻等同用;治疗淋巴结核,可单味研末内服并调敷患处;治疗风冷牙痛,配细辛、白芷等;治疗蛇虫咬伤,配蜈蚣等;治疗寒疝腹痛,常与小茴香、川楝子等同用。

4. 用于吐血、衄血、便血、崩漏 本品能止血,治疗鼻衄、吐血,常与白茅根、仙鹤草等同用。治疗肠风下血,可配地榆、槐花、防风等;崩漏,可配石榴皮等煎服。

【用法用量】煎服,3～9g;或研末冲服。外用适量。

【使用注意】脾胃虚寒便溏及孕妇慎用。

【现代研究】

1. 化学成分 主要含马蔺子甲素、马蔺子乙素、马蔺子丙素、脂肪酸等成分。

2. 药理作用 本品所含马蔺子甲素有抗癌作用。抑制肝癌、艾氏腹水癌、子宫颈癌、淋巴肉瘤、急性白血病等,可能与其抑制核分裂、影响癌细胞 DNA 合成有关。此外,有放射增敏、抗辐射、调节免疫功能、抗生育、抗着床等作用。

水红花子 《滇南本草》
Shuihonghuazi

本品为蓼科植物红蓼 *Polygonum orientale* L. 的干燥成熟果实。主产于黑龙江、吉林、辽宁等地。秋季果实成熟时采收,晒干,用时捣碎。生用或炒用。

【处方用名】水红花子

【药性】咸,微寒。归肝、胃经。

【功效】散血消癥,消积止痛,利水消肿。

【临床应用】

1. 用于多种癌症 本品味咸、性微寒,能散血消癥,为活血化瘀法防治癌症的常用药物,多用于甲状腺癌、肝癌、胰腺癌等多种癌症,症见肿块坚硬、痛有定处、固定不移、刺痛、大便干结、小便赤涩、舌紫黯或有瘀斑、脉沉弦。因其活血化瘀、利水消肿、止痛之功,故对癌症痰湿瘀血互结者尤为适宜,亦可用于癌性疼痛、癌性腹水。气、火、痰、血蕴结之甲状腺癌,本品可鲜用水煎服,同时鲜品捣烂外敷,亦常与黄药子、夏枯草等同用;用于肝癌,常与石见穿等同用;用于胰腺癌,常与石见穿、半枝莲等同用。

2. 用于癥瘕、痞块、瘰疬 本品能散血消癥,多用于血瘀所致癥瘕痞块,可单用本品熬膏外敷并内服。治疗瘰疬,亦常与海藻、昆布等同用。

3. 用于食积不消、胃脘胀痛 本品能消积止痛,治疗胃脘胀痛,可单用本品水煎服,或配莪术等。

4. 用于水肿、臌胀 本品能利水消肿,治疗臌胀,常与大腹皮、牵牛子等同用。

【用法用量】煎服,15～30g。外用适量,熬膏外敷。

【使用注意】脾胃虚寒者慎用。

【现代研究】

1. 化学成分 主要含槲皮素、花旗松素、淀粉等成分。

2. 药理作用 本品有抗癌作用。抑制艾氏腹水癌和肉瘤 S_{180}。此外,有利尿、抑菌等作用。

八角莲 《福建民间草药》
Bajiaolian

本品为小檗科植物八角莲 *Dysosma versipellis* (Hance) M. Cheng 的干燥根及根茎。主产于浙江、河南、湖北、四川等地。秋、冬二季采挖,晒干或鲜用,切厚片。生用。

【处方用名】八角莲

【药性】苦、辛,凉;有毒。归肺、肝经。

【功效】清热解毒,化痰祛瘀消肿。

【临床应用】

1. 用于多种癌症 本品能祛瘀消肿,多用于乳腺癌、肝癌、食管癌、贲门癌、鼻咽癌、直肠癌等多种癌症。因其清热解毒、祛瘀消肿之功,故对癌症瘀毒蕴结者尤为适宜,亦可用于癌性疼痛。用于乳腺癌,常与漏芦等同用;用于肝癌,常与干蟾皮、黄芪等同用;用于食管癌、贲门癌,常与急性子、半枝莲等同用;用于鼻咽癌,常与夏枯草、黄药子等同用;用于直肠癌,常与山慈菇、石见穿等同用。

2. 用于咳嗽、咽喉肿痛、瘰疬、瘿瘤　本品味辛性凉，既能清热解毒，又能化痰消肿。治疗肺热咳嗽、咳痰黄稠者，常与黄芩、百部等同用；治疗咽喉肿痛，可单品磨汁含咽，或配升麻、玄参等；治疗痰火郁结所致的瘰疬、瘿瘤等，常与海藻、昆布等同用。

3. 用于跌打损伤、风湿痹痛　本品能祛瘀止痛，可单用本品水煎兑酒服，或配骨碎补等。

4. 用于疮疡肿毒、蛇虫咬伤　本品能清热解毒，治疗疮疡肿毒，内服外用皆可，常与蒲公英等同用；治疗蛇虫咬伤，可单用本品捣烂外敷。

【用法用量】煎服，3～10g。外用适量。

【使用注意】有毒，内服剂量不宜过大，孕妇禁服，体质虚弱者慎用。

【现代研究】

1. 化学成分　主要含鬼臼毒素、脱氧鬼臼毒素、金丝桃苷、槲皮素、山柰酚等成分。

2. 药理作用　本品所含鬼臼毒素有抗癌作用，抑制艾氏腹水癌、肉瘤 S_{180}、子宫颈癌、鼻咽癌、急性白血病等，可能与其抑制细胞中期的有丝分裂有关。此外，有抑菌、抗炎、抗病毒、镇咳、祛痰、保肝、兴奋子宫、抑制小肠平滑肌、抑制单纯疱疹病毒等作用。

（田红兵）

？ **复习思考题**

1. 简述抗癌药的配伍方法。
2. 临床使用抗癌药的注意事项有哪些？
3. 比较蜈蚣与全蝎功效，主治病证的共同点和不同点。
4. 简述白花蛇舌草的功效、主治病证。

ER-27-3

扫一扫，测一测

附录一
主要参考书目

1. 国家药典委员会.中华人民共和国药典:一部[M].北京:中国医药科技出版社,2020.
2. 谢宗万,郝近大.常用中药名与别名手册[M].2版.北京:人民卫生出版社,2008.
3. 钟赣生,杨柏灿.中药学[M].5版.北京:中国中医药出版社,2021.
4. 雷载权.中药学[M].上海:上海科学技术出版社,1995.
5. 周祯祥,唐德才.临床中药学[M].北京:中国中医药出版社,2016.
6. 高学敏.中药学[M].北京:人民卫生出版社,2000.
7. 王建,张冰.临床中药学[M].3版.北京:人民卫生出版社,2021.
8. 高学敏,钟赣生.中药学:全2册[M].2版.北京:人民卫生出版社,2013.
9. 彭成.中药药理学[M].5版.北京:中国中医药出版社,2021.
10. 李学林,崔瑛,曹俊岭.实用临床中药学:中药饮片部分[M].北京:人民卫生出版社,2013.

附录二
中药药名笔画索引

复习思考题答题要点

期中、期末模拟试卷

《中药学》教学大纲